U0323363

THE CARE

照护陌生人

THE RISE OF
AMERICA'S
HOSPITAL SYSTEM

+

**美国医院系统
的兴起**

OF

STRANGERS

［美］查尔斯·罗森伯格（Charles E. Rosenberg）著

王程韡 译

黄宗贝 校

中国工人出版社

图书在版编目（CIP）数据

照护陌生人：美国医院系统的兴起 /（美）查尔斯·罗森伯格著；
王程韡译. — 北京：中国工人出版社，2023.6
书名原文：*The Care of Strangers*
ISBN 978-7-5008-7599-4

Ⅰ.①照… Ⅱ.①查… ②王… Ⅲ.①医疗保健制度
—研究—美国 Ⅳ.①R199.712
中国国家版本馆CIP数据核字（2023）第111358号

著作权合同登记号：图字01-2020-6496号

This edition published by arrangement with Basic Book, an imprint of Perseus Book,
LLC, a subsidiary of Hachette Book Group, New York, USA. All rights reserved.

照护陌生人：美国医院系统的兴起

出 版 人	董　宽
责任编辑	左　鹏　王晨轩
责任校对	张　彦
责任印制	栾征宇
出版发行	中国工人出版社
地　　址	北京市东城区鼓楼外大街 45 号　邮编：100120
网　　址	http://www.wp-china.com
电　　话	（010）62005043（总编室）
	（010）62005039（印制管理中心）
	（010）62382916（工会与劳动关系分社）
发行热线	（010）82029051　62383056
经　　销	各地书店
印　　刷	北京美图印务有限公司
开　　本	710 毫米×1000 毫米　1/16
印　　张	28.75
字　　数	380 千字
版　　次	2024 年 1 月第 1 版　2024 年 1 月第 1 次印刷
定　　价	118.00 元

献给

Drew

WRITING HISTORY FOR HOSPITALS: A TRANSLATOR'S PREFACE

为医院写史：代译序

　　为非个别的医院写史，即便在医学史领域也并不是很常见。世界著名医史学家卡斯蒂廖尼（Arturo Castiglioni）曾撰写过一部涵盖了自史前期至 20 世纪的医学观念、医疗技术、医学研究发展过程的《医学史》，1927 年以意大利文出版，被翻译成多国文字。但可惜即便在这样以及其他很多的医学通史巨著中，医院连一个完整的章节都不配拥有①。诚如希波克拉底（Hippocrates）所言，"医学有三要素：疾病、患者、医师。医师是医学的仆从。患者必须与医师合作，对抗疾病"。或者信奉宗教医学的希腊人，还可以去医神庙里求诊。无论如何，医院作为当今医学的一个缺省配置，并不是自古有之。即便是要强行在历史中找到类似的医学基础设施的影子，恐怕还是要等到罗马帝国时代，而且其服务的对象仅限于军人和奴隶。真正面向普通民众的医院一直要到基督教兴起，特别是中世纪以后，才开始出现。再后来就是老掉牙的世俗取代宗教的过程：无论是英国伴随着宗教改革而进行的医院重组，还是约瑟夫二世、腓特烈大帝以及叶卡捷琳娜二世等君主出于赢得威望的考

---

① 参见：[意]阿尔图罗·卡斯蒂廖尼：《医学史》，程之范、甄橙主译，南京：译林出版社，2014 年，第 97–98 页。同时代的中国医学史作品，如陈邦贤的《中国医学史》，以及王吉民、伍连德的《中国医史》（*History of Chinese Medicine*），也是如此。

量，到了 18 世纪，"全科医院"都已经在西方主要国家生根发芽。医院的功能也大致相同：收容疯子、乞丐、孤儿、流浪汉、娼妓、小偷——为他们提供医疗、食物、庇护所，让其有机会康复；更是把他们监禁在这里，以免对社会中的"正常人"造成侵害[1]。若把目光放在全球，美国医院的兴起充其量是欧洲国家的一个翻版。那为什么还要专门为美国的医院写史呢？一个简单的回答就是医学史本身就是社会史。

> 每一项医学活动都会有两方面的参与者，医师与病患，或者说，在更广的意义上，医学群体和社会。医学无非就是这两个群体之间的复杂关联。[2]

罗森伯格（Charles E.Rosenberg）的《照护陌生人：美国医院系统的兴起》，就是这样一本典型的医学社会史著作。医院在他的笔下被描绘成整个美国社会的缩影。他甚至认为，"如果不了解医院的起源，就无法解释 20 世纪的医学、医疗行业和医疗服务的历史"。以医院为切入点管窥社会，不仅可以让医疗活动自己桥接医师（当然也包括其他照护者）和患者的两个世界，史家也不必纠结于清洁通风、临床教学和以身体检查、病理解剖、统计学及无菌手术等为基础的，至今还在影响着医疗实践的创新是否源自美国[3]。如罗森伯格在结论中坦陈，他研究美国医院系统兴起的唯一目的便是，"当我们思考它（医院）充满争议的现在和问题重重的未来时，我们依然是其过去的囚徒"。以至于：

---

[1] 参见：[英]罗伊·波特：《极简医学史》，王道还译，北京：清华大学出版社，2016年，第 150–153 页。

[2] Henry E.Sigerist.*On the history of medicine*.New York: MD Publications, 1960, pp.25–6. 转引自：[美]朱迪斯·莱维特：《情境中的医学——医学史研究述评》，载余新忠、杜丽红主编：《医疗、社会与文化读本》，北京：北京大学出版社，2013 年，第 25–40 页。

[3] 的确，一定数量的科学史是出自爱国动机写成的，其目的在于引起对本民族科学优点的注意，或者论证民族优先权的需要。中国人所熟知的李约瑟（Joseph Needham）问题，即"尽管中国古代对人类科技发展做出了很多重要贡献，但为什么科学和工业革命没有在近代的中国发生？"就在此列。参见：[丹]赫尔奇·克拉夫：《科学史学导论》，任定成译，北京：北京大学出版社，2005 年，第 14 页。

如果不了解科学化医学的魅力和治疗的承诺，就不可能理解美国医疗支出的规模和风格。

在1800年，医院仅是美国医疗服务体系中无关紧要的一个方面。除非在一个陌生的城市里被传染病或遭遇意外，否则没有一个有财产或有地位的绅士会把自己送进医院。但现在，每个人都期望在医院里得到妥善的治疗——只是希望医院可以不要那么"没有灵魂、缺乏人性、浪费又无效率……只为医学服务"。事实上根据罗森伯格的发现，即便是我们今天对于医院的诸多疑虑和批评，早在20世纪20年代就已经初具雏形。他说，"过去之于现在"（The Past in the Present）的意义恰在于此①。若非这样，我们为何要关心需以"据说"来形容的希腊人是去神庙、科斯②岛（据说希波克拉底就在岛上出生），还是去找阿斯克勒庇俄斯这样的疡医（治疗外伤的医师）看病，而看病的患者究竟"是男是女，自由民或奴隶"呢？

被誉为"在国际医疗史界广具影响的领军性学者"的罗森伯格，自不会幼稚到"言必称希腊"。全书的一开始，作者就引入了1810年10月新被任命为长老会牧师的伊莱（Ezra Stiles Ely）的故事。借伊莱之口，罗森伯格描绘了彼时的医院宛若地狱般的场景：

　　　　孩子们不安地在救济院里转来转去；他们无法独处，许多年轻的妓女也是如此，不可避免地"与邪恶的男人们发生性关系"。

---

① 中国科协名誉主席、中科院院士韩启德在中国科技史学会2020年度学术年会开幕式上，也表达了类似的观点。他认为，科技史研究"更重要的是要通过史料揭示规律、明白道理，指导当今"。也正是出于同样的考虑，罗森伯格才把重心放在了20世纪20年代以前。20世纪20年代以后，美国第一流的大学医学教育、研究中心、慈善基金会的紧密联盟，成为支持美国的医院向上提升的巨大力量。特别是两次世界大战之间，洛克菲勒基金会捐赠了几百万美元给大学与医院，支持以科学为基础的医院医学。在美国以外的其他国家中，比如北京协和医学院也因此受益。此部分历史可参见"美国中华医学基金会百年译丛"业已出版的部分著作。

② 英语写作Kos或Cos。

可怜的伊莱甚至找不到任何精神上的盟友——护士和侍从几乎都是从康复的病人中招募的，他们的背景与其服务对象几乎没有任何差别。"当一个女人（妓女）以一种意想不到的温暖姿态伸出手来试图抚摸他时，他退却了"。

抛开伊莱的神职身份，这也是当时美国医院最真实的写照。而且借当事人之口娓娓道来，总要比史家空洞的说教强上百倍。这也正是罗森伯格写作的特色和专长。医院在人性和科学两个目标之间的历史性张力，也可以通过类似的方式得到表征。如在 19 世纪 30 年代一位不服气的纽约医生还在抱怨：

> 法国人是因为远离了塞登汉姆和希波克拉底的传统，才可以成为优秀的医生……他们正在拆毁医学的殿堂，重新订立它的基础……他们在治疗学上的损失远比在疾病解剖学上的收获要来得更大。他们只是解释了人是怎么死的，却没有解释该如何治疗他们。

不久，只能去欧洲取得真经的年轻人就会发现，法国和德国的医学领袖实际上对众多著名的美国医师一无所知，这让他们十分尴尬。普通人视角的医学科学化的微观动力就这样生成①；而"把重点放在医师如何激发和塑造医院的变革上"，也可以全然跳脱那种一度流行的目的论解释——宛若只有科学化才是医院的终极使命，而且那种结构性的革命仿佛瞬间就会完成②。

---

① 有趣的是，众所周知对北美医学教育影响十分深远的《弗莱克斯纳报告》，包括弗莱克斯纳（Abraham Flexner）这样的精英的光辉事迹，却并未在全书中占据大量的篇幅。

② 奥威尔（George Orwell）曾嘲笑他在学校所受的呆板的历史教育，可以恰如其分地说明这一点："1499 年你还在中世纪，骑士们身穿盔甲，拿着长矛策马冲向对方，然后 1500 年的钟声突然敲响，你到了所谓文艺复兴时期，人人穿上了皱领和紧身上衣，忙于在加勒比海上抢劫运宝船。"参见：[美]杰弗里·迈耶斯：《奥威尔传：冷峻的良心》，孙仲旭译，北京：新星出版社，2016 年，第 342–343 页。

无论如何到了 1909 年，甚至中产阶级女性也愿意住进医院，而再也不必担心这个曾经背负着"落伍、腐化、有害"污名的济贫扶病、休养生息的机构会带来异样的目光。

> 有一个便宜的房间空着，我可以去住，每周 25 美元……[我和丈夫]昨晚认真地谈了这件事以后，还是决定医院是最好的。

正如副标题中"系统"一词所昭示的，本书的大部分内容讨论的是自 19 世纪 70 年代，也就是南北战争①后，到 20 世纪 20 年代这半个世纪的关键性变化。如第五章至第十二章涉及科学化医学进入医院、医疗职业和教育、专业护理的影响、权威模式、私人病人的到来以及病房生活质感（texture）的改变等诸多主题。罗森伯格坦言，相较于监狱、精神病院和公立学校，将医院作为一种社会史进行书写在 20 世纪 80 年代还是一个相对崭新的智识实践。

需要指出的是，罗森伯格写作的这段时间，即从 1967 年在《历史医学公报》（*Bulletin of the History of Medicine*）发表文章第一次系统地思考医院在精英医疗职业中的核心作用，到本书出版的二十年里，系统在社会科学里所对应的结构功能主义思潮正经历走向巅峰到日渐式微的剧变。系统性的模式是否一定会达到类似于生物有机体所展现的那样一种闭合，的确值得今天的我们深思。但瑕不掩瑜，罗森伯格以其极开阔的视野为我们提供了一个跨学科思维的历史写作的典范。和中国读者所熟知的席文（Nathan Sivin）②一样，"不蜷缩在自己阴暗的椰壳碗里"，

---

① 此为罗森伯格断代的重要时间节点。考虑到战争和医学之间密不可分的联系，以及战争对整个美国社会的长远影响，这一做法几乎是毋庸置疑的。

② 2009 年 4 月 14 日，席文应邀担任中国科学院自然科学史研究所 2009 年竺可桢讲座教授期间，于北京大学表达了类似的观点。参见：[美]席文：《社会学和人类学方法之对于科学史和医学史的应用》，《清华大学学报（哲学社会科学版）》，2010 年第 6 期（第 25 卷），第 5–10 页，第 155 页。

实际上也是他们能够成为"大家"之关键所在①。

　　尽管自称本书的大部分都是他在研究美国医学史的其他方面时不经意写成，但罗森伯格的考据工作却堪称完美。尽管卡尔（Edward Hallet Carr）在《历史是什么?》（1961）中曾尖锐地指出，"赞扬历史学家叙述得精确，就像赞扬建筑师在建筑中适当使用了干燥的木材，合理地运用了混凝土一样。这是进行工作的必要条件，却不是本质功能"②。但从罗森伯格致谢中所表达的大量的"亏欠"，以及长达全书篇幅近五分之一的书目说明和注释就可见一斑。能将如此丰富的史料游刃有余地组合起来并灵活使用绝非易事——特别是他还巧妙地将正文和其他部分截然分开，一方面保证读者阅读的连贯性；另一方面又提供了丰富的经验材料，包括相关文献的指引。

　　罗森伯格就是这样一位体贴的作者。事实上，这也是我应允翻译这本大部头的唯一原因。2015—2016 年，我在哈佛大学科学史系访问。此时罗森伯格教授已经荣休，本未奢求能够有缘得见。可在系里每周组织的学术活动中，却总能一次又一次地望见他瘦小的身影。哪怕是年轻人自行组织的微沙龙，他也都默默地坐在那，静静地听，偶尔发问。一个人怎么可以把博学和谦逊发挥到如此的极致，是我自那个时候就开始纠结的问题。我也希望借助这本书的翻译，能找到些许答案。

　　本书的另一个特色，是采取了一种全新的翻译组织模式。身在学界，总能碰到一些特别负责任的编辑，告诫译者"要像学生那样去读"，以便发现译文中可能残存的错误。我想着与其像学生一样，还不

① 如在其颇为得意的《诊断的暴政》一文中，疾病（disease）和疾痛（illness）的区分是医学人类学的一个基本出发点。参见：Charles E.Rosenberg. "The Tyranny of Diagnosis: Specific Entities and Individual Experience". *The Milbank quarterly*, Vol. 80, No2 (2002), pp.237–260.（中译本：[美]查尔斯·罗森伯格：《诊断的暴政——特殊疾病与个体体验》，载余新忠、杜丽红主编：《医疗、社会与文化读本》，北京：北京大学出版社，2013 年，第 64—81 页。）尽管他尽量避免采用"社会建构"（social construction）这一术语，罗森伯格对于疾病实体的诸多研究也不可避免地受到了当时社会建构论思潮的影响。参见：[美]查尔斯·罗森伯格：《疾病的架构：病痛·社会·历史》，载[德]薛凤、[美]柯安哲编：《科学史新论：范式更新与视角转换》，吴秀杰译，杭州：浙江大学出版社，2019 年，第 77—95 页。
② [英]卡尔：《历史是什么?》，陈恒译，北京：商务印书馆，2007 年，第 92 页。

VIII

如请一位学生帮忙做校对工作。于是，我们的书和其他大部分的学术译著不同：老师做苦力，学生做审校。所以这里不但要特别感谢宗贝同意和我一起背负未来可能的"骂名"，更要感谢她悉心阅读了全部30余万字的初稿，并提出了大量对译文精进颇有帮助的意见、建议。我们知道译文一定还有诸多可以精进的空间，但这已经是我们时下能够达到的最好的水平。

全部翻译工作结束后，我曾致信罗森伯格教授，邀请他为中国读者写一个短序。他回信说："若是对这本书做一点反思，那我可得好好想想。"好好想想？就是这样一位谨慎而又可爱的人啊！考虑到罗森伯格教授对文字的慎重通常会拖慢他的写作速度①，我和责任编辑商量后，决定先将我们能够控制的部分出版出来以飨读者。

让我们一起等待，未来可期。

王程韡
2021 年 6 月于清华园

---

① 参见本书第 339 页。指本以为很快就写完了这本书，但实际上却耗时很多。

CONTENTS

目 录

第一部分
一个传统的机构，
1800–1850 年

第一章
医治病人：南北战争前的医院与社会 /3

第二部分
新的治疗秩序，
1850–1920 年

第四章

扩大传统机构：1850—1875 年医院发展的社会根源 /83

ACKNOWLEDGMENTS

致　谢

　　这本书我已经写了近二十年，其中大部分都是我在研究美国医学
史的其他方面时不经意写的。直到最近的十年，我才认真考虑写一本关
于医院的书。我逐渐意识到，如果不了解医院的起源，就无法解释 20
世纪的医学、医疗行业和医疗服务的历史——而这段历史恰是过去两个
世纪以来社会变迁的一个缩影。当下关于医院政策的争论，只会让我兴
味更浓。

　　在这些年里，我得益于朋友和同事们的帮助和建议。也许最重要
的就是图书馆员和档案管理员的贴心工作，纽约医院–康奈尔医学中心
医学档案馆的Adele A.Lerner、哈佛大学康特威（Francis A.Countway）
医学图书馆的理查德·J.沃尔夫（Richard J.Wolfe）、宾夕法尼亚医院
的卡罗琳·莫里斯（Caroline Morris）、约翰·霍普金斯医院艾伦·梅
森·切斯尼（Alan Mason Chesney）医学档案馆的南希·麦考尔（Nancy
McCall）、南卡罗来纳大学的艾伦·H.斯托克斯（Allen H.Stokes），
以及费城医师学院历史收藏馆的莉莎白·M.霍洛维（Lisabeth
M.Holloway）、艾伦·加特雷尔（Ellen Gartrell）、克里斯蒂娜·鲁格
瑞（Christine Ruggere）和托马斯·霍洛克斯（Thomas Horrocks），
尤其让我受益良多。本书的参考文献部分反映出我对这些机构和许多

其他档案馆、医学图书馆、医院和历史协会的亏欠。在这些年里，我也从我自己的学生那受益良多，他们撰写了与美国医院发展相关的研究和学位论文。我要感谢邦尼·卜鲁斯坦（Bonnie Blustein）、普里西拉·弗格森·克莱门特（Priscilla Ferguson Clement）、盖尔·法尔（Gail Farr）、瓦妮莎·甘布尔（Vanessa Gamble）、林赛·克朗肖（Lindsay Cranshaw）、卡罗尔·哈伯（Carole Haber）、乔尔·豪威尔（Joel Howell）、爱德华·莫尔曼（Edward Morman）、利奥·奥哈拉（Leo O'Hara）、娜奥米·罗杰斯（Naomi Rogers）、南希·托姆斯（Nancy Tomes）和凯伦·威尔克森（Karen Wilkerson）；他们提供了很多帮助，这些帮助可能并不体现在阅读特定的参考文献注释方面，但总的来说，是他们的帮助让本书百尺竿头更进一步。（本书的出版）也证明普林斯顿大学的高级研究学院（1979—1980 年我在那里起草了本书的第一部分）和斯坦福大学行为科学高级研究中心（1983—1984 学年我在那里起草了中心章节）是学习和工作的理想场所。

芭芭拉·贝茨（Barbara Bates）、穆里尔·贝尔（Muriel Bell）、布鲁斯·库克里克（Bruce Kuklick）、苏珊·雷弗比（Susan Reverby）、芭芭拉·罗森克兰茨（Barbara Rosenkrantz）和罗斯玛丽·史蒂文斯（Rosemary Stevens）都或多或少阅读了手稿内容，他们的评论使本书更加清晰易懂。基础书籍出版社的编辑史蒂夫·弗雷泽（Steve Fraser），在我写作的过程中阅读了每一章，又通读了整个手稿。他提出的修改建议无一例外地都很有针对性，也很精辟。玛丽·菲瑟尔（Mary Fissel）检视了文本，特别是参考文献的准确性和一致性。最重要的是，德鲁·法斯特（Drew Faust）把每一章都读了好几遍，要不是她敏锐的编辑意识和对学术研究的高度重视，我绝不可能完成这个项目，也不可能做到尽善尽美。

INTRODUCTION

引 言

陡然间，大概是在 20 世纪 60 年代末，美国的医院成为一个问题 3（problem）。今天也是如此。在不同性格、政治立场或是经济状况的评论家看来，医院似乎是失控的通货膨胀压力的源头，是阶级和性别压迫的工具，或是一个毫无人情味的巨石（monolith），即便不是以不同的方式，也是以各种方式立刻将富人和穷人非人化。对于许多这样的批评者而言，医院宛若一个职业的堡垒：在这个堡垒中，有着让人嫉妒的特权，却对无法测量、探究或是曝光（irradiated）的需求漠不关心。与此同时，医院的成本也在无情地上涨。

到了 20 世纪 80 年代，尽管危机本身并没有发生任何变化，医院却成为不同的危机感的中心。今天，争论的焦点转向了对官僚控制和医院作为市场行为体本身的质询。在 20 世纪 60 年代末和 70 年代的批判中，学术界和私人执业的医生通通都被看作恶棍，现在医生们却也自认为一方面受到政府，另一方面又受到了企业医疗（corporate medicine）的困扰。医疗政策争议的焦点已经转移，但医院始终是争论的中心。

一点也不奇怪。医院在某些方面具有我们社会的特殊性。在一栋大楼的围墙内，高科技、官僚主义和专业性与人类最基本的、不变的经验——出生、死亡、痛苦并行。无论是黑色喜剧还是肥皂剧，都能找到

4　医院这个天然的场景，这绝非偶然。医院是一个被赋予了近乎神秘力量的机构，但又充满了无情的非人性和技术复杂性的禁忌光环。就像现代欧洲早期象征着人类不可战胜之弱点的愚人船①，医院也可以被看作20世纪后期人类的愿望和必然的人性缺陷之间差距的象征，只不过它不是在海上漂流的船只上，而是在一个表征了更广泛世界的价值观和社会关系里，但同时又以其特殊的方式与创造和支持它的社会隔绝的机构保持距离。

随着时间的推移，医院的发展同样以缩影的方式再现了更广阔的社会历史。在1800年，医院仅是美国医疗服务体系中无关紧要的一个方面。除非在一个陌生的城市里被传染疾病或遭遇意外，否则没有任何一个有财产或有地位的绅士会把自己送进医院。当体面的人或是其家庭成员不幸生病，他们会选择在家里接受治疗。若我们把"医院"定义为专门为病人提供住院治疗的机构，那么全美国就只有两家医院：费城的宾夕法尼亚医院和纽约医院。

如果病情如此严重以至于无法在家里治疗，城市工人很可能会被送进救济院，而不是医院。尽管设立施舍所的初衷也是为受抚养者和穷人提供"容身之处"。到了18世纪末，施舍所在某种程度上已经扮演了城市医院的角色，即便名义上还不是。美国海港城市的施舍所里收容的病人数量越来越多，这也就要求它们发展出单独的病房来实施照护，从而将病人与不得不寄居于此的纯粹的穷人、孤儿、罪犯和长期丧失行为能力的人区分开来。在较小的社区，地方救济院里的少数慢性病人、残疾人或年长者几乎很难拥有单独的病房或建筑；相反，当地的医生可能每周造访几次，而更严重的病人则只是被简单地安置在一些类似病房的房间里。

到了内战时期，情况还是几乎没有任何变化。尽管私人团体创办了相当数量的医院，但县立和市立医院仍然是住院治疗服务的主要提

---

① "愚人船"是中世纪文学和社会生活中处置精神错乱者的特殊工具，人们将疯人送上船，任其漂流——译者注，下同。

供者——即便在大城市和有工作的穷人中，药房和医院门诊部接诊的病患数量也远多于住院人数。在美国，正如 19 世纪中叶的某期《纽约客》所说的那样，"在我们的国家，去医院看病的大多数都是非常贫穷之人，而且除非是环境的严重压力所迫，否则他们根本不会进医院"。[1]1873 年，美国的第一次医院调查只统计到了 178 家医院，其中还包括精神病院；床位总计不超过 5 万张。[2]而且只有其中的少数几家与医学院的教学相结合，却没有一家将研究作为自己明确的承诺。更不要说作为必修环节的住院医师和实习生制度，如同医院认证一样，那都是几代人以后的事。

因此在内战前，医院不仅在提供医疗服务方面发挥了很小的作用，而且在内部结构上也与我们所了解的 20 世纪末的医院有着很大不同。它不由有资质的行政人员所组成的官僚机构来管理；当然也不由医学专业人员或是其需求来主导。业余的理事们仍然认为他们有责任监督医院日常的每一个部分。医院在很大程度上是它所栖居和给它支持的社会的镜像——在这个社会中，尊卑和等级早已根深蒂固，追逐财富的责任感也始终强烈。医护人员需要并使用着医院；他们却无法控制医院。

当时的医院还没有像现在这样，由令人生畏的工具和技术储备来主导并合理化。在 1800 年，除了少数的外科手术之外，院外可以方便地提供医事服务，至少在中产阶级及以上的患者家中不会遇到任何困难。医生通常无法改变病人的病程，也无法改善病房里病人的生活质量。即便是一个普通人，在被妥善告知的情况下也可以轻易理解当时的治疗方法。事实上，多数家庭用药和医院治疗也没什么两样；19 世纪早期的治疗学的社会效用很可能就是建立在这种理解的共同体之上。[3]在早期的美国，医院的首要定义是需求和抚养（dependency），而不是专业技术资源的存在。

到了 20 世纪的第一个十年，情况就已经发生了翻天覆地的变化。医院在医事服务提供和雄心勃勃的医生的职业生涯发展中，变得至关重要。1909 年的美国医院普查结果显示，美国有 4,359 家医院，总床位数达到了 421,065 张（这个数量还不包括精神病院或慢性病医院，如结核

6 病疗养院）。[4] 医院不仅在美国广泛传播，而且业已成为更大比例的美国人潜在求助的资源；有钱有势者同穷人一样，在医院里接受正规医生的治疗。

治疗的方式似乎越来越复杂且让人印象深刻。疾病概念、治疗方法、诊断测试和手术程序，越发地成为医院在医事服务中突出作用的新例证。外行很难对此有所了解。知识，如同医院中的每一项工作一样，已变得越发专业化。医院作为一个物质的人工物（physical artifact）也是如此。19 世纪早期，医院在建筑风格上还同其他大型公共建筑没什么分别，但到了 1900 年，医院已经有了自己独特的物质形态。其内部空间由其功能决定，而功能又通过技术和官僚的术语来理解。

在 20 世纪人们的眼里，医院已经清晰可辨。不但规模不断扩张，医院本身也变得更加正规化和官僚化。它不断向权威集中，也始终如一地反映了医疗的需求和观念。所有的一切都是在没有戏剧性冲突、没有正式规划，甚至没有非正式协调的前提下实现的。相反，是一系列的社会观念、经济关系、持续的技术创新和专业价值观发挥了作用。正是这些因素的交互作用，决定了医院的发展模式，其精确程度不亚于任何正式规划的结果。"一战"时，20 世纪晚期医院的后续形态就已经在其刚健有力、价格不菲的前身中可见一斑。

事实上到了 1920 年，医学界内外对医院的批评就和近 20 年来我们所熟悉的批评没什么两样。关切的观察者指出，医院越发的冷漠和不近人情；他们批评医院对急性病例关注有加，却对老人、慢性病患者、疗养者和常规诊疗视而不见。观察者警告说，对社会的麻木，经济上畸形地对病房病人的痴迷，必然以牺牲门诊和社区护理为代价。进步时代的批评家们认为，了解病人的社会和家庭环境，对于充分了解致病原因和适当的治疗方法都至关重要。医学必须走出医院，进入社区，甚至尽可能地深入家庭。但这种观点并不占优势。20 世纪初的机构医学并不以医院的病房为中心——然而独立的药房、公共卫生护士和医生，以及

7 医院自己的门诊设施，其重要性实际上随着医院及其住院服务在医事文化中地位的提升不断下降。

　　"医事文化"（culture of medicine）不是一个简单的装饰性表述；真的有这样一种文化，从每一位医生习得又被一代又一代的医生所接受和同化。这也是现代医院的塑造过程中的一个构成因素。如果说医院作为一个典型的现代机构的创建是本书其余部分的中心话题，那么另一个主题则是医生的观念、价值观和报酬、职业模式，以及医生的特定知识对上述发展的日益重要的结构性影响。医院的演变反映出一个清晰而一致的愿景。愿景向内指向医疗行业的需求和优先事项，每个医院的行政和财务需求，以及除非受过医学训练否则就无法看透的作为一种机制的身体。但却始终远离了作为社会存在和家庭成员的病人。而且这种愿景是如此的强大，以至于它可以抹除有意识的规划，并以一系列看似有必要的行动取而代之。[5]

　　一直以来，形塑现代医院的决策都有意识地以医学思想和价值观为指导。这里，我并不仅仅是指某些具体的见解，如细菌理论或是由X射线和免疫学所提供的新的诊断和治疗工具，而是更广泛地指称赋予这个行业特殊身份的态度和期望。近年来，用市场术语来解释医学的自我观念已经成为一种时尚。无可否认，经济现实的确解释了我们在过去的医疗行为中看到的很多东西；个人行为通常不会违背他们所认同的经济利益。但是，利益不能仅从经济角度来理解。比如在一个普遍平庸的世界里，创新所获得的荣誉，智识能力的满足，尽管最终也会变成大把的金钱（可能更多的是自欺欺人），但都是有意义的补偿。如果不了解理念的力量，不了解创新的诱惑力，不了解日益有效的以医院为基础的技术改善痛苦和失能症状的承诺，就很难理解医院的发展。

　　医学的职业风气（ethos）由于定义了行为，从而引发了变革。细菌理论、抗菌手术、临床病理学和X射线是这种变化的证据，似乎证明了医学期望的价值。医事文化和人类的其他需求之间在特征和成就上可能存在冲突，但也只有那些主宰了医院医学的医生才会偶尔遇到。鉴于联邦当局长期以来不愿意干涉医疗服务的提供，医务人员的需求和看法，连同社会态度和非专业理事和地方政府的财政决定，形塑了现代医院。

美国的社区开始逐渐以其医院为荣；种族和宗教团体将其医院视为社区身份和体面的象征。小城镇把它们看作活力和现代性的标志。医院发端于18世纪末和19世纪初，以基督教的管理责任为框架和动机，成为一类福利机构。但20世纪的美国医院则倾向于将自身看作对科学理解和世俗治疗希望的必要回应。在这两个时代，医院都没有简单地受制于市场约束或是公共利益平衡的考量。医院符合某种理性，但这种理性却是由外行人的期望，以及在医院里工作的人的利益和认知所共同塑造的。

现代医院是一个独特的机构。同时，它也分享并且展示出其他大型机构，如公司企业、城市公立学校、福利院等的特征。比如，官僚化的组织机构和认证阶层的管理，就是上述机构的共同特点。从这个意义上讲，医院必须被看作新的社会结构的一个方面：在这个结构中，教育、福利、工作和保健等一系列功能都从家庭转移到了机构化的场所。到了19世纪80年代，美国人很清楚地意识到他们中的许多人不再生活在小规模的、面对面的环境里；社区将不得不适应这些新的现实。家人在生病和濒死时，越来越多地依赖陌生人的照护。

病人对这种照护的体验也会发生变化。照护职业化也许是重塑医院日常生活本质的最为重要的一个因素。在1800年，和今天一样，护士是决定病房和病房环境的最重要的因素。护理，如同医院的职业化管理和医院财务模式的变化一样，在塑造现代医院中发挥了关键作用。

这些因素中的每一个都可能值得更详细的讨论。不过，我倾向于将所有的因素都归为医疗职业本身。当然我不是要暗示只有医师自己才对现代医院的形成负责；事实上显然并非如此。但医师的角色的确是特别有活力的。我相信，如果把重点放在医师如何激发和塑造医院的变革上，美国医院的历史将变得更容易理解。

与大多数与医院有联系的外行不同，医生们有强烈的动机按照自身的意愿去改变医院的内部秩序。他们知道自己想要什么，并认为不可避免地增加的知识储备将定义和重新定义他们认为合法和可取的制度选择。医务人员为医院制度提供了具体内容和公共理性；一系列具体的程序似乎越来越多地构成并合理化了医院作为一种事业的理由。医院历史的一个重要方面就是将医疗职业、思想，以及后来的实践模式准确地融入制度的发展中。

到了第一次世界大战时，医院和其前身已经有了明显的变化，如同美国社会本身所发生的变化一样。那些曾在联邦主义的美国时期为医院创造出一个隐形结构的敬重、赞助和社会责任等传统联系，到了19世纪末已经消失殆尽。尽责的、家长式的外行监督，在很大程度上已经被看似不近人情的、中立的医疗诊断，以及专业管理人员和有抱负的医生的自信管理所取代。对于大量医生和越来越多的外行而言，医院已经成为仅适合素质极佳的人行医的场所。医院已经呈现其现代形态。

这种演变主要发生在1870年至1920年的半个世纪内。从第二次世界大战结束到现在，美国医院的变化无疑是巨大的，比如说，联邦承担了重要的角色，第三方支付的发展和普及，越来越复杂的技术被纳入医院的治疗范围之内。然而，现代医院的基本形态早在20世纪20年代就已确立。医院已经成为医学教育的核心组成部分，并很好地融入了普通医生的职业发展模式当中；在城市地区，它已经取代了家庭成为治疗重病和处理死亡的场所。也许最重要的是，它已经被赋予了科学的合法光环和几乎无限的社会期望。

本书的篇章结构反映了这一时间顺序的重点。前三章描述了南北战争前的数年间医院筚路蓝缕的早期阶段，特别强调了医院对居住在这里的病人的影响，以及医院对名义上控制医院的非专业理事和医生的意义。第四章勾勒出19世纪中叶医院扩张、改革动机和社会支持的来源。本书的大部分内容是按主题安排的，并关注1870年至1920年这半个世纪的关键性变化。第五章至第十二章讨论了科学化医学进入医院、医疗职业和教育、专业护理的影响、权威模式、私人病人的到来以及病房生活质感的改变等问题。作为特殊的当代性，第十三章描述了20世纪初的医院以及为使其成为一个更灵活、更人性化的机构所做出的努力，从一个侧面反映出困扰了我们四分之一个世纪的问题的长期性和顽固性。最后一章回顾了过去半个世纪的诸多事件，强调了过去对现在的影响。

在大多数观察者看来，20世纪的医院似乎是一个尽管可能还不完美，但却是必然出现的制度，它是在社会需要和新兴的技术能力之间的互动中不可避免地成长起来的。然而，尽管有这种必然性的光环，但逻辑和历史都强调，美国医院的发展是有其偶然性的。它的历史反映出政策与渐变（drift）的混合，体现了技术创新、社会态度、人口和经济现实之间的复杂互动，更是日益自觉的医疗行业的期望和价值观的结晶。医院的职能和界限是通过既有的磋商形成的，今天这种磋商也依然在继续；医院的历史同时反映了人们没有做出的选择和人们致力于追求的选择。

在写这本书的过程中，我特别关注在医院生活和工作的男女主人公的视角。我希望不要忽略他们的看法，也不想把他们的看法简化为某种图式化的变更模式的数据。除了少数新科学化医学的宣传者之外，医院过去的行动者并没有把自身看作必要的演化的一部分。医生们评估自己的职业，并就自己同医院的关系做出选择；理事在回应他们这一代人的社会假设和道德要求的同时，对自己的角色也有不同的看法。在护士、护理员和厨师看来，医院就是一个工作的地方，甚至在19世纪的大部分时间里，他们还住在医院里。对大多数病人而言，医院是一个插曲，尽管是一个特别艰难的、也是最后的插曲。所有这些行动者都带来了特殊的信念和成见，以及对社会责任的性质、疾病的原因和治疗方法、男女之间和社会阶层之间适当关系的种种理念。我希望在一定程度上重现这种意义，通过他们的眼睛来看待医院和医学，同时将其理解为更普遍的社会现实的缩影。[6]

医院既是也不是20世纪技术和科层的产物，既和工厂、公立学校或企业总部有相似之处，又有本质区别。在讨论20世纪医院的非人情化和高度技术化时，我希望不去陷入将过去社会团结和情感支持的假想世界，与情感上没有实际价值的现代性形成对比的浪漫冲动。尽管20世纪末人们可能经常看到医院凄凉和非人道的一面，但医院从来都不是理想的接受照护的地方。传统的医院在治疗方法上捉襟见肘，更不要说病人的舒适性感受，或是积极的家长作风所带来的模棱两可的好处；20世纪后期的医院提供了治疗的希望，但却付出了巨大的经济和情感代价。传统的医院说明了普通劳动人民生活的匮乏和残酷；现代的医院则展现了人性的脆弱和全部信仰体系——无论是传统的宗教，1800年的体液病理学，还是在不屈不挠地面对痛苦和死亡时寄希望于程控扫描仪器和器官移植的新信仰——的终极困境。

THE 1 CARE

OF

STRANGERS

第一部分

一个传统的机构，
1800–1850 年

第一章

医治病人：
南北战争前的医院与社会

1810 年 10 月，新被任命为长老会牧师的伊莱（Ezra Stiles Ely） 开始在纽约市的救济院医院布道。几乎没有来自纽约教会的其他使者，或是雇主阶层曾踏进过医院阴暗的走廊。然而，伊莱在他的日记中解释说，医院每年都有一千名新病人入院，有两百人在没有得到宗教安慰的情况下死去。[1]

救济院的存在及栖居在其中的贫困居民，反映了大多数纽约人生活的不安全性。也同时彰显出即便是在值得称道的 19 世纪初的城市里，社会阶层之间的差距依然是巨大的。年轻的医院牧师带着和在缅甸或黄金海岸传教时一样的冒险和焦虑进入救济院。虽然它实际上是一个繁荣的港口城市中最大的医院（相比之下其私人领域的竞争对手，纽约医院要小得多），但救济院的内部逻辑却使它更接近于中世纪的安养院，而不是 20 世纪的医院。它收容了包括精神病患者、盲人和残疾人、年长者、酗酒者和梅毒患者，以及患有风湿病、支气管炎或胸膜炎的普通劳动者在内的众多病人。进入救济院的人很少是自愿的；这是城市中最无助和最贫困的人的最终归宿。

在伊莱看来，医院里挤满了"我们族人中的堕落者和悲惨者"。也许最令人震惊的是，它还是"被玷污的、枯萎的、垂死的女性的巨大容器"。妓女们对宗教一无所知，却始终嘲笑他的虔诚话语，甚至从她们躺着的"种满荆棘的病床"上嘲笑他。[2] 年轻人若想进入这个道德和肉体腐朽的巢穴，需要有强大的胃和高度的严肃性。"尸体被尽可能地堆得密密的"，积聚起来的气味几乎让人无法忍受。病人不得不同床共枕；而且在这样的一张简陋小床上，他还发现了两个"被遗弃"的女孩，一个 13 岁，一个 15 岁。另一个房间里，一名斑疹伤寒致死的病人在满是其他病人的病房中躺了整整一天才被移走。在另一间病房里，大量使用了醋和烧亚麻，也不能如愿地掩盖即将到来的死亡的气味；如果没有"芳香剂"，伊莱一定会恶心得"呕吐"。年轻人用词的不自然表达了他注定感到的疏离。与病人的身体接触是伊莱无法忍受的；至少有一次，当一个女人以一种意想不到的温暖姿态伸出手来试图抚摸他时，他退却了。[3]

伊莱永远无法跨越他与救济院病人之间的深渊。然而偶尔，他也会遇到某个明显过过好日子的被收容者（inmate）。当他认出这些人的时候，会感到惊恐和同情的震撼。不幸的人中，有一个是长老会的某位年迈的神职人员；在动荡的美国社会中，没有人能够从疾病、衰老，以及最终的救济院中感到安全。他们显然只是病人中的很小一部分，但伊莱却很难不去注意到医院病房里曾经体面的公民；在这个社会里，阶级身份的标志是显而易见的。例如一个发烧的病人，显然"不是个普通人，因为他的每一件衣服，说的每一句话，都表明他来自一个体面的家庭，受过良好的教育"。[4] 很少有这样的人进入医院，而伊莱在经过病房时，总会为遇到一个"基督徒"而感到惊讶。自尊心强的纽约人显然会以让自己身处这样的窘境为耻；这意味着他们被家庭、雇主，甚至是教会信徒所抛弃。毕竟在这个小社会里，社区成员身份意味着家庭中的责任，同一会众成员之间的责任，以及雇主和雇员之间的责任。没有任何一个负责任的雇主会容许他或她的"家庭"中的一个受雇成员被陌生人照顾。

伊莱与他所服务的对象之间的距离感，反映了他的成长文化与病房主导文化之间的巨大差异。医院里的许多病人都是移民，即便是长老会的苏格兰人也普遍说着一口方言，这位年轻的牧师几乎听不懂。人数要多得多的爱尔兰病人更进一步挑战了伊莱的忍耐；他厌恶他们的酗酒，厌恶他们的"迷信"，厌恶他们对油和圣饼的信仰，厌恶他们不知所云的拉丁仪式。水手们似乎就生活在他们自己夸耀男性气质的世界里。黑人也是如此，纵使表面上是恭顺的、公开的基督教徒，他们也可能会相信幻觉和巫术有着某种致病能力。伊莱在医院中几乎找不到精神上的盟友。护士和侍从几乎都是从康复的病人中招募的，他们的背景与其服务对象几乎没有任何差别。一位来自纽约"最尊贵的家庭"的女士责备伊莱出版他的救济院日志就再自然不过了：在她看来，这"不过是一部……①和乞丐的历史"[5]。

如果说美好的社会是有序的和可预见的，那么伊莱所经历的医院在 1810 年至 1813 年间，则是截然相反的混乱的一个缩影。烹调和觅食是每个病房的主要任务，同时也意味着一天三次的困扰和烦乱。房间太过拥挤，无法将男女分开——伊莱预言又会有一批贫民出生。孩子们不安地在救济院里转来转去；他们无法独处，许多年轻的妓女也是如此，不可避免地"与邪恶的男人们发生性关系"。[6] 尽管在病人的分类管理方面做出了一些努力，但大多数病房都是年龄和性别、残疾和疾病的大杂烩。

但伊莱却发现了一种道德逻辑，从而可以超越救济院式医院的痛苦和肮脏。当然，衰老和疾病可能有时会不期而至甚至打击巨大，然而，医院的大多数收容者都是他们自身的不道德或不谨慎的受害者。"十有八九，"他解释道，"过早的疾病是由于像动物一般嗜吃如命。"即便是精神失常的人，也几乎总是由于习惯性地沉溺于某种基本的欲望所致（尽管白痴的个体责任相对较轻，但始终缘于亚当的堕落以及随之而来的罪所带来的生理性后果）[7]。伊莱同那个时代的大多数医生一样，相信个人意志在致病中的作用。当然，救济院式医院里的妓女和酗酒者提供了活生生的证据，证明上帝会通过一种身体机制立即且必然地惩罚罪恶；一个人不需要等到来世才会因灵魂上的过犯而受到惩罚。医学也说

---

① 原文如此，指代不可言说的违禁词或脏话。

18　明了上帝在物质世界中设计的精确的道德秩序；在伊莱看来，汞作为唯一公认的治疗梅毒的方法，治疗时会引发几乎与疾病本身一样的痛苦和外形缺陷，这是再合适不过的了。[8]

伊莱在这种繁重的牧师工作中坚持了几年。他精神上的使命感要求他，把自己所有的精力都投入拯救救济院收容者中潜在的可拯救者的工作当中。同样，那些创立、支持和管理美国第一批慈善救济院的有识之士，也觉得有责任利用他们的财富和闲暇来改善他们不那么幸运的同胞的命运。在无助的病人中，有价值的人应该得到比救济院的医疗病房里的一捆稻草更好的待遇。

善行的愿景

1800 年，美国人口是 5,308,483 人，只有 322,000 人居住在人数多于 2,500 人的社区当中。[9]一个人如果感到不舒服，通常由邻居或亲戚治疗。如果久病未愈，他们就会去看医生。当然，所谓的医生也不过是当地医生的学徒，但他们通常认识他们的病人，并在其家里为其治疗。

1800 年的大多数美国人可能听说过医院这种东西的存在，但只有少数人有机会去。费城的宾夕法尼亚医院成立于 1752 年；纽约医院虽然成立于 1771 年，但直到 18 世纪 90 年代才接诊病人；波士顿的麻省总医院直到 1821 年才开始营业。既然很少有美国人接触过这些机构——或者造访过救济院的病房，在医院中接受治疗的人恐怕要更少。大多数救济院的病人都是城市工人或者海员；只是偶尔才有富裕和体面的家庭成员会通过各自的方式躺进医院的病床。大多数不幸的人，都是事故或精神错乱的受害者。即使是在有工作的穷人中，疾病和抚养也只是意味着在救济院的病房里接受机构性的照护，正如伊莱所发现的那样[10]。在亚当斯（John Adams）[1]和杰斐逊的时代，医院不过一个雏形。

---

① 约翰·亚当斯（1735—1826），马萨诸塞州人，律师出身，美国政治家。曾经参与《独立宣言》的共同签署，被美国人视为开国元勋中的一位，曾任美国第一任副总统（1789—1797）和第二任总统（1797—1801）。

尽管随着美国城市人口的增长，医院的规模和数量都在增加，但在南北
战争前，它们在美国的医事服务中仍无足轻重。然而，对于那些为它们
服务的少数城市精英医生，以及那些支持和管理它们的慈善家而言，这
些先锋医院却着实意义重大。

　　美国医院的起源随着抚养和阶级的观念发展而来，也不可避免地
受到了疾病和事故发生率的影响。如果说大多数慈善家对医院的内部运
作还有些许的不确定，可以肯定的是他们知道自己不想要什么，那就是
救济院。毫无疑问，创办美国第一批医院的基本动机之一，就是区分值
得拯救之人和不值得拯救的穷人，区分那些节俭、勤勉的可以被妥善管
理的对象和那些不那么值得去管的美国人——后者因其自身的失败只配
待在救济院里。因此，宾夕法尼亚医院在 18 世纪末，会顺理成章地要
求一个"体面的"人提供书面证词，以证明申请者的道德价值，然后才
能为其安排床位。[11] 又如费城的产科慈善医院在 1834 年也向潜在的支持
者保证，他们会非常小心：

> 区分值得和不值得之人……我们的目标不是去鼓励懒散和浪
> 费，而是旨在减轻自然界对人类家庭中较弱者所造成的不可避免
> 的苦难，并提供一些个人不可能获得却又十分必需的温馨港湾。[12]

　　在每个城市，都有远离家庭和社区的年轻人、身患重病的机械师
和勤劳的工匠，或是一生虔诚勤劳、品行无可挑剔的老寡妇。还有一些
精神失常的人，他们显然是无助的，而且来自社会的各个阶层——这与
大多数其他疾病的情况不同。帮助这些不幸之人，不亚于基督教的管家
（stewardship）①责任所要求的："无须将救助那些患病的穷人作为一种正
当行为，甚至是道德义务。"正如波士顿一家医院在 1810 年倡导的那
样，"波士顿镇的富裕居民总是表现出他们认为自己是'上帝恩惠的财

---

① 参见：《新约·彼得前书》4:10，"各人要照所得的恩赐彼此服事，作神百般恩赐的好
　管家"。

20　务管理'；在基督教国家和基督教传教的国家，探望和医治病人总被认为是一种首要的职责"[13]。

　　医院是更好的美国人为其不太幸运的同胞所做的事情，却不是他们自己想进入的避难所。然而，正如所有人都承认的，医院的益处远远超出了其所照护的直接受众。医院的病房和圆形剧场成为临床医学的学校，医生至少可以观察和治疗到各式各样的病人。虽然到了1810年，美国已经诞生了几所医学院——如宾夕法尼亚、哈佛、达特茅斯和纽约的内科学院——但它们的正式课程完全是纸上谈兵：三到四个月的正式讲座，每年重复，没有变化。有抱负的医学生必须参加两个此类"课程"式的讲座，才有资格获得学位。临床训练不在医学院的责任范围之内，因此，医学学生若想学习这些技能，就必须待在导师的身旁。然而，关切的观察家们至少在一个世纪以来都知道，即便是最繁忙的医生也不敢夸耀自己实践过的病例数量和种类接近于一个年轻人在医院病房里看到的。

　　美国第一批医院的倡导者们都强调医院的教育功能。这一论点也激发了市政当局的自豪感。创办医院的目的是让渴望和有抱负的年轻医生在本地接受培训。对18世纪中叶的费城人而言，这意味着避免了远渡重洋和在伦敦或爱丁堡居住的花费、道德诱惑和危险；对稍后的纽约人和波士顿人来说，这意味着他们最能干的年轻人不必南下到费城去寻求临床经验。纽约医院的院长们在1809年吹嘘道，医学院和医院的联盟，"承诺提供一切改进医学科学的手段，而这些手段也正是国家的荣誉和收益长期以来所期待的"[14]。

　　医院工作对老牌临床医生的优势甚至更加直接。对于那些在医院病房里游走和治疗病人的著名内外科医生而言，医院的任命同时意味着荣誉和金钱上的收益。医院从一开始就与成功的、雄心勃勃的医务人员的事业密不可分。基督教精神、求知欲和值得称赞的抱负一致强调了医21　院对这些医学界领导人的核心地位。毫不奇怪，杰出的临床医生在所有早期慈善医院的创建过程中都发挥了至关重要的作用。贵格会医生邦德（Thomas Bond）成功地游说了本杰明·富兰克林（Benjamin Franklin）

建立宾夕法尼亚医院，纽约的巴德（Samuel Bard）和波士顿的杰克逊（James C.Jackson）、沃伦（John Collins Warren）也大致如此。这是整个 19 世纪美国大大小小的城市都遵循的一个模式。

　　医院的倡导者认为，医院所带来的裨益将在各个社会阶层之间分配。有价值的穷人将在救济院的耻辱墙外找到康复的机会，社会也将从每个恢复健康的工人的生产技能中获益。各个阶层中的精神病人都会找到一个合适的避风港，也许在一段时间内，他们的头脑会变得清醒。功成名就的城市医师将有机会践行他们的仁慈和临床敏锐，年轻的临床医生也可以磨炼其技能，并可能最终取代他们的老师，成为城市医疗行业的领导者。那些支持这些先锋医院并承担最终责任的更好的人，将履行他们作为基督徒的责任，整个社会也将因在其麾下有更多技术精湛的医师而受益。正如麻省总医院（MGH）的理事在 1822 年所说的那样，"那些医生……承载着我们对妻子和孩子生命的重托，不会是在我们的病房里才第一次见到病人，也不会让那些健康为我们所关切之人试药"[15]。对医院做出潜在贡献的"我们"，显然是不会在医院的病房里接受治疗的。

　　最热忱的倡导者也从未将医院视为医疗服务的核心；即便对城市工人阶级而言，医院也被视为最后的手段。它们昂贵；它们不近人情；它们甚至会引发潜在的道德滑坡（在整个 19 世纪，美国的慈善家都为"贫困化"的幽灵所困扰——担心以任何形式提供的援助都会不可避免地削弱受援者的道德能力）。一般而言，家庭氛围和家庭成员的照顾是恢复健康的理想条件。只有最拥挤、最肮脏的住宅才比不上医院没有人情味的病房，而且只有在少数情况下，医院的医学才能提供其围墙外无法提供的技能和技术。因此，19 世纪早期的慈善家们自然会热情地支持药房和门诊医疗；在自己家里治疗病人总是更为可取。也许最重要的是，19 世纪初绝大多数美国人都认为，他们的国家繁荣的经济永远不会产生充斥着旧世界制度下大量的医院病人。"在我们的国家"，正如著名的麻省总医院医生杰克逊和沃伦在 1822 年所说的那样，"只要还能保持一贯的善良和勤奋，在我们的国家很少有人，起码很少在他们踏入职业生涯以后仍需要公共或私人慈善的支持"[16]。

尽管慈善对受援者而言总是一种潜在的威胁，但医院的病人几乎可以被视为真正需要帮助的人，而且比那些免费食物或燃料的受援者更不可能是冒牌货，因为除了病人和绝望的人，不可能会有人愿意去寻求医院病房的那种勉强的舒适。此外，医院通常被南北战争前的倡导者想象成一个病人在其紧张和混乱的生活中道德地改善其礼仪的场所。但这种希望并没有成为现实。医院墙内的生活从来没有完全在那些热忱的美国人的控制之下，那些人只是承担着医院法律和财政上的责任。

病房里的生活

医院意义上的现实始于入院。所有早期慈善医院的正式入院标准都类似。没有一家医院收治传染病或慢性病患者。因为前者会危及医院的员工和病人，后者则破坏了医院为潜在的可治愈病人提供床位的有限能力。正如费城宾夕法尼亚医院的编年史家在 1831 年所解释的那样，该机构并不旨在成为"贫穷和堕落"的庇护所。也不会有不治之症被接纳。波士顿医学和外科杂志的编辑对麻省总医院也有过类似的政策辩护：

> 就我们而言，无法理解为什么有人会认为拒绝这种类型的病人是一种不人道的行为。将他们接收到一个旨在治疗医学和外科技术能力范围内的疾病的机构，才将是对这种机构目标的最大程度的破坏。

23

上述两家医院的免费床位都十分有限。如果收治慢性病患者，在麻省总医院的主治医生杰克逊看来，这些床位很快就会被填满，"医院将会变成一个贫民病院，就像救济院一样，而不是一个救治疾病的地方"[17]。

同样，私立医院只收治道德上值得被拯救之人。妓女和酗酒者就像斑疹伤寒、天花（被认为是传染性的）或是癌症（被认为是不治之症）的受害者一样，将被排除在收治的范围之外，留在城市苦难的剩余遗产的继承者——救济院里。因此，分娩（产科）的患者若是已婚，通常会被私人慈善机构所接纳，如果是未婚，则会被拒绝。有些机构会接纳第一次怀孕的未婚妇女，但却拒绝她后来的不检点行为。这样的道德约束却不适用于付费病人；毕竟早期的医院的收入太过拮据。比如宾夕法尼亚医院，只要交了钱，就会收治不治之症——如果能负担得起治疗费用，性病、酗酒和传染病也会收治。19 世纪 40 年代，天花患者的收费标准是每周 5 美元，性病和酗酒患者的收费标准是每周 4 美元。[18]

然而，无论多么贫穷，人们都希望那些品行端正的可以治愈的病人不要住进救济院。在整个 19 世纪，体面的美国人的普遍忧虑之一就是对社会衰落和阶级混合的恐惧。例如，当纽约药房发现他们需要更大的房间时，便会如此描绘一个房间里的场景，"在那里，那些仍然体面，但因不幸而被迫请求救济的人，不得不与最令人厌恶的可怜虫混在一起"[19]。纽约分娩妇女庇护协会建立的动机也类似。当纽约医院关闭分娩病房时，该协会的管理人员解释道：

> 现在，除了救济院外，这类患者没有其他避难所了，在那里，品行良好与品行不端的人都会受到无差别的治疗。（协会）的探访者总不能昧着良心劝告贤惠的妻子，在堕落的未婚母亲中寻找一个家和伙伴吧。人们发现，值得被拯救的女性在委身于这种类型的交往之前，通常会痛苦纠结，甚至会要了她们的命。[20]

在这个假想的世界里，值得和不值得被拯救的人是被严格区分的，也很容易区分。

入院过程并不是简单的鉴别诊断。也不是完全由医务人员和医学标准所控制。在整个 19 世纪上半叶，对美国医院负有最终法律和道德责任的非专业人士试图保持对入院的实际控制。（慈善医院和市立医院都是如此。在救济院的医院里，管理委员会的受薪代理人通常会收治病人，就像收容穷人一样。）不可避免地，特定的决策也同时反映出医疗和社会两个层面的标准。例如，在麻省总医院的早期阶段，病人需要首先提出书面申请，然后由医生诊治，再由董事会的巡视委员会批准（董事会还为个别病例制定适当的膳宿费率，或找一位当地公民或是马萨诸塞州的某个镇政府作为其监护人）。"突发事故"的病例则可以在任何时候入院，但即便如此，外伤的病例也必须经由非专业委员会的小组委员会正式采取行动追溯批准。任何医生都不能单方面控制入院，甚至他们自己负责的病床也不行。即使是大名鼎鼎的主治医师拉什（Benjamin Rush）①也只能向朋友保证，他将在宾夕法尼亚医院的客座委员会面前，为将来可能入院的候选人辩护，而不能简单地一收了之。21 值得注意的是，在 19 世纪早期的这些医院里，没有一家有专门的场所来检视这些未来的病人；入院的过程既发生在物理空间，也发生在社会空间当中。麻省总医院医务员工委员会在 1833 年指出："需要一个地方来接待希望进入医院的人，一个接诊室。'潜在的病人'现在只能留在药剂师的房间里，给在那里工作的人带来极大的不便；有时也给正在等待的他们自己带来烦恼。"22

在大多数情况下，自愿入院反映了病人在尊重和社会关系网络中的地位。某个教会的成员、长期为某个家庭的服务，以及适当的举止等，所有这些都有助于将有价值的绵羊从救济院的山羊中分离出来②。例如，早在 1853 年，费城一位著名的医务人员就很乐意推荐米尔恩夫人（Mrs.Milne）到宾夕法尼亚医院就诊。她是一个熟练的，但酗酒的女鞋鞋匠的妻子。

> 我认识米尔恩夫人已经有四五年了，杰克逊夫人、我妹妹亨利（Henry）夫人、[巴克利]（Buckley）夫人以及其他许多女士

----

① 拉什（1745—1813），宾夕法尼亚及美国政治家、医生、作家、教育家、人道主义者，《独立宣言》签署人之一。
② 参见：《新约·马太福音》25: 31-34，"当人子在他荣耀里、同着众天使降临的时候，要坐在他荣耀的宝座上。万民都要聚集在他面前。他要把他们分别出来，好像牧羊的分别绵羊山羊一般，把绵羊安置在右边，山羊在左边。于是王要向那右边的说：'你们这蒙我父赐福的，可来承受那创世以来为你们所预备的国。'"

都很熟悉她。我相信我们都可以证明，她是一个值得信赖、勤奋、乖巧和体面的人。[23]

　　特别是在 19 世纪初，这种个人关系通常决定了入院的决策。在一些机构当中，如果没有捐赠者的"推荐"，病人就不可能被收纳入院。同样，在门诊药房里，穷人在接受治疗之前，可能需要有捐款人的签名证明。例如，在纽约药房，每年捐款 5 美元的捐赠者有权一次"推荐"两个病人；凡是捐款 50 美元的人，则可终身享受这一特权。如果没有一个这样的捐赠者的证明，任何病人都不能接受治疗。在个人慈善家支持免费住院病床的情况下，他们也通常保留了批准病床使用人的权利[24]。这种对使用病床的个人控制以具体的方式体现了客户和赞助人之间的关系，这种关系对于一个恭敬、有序的社会而言是至关重要的；医院存在的目的是为了实现，而非取代这种关系。

　　但有一点需要澄清。南北战争以前，医院入院的控制权从来就不是绝对的。体检是必须的；门外汉无法很好地判断一种疾病是可以治愈的还是不治之症，是传染性的还是非传染性的，也无法对其病程做出预测。在整个 19 世纪上半叶，医疗决策变得越来越重要，到了内战时期，非专业人员对可用床位数量的控制已经成为制约医生决定接纳或拒绝特定申请人最为重要的日常约束。

　　从患者的角度来看，入院的情况则截然不同。大多数预期的患者与他们的长辈有着相同的社会态度：接受任何慈善都是一种差辱。只有穷困潦倒的人和没有朋友的人，才会到医院来寻求痛苦和贫困的解脱。几乎没有人像 20 世纪的人那样持有对医学必然有效性的信仰，外科手术更激发了一种有着充分理由的恐惧。在麻醉或消毒以前，只有外伤、即将失明，或是膀胱结石、疝气以及偶发的表皮肿瘤带来的痛苦和能力丧失，才会诱使人们去自愿面对外科医生的手术刀。洛厄尔（Lowell）医院的一位编年史家在回忆往昔时，也表达了对这个纺织小镇里的操作工人们的态度：

> ……在来这里就业的人中普遍存在着深刻和普遍的偏见，在他们的心目中，医院这个概念本身就与痛苦和恐怖的场景联系在一起；他们有一种独立自主的感觉，因此更不愿意服从他们想象中可能需要的约束和控制。[25]

直到 19 世纪中叶以后，这种偏见才被克服，编年史家继续说道，即便是高度传染的病例，也通常是借助强制手段才可以让他们离开家庭。民众对实验的恐惧，以及年轻的管理人员也许是善意的，但缺乏经验的施舍，使得医院对体面的机械工人和寡妇来说，通常是威胁多于庇护。

此外，在一个急性传染病仍占主导地位的时期，许多潜在的病人在选择住院之前就已经死亡或是康复。因此，医院的病例中有很大一部分是慢性病或是无法治愈的疾病——如风湿病、痢疾、支气管炎、心脏和肾脏疾病等。这些疾病的患者通常不会死亡，但也不会好转。而且在很多情况下，即便南北战争前的医院只是提供了简陋的饮食和住所，也还是比病人正常的生活环境有所改善。以凯瑞（Hester Carey）——一个四十五岁的"老姑娘"为例，她在 1838 年 4 月 11 日住进了辛辛那提医院。她已经由一位私人执业医师诊断为风湿病，并仍为疼痛和僵硬所困扰。

> 她还抱怨各种其他疾病：胸部不适、心悸、容易疲劳、身体普遍虚弱、食欲不振以及便秘。给她开具了泻药，以消除她的焦虑，并开具了樟脑和鸦片治疗风湿……患者于 6 月 16 日出院，病情明显好转。[26]

大量这样的病例在南北战争前的美国接受了住院治疗；诊断和以症状为导向的治疗都是典型的医院医学的日常工作（出院标准以及出院日期的模糊性也是这种日常的一部分）。休息、保暖和有营养的饮食是医院照护的基本方面——这也为普通人和医生群体所认同。

私立和公立医院的病人不可避免地有很多共同点。由于患有准慢性病，他们往往需要在医院住上几周或几个月的时间。如在费城救济院，1807 年人口普查中确定的病人在普通病房的平均住院时间为一年，在"不治之症"病房的平均住院时间为三到五年。在 1807 年至1831 年期间，宾夕法尼亚医院产科病房的 702 名妇女中，平均住院时间几乎为 52 天；住院时间如此之长，并非因为难产或分娩。在宾夕法尼亚医院，一位年轻的住院医生在 1808 年抱怨说，病房病人是如此的常规、慢性和无趣，如果没有门诊工作提供的多样性，这个工作简直会让人智力枯竭。半个世纪后，麻省总医院的内科医生也可以用类似的话语抱怨充斥在他们病房里的慢性病人。有经验的医院医生在 1834 年秋天争辩说，费城救济院不适合进行临床教学，因为"救济院很少引进急性病人；人们普遍不愿意去救济院，他们一般都是慢性病人"[27]。

因此，病人在医院的经历首先取决于他或她在社会中的位置，这决定了他申请入院的可能性；其次，取决于他所罹患疾病的自然过程。大多数病人根本就没有病得那么严重；危重病人无法通过"非常手段"维持生命，大多数南北战争前的医院里的病人事实上甚至在经济上也无法负担。麻省总医院的监察委员会在 1826 年 10 月 27 日探望了每一个病人后报告指出，他们发现病人们都"很舒服，且没有一个病得很重的。琼斯（Marcus Jones）出院了，巴蒂斯特（John Battiste）也回家了"。19 世纪晚些时候，与麻省总医院的情况类似，一位费城总医院（PGH）的住院医师在描述他典型的一天时如此说道，"现在大部分的病床都是空着的，因为许多病人都在康复的过程当中，他们在院子里坐着、抽烟或者看书"[28]。

医院并不提供急症护理服务。尽管这可能意味着疼痛以及长期的残疾或不适，但除了我们业已讨论过的社会因素以外，病人的现实更多的是由他们的体感，以及对这些体感的态度，而非由医学的侵入手段所决定。历史学家们通常会如此描绘南北战争前的医院：医院里充斥着无情的净化和放血，各种治疗方法救治的病人几乎和其杀死的一样多。但上述观点显然还是太夸张了。特别是在 19 世纪前四分之一的时间，的确有医生热衷于放血，无情地修补内脏和消化道。但这些热衷分子却并非典型。医院的记录显示，在南北战争前的大部分时期阶段，放血并不是一个普遍的疗法，仅在有某些明确指征，比如在严重发烧了几天的情况下，才会如此。到了 19 世纪 30 年代末和 40 年代，治疗的观念开始变得越发温和：在 19 世纪前四分之一阶段还比较流行的泻药和催吐剂已逐渐式微，取而代之的是对饮食、休息和自然治疗能力的强调。

即便是外科手术也主要局限于骨折的情况，用于减少错位，以及最常见的浅表溃疡和脓肿的治疗，这些情况都不会危及生命，但长期的住院治疗却必不可少。（在 19 世纪 40 年代的费城总医院，医院委员会的会议记录显示总是至少有一个"溃疡病房"。）在每个机构都有很多外科病房病人，手术却很少。这一模式也并没有由于麻醉的出现而立即发生改变。如在 1858 年 10 月，也就是 1846 年乙醚问世的十几年后，纽约医院第一外科治疗了 109 名病人，但却只做了 8 台手术。其中还有 3 例是颅骨骨折（大概是对事故受害者进行了绝望且敷衍的手术操作）。[29] 多数"外科病症"的管理主要是期待性的，以饮食和休息，定期更换敷料，以及自然的愈合能力为基础。

相对简洁但侵入性很强的外科手术，在 20 世纪的医院中占据了主导，但在当时却几乎无人知晓。大手术并不常见，因此也成为一件大事——手术通常会提前做好广告，以便有兴趣的学生和当地医生能够前来观察。但是，即便是在手术不可避免的情况下，大多数体面的美国人还是更愿意在自己的家中（或是如果他们来到城市治疗，还可以待在酒店和寄宿公寓），而不是在医院接受治疗。只有贫穷与当时少数可以手术的条件相结合，才会将一个人定义为适合在南北战争前的医院自愿接受手术的对象。美国医院的病人也因此自然而然地被看作寄宿者，而病人支付的费用则被称为寄宿费；这一名称也恰如其分地反映出一个事实：治疗学在塑造病人的医院体验中无法起到核心作用。

疾病和抚养关系之间的界限始终模糊不清。在救济院内部，这些分类的模糊性体现在被收容者"如果身体很不舒服"，就从工作病房（working wards）转到疾病病房（sick wards），好了再转回来，这都取决于他们的健康状况和几个区域的拥挤程度。救济院空间的划分同时反映出对工作和诊断两种能力（当然，健康和康复的被收容者也被期望去工作，部分是为了支付他们的医疗费用，但更重要的是，作为对贫穷的遏制）。如在 1835 年，费城的穷人监护人委员会就建议对救济院的妇女病房作如下安排：[30]

1. 健康状况不佳的年老无助的妇女
2. 会缝纫和编织的年老无助的妇女
3. 善于缝补的年老无助的妇女
4. 纺纱工

考虑到性病或酗酒的情况，疾病和抚养关系之间的界限则被另一个变量所混淆；在这里，治疗和惩罚也密不可分。在那些治疗性病的医院里——如女性的娼妓，男性的普通水手或是劳工等——疗养者们自然被期许工作足够长的时间来支付他们的住院费（而且，正如我们所看到的，惯例性的汞治疗使病人处于痛苦和虚弱的状态）。如果作为付费病人被慈善医院所收治，性病患者通常要被收取更高的膳宿费；在麻省总医院和宾夕法尼亚医院的类似案例中，当主治医生发现最初的诊断有误时，最初作为性病收治的病人每周的费用就会减少。[31] 酗酒者将被施以与梅毒和淋病患者相似的惩罚。比如，宾夕法尼亚医院的管理人员决定，任何因酗酒而入院的病人，如果没有主治医生或管理人员的明确许可，将不能"自由做爱"，同时将被剥夺使用笔墨和接待访客等"医院的特权"。[32]

出院和入院都反映了当时的社会标准。当局一再抱怨，他们不能昧着良心向无家可归的病人收取费用再提供照护。偶尔，他们也会为疗养者或慢性病人回到远离城市的家人或朋友身边支付一定的费用；在其他情况下，他们会提供一些新衣服，甚至是少量的钱。如在 1828 年，麻省总医院巡视委员会授权院长支付一位名为尼科尔斯（Eliza Nichols）的女士前往塞勒姆的旅费，"她病入膏肓，十分穷困。"[33] 当然，在市立医院，支付休养病人的旅费似乎并不少；毕竟这样的人如果再次生病，就会给其家乡或郡的纳税人带来负担。私立和公立医院的非专业管理人员并没有狭隘地从临床角度来看待他们机构中的病人，而是将他们视为社会、经济，以及最重要的道德意义上的人。不足为奇的是，这种广泛的、单方认定的家长作风意味着对医院内的每一个人以及医院管理的每一个方面都进行了适当的等级控制。

一个不那么有序的机构

这种统一的愿景始终无法创造出一个同样有序和科层化的机构。南北战争前医院的现实违背了其创始人有序的社会和管理的预期。无论是生物性还是人性使然，都致使有序不可能如此轻易地实现。比如当时的预后能力，几乎不足以区分可治愈和不可治愈的疾病。最终，住院时间的长短在实践中起到了区分慢性和急性疾病的作用；正如救济院会将病人从医院病房转移到"外边"一样，慈善医院也会将其无法治愈或不受欢迎的病人转移到救济院医院。传染病也构成了对仁爱和临床智慧的挑战。当时的人们都认为，流感、天花和性病肯定是会传染的，斑疹伤寒和痢疾（尤其是在拥挤的环境下）也可能会传染。传染所带来的难题并没有随着入院过程而结束。即便病人在入院时没有表现出传染病的症状，发烧、伤口感染、产褥热和丹毒也可能在医院内突然暴发。对这些病人又该如何处理？

并没有如此戏剧性的现实反复地将行政人员引入临时决策的迷宫。身患不治之症的病人将无法被收治入院——但若是那些病得无法康复，但又不忍拒绝的创伤或疾病的受害者，又该如何处理？某位特别值得尊敬和感激的老妇人已经超过了法定的居住期限，且没有明显的治愈迹象，但将她拒之门外似乎还是太残忍了。当数周变成数月，费率也不得不一次又一次地调整，病人还是无力支付约定的食宿费用。这些问题困扰着理事们，使他们致力于在人道主义和现有财政资源之间取得某种平衡。

　　即便在经营得最好的医院，由于预算的长期紧张，病人在医院里也找不到任何的装饰或奢侈品。特别是在 19 世纪早期，拥挤的空间和 18 世纪的认识水平决定了手术通常会在普通病房进行；同样，死去的病人也只是被收殓入棺，然后就放在幸存的病人的视线和嗅觉范围之内。1818 年，在纽约医院，为这些绝症病人安装屏风似乎是一项昂贵的发明，而理事们却对主治医生何塞（David Hosack）所提出的提供屏风的要求置之不理。晚至 1859 年，费城救济院医院的外科医生仍在抱怨，尸体常常被留在病房并直接放进棺材中，而幸存的病人们就眼睁睁地看着这一切。许多同时代的人依旧认为，没有必要把工人阶级死亡的现实同可能对工人阶级生活的麻木不仁分离开来。检查室也是 19 世纪后期才被认为是必要的设施；直到 19 世纪最后三分之一时间，病房仍然是诊断和治疗的中心，也是生、死等各个方面的中心。[34] 桌子和柜子等“奢侈品”也要等到南北战争之后才出现。比如在纽约医院，每个病房里的几张椅子都被用来存放药瓶、碗和杯子等，而医院的卫生问题，无论是对其收容者还是对其不幸的邻居来说，都是一个问题。即便是经营得最好的医院，也很少有适合于清洗和晾晒被褥的地方。路人不仅受到医院特有的恶臭的袭击，还要目睹破烂的床单和毯子搭在窗外临时架起的晾衣绳上挥舞。1842 年，基督教堂的牧师向纽约医院的理事会抱怨道，安息日来去教堂的教友不得不经过“脏到看不出是床单的区域，任何人都会感到厌恶和恶心”。[35] 别忘了这已经是受到良好捐赠和管理的纽约医院的情况。

　　救济院的条件还要更差。比如，尽管一个世纪以来人们已经知道坏血病源自饮食，查尔斯顿救济医院在 1861 年之前的几十年间还是经常有这种疾病发生。19 世纪 40 年代，费城救济院的一位首席住院医生也曾抱怨，救济院人满为患，已经有 7 年时间没有一张空床了，走廊里都摆满了床，一些病人还是不得不睡在地板上。供给总是短缺，护士不得不撕碎破旧的床单和毯子来做绷带。[36]

少数的付费病人

即便在南北战争前的医院，也并非所有的病人都需要忍受这样的条件；少数救济医院的病人还是可以花钱来购买"食宿"的，生活也相当舒适。尽管和 19 世纪早期医院只是众多受抚养者的避难所的传统观点有所偏差，付费或部分付费的病人始终是美国医院的一部分。拮据的捐赠和不太慷慨的州、市支持使付费病人的存在成为一种必然。事实上，付费病人是美国私立医院与它们的英国医院范本和先例之间最为显著的区别。在英国，病人在慈善医院里不付任何费用（尽管可能会被要求为可能的丧葬费提供少量担保）。[37] 虽然定居的、体面的美国人通常不会光顾医院，但在大城市里总是会有一些潜在的付费病人，比如单身汉、旅行者，以及缺乏当地社会支持的商人。小店主和熟练工匠可以支付少量的食宿费用（而他们的妻子或其他家庭成员往往要继续工作，因而无法照顾他们）。在宾夕法尼亚医院成立后的第一个世纪（1752 年至 1854 年），其收治的 58,508 名病人中，有 24,659 人支付了全部或部分膳宿费用。[38] 但是，尽管数字不菲，医院的家长作风仍是毋庸置疑的，因为这些付费病人中的许多人要么是水手，要么是精神病人，他们或因阶级上的贫穷或精神状况的低下而被剥夺了真正的自主地位。

在整个南北战争前的时期，私人医院收入的很大一部分来自海员的食宿。早在 1798 年，在需要和英国先例的影响下，一个旨在为美国船上的水手提供医疗服务保险基金就得以建立。商船的海员每个月只需要缴纳 20 美分，就可以帮助他们预付掉可能的住院治疗的费用。[39] 相应港口的收税员会把钱付给当地的医院，尽管这一过程免不了一些摩擦，但在 19 世纪的大部分时间里，这一做法一直在纽约、费城和其他的一些港口中继续。以纽黑文为例，纽黑文医院在 1833 年开业至 1850 年的近 20 年间，大约有一半的病人是由纽黑文港的收税员负责支付费用的商船船员。在纽约医院典型的年份，比如 1845 年，在全部 36,865.34 美元的收入中，有 16,337.31 美元是通过为海员提供照护实现的。[40]（在麻省总医院出现以前，国民政府已经在波士顿建立了一家海事医院，因此，波士顿地区的海员并没有在当地的私人医院中占据同样大的病人的比例。）然而，水手们并不是最驯顺的求医者，各港口的收税员在愿意提供及时和全部的付款方面往往也是同样的难缠。因此尽管提供了收入，许多医院的管理者还是认为，充当丧失能力的水手的船坞得到的，远比付出的要多。尽管在技术上被归类为付费病人，但水手并没有得到普通付费病人应得的便利和尊重；第三方付费的简单事实，也丝毫不能重新定义其社会身份。

收入有限和医疗服务的持续边缘化，意味着慈善医院的政策和优先事项在南北战争前的一段时期几乎没有任何变化。唯一的重大转变就是在精神病患者方面。对"精神错乱者"的照护是美国18世纪两家医院成立的主要目标。在宾夕法尼亚医院，精神病人一度是其收治的主要对象。直到1841年，一座专门为精神病患者提供照护的建筑在城市西部几英里外的一个风景秀丽的地区落成，情况才有所改变。在纽约医院，将精神病患者安放在主要用于照护身体疾病的大楼里，产生的问题就更不容乐观。早在1808年，其理事会就在医院的空地上为他们的"疯子"造了一栋单独的建筑。后者最终演变成了位于该市一个完全不同地区的医院——布卢明代尔精神病院（Bloomingdale Asylum）。

在19世纪初期的几十年间，人们对精神病患者机构护理的态度开始发生明显的变化。在19世纪20年代中期以前，特殊医院已经成为处理这类麻烦病人的一种备受争议但也越发可行的方式。美国人已经开始接受这样的观念，即精神病人应该有一个相对特殊的医疗环境，而宾夕法尼亚医院数十年的经验也业已证明，这类病人会对综合医院的常规工作造成多么大程度的破坏[41]。麻省总医院的早期历史也可以方便、准确地证明这种态度的转变。最早要求在波士顿建立综合医院的声音可以追溯到1812年战争以前，呼吁当时强调其在照顾精神病患者方面的潜在作用。战后的呼声则变成，给新医院的捐款可以用来照顾精神病患者或身体上的病患，这意味着这两个任务是可以分开的。[42]而当时麻省总医院的精神科，也就是现在的麦克莱恩医院（McLean Hospital），不仅在不同的地点，而且在1818年才开始营业，比麻省总医院收治第一个病人还早了差不多四年。随着精神病院在 19 世纪被更广泛地接受，对精神病患者的照护不再是慈善医院的关注点。在麻省总医院成立之后的几十年间，没有一家重要的私立医院会认为照顾"疯子"是一个合适的关注点；事实上，大多数医院都明确地将精神错乱列为无资格入院的病症之一。即便是没有令人不安的长期精神病患者的存在，要在为贫困的病患和伤者提供服务的病房中维持应有的秩序和治疗的气氛，也已经十分困难。[43]

期许的秩序

秩序这个词在那些虔诚的绅士们看来几乎是神圣的：他们撰写了章程，筹集了资金，并端坐在美国第一批医院董事会的位置上。他们把医院里所有的人都看作道德上的未成年人——包括医院的医生、护士、家政人员以及病人。医院的规章制度一次又一次地将"病人、佣人和侍从"归入同一个范畴。而且在几乎所有情况下，特定的规定都是为了控制行为。

市立医院和慈善医院内部的日常工作都充斥着家长作风，并根据管理者的设计而有序地进行。提供精神和物质意义上的治疗是上述机构所期许承担的责任。如在纽约医院，每个病房里都放有《圣经》——尽管在 1811 年，理事巡视委员会失望地发现，有些病房里竟没有有能力阅读《圣经》的人。他们毫不气馁地购买了一堆里奇蒙德（Leigh Richmond）编写的《穷人年谱》（*Annals of the Poor*）和巴克斯特（Richard Baxter）的《呼唤未皈依者》（*Call to the Unconverted*），分发到每个病房[44]——如果病人存在咒骂、玩牌、饮酒或是其他"不恰当"的行为，则构成了南北战争前医院强制他们出院的典型理由。管理者和负责人也同样与吸烟进行了无休止的斗争。查尔斯顿贫民院（Poor House in Charleston）的专员在他们的"病人守则"中警告说，"不准吸烟"，"不准大声说话、喧哗、围在火炉旁、在地板上吐痰或污损地板"。被收容者"无一例外"被要求参加"周日的宗教活动"。冬天晚上 8 点、夏天晚上 9 点，所有的灯都要熄灭。探访者同样受到全面的管理。如早在 1868 年，宾夕法尼亚医院就将访客时间限制在 12 点到下午 1 点之间（周日除外），护士和家政人员也只能在周日的下午 2 点到 6 点之间接待访客。在纽约的收容院，没有董事会执行委员会的书面许可，任何男性访客都不得进入。[45] 大多数医院和救济院的守则都规定，所有被收容者，包括我们看到的住院医生、护士和家政人员，当他们想离开院内时，哪怕是几个小时，都必须申请"通行证"。成为"被收容者"就是用独立来换取安全，让自己在身体和道德权威上受到理事们、行政人员和主治医生的约束。

恢复中和能走动的病人需要在医院里承担工作。纽约贝尔维尤（Bellevue）医院的男病人帮忙划船，在大陆和布莱克威尔岛的医院和监狱之间来回穿梭。贝尔维尤的孕妇在分娩后几小时内就要帮忙擦洗地板。在布莱克威尔岛和费城的救济医院，性病患者在康复后都要工作一段时间，以偿还其住院费用。费城医院设有一个惩罚牢房，病人可以出于"各种原因"被监禁，通常是酗酒、"私奔"和"打架"。在这家医院和其他医院里，牢房里还设有冷水澡，作为对酗酒者和无礼者的惩罚。如在 1846 年，费城市立医院的医院委员会就批准：

> 巴特勒（Caleb Butler）被关在粗茶淡饭（Bread and Water）的牢房里 48 小时。一旦主治医生认为他的健康状况允许，他将会在接下来的一周内每天洗一次澡，然后在接下来的两周内每天洗两次……

即便在贵格会主导的纽约医院，理事会的监察委员会在 19 世纪初也认为，有必要通过将他们转到疯人院，并限制他们吃"粗食"的方式惩治棘手的病人。[46] 在大多数医院，管理者会扣留病人的衣服，以控制他们的出入。但规训实际上很困难，正如我们所看到的，大多数病人都是流动的，而且通常流动性极强，医院与其说是治疗急症病人的机构，还不如说是寄宿所和疗养院。

　　尽管这种积极、专横的管理方式具有强制性，但这些机构的实际条件又似乎与医院章程中规定的或医院管理者设想的有很大不同。对规则的执行通常十分松懈。因此在 19 世纪前四分之三的时间里，医生和理事一直在不停地抱怨纪律约束方面的失败。当然其中大部分的失败都比较轻微。比如病人在不该吐口水的地方吐口水，随意倾倒床头盆。访客是一个特别令人懊恼的问题；病人的朋友和家人带着禁忌的水果和饮料冲进病房，体现出潜在的文化冲突。其他违规行为可能更加严重。在纽约医院，由海事医院基金支付费用的水手，被安排在其他病人中间时，会引发骚乱；被安置在独立的楼房，他们又会喧闹或是翻墙出去以便在晚上狂欢。如 1852 年，医院的理事会就投票决定在北（海事）楼的24 扇窗户上装上铁栏杆，以阻止这种逃跑行为。费城救济医院的病人不顾男女分区的努力，利用窗户随意处理酒瓶和其他"违禁物品"[47]。妓女和水手一样，通常非常难缠，而且直言不讳地"忘恩负义"；她们认为没有必要尊重上流社会所规定的有关生活方式和习俗遵从的种种规范。

　　惩罚性牢房和冷水澡的持续存在，至少说明在南北战争前的一部分医院中普遍存在着病人的顽劣行为，反复偷窃食物和走私酒类的行为同样普遍存在。尽管院长和管理委员会竭力制止，但威士忌和烟草的黑市在每家医院都异常猖獗。在特别恶劣的情况下，医院的衣物、家具和床上用品也可以作为更具商业头脑的被收容者的交易品。也有更直接的方法来避免医院的强制性规定。其中之一是私奔，或者用辛辛那提总医院一位医生怪诞的话来讲，"请法式假"（take French leave）、"搬货"或是"交腿保"（give leg bond）。在 19 世纪的每一家医院里，年度统计汇编都将私奔者列入了一个特殊的类别，亦如将其列为"死亡"和"康复"一样。病人有时——少部分情况下反抗，更多的时候是偷偷地——拒绝主治医生给他们开的药[48]，一种消极但最后的抵抗则是自杀，自杀的问题事实上也一直困扰着 20 世纪的大型城市医院。

　　然而，在使病人免受理事们和主治医生家长作风的影响方面，日常病房的现实必然比直接抵抗要来得重要。无论是在公立还是私立医院，尽管正式规则基于某种道德主义假设被制定出来，对医院进行日常管理的男男女女却未必全然认同这些假设。此外，医院里的权力结构就是，没有一个群体可以来单独定义病人所面临的环境。医疗委员会和非专业经理人之间、医生和院长之间、护士和医生之间不可避免地存在着冲突。秩序和"体面的感激"可能是受抚养的病人所期望的，但在一个如此碎片化的机构当中却很难得以保证。

医院工作人员的组织和招聘方式，也昭示着这种权力的分散。最重要的是，护士和陪护人员并不是我们所理解的专业人员。在公立和私立医院中，他们都是从康复的病人中或从医院外具有一定护理或家政经验的男女中挑选出来的。无论在哪种情况下，他们所代表的社会阶层和社会经验都与名义上控制机构的非专业理事或医生大相径庭。

尽管招聘和培训都很不正规，南北战争前的医院员工队伍还是具备了一定程度的专业性，病房护士通常会长期被医院雇用。比如在宾夕法尼亚医院，法尔科纳（Mary Falconer）在"做了 3 年的病人，近两年的护士长，以及大约 18 年的病房护士"后，才于 1805 年去世。麻省总医院的病房到了 19 世纪 40 年代，也已经以与其管理密切相关的护士身份来称呼；被称作泰勒（Becca Taylor）病房或斯泰尔斯（Styles）小姐的病房，而不是第一内科或第二外科病房。另一个例证发生在 1871 年，麻省总医院的医疗主管向理事们介绍了斯威特曼（Mary Sweetman）的情况。她在医院工作了"35 年的时间，现在因年迈和虚弱而倒下，无法再在医院履职，也无法做更多的事情以谋生"。[49] 大多数护士和侍从的工作时间都相对短暂，更突出了少数人几十年来为该院奉献的影响力。从任职年限和技能累积来看，这些人都是专业人员，但这里适当角色的概念却并不必然意味着得到医学人士和医学理念的紧密认同。

服务人员、侍从、洗衣工和马车夫在医院里各得其所。几乎所有的人都住在医院里，许多人按季度领取工资；毋庸置疑的家长作风似乎顺理成章，但就像许多类似的关系一样，准家长通常在身体和情感上保持疏远。医生经常抱怨他们无法控制和命令服务人员，甚至当被要求这么做时服务人员也会拒绝扫地或铺床。权威人士有时会抱怨，一个井然有序而又难以控制的地下组织支配着病房生活。如早在 1808 年，费城警卫委员会就报告说，他们再也无法容忍偷窃、走私威士忌、"醉酒、私奔和通奸，以及当事人之间存在的完美的系统化且良好的理解"。一代人之后，临时在同一家救济院医院工作的慈善修女会的发言人抱怨说，如果没有"保护他们的感情不受……[该]机构中的人的粗暴攻击，并将其视为自己的机构"[50]，他们就无法再为这里工作了。这种情况并不限于市立医院。1857 年，麻省总医院的内科住院医师也正式投诉了他们在病房里所遭遇的看似无组织的状况。"服务人员们聚在一起，"一位医师说道，"却不服从管事者"的约束。"毫无章法和秩序，没有人清楚地知道自己的职责，也没有人遵守。"我们从另一位住院医师的平行证词中得知，这家医院雇用了"1 个兄弟和 3 个姐妹，1 个父亲 2 个儿子 1 个女儿，以及几对兄弟姐妹"时，我们宁愿相信医院里确实存在着某个明确的秩序，只是这位雄心勃勃的年轻医生对这一秩序既不能感同身受，也不能理解。[51] 因此，至少有两种亚文化在医院里共存：一种是病人和照护他们的侍从的亚文化，另一种则是医院的非专业理事、医务人员和院长的亚文化。

　　阶级的界限并没有在看门人处终止。这可以在整个 19 到 20 世纪慈善医院中付费和免费病人的区别略见一斑。在南北战争前的所有私立医院，甚至在一些 20 世纪以前的私立医院中，付费病人可能会带着自己的服务人员（偶尔会对医院的管理造成问题：私人病人的服务人员会听院长的话吗？或者他们的工资会不会高到让医院的普通护理人员嫉妒？）。付费的病人不需要从事免费病人所要求的清洁和护理工作，也不必作为"临床材料"而暴露在医学生的众目睽睽之下。私人病人可以用葡萄酒和其他美食来补充他们的膳食。即便是在医疗上，也一定程度地受到了阶级身份的影响。例如，改革家布莱克威尔（Elizabeth Blackwell）在写到她姐姐日益娴熟的外科手术时，就热情洋溢地强调艾米丽（Emily）很快就会给私人病人做第一台手术。[52] 尽管私人病人的数量还很有限（不包括水手和精神病患者），以至于上述区别对于 19 世纪绝大多数医院病人的经历来说在某种程度上是边缘化的，但却从一个侧面说明医院的日常工作的确反映出墙外世界更普遍的社会关系。

　　社会在医院内部重建，在微观上反映了在这个小舞台之外所盛行的那些价值观和社会关系。教育、虔诚、优雅的衣着和言辞带来了适当的尊重；性病、酗酒和低下的种族地位则意味着与之形成鲜明对照的蔑视。黑人的情况可能是最糟糕的。只要人数合适，他们就会被隔离，并经常被安置在医院最不理想的地方：首选阁楼和地下室。如在1846年，费城救济院需要更多的空间来收治精神病人，黑人男性医疗病房就被征用，而里面的病人则被搬迁到阁楼上。[53]对酗酒者和性病患者的治疗也存在类似的鄙视，这些患者既罹患疾病，又表现出道德上的无能。正如我们所看到的，性病患者的收费通常比其他私人患者要高。纽约医院只接受男性性病患者，因为人们认为女性性病患者必然是妓女。在南北战争前的查尔斯顿，即使是市立救济院也要求妓院的主顾或是妓女的雇主提供担保才会收治妓女。纽约医院的主治医生长期不愿意造访某些病房，特别是黑人和性病患者的病房。在宾夕法尼亚医院，黑人和患有"某些疾病"的病人会被安置在与主楼分开的一个小建筑中。[54]

　　尽管看起来很讽刺，但社会阶层之间的差距一定在某种程度上保护了病人的自主权，特别是在医院里，中产阶级的使者相对于医院里的被收容者的比例总是很小。即便是护士和院长的数量也很少，正如我们所看到的，他们处于病人和雇员之间的边缘地位。费城救济院的人手异常不足，如在19世纪20年代，侍从与病人的比例大约为1∶75。因此到了晚上，即便是平日里脆弱的权威结构也消失了。护理是一项朝五晚九的工作，"看护人"只负责在夜间看护重症病人。恢复中的病人则通常在天黑后照顾他们病情较重的病友。在宾夕法尼亚医院，如有需要，守夜人也会负责给病人分发药品，但他们的职责也只是被审慎地限制在男病房。[55]

　　医院的医务人员在严格执行秩序方面也发挥了一定的作用。住院医生是住在医院里并提供大部分日常护理的年轻男子，他们在开始住院实习时几乎没有任何临床经验或地位。另外，那些有声望的主治医生长期为医院服务，却很少出现在医院里并收治病人，他们只会监督偶尔出

现的疑难杂症，或者在短暂的医学学年中教学。在这短短的几个小时
里，他们能够对医院的内部环境施加的影响相对较小。此外，在整个
19 世纪，主治医生和外科医生轮流负责，三四个月的值班期进一步稀
释了主治医生的潜在影响力。住院医生来了又走，主治医生名义上常驻
但很少造访；病房护士法尔科纳们（Mary Falconers）和泰勒（Taylors）
们却一直坚守岗位。

　　医务人员的另一个特点是尽量减少他们对医院内部生活的影响。
在 19 世纪前四分之三的时间里，医院医生的招募保证了医生和病人之
间最大的社会距离。医院工作人员的职位只是为那些思想上有抱负且经
济上有保障的人准备的。那些年轻的"医学绅士"成功争取到了住院医
师的职位，他们通常以厌恶或高傲的态度看待医院的病人。住院医生的
态度，从对一朵偶尔迷人、却被性病病房里的烟尘玷污的百合花，优雅
的老姑娘，或遭受命运不幸的家庭教师的感性描述，到对在城市贫民窟
里健康、一进医院病房就生病的"畜生"的本能反感之间摇摆不定。住
院医生与病房病人的接触可能常常带有一种随意的野蛮性，但其随意性
却是与野蛮性同样显著的。尽管如此，美国医生还是会对旧世界的医
院里医生和病人之间非常不人道的互动而感到厌恶。"就残暴而言，我
认为无出其右"，一位年轻的波士顿医生如此描绘某位 1832 年巴黎的
顶级临床医生，"如果没有很好地遵守他的命令，他会肆意殴打他的病
人，还苛刻地辱骂他们。他最喜欢做的就是一把抓住一个人的鼻子，让
其整个人都撞到他的膝盖上"。[56]

　　医生和病人之间的种族和宗教差异，也加剧了他们之间的社会距
离。如 1807 年费城救济院的病人中，有 50%以上是在外国出生的，其
中一半以上是爱尔兰人。在 1796 年的纽约养老院里，622 名被收容者
中只有 102 人是在美国出生的。到了 19 世纪 40 年代初——爱尔兰的
饥荒移民高峰到达之前——在保守的、以贵格会为主的宾夕法尼亚医
院里，爱尔兰人甚至在数量上也达到了本土病人的数量水平。[57] 19 世纪
40 年代中期到 50 年代，贫困移民数量急剧增加，给美国医院造成了近
乎危机的局面。如 1840—1841 年，费城救济院 46%的病人是在国外出

生的，而在 1850—1851 年，这个比例上升到了 68%；其中几乎四分之三是爱尔兰人。1854 年，在纽约的眼科医院，有 686 名病人在爱尔兰出生，却只有 373 名病人出生在美国（这一数字还包括移民的子女）。同年，纽约市救济院的专员们在一次流行病中治疗了大量霍乱患者；四分之三的患者在外国出生，其中 77% 的患者是爱尔兰人。1851 年，一位"婆罗门"①理事对在麻省总医院接受治疗的爱尔兰劳工人的数量表示了震惊，他建议最好在医院附近建造或租用一座"廉价建筑"，好让这些无知的外国人在其中接受治疗。"他们不知道感恩，"他解释道，"他们也不真正需要那些被我们大多数本国公民认为是必需的那些便利设施。"同年，纽约医院的理事们也禁止牧师进行常规探视，而正如教区的抗议者所强调的，医院中绝大多数病人都是天主教徒。[58]

在医院内部，更普遍的社会预设在行政层面也得到了重申。在非专业理事看来，医院应该由一个适当的秩序来定义，而这种机构内部生活唯一恰当的模式显然就是家庭。院长或管事者是这个大家庭的父亲；理事通过他们行使其合法权利。父亲也会全权负责他所管理的"家庭"内部的采购、规训、雇用和解雇等一切事宜。"房子"和"家庭"这两个词不仅仅是比喻。住院医生和药剂师在院长的桌子上吃饭，院长的妻子则通常担任护士长，特别是女性病房以及清洗间和洗衣房等"女性部门"的负责人。在 19 世纪以前，人们对医院院长的素质要求既不是医院经验，也不是医学训练，相反是人们希望在商业伙伴或牧师身上所看到的审慎、负责和虔诚。在整个 19 世纪，人们都期望医院的院长与他们的妻子和孩子（如果有的话）共同住在医院里，并与他的家政人员和药剂师一起享用每一餐饭。当理事寻求填补院长职位空缺时，同时也会征求对其妻子或丈夫的推荐意见，毕竟他们也在一定程度上承担着维系机构道德健康的责任。院长和他的直系亲属在这个完全陌生的环境中代表着美德和谨慎——如同一位从有序世界来到一个相异且不祥的文化之中的大使。就像一个好父亲一样，院长要对他的孩子们的身体和道德状

---

① 喻指受过高等教育、有良好社会地位的新英格兰人，后文统一翻译成精英。

况负责。当然，具有讽刺意味的是，他越是认真履行家长的职责，当他每天穿梭于病房时，对病人和护士而言，他就越显得咄咄逼人。

感知到的病房

当然，在通常情况下，历史学家只能通过推断去了解过去普通人们的感受。的确也几乎没有直接证据可以去描绘南北战争前医院病人的感知经验；究其一生，他们很少被询问，对历史学家而言更是三缄其口。我们只能推断特定病房的日常工作，对居住在其中的个体的影响方式。然而，至少有一位美国人的日记被保留下来。达夫（John Duffe）是一名病房护士，几乎可以肯定的是他曾经也是纽约海事医院的水手和病人，他在 1844 年写了一本日记。这至少提供了一个关于病房经历的片段。[59]

达夫对他的上司们的亲切的家长作风并没有什么幻想和耐心。医院的院长斯塔尔（Charles Starr）的确会每天视察达夫的病房，却很难让他父爱般关心的对象满意。斯塔尔"没有咆哮就走了"[60]的那些日子里，达夫实在太高兴了。院长无情的福音主义在天主教护士看来只是虚伪。当对护士和病人吃到的腐烂的黄油而感到愤慨时，达夫却认为：

> 抱怨是没有用的，因为一旦我们这样做，可能会让我们的院长在宗教情感上感到不悦，他会马上指着大门让我们滚出去。但有一件事我们必须提提意见，那就是餐食，因为倘若腐烂的食物对肠胃有害，我敢说我们很快也会腐烂掉。但尽管我们的黄油也是腐烂的，而且比司康克（Sconk）还臭，我们还是必须忍受，因为就像其他事情一样，如果我们总是抱怨，我们虔诚的主管会就会说，你被解雇了，别忘了食物是上帝赏赐的，赏你什么就得吃什么，你这个打工人（hireling）[61]。

这位前水手对客座医生的人品和意图同样没有什么信心——这些

人都是傲慢的半神，他们踏入每间病房都要求被立即给予全部的关注。例如，有一次，客座医生沃森（John Watson）在进入病房时大发雷霆，而达夫当时不在：

> 就是因为他没有水，没有肥皂，也没有毛巾，所有的外科医生都愿意都他一把，但他拒绝了。他威胁如果柳叶刀骑士（knight of the lancet）再次巡视的时候护士还是不在，就干脆走人算了。否则，谁来去处理那些难以启齿的脏东西。[62]

此外，达夫对病人和护士同事也不抱什么幻想。盗窃和装糊涂的行为随处可见。一位护士床头钉子上挂着的一块手表被偷了，家具和床上用品也不断消失。尽管他的大多数病人都的确有病，但其他的病人，正如像达夫所说，是急性"不要脸病"（Shamatick）犯了。

然而，最令人震惊的是，达夫的职责极其宽泛和多样。他在伤口和感染的包扎方面经验丰富，给病人洗过无数次的澡也灌过无数次的肠。同时，在健康状况较好的病人的偶尔帮助下，他还要擦地板、洗床单，并为病房里的人打饭。甚至在医院将城市的新上下水系统引入整个大楼的管道之前，他的大部分工作还要包括"搬运和拖拽（原文如此）泔水，以及其他各种污垢"。在那些难得"解放"的日子里，达夫不得不找一个健康可靠的病人来代替他做这些工作。"今天的工作总算告一段落了"，他在一天漫长的工作结束时这样写道，"但这份工作却没有尽头"。[63]

对于来自中产阶级秩序世界的访客而言，达夫的小世界仿佛十分遥远。对于这些年进入美国南北战争前的医院担任管理者或牧师的少数体面的非专业人士而言，医院仍像 19 世纪初的伊莱所说的那样，是一片道德荒漠。除了偶然存在、更不可能流传的达夫的日记以外，我们还凑巧得到了同一医院的牧师在七年前，即 1837—1838 年间所写的日记。

豪（John Moffett Howe）是一位热心的年轻福音派人士，1837 年又标志着一个广泛传播且深得人心的复兴主义的顶峰。豪对救赎纽约医院病房里那些病人和垂死之人的灵魂的前景充满热情，真的是充满热情，以至于他在接受任命时，理事会的一位代表都要警告他："不要太虔诚——不要太偏执——不要宗派主义——要对所有人慈悲。"[64]

豪对他所遇到的苦难和精神上的孤寂而感到震惊。他在日记中坦言："他们像畜生一样活着，他们像畜生一样死去。"这种野蛮在很大程度上体现在"哑剧"和迷信当中，笼罩着医院的天主教病人。他形容他们是"顽固的异教徒"，"《圣经》和恩典传递方式的鄙视者"[65]。临终涂油礼是天主教徒实践的精神死亡，也是年轻神职人员所面临的挫折的缩影；即将到来的死亡既提供了戏剧性的结构，也提供了精神上的机会，但这是豪很少能够抓住的机会。几乎没有垂死或是危重的病人会拒绝接受天主教；他们的信仰也得到了病友们的支持，就连豪也承认，病友们对他们提供了护理和安慰。例如，一位德国妇女因高烧神志不清而被送进医院，很快就得到了病友们所召集的一位神父的照料。

> ……虽然他像块石头一样麻木不仁，但还是给她举行了主的晚餐圣事——其他天主教妇女跪在床边——十分虔诚——神父穿着他的长袍——仪式非常壮观——但无知的侍从和垂死的疯女人却感到莫名其妙。[66]

许多病人已经康复到可以四处走动的程度，他们会自己打饭，并照顾病情较重的其他病友。但其他的病人，比如刚才提到的那个发烧快死的女人，则要在痛苦中煎熬好几天。豪笔下的另一名德国妇女痛苦万分，试图以用手帕让自己窒息的方式自杀。[67]

然而，即便是在令人备受折磨和精神混乱的场景中，这位年轻的神职人员还是能找到某种让人欣慰的道德秩序。他心满意足地注意到，医院的院长是最善良的人之一，"事实上，他可以说是这个大家庭的父亲"[68]。更重要的是，他所见证的疾病和死亡的特定事例中，都蕴含着某种终极道德逻辑。"所有的疾病，或者说十之八九，"他观察到，

"都是由坏习惯或是*朗姆酒*导致的。医院的雇员就是这么说的……不仅如此，如果没有朗姆酒，人们就会回归正常，医院将关门大吉，医生也将无所事事。"疾病和意外总是能揭露出更为根本的现实。当一个9岁的孩子在安息日被铁门压死时，豪反思说，如果孩子在主日学校，就不会有这样的事情发生。"那些逃学或是亵渎安息日的孩子必须得到警告。"[69]

19世纪30年代的医生可能会试图重新定义他们对疾病的概念，并达成对其临床表现相关的病理机制的理解，但对于大多数美国人而言，疾病的意义仍需在另一个世界中找寻。正如理事和慈善支持者的行动都需要遵从某种社会责任和等级的预设一样，疾病的观念在19世纪以前就业已存在。它们不会被轻易抛弃。

第二章

职业和管理：
不一致的愿景

医生和理事对医院的看法很类似；医院的病房里充斥着异常的人和行为，令人不安。然而，即便理事和他们的医务人员在阶级定义以及符合这些定义的社会风尚等问题上达成一致，还是会在其他方面存在分歧。大多数这样的争执都源于医生的专业需求。尸检和教学的特权，以及入院和出院的控制都是经常发生冲突的方面。通常情况下，这种分歧并不会浮出水面，毕竟南北战争前医院的特点之一是，非专业人员和医生之间的分权，这种分权通常能够避免公开的对立。

这种平衡持续到了 19 世纪以后。到了 1900 年，医疗专业的需求和观念开始主导医院，医院本身在提供医事服务方面也日益发挥了更为突出的作用。这些发展的根源在更早些时候就已经显现。自 18 世纪末以来，美国的医院在雄心勃勃的城市医生的职业生涯中一直扮演着核心角色。到了 1850 年，美国较大的医院已经开设了我们熟悉的实习和住院医师项目的前身。一个南北战争前的精英医生甚至在他从医学院毕业之前，就已经熟悉了医院。很有可能的一个职业发展路径，是先做主治医师或住院医师的私人学生，然后担任见习医生，再然后则可能是代替主治医师或门诊医师。医学成就的顶峰在于获得主治医师的职位，享有其威望和特权。但是，这样的职位只有少数最有成就和人际关系良好的人才能够获得。通往职业辉煌的道路已经清晰，但只有少数人有能力到达成功的彼岸。

妥善的管理

尽管我们倾向于把医院看作由医疗优先事项构建、由医疗需求所界定的机构，但这种观念却并不适用于 19 世纪大部分时间美国医院的实际情况。在 19 世纪，医院从来没有被一个团体或是一种观点所支配。它既不是医生的产物，也不为普通人所创造。正如我们所看到的，美国的第一批医院和药房在建立的过程中，医务人员都发挥了关键的组织作用。至于非专业的理事，尽管会经常反对医务人员在教学特权方面的具体要求，但他们还是承认了医学教育主张的普遍合法性。然而在 18 世纪末和整个 19 世纪，非专业权威还是谨慎地保持着对医院的政策和人员的日常控制。或者至少他们一直在寻求这样的控制，仿佛不这样做，就是否认他们作为社会财富管理者的责任。通过这种日复一日的承诺，社区价值在塑造医院现实方面发挥了突出的作用。20 世纪末，"社区控制"（community control）这一术语甚至有着独特的政治意涵——指涉对某一机构潜在使用者的权力。我们早期医院的非专业理事并不是潜在的病患。但他们对社会责任的态度要求，同时也构建了社区规范在医院中的作用。无论是在公共还是私营机构当中，非专业的经理人并不认为自己的个人责任感需要服从于医疗权威。通常是基督教和传统管理的要求，而非医疗专业的价值观，决定了医院的某些特定政策。如在 1846 年，当麻省总医院的主治医生敦促在医院附近建立一所医学院时，理事们直言不讳地表示"他们看不出这样做有任何益处"。[1] 正如纽约医院理事会在 1820 年所说的那样，医事实践，应有利于促进医学科学的发展，但也必须符合应有的经济性的要求，且必须服务于增加病人舒适度和治愈的首要责任。[2]

也许审视南北战争前医院内部权力结构的最有效的方法，就是想象理事和管理者之间，以及非专业人员和医生之间存在着某种责任划分。偶尔的冲突是不可避免的，毕竟非专业人员和医务人员对适当责任的划分存在着不同的理解。由此产生的分歧也不能简单地看作一系列由权力和特权所引发的琐碎纷争。相反，这是不同世界观之间的冲突。在大多数情况下，医生的态度，与那些在医院董事会任职的非专业人员的态度，或是来自中产阶级的不太稳定的成员，比如担任医院管理员或者院长（以及他们作为护士长的妻子）的态度，并没有任何不同。所有的人都来自相似的社会背景，并通常有着共同的宗教和阶级身份。但作为一个职业团体的成员，医生们已经被特定的价值观和行为方式，以及在职业中取得地位的特定策略所同化。

　　冲突一方面源于南北战争前的医院普遍太小，当然还有非专业理事的家长作风。对于理事而言，医院日常工作的任何微不足道的细节都不能放过。从董事会成员中轮流选出来的小组委员会为事无巨细的监督提供了某种既定的模式。如在纽约医院，有两个这样的委员会，一个是"巡视委员会"，负责监督入院和出院，另一个是"检查委员会"，负责每周至少巡视医院一次，确保"厉行节约"，确保地板被擦洗干净、墙壁被粉刷完整，并确保护士和护士长善待病人。在查尔斯顿救济院，市贫民委员选出了一个小组委员会，每周至少巡视两次，负责将"任何不听话、不道德或不正常的行为"报告给全体委员会。麻省总医院的理事们投票决定，他们的巡视不需要医务人员的陪同，这样病人和护士才可以表达可能的不满。[3]

　　理事们确实认真地对待着他们的工作。例如，鲍迪奇（H.I. Bowditch）甚至可以在 1851 年夸口说，自 1821 年医院成立以来，麻省总医院的随访经理（attending managers）只缺席了 12 次会议。宾夕法尼亚医院的经理委员会则对缺席者处以 50 美分，对迟到者处以 25 美分的罚款。纽约医院和麻省总医院所保存的巡视委员会会议记录，都强调了理事履行职责的谨慎态度。如在医院的成立初期，麻省总医院的巡视委员会成员还会为自己没有拜访特定的病人寻找借口，或是因为正在洗澡，或是由于恰巧"不在"；有一次竟是因为一位女病人的病例很"微妙"。[4]但我们也不要忘了，巡视委员会必须批准每一个入院申请，并确定其可能的付款方式，特别值得拯救的病人若想延长住院时间也要得到他们的批准。拒发入院证明的最常见理由是"免费床位满了"。无法治愈（并转交给贫民监督员）或仅仅是"不合适"的人也会惨遭拒绝，而有些人被拒绝的原因则是患有震颤性谵妄、癫痫或是瘫痪。一名申请人被归类为"不顾外科医生的建议擅自离开，现在申请免费床位已经不合适"。[5]

同样，在纽约医院，检查委员会的成员们在医院成立初期也是勤勤恳恳地例行检查：询问毯子和被褥是否干净，抽查面包，注意漏水情况，敦促男女病人拥有各自的隐私，检查内科和外科医生是否按时出诊，甚至对个别有失礼仪、亵渎和醉酒行为的病人进行惩戒。[6]

作为对这种个人关怀的交换，管理者们希望得到适当的尊重。纽约产妇救济院的巡视委员会如此热情洋溢地描述这位威尔逊夫人（Mrs. Wilson）：她身体虚弱，在分娩五周后还不能下床，但她仍保持着

> 同样的感恩、隐忍的性格。在谈到她的仁爱时，她这样说："我欣慰我拥有世间所能给予的一切。"这只是她在苦难中保持隐忍的一个例证，她对周围所有人都充满了感激之情。我认为，与如此不幸的贫穷联系在一起，会激励董事会的每一位成员加倍努力，为机构的利益而奋斗。

理事们期望，至少在某些情况下，病房的苦难也会被改造成某种适当的基督教式、恭顺的版本。多年来担任麻省总医院的理事，鲍迪奇如此描绘他的造访："在巡视中，我们了解了很多病人的苦难。我的想象中浮现出许多光明的场景，这些受难者以他们真正的基督教式的顺从和坚韧……热情地争得了所有见证之人的同情和尊重。"[7]也只有这样虔诚的受难者，才可能吸引理事们的持续赞助。

19世纪董事会成员的特点是长期服务，这种机制也让个人的参与感得到了加强。科茨（Samuel Coates）在宾夕法尼亚医院履职了40年（1785—1825年），可能是一个长期服务的极端案例，但类似的情况却并不少见。如在1857年，纽博尔德（George Newbold）和斯万

（Benjamin Swan）从纽约医院理事会退休；纽博尔德已经在董事会工作了 48 年，并担任了 24 年的主席；斯万也服务长达 30 年。这些人都致力于成为值得尊敬的管理者，从不推卸责任[8]。

当然他们如此敬业，也是为了那些思想和社会背景尽可能和他们同样之人。南北战争前医院的院长并不通过医院管理的专业课程培养；通常他们也根本没有受到过任何医院工作方面的培训。未来的管理者都是商人或是虔诚的人。推荐信中会提到他们在道德和宗教上的优点，以及他们妻子（假定为医院的护士长）的可贵品质。"这位女士深受众人尊敬，我感到放心。"1825 年，一封为麻省总医院准院长写的推荐信如此描述了申请人的妻子："她以细心、活跃、勤勉和智慧而闻名。她的性情和蔼，举止温顺，她学识扎实且十分熟练。"[9]倘若院长和他的妻子要在医院这个杂乱无章的大家庭中充当好父亲和母亲的角色，这样的美德不可或缺。南北战争前的医院管理者显然不效忠于某个"职业"，或是其他碰巧担任类似职务的人；相反，他们的忠诚只会献给任命他们的某位理事，以及他们共同享有的价值观。无论是院长还是理事，都不会对将行政责任完全委托给医务人员而感到道德上的放心。事实上，他们认为，像医务人员一样去行事和感知的主治医生，很可能和病人以及非专业行政人员发生利益冲突。自然，许多医院拒绝让医护人员加入管理委员会。

当然在医生眼里，有着一套截然不同的优先事项，但若是这些优先事项在道德上有着同样的紧迫性，则会影响到他们非专业同事的决定。因此，医疗需求不仅可能与理事个人控制的欲望，还可能与他们对什么是适当管理职责的认识发生冲突。这种冲突在一系列可预见的领域不断重新出现，包括医学教学条件和学生接触病人的机会、管理程序、对尸体解剖政策的控制、工作人员的纪律和绩效等，甚至还包括治疗实践中看似只是技术层面的分歧。

最常见的冲突从医学教育及其对病人照护和病人尊严的影响中发展出来并不断重演。无论是私立还是市立医院，它们的理事都会反对学生与病人有过多的接触。1824 年，麻省总医院在招募学生时警告说，只有在明确"小心避免任何可能会惊扰病人的手势或言论"的情况下，他们才可以进入病房。学生也只有在得到主治外科或内科医生的具体授权后，才能检查病人的身体。"很明显，如果普遍让学生进行这样的检查，一定会带来很多麻烦。"费城的穷人监护人委员会在1845年认可了类似的原则。"即便是接受施舍的人也享有一些权利，"他们强调道，"这些权利应该得到保护，我们也必须尊重他们的感情。"不能把任何病人"介绍给班上的同学——除非他们自己同意"。在每家医院，当时的风俗习惯都决定了管理者在"对涉及私密的女性身体检查"时，都要特别警惕年轻医生或是学生在场。[10]

　　理事不仅要保护医院内的每一位病人，而且同样重要的是，还要保护院外一大群恐惧的病人。19世纪的医院对其潜在客户而言始终是焦虑的根源。外行对医生的期望包括了白发苍苍和某种适当的庄严气质，年轻的学生和住院医生自然就引发了质疑。"他们这些人在成为助手以前都不能在他身上练习"，一个顽固的病人发誓。对普通劳动者和他们的妻子而言，更令人震惊的是对治疗实验的长久恐惧，他们总会相信救济病人需要用他们的身体来偿还他们所得到的食宿和照护。这种焦虑还需要不断地去缓解。1822年，麻省总医院的理事安慰波士顿的同胞们说，即便是一个心怀叵测的医生，也很难谋划在医院里对病人进行实验，因为在那里，他逃不过其他医生和一个每周检视一次病人的巡视委员会的眼睛。"选择一家公立医院来进行这些邪恶和不人道的实验是不合理的。"无论是病人、理事，还是大多数的临床医生都不愿意接受学术界医师的观点，即每种治疗都在一定程度上是实验性的，哪怕这是必要的实验，而医学对治疗的理解还不充分。[11]

　　然而，尽管普遍存在顾虑，美国所有南北战争前的医院都对临床教学网开一面——尽管在许多医生看来，这样的机会既有限，也不太令人满意。换言之，非专业的权威和医疗权威之间的关系是复杂的。虽然所有医院里的非专业理事都不会对临床教学提出原则性的质疑，但他们都认为教学应该被控制在有限的范围内。医生们通常无力质疑非专业理事的权威，但还是不断寻求机会扩大教学。结果，经常出现的争论总是围绕着病房接纳的学生人数、学生在医院里的举止和礼仪，以及病人拒绝作为"临床材料"的权利等问题。

医学院的教学与医院的临床工作之间看似合理的联系，从未被 19 世纪的理事所接受。他们十分在意自己的任命权，于是，医院所特有的另一类冲突不可避免地发生了。如果没有医院的职位，医学院的教授就不能在医院的露天剧场里讲课，也不能在医院的病房里做演示。有些医院和医学院确实有着某种特殊的关系（哈佛大学和麻省总医院、宾夕法尼亚医院和宾夕法尼亚大学），但即便在这些地方，也可能会出现任命上的冲突。理事们强调，一个人被任命为医学院教授的事实，并没有给他们带来任何义务，使其与主治医生的任命等量齐观。如果说理事认为让医生们做出选择是不合适的，医生们也越发明确：非专业人员对专业事务拥有如此大的权力同样不合时宜。[12]

控制资深的主治医生从来都不是一件容易的事。如在整个 19 世纪，这些医学界的知名人士通常在出勤上非常不可靠。然而，理事们却很难强制要求资深的医生守时；似乎为了弥补这种规训上的失败，理事们会更加严苛地控制那些担任住院医师的新医生的行为。非专业理事认为，自己是医院毋庸置疑的管理者，正因为机构里遍布道德和经济上的未成年人，他们才会坚定地认为年轻医生必须服从他们的权威。这就意味着在实践中，见习医生必须像病人和护理员一样，接受非专业院长的例行监督，在被允许的情况下才能离开医院，并遵守禁止饮酒、赌博、吸烟以及与女护士交往的各项规章制度。毫不奇怪，二十或者二十一岁的年轻人会觉得这样的束缚非常拘束，也会与院长、护士长或病房护士发生争吵。他们甚至经常会对被迫与院长的"家人"一起吃饭而感到不满。另外一些冲突，则是由于见习医生们想打牌、想喝酒或是希望与护士或病人偶尔交往的愿望。一群热情洋溢的医学生也会刺激到理事们家长作风的神经。1806 年，宾夕法尼亚大学医学院的全班学生对校董的训斥表示了抗议，正如他们所说的那样："校董们认为……恶棍和医学生是同义词。"1860 年，弗吉尼亚医学院药房的学生也表达了同样的不满，因为新的规定要求，酒类必须上锁保存，只有守卫才能打开。[13] 此外，当医生和他们的非专业对手产生冲突时，理事们的第一反应总是去责备医务人员。

即便是疗法本身也可能会构成非专业权威和医学权威之间的分歧。虽然理事们通常不会对特定药物或是外科手术的有效性做出判断，但他们却认为，对医生惯常做法的经济和道德评价完全属于他们的职权范围。比如，围绕着传统医学上对酒精作为兴奋剂和补品的依赖，曾爆发出一系列长期的冲突。自19世纪20年代到19世纪末，医院的医生们不得不去承受有时甚至很强烈的反对，反对他们把酒精饮料纳入常规治疗进行使用——既然酒精对人的健康有如此大的破坏性，就会有人质疑，这种让人健康受损的东西又怎么能帮助人们恢复健康？19世纪20年代和30年代的福音主义，也只是加快了积极的非专业人士从医院中驱逐朗姆酒的步伐。

然而，经济上的考量通常会比节制上的顾虑更容易引发对治疗做法的质疑。门诊医生通常只被允许使用少数几种特定的药物（有时还会被警告说，他们开给每个病人的处方不得超过一个）。在南北战争前的好几个医院中，医生们都会被警告不要使用昂贵的水蛭去吸血；过去的柳叶刀已经能很好地发挥作用。在其他情况下，非专业委员会甚至会批准在医院药房方可提供的药物清单。"在药品和酒品的分发中建议实行最严格的节约，"波士顿药房的经理在1812年警告他们的志愿医生说，"每次只应订购一夸脱的酒，而且还要是里斯本酒、雪利酒，或是其他一些不超过这两种酒价值的酒。除非特别有益，否则不可以直接使用波特酒；优先使用最便宜的酒就可以了。"[14] 在19世纪中叶经常发生的是，这样的监督委员会经常越来越多地对牛肉汁和其他膳食补充剂的奢侈使用提出质疑。如在1845年，纽约医院理事会的一个小组委员会还是强烈谴责了"使用昂贵的药物，又有大量尚未使用，以及挥霍软麻布和水蛭"等行为。报告指出，他们并没"打算去……谴责住院医生和外科医生。热心的年轻人"，似乎，"在追求科学的过程中，不可能非常注意开支。"[15] 新的和昂贵的药物可能会让节俭的外行产生警觉，尽管根据那个年代的知识，医务人员坚信这些药物是必需的。"请允许我辩解"，当查尔斯顿救济院的一位医生因奢侈地使用鱼肝油和硝酸银等新近流行的药方而遭到批评时，他提出了抗议：

> 得益于化学进步的发明，疗法被赋予了新的拯救价值，作为医生必须使用。这些药物大多数在前些年还很少使用，但最近发现其颇有用处，且优势明显，比如氯仿[16]。

这是 1853 年的事。在接下来的半个世纪里，随着医学的技术资源越来越多，越来越昂贵，越来越有疗效，这样的争论也变得越来越常见。

每当遭受明确的质疑时，理事总是小心翼翼地维护他们的终极权威。如在 1852 年，麻省总医院的"住院医学生"抱怨道，一名理事指控他们中的一个人使用导管"不小心也不专业"。年轻的医护人员感到愤慨；在单纯的临床问题上，他们认为似乎不应该听命于非专业人员。而另一方面，委员会却断然肯定了自己的终极权威。理事们承认，"在纯粹的医疗或是手术问题上"，他们依靠的是：

> ……由他们自己所选择的身为绅士的能力和自由裁量权，且并不旨在干涉专业人员的处方开具或医疗实践。但是，倘若有人对任何医生或外科医生提出某项指控，如指控他们在治疗病人的过程中能力和技巧不足，或是人道和细心欠缺，理事都会认为，他们不仅有权利，而且有义务调查案件的情况，并从机构和社区的利益出发采取他们认为适当的行动。同样，理事们也不会干预其直属上级对内科及外科学生所规定的专业职责，但却会要求他们在任何时候都要以精确、仁慈及适当的方式履行这些职责。

董事会最终对医学生们的投诉"表示惊讶"："这样的质询似乎是建立在对[住院医学生]自身真实立场的完全误解，和不愿意承认本委员会拥有最高权威的基础上的。"[17]

　　就医院的日常现实而言不那么重要，但也揭示了其基本立场的，还包括在验尸和解剖政策方面的零星冲突。在整个 19 世纪，医生们都在寻求自由解剖的特权，特别是允许他们对模棱两可或是感兴趣的病例进行尸检。理事们试图通过规制，最大限度地减少对已故病人家属——甚至是对整个社区的冒犯。按照非专业理事们的理解，他们的主要责任是为特定的支持者提供医疗服务。如果公众担心医院是一个病人生前被实验、死后被解剖的地方，显然会干扰这一责任的履行。早在 1872 年，麻省总医院的一个理事委员会就这样解释：

> 　　理事应考虑到，其特殊职责是让医院这个治疗机构，对尽可能多的病人有用。这一职责比使医院服务于科学目的的职责更为重要。因此，他们必须消除公众心中一切可能阻止他们进入医院病房的疑虑。[18]

　　相反，医生却认为，尽管可能偶尔给某些病人家属带来不便，但医学知识的进步本身就可以构成充分的理由。这样的争论在美国每一家大型重要医院的历史上都会周期性地出现。尽管具体情况可能有所不同，但冲突本身并没有发生本质性变化，毕竟冲突反映出的是非专业人士和医疗群体在观念上的根本差异。医德崇尚一种固定地向内看的眼光，看向机械的身体，看向专业的思想和集体意见；非专业的态度则倾向于向外看，看向身体在特定社会中所占据的位置。然而，医生们却同时认为，通过他们向更大的社会，即医学界的表达，所有可能最终从医学理解的改进中受益的人也会听到声音。

　　值得注意的是，那些寻求不受限制地接触病人以进行教学的医生的观点，与那些要求取缔解剖禁令的理由惊人地相似。他们强调，相对于病人本身，医学生从其疾病中所学到的东西才更为重要。一个人一时的不适相较于提高整个班级学生的临床能力而言，代价实在是太小了，特别是这些能力以后可能会在实践中得以应用（据称通常这种论调在农村地区尤甚，因为那里很少有机会观察"鲜为人知"的病例）。麻省总医院主治医师的顶梁柱沃伦在 1845 年进一步解释了这个深刻的医学预设：

> 年复一年，医院的治疗也只能减轻在医院病房里就医的一两百人的痛苦，但医学科学的进步却能给整个社区带来更大的好处，在我们的每一寸土地上的每一个罹患疾病或遭遇事故的人都会从中受益。[19]

因此，临床教学的好处远远超过了它可能造成的任何直接的不适。尽管这些论点看似自私，但它们植根于医学与一般意义上的社会之间动机需求的根本差别。非专业人员和医生都认为他们各自的立场在道德上是令人信服的，他们的信念都十分坚定，从而 19 世纪的医院从未被其中的任何一种完全征服。

场所的优势条件

对大多数理事而言，医院只是他们众多关注点中的一个——这是对他们的仁慈和管理的挑战，但通常又没有商业活动或法律实践那么吸引人。然而，对于在医院病房里行医的医生来说，医院就是他们"工作"的一个最根本的方面。雄心勃勃的年轻医护人员热衷于争夺少量零薪酬的医院岗位，也是很正常的事。医院可以随意地把"场所的优势条件"解读成工资的公平替代物。[20] 在一个还没有委员会认证、报酬丰厚的教授职位和研究基金的时期，医院主治医师的职位（通常还有一个相关的医学院任命）是这个行业成功的唯一重要的标志。在城市医学的等级世界里，医院的医生几乎被看作精英，理事们也从未担心过招不到人的问题。如在 1842 年，纽约医院理事会的一个委员会在考虑增加主治医生的数量时指出：

> ……在医院获得的实践与经验是如此重要，医院也提供了这

么多的优势条件，在这种情况下，职位随时会被最有才华的专业
人士填满。[21]

这些"优势条件"太容易理解，以至于不需要详细说明。

尽管历史学家和社会学家倾向于将"医学专业人士"和"医生"
看作一个统一的群体，但 19 世纪美国从业者的特点，是多样性一点都
不亚于相似性。医学不是一种职业，而是几种职业的统称，但其特点都
是影响力、知识和机构地位的等级分布。只有他们在医患关系中的地位
本身，才能把所有自称医生的人绑定在一起。对于医院而言，其与医务
工作者之间的关系强调了这一特殊的现实；在另一个意义上，这种多样
性和相似性也帮助创造和延续了一个内部分化和有层级的职业。尽管医
院通常在农村医生的培训和实践中没有发挥作用，大多数城市医生的情
况也是如此，对于那些雄心勃勃又出身名门的少数人而言，对于那些向
商人、专业人士和有影响力的人，而不是手艺人和小店主提供治疗服务
的医生而言，医院始终都是职业规划的核心。医院是他们接受临床培
训、积累地位的主要场所，在许多情况下，更是他们踏入可望成功执业
圈子的关键之地。这些医学精英虽人数不多，其价值观和职业选择却对
现代医院的建立和整个医学的重塑起到了决定性作用。

在南北战争前的美国，大多数正规医学院的要求也十分随意，尤
其是缺乏临床训练，这只会越发凸显医学精英对医院的重要性。一个有
抱负的医生，若有一定的经济能力和严肃的目标，就不会满足于将自己
的训练局限在早期执业法条所规定的简单步骤上。尽管在杰斐逊时代的
美国，这些法律的具体规定迥异，但在界定临床准备的性质或限制进入
医疗市场等方面始终没能产生重大的影响。"的确有一项立法机构的法
案，与内科和外科的实践有关"，一位著名的纽约医生在 1799 年写道，
"但我相信，很少有人会注意到这个可怜的蠢东西"。只要当地医生的
证明，一个人就可以开始执业，但候选人通常需要在他的导师那里学习
两年。一旦这样的证明在县办公室备案，年轻人就可以挂上他自己的牌
子，治疗那些毫无警惕的病人。在整个 19 世纪上半叶，各州的法律差

别很大，但没有一项法律是被严格执行的，也没有一项法律对智识水平有很高的要求。[22]

这些随意的要求与未来的医学精英的期许毫无关联。雄心勃勃的年轻人走的是一条更为苛刻的道路。他们接受了相对扎实的医前教育，很多情况下在大学毕业后，就到一个与医院有联系的城市医生那里当学徒，并开始接受医学训练。他们与医院的第一次接触，可能是跟着导师在医院的病房里，也可能是记录处方或包扎溃疡。从医科大学毕业后，就又开始了对实习医生岗位的竞争；然后，如果经济条件允许，就会去欧洲访问；最后，可能会得到一个药房或门诊医生的职位，或是临时替代常规的主治医生——与此同时，耐心地游说，争取得到一个长期的住院医师职位。在 19 世纪二三十年代，以学徒为基础的旧临床培训制度开始衰落，取而代之的是以越来越正规的医学院学习为基础的制度。然而，即便是全国最雄心勃勃的医学院也会缺乏足够的临床设施。因此，医院的工作在少数年轻医生的职业规划中的重要性更加突出，只有通过医院工作，他们才能切实地进入城市医学超高要求的卓越竞赛当中。

第一代美国医院的医生，正如他们在南北战争前的继任者一样，都是杰出而训练有素的。这不足为奇。18 世纪最后 15 年，在宾夕法尼亚医院担任主治医生的 10 名医生中，有至少 9 人起码接受过一定程度的欧洲医学训练，有 5 人拥有当时欧洲最严格的医学院——爱丁堡医学院的学位。[23] 而此时，大多数美国的医师还从未见过医学院的教室，更不用说大型综合医院的病房了。美国医学界的精英一直是国际化和城市化的。

城市不可避免地成为精英阶层取得社会和智识成就的舞台。城市越大，医疗机构越复杂，对雄心勃勃的年轻人就越有吸引力。城市提供了"临床材料"，更提供了学习和传授这一难以捉摸的行当的机构。这里有同样积极且知识渊博的医生们所组成的圈子，更有他们成功行医所必需的富有的病人和有利可图的会诊。在南北战争之前，费城是当时美国最重要的医疗中心，它的医院也宛若年轻医生们智力和社交的磁石。

一个聪明的波士顿年轻人因此在1809年写道："费城将先于美国其他所有地方成为医学科学的核心。真希望命运能把我安排到那样一个令人愉悦的地方。"三分之一世纪后，一位南方医生表达了类似的观点，他决定留在费城，因为这里有最好的医学院、教师、图书馆、解剖学和病理学标本的收藏。他热情洋溢地说："费城的氛围就是医学的。"他"决心留在这种氛围可以影响的范围之内"。[24] 在南北战争前的美国，为小城镇和农村地区提供足够医疗服务的需求并不像20世纪那样迫切，但医务工作者偏好城市的诸多考量因素业已存在。

对于美国医院和救济院而言，医疗的优先事项一直至关重要，毕竟这些慈善机构的生存通常依赖于医生是否愿意提供无偿服务。追求临床经验的年轻医生和渴望地位和智识机会的年长者总是会向往医院的工作。比如在费城，早在18世纪70年代，救济院和宾夕法尼亚医院就雇用了"医疗学徒"。这一做法几乎不可避免：学徒对于医院而言不可或缺，有抱负的医生也推崇这样的制度，别忘了学徒模式在18世纪生活的其他领域同样占据着主导地位。

宾夕法尼亚医院的档案表明，学徒制度在19世纪的头十年仍在发挥作用。年轻人将在医院学徒五年，并交纳"每年100英镑的保证金，以支付他[自己]没有向医院管理人员请假就离开所产生的临时雇工费用。"如被录取，年轻人还必须自带羽毛铺盖。围绕在这些原始实习资格的古怪要求背后，隐藏着重要的现实。也许最明显的一个现实是，一个没有丰厚经济支持的年轻人几乎不可能考虑如此长时间的经济依赖（economic dependence）。例如，一位来自北卡罗来纳州的有抱负的医生不得不拒绝成为医院学徒的可能性。

> 尽管我应该无视劳动和限制，但我认为（像我这样的陌生人）在费城不可能找到令人满意的安全感。此外，我几乎没有任何财产，真是太少了，少到不足以让我在五年内有衣服穿，有零用钱。

此外，人们还期望申请人在从事医院工作之前至少要接受过一定程度的医学培训。这位来自北卡罗来纳州的年轻人也是在学习了 18 个月的医学，并"掌握了现代医疗实践中使用的所有药物的药性、药量知识"，并在"熟悉药学、出血和处理伤口"[25] 后，才发现是经济条件的限制让他没办法成为学徒。但他业已接受的这些培训却是必要的，因为在医院的小世界里，人们期望住院医生成为所有医疗操作上的高手，从比较常规和不那么令人向往的任务开始，最终承担起越来越重的责任。[26]

到 19 世纪 40 年代，美国的医院已经摒弃了这种传统的学徒制（美国社会的其他领域也同样摒弃了这种制度）。此时，一年是正常的实习时间，大多数实习医生也至少完成了一门正式的医学讲座课程；许多人在履行其艰辛的职责之前，都持有医学学位。在整个 19 世纪，这样的年轻人都要在医院里吃饭睡觉，充当院内主治医生的手和眼睛。由于这些资深的临床医生每周只来几个小时，而且轮流值班，少数受过部分训练的年轻医生成为南北战争前医院中唯一持续的医务人员（medical presence）。在 19 世纪上半叶，医院的实习医生职位仍供不应求，倘若不能在声望更好的私立医院中谋一个差事，即使是出身名门的年轻人也可能不得不屈尊于救济院或药房的职位。例如，哈佛大学和麻省总医院外科医生约翰·沃伦的儿子乔纳森·梅森·沃伦（Jonathan Mason Warren）竟然要从巴黎，也就是他正在那里学习外科手术的地方给他的父亲写信，请求父亲将他的名字列到救济院职位的申请信中。[27]医生们无论处于其职业生涯的哪个阶段，都会自豪地将他们在医院的任命写进申请信，添加到书籍和专著的扉页上，或是小心翼翼地插入回忆录和悼词当中。

正如我们在 19 世纪初的学徒制度中所看到的那样，除了少数例外，住院医生的职位只提供给有抱负，当然至少也得是中等富裕水平之人。如在纽约医院，在整个世纪前三分之二的时间里，住院医生也只会从那些曾经是该院主治医生的收费学生，进而在病房里担任过"走读生"（walkers）或临床助手的年轻人中招募。直到 19 世纪末，麻省总医院和宾夕法尼亚医院的实习医生都是由该院知名的董事会成员选拔出来的。没有社会地位、没有经济支持、没有社区人脉的人很难找到他们在医院里的位置（或即便找到位置也很难养活自己）。费城救济院医院是整个 19 世纪市立医院中规模最大的，也是医学生最向往的医院，在南北战争前的大部分时间里，该院的学生都必须缴纳费用，一度曾高达 250 美元。[28] 此外，他们还必须参加过至少一门医学讲座课程，并得到医院高级医疗委员会的批准。在一些医院，渴望获得临床经验的未毕业的医学生可能会付钱给资深住院医师，以购买接触住院医师病房里病人的权利。对于病人和医生而言，医学院的日子都不好过。

　　实习医生只是精英的医疗职业生涯的第一步，但也是通往主治医师职位、获利的医事实践，以及有声望、有时也有钱拿的教学岗位道路上的必要一步。此外，主治医师职位是长期的或是永久的，即便在每年正式续聘的医院中也是如此。当主治医师接近退休年龄，或者当他的私人执业发展到难以兼顾的规模时，他可以期待自己被授予顾问医师这一大体上荣誉性的职位。尽管美国的主治医生从来没有像他们的英国同行那样强大和专制，但他们毋庸置疑是城市医学界的精英。如果不取酬，他们的职责也会相对较轻。轮岗的习惯通常将他们的职责限制在三四个月以内。在夏季的月份里，正如所有熟悉医院的人都懂的那样，被不幸选中去承担这一乏味工作的医生，通常很难保证常规出诊。

　　为了应对这种人员配置问题，考虑到稳步增加的病人数量，一些医院在 19 世纪中叶设立了受薪住院医师的职位——虽然不如更高级的主治医师的职位理想，但总比住院医师或住院学生（house pupil）的角色要好得多。这些全职岗位同样很抢手（当时的称呼还没有统一，"住院学生"对应的是我们现在的实习医生，而"住院医师"（resident physician）则堪比 20 世纪的住院总医师）。许多人屡次申请，就是希望得到这样的职位。但是，看起来即便屡申屡败的经历也并不能让潜在的住院医师气馁，利害关系足以证明继续努力的必要性。"进入我们国家最好的外科机构所获得的经验，"一个机智的、尽管不成功的申请者写信给宾夕法尼亚医院，"给临床医生提供了如此光明的前景，以至于不能在第一次失望时就想到放弃。"[29] 我们可以把一个精英医生的职业生涯想象成阶梯的攀爬；阶梯的存在对于那些试图向上爬的年轻人来说是显而易见的，也是至关重要的。

19世纪成功医生的传记大同小异。让我简单地用他自己的话来概述一位在1856年申请宾夕法尼亚医院主治医生职位的人的职业生涯。斯蒂勒（Alfred Stillé）的简历是他那一代人的雄心壮志和制度现实所共同塑造的典型。他想获得的职位，都无一例外地进行了精心的计算和准备。"我这一辈子，"斯蒂勒解释道，"都在为医学部门做着准备。"他认为，理事委员会希望请到的是一位"**科学和实践医学知识丰富，并且业已形成良好学习习惯**"的医生。还在医学院时，斯蒂勒就曾同当时医院的一位住院医师一起进行过私人临床工作。一年后从医学院毕业时，斯蒂勒曾试图申请住院医师的职位，但最终败给了市救济院医院的一位住院医师。但斯蒂勒还是被选中，填补了他成功的竞争者任期未满的部分。（应该注意到，这是一个很好的例子，说明两家医院存在着声望上的差异。市立医院的确是令人向往的，但却并不像私立医院那样理想。）然后，斯蒂勒在欧洲学习了两年，归国后再次竞争他起初未能获得的宾夕法尼亚医院住院医师的职位——这次他成功了。1844年，他被任命为"费城医学教学协会"的行医讲师，这是一所暑期学校，医学生可以在这里购买正规医学院课程中尚未提供的个性化临床指导。1849年，当他仍在这所非正式学校任教时，斯蒂勒被选为新组建的圣约瑟夫医院的主治医师，然后"在维也纳的市大医院，那个被誉为世界上最完美的**临床机构度过了近6个月的时间**"。1854年，他又被选为费城的一家较小的医学院[30]——宾夕法尼亚医学院的医学理论与实践的教席，这个教席加上他在圣约瑟夫医院的主治医师的职位，意味着斯蒂勒距离费城医学界最高的医学杰出地位的阶梯顶点只有一步之遥。他现在就只剩下两个目标：在宾夕法尼亚医院获得临床岗位并在宾夕法尼亚大学担任教席。他最终实现了这两个目标。当然，他的大多数竞争者都没有那么成功。

但想玩这个游戏，还必须要有合适的牌。正如我们所看到的那样，除了必要的智力因素，还应具备利用特定的暑期或是导学安排，去欧洲游学，并熬过实习医生期间那些无薪日子的能力。任何一个出身卑微的年轻人都不可能轻易踏上这条漫长的、报酬微薄的通往医学杰出地位之路，更不可能有对于获得医院职位而言至关重要的社会关系的帮衬。一个远没有那么典型的案例，即 1858 年在纽约医院担任"高级医护走读生"（类似于外院医生或四年级医学生的职位）的年轻人诺兰（Patrick Nolan）的情况，正如斯蒂勒的经历一样，本身也具有一定的启发性。

诺兰的职业生涯是如此的不平凡，以至于高级主治医师格里斯科姆（John Griscom）向医院理事会汇报了这个年轻人的情况，并要求给予诺兰在该院食宿的特权。"作为医生"，格里斯科姆解释道，诺兰一直是"他所负责岗位上的能工巧匠"。"他一开始只是个身无分文的移民，通过辛勤的劳动和认真的学习，没有借过一分钱，就支付了药学院和内科与外科医生学院的全部费用"。诺兰是因为承担了药剂师的工作才能在上述两所医学院学习，但现在，格里斯科姆解释说，由于他需要在医院里工作，外部收入即将中断。这位辛勤工作的爱尔兰移民迫切地需要通常只为住院医生提供的食宿。[31] 这位年轻的爱尔兰人向上攀爬的努力并非绝不可能，但起码是困难、苛刻和极不寻常的。

对于普通的年轻医学毕业生而言，这显然令人沮丧，他们渴望积累临床经验，但又要依靠医疗实践的收入来维持其日常生计。容易获得的实习和带薪住院医师的机会还在遥远的未来。只有少数医学生才可以争夺稀缺的住院医师岗位。那些仍然雄心勃勃，但能力较差却又来自小康之家的人则更可能满足于在医院和药房做义务门诊工作，并且在逐步建立稳定的个人独立诊疗之前，还要严酷深重地忍受数月甚至数年佯装体面的穷困（genteel poverty）。[32] 在大城市中，一些医院和救济院也存在着部分有偿的"编外"（outdoor）医生的职位，这些职位可以帮助年轻的医生支付账单。这些编外医生为疲困的不幸之人提供治疗，就在他们的廉租公寓里。例如，威克斯（Simon Wickes）是耶鲁大学的毕业生，曾在费城上过医学院，他决定在这个繁华的城市建立诊所，并在 1833 年 4 月开设了一间办公室。他支付每周 4 美元的食宿费和每年 100 美元的办公室租金，于是他很高兴地被聘任为该市救济院的编外医生，年薪100美元。[33] 这个职位支付了他的办公室租金，使他能够在其朴实的医学博士（M.D.）前加上一个头衔，也提供给他一个机会，让他积累临床经验，并与那些在生计较好时或许能够付得起他的服务费用的劳动人民建立联系。但这样的职位相对较少。对于大多数新手医生而言，不应去觊觎逐步攀爬到城市医院或是教学机构那样的职业发展路径。

权力与职能的平衡

在每个城市当中，医院医生的队伍通常都是封闭且排他的。还有，尽管我业已指出屡次发生冲突的领域，但这些主治医生与非专业医院董事会成员之间的关系通常却是平和的。一般情况下，他们在社会上是平等的，甚至可能是熟人；他们的子女可能相互认识；医院的主治医生可能是著名董事会成员的家庭医生。非专业人员和医生的长期任职有助于将他们强化为天然的利益共同体。到了19世纪中叶，我们的大多数医院都已经进行了默契的分工，权威也就此在非专业人员和医疗领域之间完成了划分。比如，主治医生通常会提名实习医生，尽管正式的任命权仍归非专业人员所有。入院在很大程度上已经成为单纯的医疗决定，尽管有时仍会受到理事们所制定的准则，以及对某些偶尔青睐的病人专断且个人化干预的影响。治疗也通常由医务人员控制，当然理事突然萌生了勤俭节约或是道德主义的情况除外。

稳定源自主治医生委员会与他们名义上的非专业上级之间持续的权力平衡。主治医生当然会反对任何可能打破这种稳定，进而危及他们在病房中的权力的变化。比如，当麻省总医院的理事们试图任命一位受薪的住院医生来承担一部分管理者的行政职责并直接向理事们报告时，这一改革建议遭到了医院主治医生的反对。对于主治医生而言，这似乎意味着在医院非专业理事的领导下统一权力所迈出的关键一步。费城救济院医院和纽约贝尔维尤医院的类似建议也遭到了资深主治医生的反对。[34]

　　然而很难永远去反对这种行政上的创新。到了 19 世纪中叶，对有经验的住院医生的需求变得越发迫切。这是日益增加的病人数量的自然反应，创伤和急诊病例的过度增长也加剧了这一需求——医院的主治医生很难应付这样的情况，也不能托付给那些技能尚未纯熟的实习医生来完成。早在 1807 年，拉什和其他主治医生就曾敦促宾夕法尼亚医院的管理委员会聘请一名受薪的住院外科医生，不是为了履行行政职责，而是去帮助处理门诊病人、治疗和收治急诊病人，并监督主治医生命令的执行情况。19 世纪中叶，麻省总医院又设立了"入院医生"的岗位，入院医生必须是一个有经验的医生，负责去申请入院的病人家中访问，同时也可以处理医院里的急诊病例。[35] 这个职位无疑是对机构需求的合理反映；它在麻省总医院一直存在，直到 1858 年出现了一个全职带薪的"住院医生"岗位。

　　事实上，到了 19 世纪中叶，住院医生的职位已经被广泛接受，其职责也几乎标准化。如在弗吉尼亚医学院附属医院，1856 年的住院医生需要在医院大楼里过夜，为紧急病例开具处方，对入院候选人进行审查，并拒绝掉"可能患有任何接触性传染疾病或传染性发热疾病的人，以及精神错乱的人"。住院医生要每天早晚巡视，并监督医院的"住院学生"。[36] 到了内战时期，美国大型医院的医务人员已经形成了 20 世纪所常见的人员配置结构。如在费城的市立医院，1859 年的主治医生队伍由 4 名内科医生、4 名外科医生和 4 名产科医生构成；此外，8 名住院医师的任期为两年（要在不同的服务部门轮岗，并积累更多的岗位职责）。这些住院医师都持有医学学位，并通过考试选拔。旧的系统通常会预设住院医师在大多数情况下是医学本科生，并在医院工作的间歇挤时间参加讲座，但在一个不断扩大的机构里，这种制度已然不再是提供日常照护的可行手段。美国的医院已经演化出日益复杂的组织结构。这种情况也已经与 19 世纪初的情况大不相同，在当时还只有少数受过部分训练的学生，偶尔也有一些资深医生为美国少数几家医院和救济院中占据医疗病房的一小撮慢性病人提供照护服务。[37]

　　新的人事制度反映出一种必要的功能逻辑：医学教育和病人照护

都日益需要有组织、干预式的医务人员。而这些工作人员不可避免地反映出快速变化的医学共同体的价值观和具体知识。医学界的职业模式也被恰如其分地融入医院当中。但同时，19世纪医院的人员配置也反映出更大的社会价值观和社会关系。正如病人群体反映出先前的社会地位一样，把持了医院职位的那些决定也是如此。医学上的杰出地位当然意味着智识和成就，但它也反映出家庭关系，往往是特定的种族或宗教关系。正如我们所看到的那样，它意味着只有少数未来的医生才能拥有这样的机会。学术发表和教学责任既是合法性的象征，也是职业城市精英成员资格的客观标准。医院在很大程度上是一个社区机构——即便在其中服务的医护人员也是在另一个更专业的职业共同体中才能彰显出其身份。

第三章

医学思想：
南北战争前美国的传统与变革

19世纪中期美国年纪稍长的医生都会意识到，他们经历了一场思想革命。1857年，奥尔巴尼的一位著名医生就曾在其所在州医学会的一个纪念会议上指出，过去的半个世纪发生了翻天覆地的变化。

> 当我们的医学院（colleges）甚至算上医学校（schools）都还只有五所，而整个国家的医院也只不过是在数量上多了一些；当化学家实验室的全部仪器、化学药品和化学试验几乎可以塞进一个蒲包；当一个学院的解剖博物馆里仅有两三具烟熏火燎的骨架、一把不连贯的骨头，注射准备也很是粗略——病理柜在我们国家还不为人所知；无须太多想象力就不难发现，1807年和1857年的情形简直是天壤之别[1]。

变革的方向和愿望是毋庸置疑的。科学正无情地揭开人类身体本质的秘密，医生们也在不断地将这些知识融入他们的实践当中。杰斐逊（Thomas Jefferson）①、拉什的时代已经一去不复返。

在这半个世纪的知识积累中，医院起到了至关重要的作用。巴黎

---

① 杰斐逊（1743—1826），美国第三任总统，同时也是美国《独立宣言》主要起草人。

以其庞大的医院数量和创新的教师队伍取代了爱丁堡，成为吸引美国最有抱负的年轻医生的中心。就像他们在英国和欧洲大陆的同行一样，这些享有特权的美国人蜂拥至巴黎，希望能吸收巴黎对病理学的最新阐释并学习其专业的临床技能。许多人回国后，坚定地投身于所在的城市乃至医院。这些地方无疑是唯一可以帮他们赢得发表和创新桂冠的战场。然而，美国南北战争前的医院仍是一小撮医学精英的专业领域，与绝大多数美国人的照护以及为他们提供治疗的医生的职业发展毫不相干。对于有抱负的城市医生来说，医院则既帮助他们构建起他们与普通医生（在大多数情况下是农村医生）之间的差距，也为这种差距提供了依据。

抛开少数自觉追求智识和机构地位的奋斗者的出版物以及纲领性声明，美国的医学实践进展事实上颇为缓慢。从某种意义上讲，19世纪中叶的医学实践更像是18世纪，而不是20世纪的医学实践。几乎没有任何院内的诊断或治疗技术是无法在院外提供的。从医生的角度来讲，也几乎没有什么是病人无法感知、评估，或是以其自身的方式去加以理解的。无论是对于普通人还是医生，脸色潮红、脉搏急促、舌头有苔、腹痛腹泻等症状都显而易见，老祖母们或是高级顾问也都可以而且着实做出了合理的预后判断。医院的大部分医疗与家庭中的并没有本质区别。出血、拔罐、清创等操作不但普通人可以理解，甚至动起手来也是家常便饭。当然，当时还没有X射线，没有临床实验室，没有温度计——甚至在19世纪初，还没有听诊器。外科手术通常需要借助护士和裹伤员并不十分熟练的技能，医院外科医生的手法通常也是更加侵入性的，但实际上却很少使用。诊断和治疗仍在医生和病人之间建立起一种纽带，而非障碍。

同样，关于疾病的性质及其传播的观念，以及医院的物理构成——如病房的大小、窗户、下水道和壁炉的位置——既是经验发现的结果，也是社会态度的反映。即便是19世纪中叶医院最热心的未来的经验改革者的著作，也免不了会借助旧有的道德确定性，来为此类的确存在缺陷但又必不可少的机构制定蓝图。19世纪初，社会思想和医学思想之间很难划清界限；到了19世纪中叶，这些古老的预设模式才开始发生改变。在为医学的范畴和能力所形塑的同时，美国南北战争前的医院也不可避免地继续受到包括阶级、服从和社会责任在内的路径依赖和传统定义的影响。

焦虑的身体

重现 1800 年的医学世界实际上非常困难。那是一个由某些根本性预设所结构化了的思想世界，只有在偶然的情况下才能够被阐释出来——可惜对于 20 世纪的医学理解而言，这些预设却又十分陌生。19 世纪初，理解治疗学和病理学的关键在于将其看作一个由普通人和医生共同参与的信仰和行为体系。[2] 由于医生并不能经常接触到人体，就不得不利用他们对人体、人体的各种产物，及其对药典中各类药物响应的有限理解，来信仰和实践医学。同样，此类医学也有必要得到病人和家属理解，家属同样能观察到脉搏急促、舌头有苔等现象，甚至是结肠紊乱的影响。

传统医学实践逻辑的核心，是一种看待身体的特殊方式。身体被隐喻为一个不断变化，也不断与环境发生相互作用的系统。健康或是疾病，都由天赋和环境之间累积性的相互作用造就而成。一个人如果没有食物、空气和水，就不能很好地存活；一个人甚至必须在特定的环境中生存，才能让自己的身体接受特定的生活和工作方式。这些因素中的每一个都意味着必要的、持续的生理调整。身体总是处于一种不断演化的状态——因此也总是处于危险当中。

上述持续互动的形式也进一步为两个从属性的预设所塑造：一是认为身体的每一个部分都与其他部分有着不可避免，也密不可分的联系。比如心烦意乱会致使胃肠凝结，消化不良也会让人心情激动。局部的病变可能会反映出血液中营养物质的不平衡；全身的病变也可能是由局部病变引起的。医学理论找到了诸多方法来解释每一种联系——但每一种，都旨在服务病理学和治疗学上的功能。所有的局部都指向了某种系统性的疾病；他们认为身体的所有方面都相互关联，并倾向于将健康或疾病描述为整个有机体的一般性的状态。二是将身体看作一个摄入和输出的系统——如果要保持健康，系统就必须实现平衡。因此，传统疗法会强调饮食和排泄、排汗和通风。平衡是健康的同义词，不平衡也因此意味着疾病。传统上会使用放血和催吐等方法来调理身体，以适应季节变化——这些古老的实践在19世纪仍非常活跃——亦被放在同一框架下进行理解。类似的态度也使得家庭中会常规使用泻药变得易于理解，泻药通常是为了预防和避免疾病的发生，而非治疗疾病。医生们警告道，这种非专业的做法很容易被过度使用。"我曾经很好，"如一则医学史诗所解释的，"希望更好一点，吃了药就死了"[3]。

在这个思想和行为的体系当中，特定疾病实体的概念作用甚微。无论是学识渊博的医生还是受过教育的普通人，都不认为大多数疾病有一个独立的原因或是特征性的过程。不足为奇的是，19世纪早期的医院病例记录通常并不记录诊断，因为疾病被看作机体与环境关系的一般状态——是一种个体调整的紊乱，而不是对特定成因的模式化和可预测的反应。在这个传统的病人而非疾病的世界里，医务人员可以轻易地维系其通常的解释和治疗的角色。医生最有效的武器是他"调节分泌物"的能力——放血以促进排汗、排尿或排便，或者想办法证明他已经帮助身体恢复其惯常的平衡状态。纵使当一种疾病似乎不仅有一个特征性的病程，而且（如在患有天花的情况下）由一个特定的"病毒"所致时，假设的病理学和指征的治疗方案也还是被放置在同一个解释框架内。18世纪中叶或是19世纪初的医生会通过接种疫苗来预防天花，但同时也总还伴随着一系列复杂的治疗方案，包括泻药、饮食和休息，必须帮助身体与这种拮抗物质作斗争。医生们并不轻易接受某种特定的物质可以预防，或是治疗特定疾病的想法。因为此类想法一方面会削弱医生们精心设计的生理学框架，而正是这些框架为他们的传统治疗提供了依据；另一方面，类似的理念也总是会让他们想起自己的专业竞争者，这些竞争者兜售各种特定的治疗方法，几个世纪以来一直如此。[4]

传统治疗思想的渊源，可以追溯到古代关于疾病的经典推断。由于缺乏更准确的信息，也不存在更有益于社会的模式可以对其提出质疑，这些思想实际上很难被取代。最重要的是，这个思想体系提供了一个框架，在这一框架之下，医生可以立即让病人安心，并证明其处方的正确性。医生的自我形象及其在社会上的可信程度，都取决于某种共同的信仰——或者说一种信仰的共谋——相信医生有能力理解折磨其病人的病因与病程。这个思想体系为医生的诊断和治疗技能提供了一个空间：预后、诊断和治疗都必须找到一个一致性的解释模式。

1800 年的美国医生除了感官，并没有其他诊断工具，因此有一个与上述情况相符的强调摄入和排泄重要性的解释框架，也就不足为奇。诊疗会重点关注汗液、脉搏、排尿、月经和排便，以及可能伴随发烧或其他内脏疾病的表皮出疹。当医生进入医院病房，他会询问病人的感觉，检查他们的舌头，询问他们"排空"的规律。医生会触摸病人的脉搏，但要用定性——比如是饱满还是浅薄——而不是定量的方式来描述[5]。当弗林（Patrick Flinn），一个 49 岁的爱尔兰劳工，在 1809 年因发烧被送进纽约医院时，住院医生轻易就得到了他的检查结果："脉搏饱满有力，频率适中，皮肤凉爽，舌头干净；排便规律，食欲不振；睡眠不佳；夜间盗汗。"1826 年 1 月，费城救济院医院的一位住院医生以一种同样的方式报告了麦吉尔（Anthony McGill）的病情，他 47 岁，是一位饱受眼部感染折磨的工人。"体表温度远高于自然状态——脉搏急促且饱满，但却非常闷（compressible）；舌苔明显——呼吸没有受到实质性影响——口渴异常。"[6] 并没有临床实验室或温度计，来帮助南北战争前的医生评估病人的症状。

这些生物和社会现实对医患关系也有着一定的影响。药物不得不被看作调整身体内部平衡的关键。如果可能的话，药物的作用必须可以改变反映出身体内部状态的那些可见的产物。因此，促进排汗、排尿或排便的药物流行起来。从逻辑上讲，药物通常不被视为治疗特定疾病的特定药物；药品学也通常不按照药物或疾病本身，而是按药物的生理作用来进行分类：利尿剂、泻药、麻醉剂、催吐剂。例如奎宁就通常被归类为滋补药，用于治疗疟疾以外的许多疾病。医务人员发现，从奎宁对疟疾的有效性中归纳出奎宁的功效并为其他各种疾病开出处方，相较于将其视为一种疗效有限的特殊药物要容易得多。[7]

　　系统的有效性在很大程度上取决于这样一个事实，即医生正常治疗手段中的所有武器都"起了作用"，起作用的方式是提供可见且可预测的生理作用：通便剂通便，催吐剂引起呕吐，鸦片缓解疼痛以及减轻腹泻。放血似乎改变了身体的内部平衡，从脉搏和放血量的改变就可以看出。药物引发的身体改变不仅向医生和病人彰显了其疗效（以及医生的能力），而且还提供了一种通过病人对药物的反应来说明其身体状况的预后工具，对身体产物——如尿液、粪便、血液、汗液——的检查，可以表征身体内部的状态。此外，身体也似乎以一种不同于药物作用所激励或引发身体行为的方式摆脱疾病。例如，发烧通常伴以大量出汗、腹泻或皮肤病变等症状，但所有这些似乎都是自然恢复过程中的必要阶段。医生可以向他的病人保证，他们采用的治疗措施，只是对自然状态的单纯效仿。

　　　　放血和起疱在自发性出血和那些……几乎所有急性炎症的某些阶段出现的渗出物中找到了其原型；催吐剂、通便剂、利尿剂和泻药等……各自以及全部产生的效果都在诸多方面与疾病中自发出现的情况相似。[8]

　　医学可以激发或促进，但不能改变人类机体的基本恢复模式。

　　医生和非专业人士对人体的功能看法类似，尽管也不尽相同，现有治疗方案的性质强化了这些看法。分泌物可以得到调节，通过放血或水蛭缓解"多血症"或是血液过度充盈的状态，清空胃肠也可以清空潜藏在其中的危险。当然，康复通常必须与某种药物的使用相吻合，也因此提供了对药物有效性的认可。因此经验似乎"证明"，发烧通常是由汞或锑的净化作用治愈的。同样，内科医生也可以将胸膜炎的病例描绘成服用了他开的樟脑后"突然大量流汗而缓解"。[9]比如，当韦兰（Catherine Wayland）于1838年3月17日来到辛辛那提总医院时，她已经在汽船寒冷和潮湿的甲板上暴露了三个晚上，她主诉有严重的腹泻，后背和腿也很疼。住院医生给她开了鸦片和甘汞（一种广泛用作泻药的水银混合物），第二天甘汞未能"奏效"，便又给她开了蓖麻油。20 日时，住院医师终于能报告说："18 日的蓖麻油起作用了，她现在正在恢复。"[10] 药物只要起作用就能让人安心，其疗效被大多数疾病特有的自然康复的趋势所掩盖。

因此，治疗学在高度结构化的医患关系中发挥了核心作用。在知识层面，治疗证实了医生理解和干预关乎健康和疾病的生理过程的能力；在情感层面，药物作用的猛烈性也向病人及其家属保证，医生们正在做着一些事情。甚至比在家里，医院中的医生更依赖于生理活性药物的辅助治疗，毕竟主治医生或住院医生的照护多是匆忙和偶然的。他们不可能像在传统的家庭诊所中那样，自然而然地建立起信心和熟悉感；私人执业中占主导地位的关于饮食、运动、睡眠、压力和工作等建议，也同样很难适用于医院里那些通常很贫困的病人。在医院里，医生的技巧也许比在私人执业里更为重要，技巧的核心是医生通过对药物的适当使用，或是药物和放血的组合，以产生特定的生理效应的能力。这就解释了为什么医生会采用不同药物来治疗同一种病症这种明显不正常的现象；医生们通常会辩护，只要能产生所需的生理效果，每一种药物都是同样合理的。选择一种或多种合适的药物绝非纯技巧性的，毕竟每位病人都拥有着独特的生理特征，有经验的医生必须在配制任何特定的处方时评估从气候条件到年龄和性别等一系列令人困惑的因素。解释康复的推测机制，也同样解释了失败的原因。人们不可能期盼每一个病例都有被治愈的希望；即便是最称职的医生也只能在有限的医学资源允许的情况下进行治疗，而一些疾病的自然过程就是走向死亡。正如一句古老的谚语所说，治疗肺结核的方法是鸦片和谎言。癌症通常也是不治之症。有些不平衡的状态，就是无法被纠正。

几乎每个社会阶层的人都以某种方式，接受了这一概念框架的基本轮廓。在受教育程度较低的人群当中，这些信念的证据并不充分，但也确实存在。比如现存的医院记录就表明，这些观念还是得到了广泛的传播。一个普遍被接受的预设就是身体各个器官和功能存在着相互联系。因此，辛辛那提的一个木匠可能会在 1837 年解释说"他的眼睛受到了他胃肠（原文如此）的交感影响"，并且当"胃部感到非常恶心时"眼睛也受到了感染。[11] 医院的病人也明白，突然中断排汗可能会引发感冒甚至肺炎，出牙、青春期或是更年期等发育不稳定的关键阶段也同样充满危险。控制人体内部力量平衡的代谢陀螺是经过精密调节过的，很容易就会失去平衡。仆人和劳工向救济院医生报告他们的发烧症状时，很自然地将他们的疾病归结为突然的寒冷；任何自然排泄的中断大概都会危及该功能所隐含的目的端；如果身体在某些情况下不需要出汗，或是不需要每隔一段时间排出经血，就会听之任之。这些都是身体维持其健康平衡的机制，因此只有在面临巨大危险时才能够被中断。

催吐剂、泻药、利尿剂和放血在民间和专利药中的重要地位，从一个侧面证明了人们对这些药物的普遍信任。家庭和不正规的医疗实践，如同正规的一样，依赖于引起可预测的生理反应。家庭疗法就是正规医生采用极端治疗方法的一个镜像。如在 1826 年秋天，当费城的一位脂粉商生病时，他主诉发冷、头部和背部疼痛、关节无力且恶心。然后，在到正规医生那里看病之前，他，

> 给自己放血，直到出现昏厥的症状。服用催吐剂，效果良好。几天后，用苏打水、番泻叶茶等保持大便通畅。然后，他请了一名医生，医生给他开了另一种更猛烈的催吐剂，通便的效果进一步通过喝苦茶得以保持[12]。

又过了两天，他才出现在救济院医院。那些对极端疗法持怀疑态度的医生一再抱怨，非专业人士的期望与适当的节制背道而驰；比如一旦医护人员在肺炎的早期阶段没有放血，他们就可能会遭到批评。家长们常常会要求医生切开出牙婴儿发炎的牙龈，以便这场发育危机可以得到"解决"。另一个例子是，正规的医学思想中会对放血的指征有谨慎的划分，然而非专业人员却通常要求进行这一操作，即便是在脉搏和病人的一般状况不适合失血的情况下也是如此。非专业人员经常给自己和

朋友放血，有时热衷到要把自己搞进医院。一些病人要求，同时也期望，去服用那些猛烈的泻药和催吐剂。他们反倒担心优柔寡断的治疗会存在危险。

我们无法得知 19 世纪的病人是如何经历他们的住院生活的，因为最终要沦落到住进南北战争前医院病床上的美国人几乎都不写日记或回忆录。但我们至少可以尝试去了解他们对于其所接受治疗的部分感受。医院的医学通常会以变种的形式，在家庭或医生的办公室中重复。病人知道并"理解"熟悉的通便剂、催吐剂和利尿剂的作用。正如我们所指出的，大多数的外科手术只涉及伤口和溃疡的包扎和烦琐的处理，与 20 世纪的手术程序几乎没有任何相似之处。这些伤口通常在身体表面，普通人的眼和手都可以触及。同样，骨裂、骨折和脱臼——尽管不像伤口和溃疡那么常见，却仍然是医院入院的主因——在处理上也几乎不需要任何复杂的概念。骨头可能会裂开或折断，关节可能会拉开；这些外伤很严重，但并不神秘。而且，即便是外伤，大部分的治疗也是依靠调整病人的饮食和分泌物，而不是靠手术干预来加以治疗。[13]

医院并不是神秘的医学知识体系的殿堂。普通人无论男女，尽管可能无法在与医生完全相同的框架内理解其治疗，但医患双方的经验和理解却有着很大程度的重叠。医学本身，连同传统的社会态度，共同决定了南北战争前的医院将更多地由需求和服从，而不是医学诊断的类别或是医学治疗的工具和技术来定义。疾病的致病理论同样适用于一个非专业化的社会，在这个社会当中，医学知识与社会思想有着错综复杂的联系。身体亦不能脱嵌于其工作、进食和呼吸的社会而被独立看待。我这里所描述的有关身体和健康的理念是包罗万象的，是反简化论的，甚至需要把一个人的身体和情感生活的每一个方面，都纳入他或她健康状态的解释框架当中。正如身体与环境不断地交互作用一样，心与身、道德情操与身体健康也都是相互作用的。医学中因果关系的范围与一般社会中的无法区分——正如南北战争前的医院无法脱离社会的价值观和既定角色一样。

但这种传统的对疾病及其治疗方法的理解并不会一成不变。到了

1800 年，变革的苗头已经初步显现。到了 19 世纪中叶，这个体系已经不复完整。疾病的本质正在被重新定义，在一个日益专业化和自觉科学化的医学世界中，医院将首先在一小部分精英教授和医生的职业生涯中，进而逐渐在治疗越来越多的病人方面发挥核心作用。

变化的来源

学识筛选出了成功的城市医生。当然，如果没有社会关系或是特别好的运气，学识不能保证医学院的位置或是医院的主治医师的资格，但没有学识而空有社会关系同样不能保证。这种模式在整个 19 世纪都是如此。然而，在整个世纪的发展过程中，学识的定义发生了根本性的变化。直到 1850 年，20 世纪意义上的研究——甚至是系统的临床观察——都还不是医学学习的必要组成部分。学识意味着广泛的经验和成熟的判断力，以及对现有临床文献的掌握。创新是值得尊敬的，但并不是未来医学教师的必备条件。勤奋好学的医生把他的闲暇时间都花在图书馆，而不是实验室里。

按欧洲的标准，大多数南北战争前的美国医师都不学无术，然而即便是在 1800 年，美国还是有少数受过教育的城市医生很好地融入医学学习和抱负的国际世界当中。18 世纪后期，美国少数有影响力的医生曾赴爱丁堡学习（也经常在伦敦医院和欧洲大陆学习），接受高级培训总是会给医生们带来更高的声望。尽管人数不多，这些具有世界范围内学习经历的人却在现有的教学和医院职位中占据了更大比例的份额。[14] 他们将成为新一代雄心勃勃的医生的导师。尽管绝大多数人更愿意进行病人的日常照护，但至少有一部分 19 世纪早期的美国医生寻求各种机会尝试尸体解剖，以提高其解剖技能。很多解剖是随意且粗糙的，部分原因是缺乏培训，部分原因则是源于文化上对亵渎尸体的反感；进行解剖的机会相对较少，操作解剖的积极性也不是很高。然而回过头来看，至少有一些医生在尽管困难实际上却并不那么危险的情况下进行尸检的愿望，远比他们在操作技术上的限制更为关键。

同样，在 19 世纪早期的博士论文和期刊文章中经常出现一些随意性的实验，以 20 世纪的标准来看着实很难给人留下深刻印象，但它们的存在却表明，世界医学的关切和抱负如此切近地塑造了美国医学职业的形成过程。爱丁堡的教授们鼓励人们勇于探索病理学和解剖学，也鼓励一种谨慎的实验主义。[15]欧洲思想和实践的世界从未远离少数美国医生的意识，他们热切地等待着每一艘带来新鲜医学期刊和专著的船：波士顿和费城的智识世界距离伦敦并不远，也就是一艘帆船横渡大西洋所需的六个星期时间。比如在 18 世纪末，当詹纳（Edward Jenner）的新疫苗接种模式问世，美国人是英国以外的第一批实验者。当洋地黄作为一种治疗"水肿"的方法首次被引入学术医学界，它同样迅速被急于找到治疗水肿和虚弱的方法的美国医生所采用——当时，水肿和虚弱经常使其病人丧失能力甚至最终丧命。[16]新事物的吸引力与临床实践中不可回避的需求相结合，保证了对有前途的新思想和新疗法的渴望。

医院不可避免地成为众多此类探索的舞台。医院通常是人们可以期望进行尸检操作的唯一场所（偶尔需要法医证据的情况除外）。它也是唯一可以系统地，甚至是创新地进行手术的地方。如早在 1819 年，外科医生莫特（Valentine Mott）就在纽约医院进行了一次开创性的动脉瘤手术。他向理事会报告说，病人死了，但医院的主治外科医生却学到了新的重要事实。莫特认为，他们的专业职责是进行实验，以便最终能够挽救更多生命。[17]未来更多的善可以为临床实验提供合法性，正如我们看到在教学中使用病人是合法的一样。自 18 世纪起源以来，医务人员就把美国的医院当成了研究生院和临床实验室——因此，南北战争前的主治医生们反复要求更好的仪器、便利的验尸设施，以及写有"更准确和最新知识"的书籍。[18]医务人员同样敦促划拨给他们额外的人力，以保存准确的临床病历。"医院的实践是最好的医学院，"正如一群医生在 1827 年所说的那样，"从众多病例中积累到的经验，是改进实践的最具确定性的来源"。但是，如果没有充分的记录，这些知识将随着积累它们的人的死亡而消失。[19]

尽管这种新的价值观可能会鼓励不加批判地发表未经证实的新疗

法，但也的确承诺为成功的创新者提供持久性的回报。大多数医生仍保持着必要的实用性取向，但知识一类的东西还是会受到职业的领导者和受过教育、经济上也有保障的病人支持者的尊重。除了对智识的重视以外，职业的严肃性和崇高的道德目的也常常构成了精英们的动机。事实上，19世纪促使医生职业变革的关键因素之一，就是这种严肃的目的性和对智识的尊重之间的联合；这一联合也在道德上为每个年轻医生追逐名誉和晋升开了绿灯。对许多这样的年轻人而言，仅以积累财富为目的的职业是不够的。一些有抱负的医生确实会在医学和牧师之间做出选择；无论追求两者中的哪一个都应当态度严肃、庄重。

比如波士顿医学沙特克王朝①的创始人沙特克（George Shattuck），就在解释他为什么选择医学而不是布道坛时，明确地指出："我看重的不是工作本身，而是忠诚、光荣地履行工作的职责。我们必须对自己负责。因此也必须公正地权衡两者。于我而言，答案似乎十分明显，我认为担任一名医生比神职人员更能让我自己和我的上帝获得荣光。"沙特克绝不是孤例。在南北战争前的岁月里，指引和鼓励这种职业选择的文化价值观广泛盛行。"倘若上帝给了我什么能力，"一位19世纪中叶的医学杰出人士警告自己，"我肯定不会置之不理，甚至把它埋没在泥土里。"倘若他想成为一名成功的医生，就必须对上帝提供的手段做出改进，同时避免漫不经心和过度自信。[20]

医生不仅可以全心全意地追求其事业，而且至少在理论上和神职人员一样，比单纯的商品买卖获得更多。当然，在整个19世纪的美国，医生这个职业不可避免地是高度竞争市场的参与者（因为当时没有临床教席，也几乎没有高薪的教授职位，只有少数医生的私人收入足以让他们系统地关注临床或实验室研究）。医生，哪怕是教授和医院的工作人员，都是通过收取病人的费用来过活，只有最成功的医生才能吸引到足够多的病人从而衣食无忧。[21]那些最勤奋地撰写文章和专著，忠诚

---

① 这里指的是沙特克所创建的包括莱姆尔·沙特克（Lemuel Shattuck）医院在内的一系列医疗基础设施。

且不计报酬地履行其医院职责的医生，大多数把这些工作看作起码能够在一定程度上建立声誉，从而"积累生意"的一种手段。在南北战争前的医学世界里，智识的荣誉不可避免地成了临床服务的广告。但物质回报的前景并不妨碍这种成就具有超越经济利益的个人意义。物质利益和非物质利益之间很难做出有意义的区分。这两种回报的相互交织，让把原则看得很重的人既可以追求"讨喜的事业"，又可以获得"荣耀的名声"。这种理想和世俗利益的构成，是激发 19 世纪医学变革的一个核心因素。

巴黎的诱惑

为了理解这样的变化，我们必须从鼓励这些新思想同化的价值观，转向美国社会以外的这种思想的根源。南北战争前美国医学变革的灵感，很大程度上脱胎于 19 世纪上半叶世界公认的领导者——法国。巴黎在传统的知识和职业结构中增添了新的概念，也增加了其职业强度。[22] 巴黎临床学校——被历史学家誉为——孕育出了看待疾病和研究疾病的崭新方法。这种视角（即便其部分元素在早期或其他地方已经被预见到，但还是影响深远）从几个方面削弱了传统身体的视觉模式。视觉模式被视为传统治疗学的基础，因此也是医患关系的基础。旧病理学并不关心疾病本身的特殊性，而是倾向于将其看作一种普遍的生理状态。相比之下，法国临床学派则倾向于将疾病视为具有可预测的病程和相关症状群的特定实体。此外，这些症状也通常可以与尸检时潜在的可辨认的病变相关联。实验者的任务就是将这些症状和病变联系起来。至少有一些在智识上雄心勃勃的年轻医生，开始把解剖室而不是图书馆作为其赢得智识荣誉的主要舞台。尽管只有少数医生亲自进行系统的解剖工作，但在 19 世纪中叶，受过良好教育的医生都开始认为大多数疾病都有着其独特的自然史（哪怕许多人认为人类永远无法找到其最终原因）。他们认为像天花这样的疾病，其特征表现和起源都是在某种离散的可传播物质当中。这甚至成为其他传染病越发可信的模型，而不再像

19世纪初人们所认为的那样——是一种简单的非典型，或是在某种程度上不正常的病例。

这一观点既有实际意义，也有概念上的贡献。它意味着有可能将每一种疾病和每一个器官都变成有序和系统研究的对象。它鼓励专科实践，并支持理论医学和实践外科之间日益形成紧密联系。医院是所有这些发展的中心。用一位著名的医学史家的话来讲，19世纪第二个四分之一的时间就是医院医学的时代。[23] 对于大多数雄心勃勃的美国医生而言，德国实验室医学的挑战直到20世纪才成为现实。19世纪前辈们的事业必然还是以医院为中心，毕竟只有医院才能为追踪一组病例从入院到死亡，再到死后的全过程，提供必要的"临床素材"。

这种复杂思想和愿望的核心是一种观点，它拒斥理性主义的理论化，转而致力于强调——在手术刀和听诊器的帮助下——通过感官数据来定义和治疗疾病。这反映出一种特殊的哲学立场，但同样重要的是，也意味着一种医学研究的程序，和一种临床活动的学术风格。在这里，强调的并不是面向个别病人悉心照护，而是依赖治疗大量有着类似病症的病人（也可能是解剖）所形成的知识积累。在其直接祖先即18世纪经验主义哲学的影响下，法国人极力强调了"医学观察"；当然也从另外一个更远的血统，即从古典时代到17世纪塞登汉姆（Thomas Sydenham）①的精确和复杂的临床描述传统中受益良多。任何先验的假设都没法在医学科学中找到半点位置。

法国医学界的一些著名领导人始终对显微镜或化学实验室的发现持怀疑态度，或不感兴趣。在他们看来，这两种研究方式似乎都在以不同的方式鼓励投机取巧，并在人类的感官和这些感官试图理解的生物现象之间形成了障碍。对于法国临床学派在美国最忠实的信徒而言，真正的系统性的疾病调查意味着使用定量的程序来整理和呈现在床边和死后的观察中所收集的数据。这种"数字方法"与路易斯（Pierre-Charles-

---

① 塞登汉姆（1624—1689），英国医学家，公认的临床医学及流行病学的奠基人。因重视临床观察而被誉为"英国的希波克拉底"。

Alexandre Louis, 1787—1872）的关系最为密切，他是一位巴黎的临床医生和教师，在美国学生中影响深远。就像化学家会具体说明其实验条件和物质一样，路易斯也会详细描述他所研究的病例，列举出其主要症状，并对每位病人进行生前的诊断和死后的尸检[24]。他不使用"经常"、"典型"或"通常"等习惯用语，而是列举出某一特定症状或病变的具体发生频率，从而建立起一种看似客观的疾病图景。

在这些发展的同时，诊断技术的变迁也让症状和病变之间的关联变得更加可信，医院在临床医学的教学和临床学习的追求上也因此越发重要。当然，这里指的是物理诊断的引入，包括听诊、叩诊以及听诊器的使用[25]。所有的这些诊断方法都提高了医生的能力，使其摆脱了其前辈们对病人症状、表观以及身体产物的主观描述的依赖。因此，比如面对肺结核的病例（19世纪欧洲成人最关键的死因），医生就可以第一次将患者生前的一般表观情况、体温升高的症状以及特定的局部声音，同死后特定种类的病变联系起来。另外一个例证是慢性肾脏疾病和布莱特（Richard Bright，1789—1858）工作的例子。作为一个几乎没有私人行医经历的年轻医生，布莱特长期在伦敦盖伊医院的病房和解剖室工作。他却能够将浮肿与生前的蛋白尿症状和死后的肾脏异常联系在一起——因而也获得了将慢性肾炎命名为布莱特病的持久声誉。这样的研究成为雄心勃勃的年轻医生们职业理想的典范，无论是在巴黎、维也纳、都柏林、伦敦，还是费城、纽约、波士顿。

这种理解疾病的新方式通过把旧有的强调整体性和一般化的理论，逐渐还原为病理和物理诊断中的局部问题，不可避免地强化了医院——不仅作为一个积累地位和教学特权的中心，而且是控制医学界智识资本不可或缺的基础——的重要性。如果不能进入医院的病房，一个年轻人就不可能找到时间或是设施来评估和积累临床数据，更不用说将这些经验成果发表出来。当然，只有少数医生有这样的愿望，而即便是那些在南北战争前的美国追逐声誉的医生，其专业写作也通常仅限于对非典型病例，或是对试用新药、新技术的经验的描述，当然也有对疾病的本质和治疗漫无边际的"哲学"思考。然而，尽管大多数南北战争前的医学期刊和专著都质量不佳，写作和出版的动机仍然构成了少数希望获得专业成就的医生职业发展的核心。尽管也只有相对较少的一部分美国医生受到了诸如路易斯等人的影响，甚至获得巴黎医院丰富的临床机会，但他们着实在医学教育和医学思想的形成中发挥了远高于其人数构成比例的巨大作用。在占据了医学院教席和医院职位的小部分精英当中，接受过巴黎训练的数量绝非少数。在南北战争前的几年里，有近七百名美国人在巴黎学习医学；其中每十个人中就有一个人在美国的医学院任教[26]。几乎每一个有雄心壮志并有一定经济实力的年轻医生都会考虑去法国游学，尽管对于大多数人而言这个决定还意味着一定的承诺：学习法语，或者，更常见的是，掌握越来越多的翻译过来的临床和病理文献。

　　南北战争前去法国留学的美国人，不仅对法国清晰和严谨的临床标准，而且对巴黎医院病房里的大量的病例印象深刻。他们甚至还羡慕巴黎的主治医生在治疗和解剖贫困病人方面所享有的自由。也许最重要的是，他们被一种敬业和专业精神所打动：法国医生每天工作12小时，很少有私人执业的时间，却能够针对特定的疾病或器官撰写出论证清晰的专著。然而，即便是最雄心勃勃的人，也必然只能用一种有限的方式来复制这种敬业精神的典范。"尽管我只有寡淡的临床素材，这种困难也和国家的现状密不可分，"一位费城人在巴黎逗留后这样说道，"我还是决定继续在我们自己的小医院里观察。"[27]无论如何，年轻的格哈德（William W.Gerhard）医生还是设法利用到了费城救济院医院的"材料"，并取得了良好的效果，使他可以在伤寒和斑疹伤寒之间做出显著的临床区分。尽管眼光并没有那么敏锐，格哈德在临床研究上的投入为其他许多雄心勃勃的医生所效仿。如在1851年，贝尔维尤的一位年轻的住院医生就试图去测试牙龈红线的诊断价值，而这种牙龈红线曾被认为是肺结核的特征性症状。在以肺结核诊断收治的44个病例中，有29个病例出现了红线，15个病例却没有。在其他35个杂项病例中——某种意义上的对照组——则只有2个病例表现出类似的症状。[28]尽管大多数医生仍然沉浸在治疗病人和赚取生计的日常需求中，但一种新的医学成就风格正在形成，与看待疾病的新方式接踵而至。

　　虽然只有部分有特权也有野心的医生才能选择去巴黎学习，进而有机会在美国医院工作或是谋得医学院的教职，但到了19世纪中叶，即便是普通的从业者也开始感受到智识变革所带来的影响。最为普遍的一个影响就是对可接受的治疗学的逐渐重新定义。以巴黎学派为首的对传统疾病观念和知识来源的质询，不可避免地让人们对其所熟知的传统治疗模式产生了怀疑；治疗又是任何医师都无法回避的医学领域。于是到了19世纪30年代，对传统疗法的质疑已经成了成熟医学界的老生常谈；一批有影响力的著名医生甚至谈到了自限性疾病，谈到了医生在改变大多数疾病的病程中相对的无能为力。大自然的治愈力，尽管是一个古老的概念，却越来越多地被他们援引以说明治疗作用的有限性。这种观点强调，绝大多数的疾病都能自行痊愈；医生的职责只是通过适当的、最小程度的极端手段来帮助实现自然康复的过程。常规地开具猛烈的药剂，很可能会阻碍身体自我恢复健康的努力。霍姆斯（Oliver Wendell Holmes）以他特有的尖刻方式反讽道："如果允许病人每服用一剂药就给他的账单打一定的折扣，那就更好了，就像孩子们吃下令人厌恶的混合药剂后能得到父母的补偿一样。"[29] 休息、加强饮食，或是一剂温和的泻药是帮助实现大多数疾病的自然康复所必需的。对于那些终将导致死亡的疾病，医生不得不承认自己的无能为力，但还是会试图将病人的痛苦和焦虑降到最低。这种非干预主义的理想与我们刚才所描述的对疾病特殊性的强调是一致的——大多数疾病可以被看作不同的临床实体，每一种疾病都有其特征性的致因、病程和症状。若果真如此，就不必把小病看成初发的致命性疾病——因而治疗性干预也不是不可或缺的关键。当然，在某种程度上，这意味着医生是在治疗一种疾病，而不仅仅是在单纯地治疗一个病人；医学上强调疾病是一个具体的实体，这意味着环境和情绪、饮食和休息的作用将逐渐减弱，最终也将是特定的医患关系本身成为界定疾病和健康的重要变量。

　　这些观点在19世纪中叶有关治疗学的辩论中起着核心作用。然而我们却不能忘记实际的做法可能是非常的多样化和差异性：医学是在许多层面，更是在不同的社会和地理语境中被操作的。即便是在城市的大医院里，受过巴黎训练的医生的医嘱也并不总是能够决定病人的治疗，而普通的临床医生——其中大部分来自农村，而且很多是几十年前受过的训练——则直到 19 世纪还在坚持传统的行医模式。美国的医生被束缚在医患关系的日常要求当中，因此在 19 世纪中叶的美国医生里，即便是那些教学精英，也不会无情地一口拒绝传统的治疗方法。自信的经验主义可以拒绝承认疗效——并避免使用任何没有被临床试验明确的数字结果证明有效的措施，这似乎是一种意识形态上的多余，创新的做法也许适合维也纳或是巴黎的教授，但在美国就是不行。旧方法也有着持久的优点。正如某位行业领袖所解释的那样，"不走两个极端是明智的，既不多管闲事地干预，也不愚蠢地袖手旁观"。此外，医生还必须与病人的期望作斗争。正如另一位著名的临床医生所言，"公众对医生的期望不仅仅在于其辨症和预测病程的能力。他们还期待医生能减轻病人的痛苦，治愈或消除其抱怨"[30]。

南北战争前的病人确实对药物抱有一定的信心：纵使是医院的病人，也会对吞下药片或者涂抹药膏有所期待。这种期望也决定了能够引起可感知的生理反应的药物会得到继续使用。医院的记录显示，哪怕是精英医生也对泻药的常规使用保持着一种执着的信念，甚至直到 20 世纪都是如此。如果不给药就会辜负病人的期望，确定性也因此会被意识形态所取代。

医师们在智识上进行了一系列的妥协，以保持与旧观念之间存在着某种舒适的连续性。他们仍然强调自己改变症状的能力——在适恰的病例中，甚至是防止小病在不知不觉中发展成大病的能力。疾病的特异性对传统观点的颠覆性太大，以至于无法被直接接受。旧的假设，即药物的作用方式与身体先天的康复模式一致，则很容易转向新的重点；此时，医生的责任集中在认识到病人疾病是一个自然过程，他们需要通过适当的药物和养生法的组合帮助身体恢复健康。即便是自限性疾病，病程也可以缩短，痛苦的症状也可以减轻。对于那些自然以死亡而告终的疾病，医生仍可以利用治疗手段来缓解这一历程的艰辛。此外，没有人怀疑，的确有些疾病，医生的干预可以起到关乎生死的决定性作用；比如坏血病通常被认为是一种"可以使整个身体系统都遭到污染的疾病，[然而]仅仅是饮食上的改变就可以调理"[31]。最终，外科医生还是要去接骨、清除异物、排脓。尽管 19 世纪中期绝大多数医院的病人可能是带着恐惧和妥协的心理进入病房的，他们在文化上共享了与医生同样的治疗学假设，至少对那个时代的医学能力有着一定的信心。

在医生、病人和医院的关系中，另一个日益突出的主题是临床实践和临床研究要求之间的冲突，或者用更戏剧化的话来讲，是人性和科学之间的冲突。从美国人对法国临床医学彻头彻尾的经验主义以及巴黎大医院对病人残忍对待的反应中，冲突的苗头就可见一斑。"法国人是因为远离了塞登汉姆和希波克拉底的传统，才可以成为优秀的医生，"一位不服气的纽约医生在 1836 年解释道，"他们正在拆毁医学的殿堂，重新定立它的基础……他们在治疗学上的损失远比在疾病解剖学上的收获要来得更大。他们只是解释了人是怎么死的，却没有解释该如何治疗他们。"[32] 对一些美国医学教师而言，巴黎临床学院新近提出的挑剔的要求几乎是反社会的，这些要求甚至只是为了满足对方法论纯洁性的抽象承诺，就拒斥了医生治疗病人的责任。此类争论的回声在美国医院后续的发展历史中回荡，非专业人员和医学权威之间、医生和病人之间，以及具有不同价值观和取向的医生之间的互动都要受到它们的形塑。

正在逐步被重塑的南北战争前的医学并不仅仅包括治疗学。重塑的另一个领域，正如我们此前提到的，是诊断。从 19 世纪 30 年代初到 19 世纪中叶的这段时间，尽管哪怕在医院的医事实践中都远未达到惯例的水平，听诊器以及听诊和叩诊方法的使用还是逐渐成为医生常规临床工作的一部分。而且，纵使一般的医生通常不能或事实上没有使用这些新技术，学生对教授物理诊断的要求，还是强化了另外一种更早的把床边教学纳入医学教育的主张——这当然意味着医学院的课程要与医院的实践相结合。这样的临床安排既服从于法国临床医学的智识主旨，也符合其将密切观察作为教学和实践的唯一合法基础的主张。正如巴黎学派主要思想的创始人卡巴尼斯（Cabanis）①在著名箴言中表达的，疾病现在必须被看作文本。医生只有从活体中才能学会阅读病理学的语言，正如一个人只有手捧书本才能学会阅读一样。[33]

在听诊器和听诊方法被普遍使用之前，这种临床教学的合理性就已经确立；到了 19 世纪 60 年代，眼底镜、耳镜和喉镜也一同加入此类询问身体的技术中。这些新工具的使用只能一对一或小班教授，医院和药房也因此是唯一方便指导的教学场所。随着美国南北战争前学徒制的消亡，加之私人病人不愿意自己被当成教学工具的现实，医院及其被动的慈善病人模式越发成为未来医学教育改革者请愿和计划的重点。

巴黎的经验强调了医学的世界性，同时也帮助世界确定了新的临床方向。要在智识上受到尊重，就必须在世界范围内争取到成功并获得世界医学界的接受。道德修养、社会关系和动手能力曾是对于主治和外科医生的岗位，或是医学院的教席的典型要求，但在 19 世纪前三分之一的时间里这些要求开始变得越发有所偏重。当巴特利特（Elisha Bartlett）在 1844 年出版了他极具说服力的《论医学科学的哲学》（*An Essay on the Philosophy of Medical Science*）（美国人对于法国临床学派的主要原则的重述）时，他很谨慎地将其分发给了法国和英国的主要医学期刊。他给路易斯寄了 2 份，给其他著名的法国医生寄了 4 份（当然，也给从纽黑文到查尔斯顿的 6 位美国朋友各寄了 1 份）[34]。至少部分南北战争前的美国医生渴望一个比他们当地同行和病人更大的世界，并开始看重医事实践本身以外的东西。纵使 19 世纪美国大多数的临床出版物在今天看来质量堪忧，却着实代表着医生们对用一种更先进的方式学习医学的承诺。随着 19 世纪的发展，至少有少数美国人可以越来越多地大概了解这些内容。

---

① 卡巴尼斯（1757—1808），法国医院事业最出色的组织者之一。

传统的平衡

到目前为止，本章一直在强调变革以及促进和奖励变革的价值观。然而除了某些纲领性的声明，19 世纪中叶的医学实践世界在现实中仍然与该世纪头几十年的情况基本相同。旧的诊断和治疗模式不会被轻易抛弃——特别是当很少存在已被确证其治疗学价值的东西来取而代之时。

大部分情况下，诊断和预后仍然依赖于病人自己对其症状、表观和身体产物的主诉。直到南北战争结束之前，听诊器依然在很大程度上还只是精英顾问的工具；19 世纪 30 年代，一位谨慎的医生仍可以说，这只是一种不切实际的狂热，只有那些最世故的医生才会希望去掌握。正如一位这样的医生在 1831 年所警示的，听诊器究竟是福还是祸，只有时间才能证明。[35] 在 19 世纪中叶，传统的诊断和预后模式仍然强调个人的特殊性，以及情感在医患关系中的核心地位。学生们仍然被警告，焦虑可能会影响到脉搏，因此医生进入病房后不应立即诊脉，等病人放松后再诊也不迟。[36] 人们也仍然认为，焦虑或是精神压力以及家庭环境可能会引发疾病并决定病程。"鉴于身心之间存在着密切的联系，"波士顿的一位社论家解释道，"每个时期、每个国家的医生都应该把对心灵的应有尊重，看作对身体产生有益影响的重要手段，这不足为奇。"[37] 尽管会因为医生和病人之间通常存在的社会距离，或是因为医院粗暴且水平参差不齐的照护而稍有变化，但医院医学必然在某种程度上反映出这些传统的预设。

在实践中，疗法也做了调整，但很难与那些要从医生的治疗库中剔除所有未经证实或传统元素的需求保持一致。旧的实践模式并没有消亡，但是，正如我们所表明的那样，它们却在实践中更少被使用，而且通常剂量更小。尤其是放血疗法，遭到了医生们的弃用。比如费城药房的住院医生在 1862 年报告说，在当年收治的 9,502 名病人当中，"仅有 1 例进行了放血……拔罐 12 次，水蛭吸血法 3 次"。纽约贝尔维尤和波士顿麻省总医院的住院医生在前一年也报告说，放血"几乎已经过时"[38]。然而，放血现象却仍然存在，尽管是多见于老医生和不太发达的地区。另外，大多数医生的诊疗中仍然会使用到汞；直到南北战争结束前，婴儿和小孩甚至也必须忍受汞中毒的症状。在春秋两季，为了通过调整促使生理适应季节的变化，医生们仍旧会开出通便剂。在 19 世纪初，医生和病人熟知的诱发水疱或擦破脓疮的方法，也逐渐被芥末膏药或是松节油所取代，但是古老的对抗性刺激的概念仍让这种新应用合理化。在医院里，患有急性疾病的病人可能的确会受益于一种更加宽松却"可以强化身体"的养生法；他们更有可能会服用补品、加强饮食，而不是放血或是清创——或者至少在 19 世纪后三分之二的时间里就再也不放血或是清创了。

　　单纯地依靠节制剂量或是越发相信自然的治疗力量并不会引发变化，变化根源于全新的治疗方案的产生。到了 19 世纪中叶，医院的病人开始接触到一些新的，而且回过头来看，是对药物学的重要补充。法国的制药化学家已经提纯了诸如吗啡、士的宁和奎宁等药物：其剂量水平可以更系统地控制，药物本身的质量也越发可靠。更具戏剧性的改变，是 19 世纪 40 年代末手术麻醉的引入。1846 年，乙醚首次在麻省总医院的一次公开手术中得到了演示；几年内，乙醚就在国际上广为人知，几乎被广泛接受。当然，也有一些持怀疑态度的人，即便是乙醚的狂热者在手术中使用麻醉的程序也远比我们认为合适的要少得多；然而乙醚和它在英国的竞争对手——氯仿，还是很快就被应用到了外科实践当中[39]。到了 19 世纪 60 年代，有关乙醚和氯仿相对于彼此的优点的争论，比其中任何一种是否有效的争论还要多。

　　然而，手术麻醉的戏剧性引入却并没有改变我们业已描绘出的更为根本性的现实。几千年来，外科医生一直在寻找避免疼痛的方法，比如在乙醚问世之前的几年里，酒精、鸦片和催眠术都曾被采用，并取得了不同程度的成功。就其本身而言，手术麻醉既不能彻底改变手术，也不能重塑医院的公众形象。在 1846 年之后的一代人中，手术的确做得越来越多了，但如果没有消毒知识和一系列不那么引人注目的技术难题的逐步解决，手术发展的可能性必然受限。直到 19 世纪晚期，外科手术在很大程度上仍然是接骨一类的活，更常见的甚至只是包扎伤口和处理感染。手术程序仍然不正规，甚至在医院外科病房的情况也是如此。

　　病理学的基本概念仍在缓慢地发生改变。关于疾病本质的旧观念仍不可撼动。在 19 世纪中叶，对大多数医生而言，一种疾病仍可以转化为另一种疾病；疾病也仍然只是生理学可能性谱系的一个片段——并不像法国医学的忠实拥趸者所认同的那样，特定的疾病实体可以让几乎任何人感染上同样类型的症状。疾病作为有机体一般状态的整体定义，与社会对于需要和抚养的态度相一致，两者都包含了道德和物质的要素。在两类要素中，个人与环境的相互作用可以带来健康或疾病，繁荣或贫穷。

　　在 19 世纪中叶，医学知识和医院之间关系的每一个方面都不确定，都要经过未来的协商。而就是这一时期，一种新的批判性改革精神对传统医院的各个方面都提出了积极的质疑——从建筑到治疗本身。在英语世界，没有一个学生会满意于医院的拥挤、随意的照护、似乎不可避免的医源性疾病的发生率，正是这些东西的刻画也控诉着 19 世纪中期的医院。没有任何一个人在主张建造新医院或改革旧医院时能够回避这场辩论，以及随之而来的在建筑改进、清洁和秩序、照护和管道系统以及通风设施等方面越发坚决的要求。思考 19 世纪中叶医院的重塑，成为一种自觉的社会工程练习。

　　然而，在美国的医院完成其重塑以前，它们就被一场更为普遍的冲突所吞噬。医院的改革将不得不等到阿波马托克斯（Appomattox）①和国内秩序恢复之后才开花结果。

---

① 1865 年 4 月，在弗吉尼亚州阿波马托克斯法院大楼，南部邦联将军李（Robert E.Lee）向联邦将军格兰特（Ulysses S.Grant）投降。随后其他南方邦联军也开始投降，因此标志着南北战争的结束。

THE CARE

OF

STRANGERS

2

第二部分

新的治疗秩序，
1850–1920 年

第四章

扩大传统机构:
1850—1875年医院发展的社会根源

在许多方面,南北战争都堪称美国人意识上的一个转折点。即便是对于同时代的人而言,这场战争也似乎构成了一种新的经历,它表明相较于 18 世纪的争取和获得独立,技术变革、经济增长和移民已经让美国成为一个截然不同的国家。

在冲突开始时,医疗设施严重不足:少数职业外科医生、少数士兵一如既往地扮演了护士和勤务兵的角色,没有救护车服务,当然也没有合适的医院可以收治大量的病人和伤员。[1]但到战争结束时,美国的军事医院(重要的是,北方的联邦和南方的邦联都推行了大量相同的政策)已经成为欧洲观察员们所称赞的典范,更因其规模庞大、组织严密、死亡率低得出奇而成为欧洲军队效仿的对象。美国人的聪明才智将一个世纪以来在欧洲军事战役中学到的医院建设和管理的经验,以制度化的形式吸收并表达出来。到了 1865 年李(Lee)投降的时候,仅联邦军就拥有 200 多家医院,近 13.7 万张床位。[2]但内战中医务人员治疗资源的变化却不及以铁路、电报和后膛装弹步枪为代表的,塑造着新式战争风格的技术变化快。除麻醉以外,格兰特(Ulysses Grant)军队中的医生采用的日常治疗方法,在华盛顿(George Washington)的军队中也同样适用。在恢复的过程中,饮食、保暖、清洁和通风至少像任何特定的治疗干预一样重要。当然在军事医院里,外科手术要比在民用医院中更为普遍，尽管绝大多数实际上也都是对战地需求所做出的不得已的应对措施——而且无论如何，休息、饮食和适当的通风对愈合过程与外科手术本身同等重要的假设，都不容置疑。

然而在同时代的人看来，南北战争时期的医院代表了科学理性的胜利。不是治疗学或是诊断学，而是医院的物理空间和管理结构发生了根本性的变化。清洁、秩序和通风无疑是现代医院的要求，尽管南丁格尔（Florence Nightingale）早在 19 世纪 50 年代就已经历史性地提出这一观点，但还是在战争中通过适当的设计，以及新专业主义的内部秩序才得以保证。

仅在联邦医院内接受治疗的男性就超过了 100 万人。他们的死亡率不到 10%，考虑到此前的军事经验和敌对行动爆发时的普遍条件，这已经是一个很了不起的记录。美国男性人口中的大部分第一次真正体验到了机构照护。不仅是城市贫民，农民、矿工、小镇职员和木匠等都可能在战斗中受伤，或者更有可能因痢疾或发烧而住院治疗。在整个战争期间，医院的护理质量稳步提高。庞大的后方医院的管理方式也给同时代的人留下了极为深刻的印象——医院里提供了洗衣、膳食和护理等服务，病房也保持着严格的秩序。最为重要的是，医生和行政人员成功地控制住了医源性发热和感染的风险，这种风险甚至一度被认为是只要有大量的伤病员聚集在一起就几乎不可避免的后果。这里似乎有一个教训，至少一些美国医生和慈善家会把这个教训铭记于心。

道理很简单。医院是一个可行且必要的机构，当然旨在为受抚养者和城市劳动贫民提供治疗。但医院也是一个既安全又不可或缺的机构，事实上，它甚至像中产阶级的家一样安全。内战的经验有助于围绕着构成好医院的具体要素，形成一种行动主义的共识，更有助于人们发挥积极性，致力于把这种新模式变为现实。如果在战争的压力下医院能够有效地发挥作用，那么在和平时期也一定能发挥更大的效用。许多最负盛名的医院改革的倡导者，都是战争的亲历者，也是被战争所改变的人。有些是医生，但也有其他职业的人参与到与战争相关的医疗和慈善工作当中：有神职人员、有律师、有女教师，甚至还有精力充沛的景观建筑师奥姆斯特德（Frederick Law Olmstead）。[3] 至少在短暂的时间里，医院的经历超越了仅限于穷苦且不善言辞的人或是少数医生的封闭状态，而成为一种相对普遍的公众经验。

战争结束了。庞大的行政和后勤机构蒸发的速度甚至超过了其组建的速度。步兵们回到了他们的家乡，在那里通常入院接受治疗，甚至是看到医院的机会都微乎其微。只有对被解放的奴隶、商船船员和一小部分职业军人而言，医疗照护才仍然是联邦的责任。内战对美国医院的发展产生了实质性的，但又难以估量的影响。

事实上早在 19 世纪 40 年代末和 50 年代，扩充和改善医院设施的运动就已经开始，并以同样的改革主义议程为标志，这有助于战争期间军队医院的升级。在医学思想和医学家们还没来得及改变机构的技术能力或是重塑非专业人士的期望之前，医院运动就已经获得了强大的推动力。对于这一代改革者而言，医院仍将是不幸者，是与自己截然不同的男人和女人的避难所。在 19 世纪中叶至 70 年代初的数年间，新医院的建立和激励这一类机构发展的行动主义精神是这一时期的显著标志。但这仍是一种以社会福利和个人责任的传统观点为基础的行动主义；医学占据了一个必要但仍明显次要的地位。增长并没有旋即改变美国医院的使命或是其内部秩序。

共同财富和共同健康

1787 年在费城诞生的新国家只有近 400 万公民；当 1861 年南北战争爆发时，其人口增加到 8 倍，接到了近 3,200 万。[4] 美国的国土也从大西洋沿岸向西延伸，扩展到了整个大陆。不仅是人口稳步增长，而且也许与我们的讨论更相关的是，美国的城市以惊人的速度和可见度实现了扩张——对此，外国移民和自然人口增长都在城市膨胀的过程中作用卓著。

到了 19 世纪中叶，城市不仅增长的速度惊人，而且还充斥着传说中的（seemingly）外来人口。1800 年时，只有 6% 的美国人居住在 2,500 人以上的城镇；到了 1860 年，这个比例增加了 2 倍多，几乎达到

20%，实际人数也超过了 600 万人[5]。1790 年至 1819 年间，只有较少的移民在美国定居。但 1860 年的人口普查显示，有 400 多万美国人是在外国出生的。[6]美国正变得越来越大，同时，它也越来越不同于仿佛在记忆中存在的那个简单、自力更生，以及健康的社会。在这一代人中，身体健康和道德健康之间的联系依旧是毋庸置疑的。那些造成婴儿死亡的条件，也同样造就了酗酒的恶习和腐败的政治，所有这些残酷的现实也同样困扰着曼彻斯特、伦敦和伯明翰等英国城市。

对于新近被统计事实的力量所吸引的一代人而言，似乎有越来越多的证据支持这一观点。[7]统计数据显示，美国人和法国人、英国人一样，在乡村生活的时间比在城市生活的时间要长，农村地区似乎能更有力地解决他们有限的异常和抚养问题。在一个假定道德和物质进步不可避免的社会里，绝大多数美国人都将增长和技术发展看作毋庸置疑的好事，于是这个国家越发明显恶化的城市健康状况就变得既令人震惊，又看似不可原谅。1832—1834 年以及 1849—1854 年间霍乱的流行放大了城市的危险性，同时也让人们不愉快地意识到，美国再也无法幸免于英国和欧洲工业生活的恶劣环境。[8]为城市的贫困人口提供医疗服务既是一种虔诚的本能，也是对所察觉到的必要性的现实反应。

贫穷和进步之间不仅仅只有英文首字母相同上的联系。用 1851 年一位圣公会教友的话来讲，每一艘汽船，每一辆火车头，以及每一次商业和城市人口的增加，都意味着疾病和损伤的不成比例的增加。"在我们的工场和工厂里打工的，"他指出，"或是为了谋生而从事各种艰苦工作的年轻人，都挤在廉价的小房间里，而且还挤得满满的；甚至通常还睡在双人床上……"即便是最微不足道的病痛，也会放大这种不适；当严重的病痛来袭，他们的贫困就成了决定康复，以及死亡或是永久残疾之间的那个因素。细心的护理、适当的营养饮食、安静和休息是医疗照护的必要组成部分——但对于穷人和工人阶级而言，这些设施通常不可多得。此外，许多雇用了仆人或者佣人的费城人，即便是"抱着最好的愿望"，也无法按照传统的要求，找到合适的时间或者空间在家中照顾这些受抚养人。[9]除了疾病的受害者，还有越来越多的不幸者在工作或旅行中因事故受伤，躺进了 19 世纪中叶医院的病床。

这位倡导者还指出，25 年前，宾夕法尼亚医院的骨折病房常常一连几个星期都是空的；1827 年，医院只收治了 140 个意外伤害的病例，其中 45 例是骨折。1837 年，收治的外伤人数就上升到 292 人，其中 119 人是骨折；到了 1847 年，收治的意外伤害人数攀升至 400 人。这种趋势只会愈演愈烈。在 1846 年，意外事故的病例平均只占用了 29 张病床；到了 1855—1856 年，这一数字就已经达到了 56[10]。

在此前的数十年间，美国只容得下少数几家医院。大多数公民有能力聘请私人医生，在自己乡村的家中接受治疗。不仅仅是因为城市工人阶级中日益增长的伤病人员缺乏合适的住宿条件，医院床位的短缺实际上也意味着只有有价值的、勤劳的公民才会被送进救济院。每一位有思想的慈善家都承认这种命运的不公。40 年前，纽黑文医院的一个委员会在 1871 年的报告中指出，他们的城市规模小得多，"性质也不同"；几乎没有人要求住院。但"让现有的状况延续将会是这座城市的耻辱"：救济院绝不能成为劳动者生病时唯一可去的避难所。[11]

美国为数不多的慈善性综合医院根本就无法承受疾病带来的负担。如在 19 世纪中叶，波士顿的一家慈善医院——麻省总医院，只为 110 名病人提供了床位，其中还有 23 名支付了全部或部分的"膳宿费"[12]。波士顿的劳动者们一旦生病或受伤，只要他们或其家庭无法提供足够的资源证明，就只能求助于救济院。新移民在预期医院病人中的显著比例，凸出了人们对慈善危机的认识。单身劳动者在医院人口中的比例非常高——19 世纪 40 年代和 19 世纪 50 年代的新移民在这一受抚养群体中的比例还要更高。在 1866 年贝尔维尤医院治疗的 7,111 个新病例中，只有 2,143 人在美国出生——3,705 人是爱尔兰人，602 人是德国人。泽西市慈善医院的报告也表明，在其 1869 年至 1875 年间收治的 4,225 名病人中，只有 1,185 人出生在美国，1,959 人出生在爱尔兰，400 人出生在德国，412 人出生在英格兰或苏格兰。费城宾夕法尼亚医院贵格会的管理人员在 1867 年再次指出，在过去的 10 年里收治的 19,478 名病房病人中，只有 7,312 人系本地出生；有超过 7,000 人来自爱尔兰。即便是在工业化程度较低的城市纽黑文，社区医院的病房病人中也有大约三分之二是在外国出生的。[13] 新近的移民总是占据了美国医院中过多的床位，但这个问题的严重性和可见度也惊人地增加了。与创伤随着时间的增长平行，越来越多的贫困的外国人申请得到医疗援助，这也从一个侧面清晰地反映出自 19 世纪初以来，美国的城市发生了多么大的变化。

尽管这种需求可能会增加公共和私人慈善事业的成本，但根本没有其他选择。总不能让同胞死在街道、门口或公寓间吧。正如某位掌管社会财富的人所说的那样，"如果我们接受某种论调，认为社会应摆脱其无用成员"：

> 而不是照顾他们，那么对有用成员的道德影响也将彻底改变现代生活的样貌——如果传说中的那个从野兽进化成人的过程不迅速发生逆转的话。[14]

纵使批判性的思想家一再警告，无差别的救济会给受救济者本身带来——贫困，也就是同时代人所说的去道德化的危险——大多数仁慈的人还是承认，医院治疗不会像现金、食物，甚至燃料的支付那样轻易被滥用。[15]

> 如果说贫穷是一种罪恶，或者认为疾病是一种不幸，那么当然，当贫穷和疾病共存，每一种灾难都会因为另一种的存在而加剧，灾难的总和也会成百上千倍地增加。政治经济学家尚未成功找到任何杜绝穷困的方法——医生也没能完全消灭疾病——因此对那些因两种灾难中的任何一个或是全部无力实现自我照护之人，社会必须伸出援手。

任何洞悉城市现实的人都知道，需要照护的不仅仅是社会底层。许多体面的、理应得到帮助的美国人同样被困在城市生活的艰难夹缝当中。潜在的医院病人不仅包括"下层阶级，也包括……文员在内的小职员；同样处于下层阶级的女性，和那些工资很低，住在廉价、不舒服、不健康的寄宿公寓里的受薪者"[16]。

无论平时工作多么努力，举止多么有道德，一个体面的家庭在面临疾病时都可能会难以维系。事实上，许多家庭即便在健康和正常就业的情况下，也需要一个以上家庭成员的收入来维持生计。医院的筹款人经常提及这些严峻的现实，但他们希望所帮助的是有价值的人，而非不值得的穷人。他们并没有打算为只能到救济院接受照护的人筹集资金。

社会得到的裨益，也将超越偶尔提供的医疗照护本身。在一个简单地假定疾病与健康、道德上的不当和谨慎的自我控制，以及心理和生理环境之间存在某种联系的时期，医院发挥了重要的作用，尽管这个作用只有一小部分是技术性的。医院照护的倡导者们都很清楚，药物和手术通常起不了什么作用。

同时，休息、温暖、营养饮食和充分护理则可能生死攸关。正如一群妇女慈善家在 1866 年所呼吁的那样，许多病人仍然"没有任何有效的治疗措施，这完全是因为他们无法得到休息、适当的食物以及成功地实现医疗救治不可或缺的舒适环境"[17]。治疗疾病不仅会带来短期收益，还可能会让人们在未来更好地抵御疾病。儿童的情况尤为如此。"众所周知，"正如一群儿童医院的倡导者所说的那样，"贫穷的诸恶叠加在一起，通常会导致令众人生厌的慢性病的状况，甚至还可能是尚无法医治的症状和疾病。"为了治疗儿童的一种疾病而采取的措施可能有助于"……加强和巩固其整个身体状况，使儿童终生享有坚实有力的体格"[18]。

与这种整体性取向相关的，还有两种情绪。在 19 世纪中叶医院建立的问题上，最重要的也许就是一种虔诚的行动主义意识。19 世纪的第二个四分之一阶段是一个宗教觉醒的时期，至少对于一些慈善家而言，医院是一个他们可以行动起来的地方。在这里，他们可以践行使他们充满热情的慈悲；在这里，他们的仁爱对象也将在精神上和医疗上受益。"在这个优雅的病人之家，他们遇到了意想不到的慈悲和同情，有多少痛苦和饱受折磨的心灵获得了鼓励和坚强，从一个安息日到又一个安息日，厅堂里传来甜美的祈祷声，又有多少病房中的苦痛被基督教的赞美之歌所抚平！这简直就是基督一般的工作啊！"[19] 相比之下，一个愤世嫉俗的现世导向的观察家则可能会强调，这篇特别虔诚的训词只是为了赞美一家为匹兹堡工业工人提供治疗的医院而写，实际上医院很大程度上是由那些在匹兹堡市新兴的工业中赢得财富的家庭资助的。[20]

这种偶合也反映出医院照护拓展运动的第二个主题，即雇主利益的诉求。回过头来看，人们很可能会把 19 世纪的医院归结为一种经济理性。它既让劳动者重新投入其劳动中去，同时也缓解了传统良知挥之不去的痛苦。倡导者有时也愿意从这些工具性的角度来看待医院。正如有人在 1874 年所指出的那样，社会不能承受"失去任何公民的生命或健康之重，你会发现每一个拥有健全体魄的人，都是对社会力量的积极补充"[21]。完全不亚于人性，利益的观点也要求公众对医院的支持。比如提倡免费眼科治疗的人，就经常发出类似的呼声。他们可能会向潜在的出资人（和立法者）提出及时干预的若干好处，或者警告说这些工人的视力若得不到及时挽救，其家人将成为公共费用的负担。关键是这种投入不会在穷人中助长"懒惰和不诚实"——即挥之不去的贫困幽灵。经济学与人道结盟，敦促对医院一类机构的支持[22]。此外，工厂主作为一个阶级，也经常被描画为医院治疗的潜在收益者。工业的发展需要新形式的仁爱。医院给工人的福利不仅会帮到他们自己，也会对他们的雇主有利，并最终让整个社会受益。"秩序和效率将因此得到保障；工厂工人将迅速回归其家庭，当然也回归了工厂"[23]。然而与传统管理的观念相比，这种世俗的呼吁实际上更为罕见。而且，当这些实用主义的观点被提出时，只是用来作为补充，而不是用来驳斥那些充溢着医院出版物的更为虔诚和家长作风的论调。医院仍被看作由阶级所决定的机构，对其 19 世纪中叶的非专业支持者而言，其动机依然以基督徒责任和阶级义务等传统观念为前提。当然，这也是他们看待自身的方式。

事实上，医院只是围绕着共同利益的愿景而组织起来的，扩展的管理概念中一个被接受和被理解的部分——在这个概念中，利益和基督

教之间并不存在潜在的冲突。毫无疑问，掌管社会世俗财富的人，必然
也是管理社会中不幸成员利益的合适人选。从这个意义上讲，19 世纪
前四分之三叶的美国并不存在真正意义上的私立医院[24]。慈善医院的理
事们认为自己是在为其社区服务，而不是在经营一家私人企业。他们行
使的也并不是狭隘的法律权力，而是一种更为普遍的管理权——这种管
理权的合法性来自与其阶级相称的责任，同时也是公共利益的要求。因
此，许多州的立法机构自然而然地以某种方式，或通过抽签、或通过现
金补助、或通过拍卖费，甚至是国家特许保险公司的收益，为名义上的
私立医院提供支持。而这种做法一旦开始，各州之间的效仿就会成为进
一步立法补贴的有力论据。

　　正如麻省总医院的一位倡导者在 1819 年所主张的，这完全应该是
州支持的对象。州支出的任何成本，都会在几年内通过福利方面的节约
得以补偿。然而这种精算效益只是一个次要问题，事实上社区和个人一
样，更倾向于认为这是上帝的意志。两者都要求不能逃避照护那些不能
自理之人的道德义务。（接下来这一论述就自然而然地，尽管或许是更
世俗地，继续称：宾夕法尼亚州和纽约州已经通过不同的方式选择对
慈善医院的支持，马萨诸塞州也绝不能落后。）[25] 这种论调的结果是发展
出一种公私随意混合支持的传统——尽管医院还是在私人的控制之下。
早在 18 世纪 50 年代，宾夕法尼亚州的省级立法机构就提供了"配套资
金"，支持在费城建立了北美第一家综合性医院。后来，纽约州也对纽
约医院的运营费用提供了定期资助（尽管重要的是两个州都没有支持其
主要城市的市政福利设施）[26]。路易斯安那州的慈善医院也经常从州政府
获得资金，尽管资助的形式多样，甚至还包括对赌场（1823 年）和剧
院（1838 年）的征税。波士顿、纽约和芝加哥的眼科医院在 19 世纪中
叶同样得到了州政府的资助。马萨诸塞州的慈善眼耳医院在 1837 年至
1919 年间实际上每年都有州政府的拨款。[27]

　　到目前为止，我对动机的讨论都是综合性的，我试图在不同机构
的例子当中做出总结，以说明 19 世纪中叶形塑医院运动的社会环境和
价值观。下面我会谈一个具体的例子，康涅狄格州的哈特福德医院的案

例。美国最早的医院都建在港口城市，而哈特福德则是第二批中等规模但稳步增长的社区，如奥尔巴尼、特洛伊、纽黑文和路易斯维尔发展趋势的一个缩影。19 世纪中叶，哈特福德的一群医生与一些"仁慈的绅士"曾一同组织了一个"为病人提供住所的协会"，但直到当地一家工厂的锅炉爆炸，造成了大量工人伤亡以前几乎没有得到任何支持——不过至此，人们也终于意识到这座城市已经成长为工业城市，但城市中处理工厂和建筑工人不可避免的伤病的方法却乏善可陈。[28]

市长主持了一场大型的公开会议，并邀请城市里许多医生和神职人员参加，才让医院提上日程。1854—1855 年冬天，100 多名当地市民成为计划中的医院协会的会员，每人每年认捐 10 美元，同时"一些开明绅士也慷慨捐赠，有的捐出 1,000 美元，有的捐出 500 美元"[29]。城市的经济精英显然选择了支持这个新兴的慈善机构。康涅狄格州议会批准了其执照（1854 年 5 月），立法机构也同意医院能从私人渠道筹集 2 万美元，第二年也将拨款 1 万美元等诸如此类的提议。在很短的时间内，哈特福德医院就获得了超过 3 万美元的捐赠，并在一个临时租赁的建筑中营业。不久，第一批病人入院，膳宿费定为每周 3 美元。到了 1859 年，哈特福德的市民们终于欣喜地见证了医院大楼的永久性落成。为此，除了州政府提供的 1 万美元，他们还捐出了 39,556 美元。一年后，立法机构投票决定拨款 2,000 美元作为医院该年的运营费用，1861 年拨款成为一项年度拨款。[30]

从一开始，医院的经验似乎就证实了这样一个观点，即社区里的贫困劳动者的确存在着巨大的医疗需求。乡下的工人以及外国出生的移民开始向不断发展的城市聚集。"这些人挤在大型的板房里，或者是私人的房间中"。在这样的环境中根本就不能指望得到充分的照顾，而且只可能会每况愈下。"哈特福德附近的大多数城镇对制造业的兴趣都在增加，"医院发言人指出，"成千上万的人受雇于这些工厂，他们的日常生计完全依赖于他们每天的劳动。"在他们生病或受伤时，谁又能来照护他们？其他社区的经验表明，"管理良好的医院，适当的通风，是为这个阶层提供服务的唯一真正的模式"[31]。

这些人也是人，不能让他们在基督教的国度里受苦受难……
这是社区的负担，是无法逃避的责任。聪明的病人，被不幸的残
酷之手从体面的地位上强拉下来，他们本身并没有任何过错，在
基督教的团体中不能袖手旁观，任其枉死[32]。

"聪明的"——也就是生活方式上中产阶级的——病人希望有一个
地方能既让他们得到照护，又免遭救济院的羞辱性联系和永久性污名。
哈特福德的理事在 1866 年报告说，他们的医院对于特定的人群是免费
的，他们是：

……有节制和勤劳的习惯，但由于疾病或事故需要看护或照
料，却无力支付的人……我们不希望这所医院成为堕落者的收容
所，也不希望它成为绝望的穷人之家。这是诚实的机械师和工人
们的家，他们只是暂时罹患疾病或遭遇事故，而无法支撑起自己
或家庭……它还是体面的家庭主妇的家，无论她们栖居的家庭可
以把一切安排得多么好，她们都无法在阁楼里过得舒适，也无法
得到必要的照料[33]。

哈特福德医院从一开始就向捐赠者保证，他们的施舍不会被滥
用。医院可以防止欺诈行为，而个人慈善家却无法做到。只有诚实的病
人才会被收治，能使他们恢复健康的照护也根本不会让他们消沉。

考虑到城市生活的严酷现实，倡导者声称，哈特福特市将通过支
持其新医院而最终实现节约。为一个家庭成员提供照护，从长远来看，
可能会保护所有家庭成员的健康。这种情形并不难想象。"家庭的某位
成员生病了。照看、护理和开销的增加都会让他们陷入贫困，到头来他
们不得不沦落为到救济院去解决一切。相反，如果医院能为病人提供一
张免费的床位，"倡导者接着说道，"这个家庭只会被激发出更多的努
力，不需要城镇伸出援手就能维系其生活。"[34]

到了 1870 年，哈特福德医院的发展已经越来越像老牌港口城市

的其他医院，其主要救治对象变成了外国出生的工人阶级。就在 1870
年，医院收治了 284 个新病例，其中包括 131 个"美国人"和 153 个
"外国人"。私人捐款连同州和城市补助金，勉强维持着医院拮据的预
算。（当医院辩称其每个病人每周真正的成本是 5.58 美元时，哈特福
德只是将其支持费率定在了每个病人每周 2 美元——资金上的缺口预示
着，事实上也一直成为该城市医院的一个长期问题。）同大多数其他医
院一样，哈特福德医院收治的男性患者比例异常的高，284 名患者中有
201 人为男性；男女比例几乎是 3 比 1。在这些男性病人中，有 82 人被
归类为工人，67 人被归类为机械师，13 人被归类为海员[35]。这并不是哈
特福德社区整体人员构成比例的情况。但随着城市的规模、数量和工业
基础设施的扩大，医院也在扩大。这是社区对社会需求的自然反应——
其中，医护人员经常扮演着一个重要但却很少是主导的角色。

医院的发展模式

1848 年，费城依旧是美国的医疗之都，除了该市的救济院医疗病
房之外，还有一家全美唯一的公立综合性医院。纽约也有一家私立综合
医院，而这两家机构，即宾夕法尼亚医院和纽约医院，在 1848 年时俨
然已经是老字号。然而也正是从这一时期开始，纽约和费城的医院才走
向了一种极速化的发展。

纽约的天主教徒于 1849 年成立了圣文森特医院，一年后圣路加
主教医院也开始营业。后来，该市的犹太人也纷纷效仿，于 1852 年建
立了西奈山医院，天主教徒则于 1865 年开设了第二家医院——圣弗朗
西斯医院。1868 年，设施完善的长老会医院收治了第一批病人。这些
医院都明确地带有宗教背景。其他动机导致了 1871 年的罗斯福医院、
1869 年的德国（现在的Lenox Hill）医院、1857 年的妇女医院、1863
年的纽约女子医学院和妇女医院，以及各种专科医院的成立，包括：曼
哈顿眼耳医院（1869 年）、大都会喉科医院（1874 年）、纽约眼科医院
（1865 年）和纽约骨科医院（1867 年）等。[36]这甚至还不包括几家弃婴

院、一个为贫困妇女提供产科护理的临产医院协会，以及几家慢性病人和肺结核患者的收容所。而且，仅从最重要的数字意义上看，也并不能反映出该市为病弱穷人设立的设施正稳步扩张。

在南北战争结束时，纽约的公共慈善和教养专员不仅负责着庞大的、拥有上千张床位的贝尔维尤医院，其职权范围还包括慢性病医院（Charity）、天花医院、发热医院、婴儿或弃婴医院，以及为不治之症和癫痫病人、瘫痪者和疯子设立的各类其他单位，所有的这些单位都位于布莱克威尔岛，儿童医院和智障精神病院则位于兰德尔岛。1866年仅贝尔维尤就收治了 7,725 名病房病人，慈善院则收治了 7,574 名病人。[37] 但这些数字与同年纽约的独立药房、医院门诊部和城市自己的"出诊"医生为城市劳动人民提供的门诊量相比，还是微不足道的。其他大城市的医院和药房也经历了类似的增长，不过也许无一能像纽约一样，仰仗其激增的经济，支撑起如此的繁盛。机构治疗，包括住院和门诊，已经成为城市工人阶级医疗保健的核心，正如它们同样已经成为城市医学精英的职业理想和教学计划中不可或缺的组成部分。

新兴的城市纷纷效仿东海岸的做法。芝加哥，在 19 世纪 30 年代还只是一个村庄，到 19 世纪 70 年代初，也拥有了各式各样的医院，有公民责任心的市民对此表示十分满意。当地最大的医院是芝加哥的库克县医院，成立于 1865 年；几乎同样规模的是成立于 1850 年的慈济医院。和慈济医院一样，圣约瑟夫医院、圣卢克医院和亚力克西亚兄弟医院都是由宗教人士建立的。此外，这座蓬勃发展的新都市还拥有伊利诺伊州慈善眼医院（1866 年）、芝加哥妇女儿童医院（1865 年）和伊利诺伊州妇女医院（1871 年）[38]。

尽管纽约和芝加哥在爆炸式增长造成的需求规模方面可能被视为特殊，但在较小城市，医院设施扩张的动机其实也是相似的。动机之一，正如我所指出的，是一种虔诚行动主义的世俗表现——甚至对于哈特福德这样纯粹的世俗医院而言，这种动机都显而易见，在圣公会的热心人于 19 世纪中叶建立的一批医院，比如纽约的圣路加医院、费城的圣公会医院，或是巴尔的摩的教会之家和医院，以及芝加哥的圣路加医

院的过程中，动机的核心作用更为明显。一位费城圣公会的慈善家在
1851 年指出，"所有相信疾病是神圣智慧（Divine Wisdom）为使心灵
准备好接受神圣真理而安排的手段之一的人，都会毫不犹豫地承认，谨
慎而亲切地将宗教指导和照护引入每一间病室的重要性。"此外，一想
到圣公会成员可能会沦落到进入救济院，由公共税收而不是由基督教同
胞的同情心支持，就会感到耻辱。[39]

　　天主教医院的发展必须从另一个角度来看待——发展不仅缘于教
会及其教派的特定历史和承诺，而且也是美国城市中天主教移民人口的
孤立性和防御性的特征决定的结果。类似的动机也可以用来解释那个时
代犹太人医院的运动。在这两种情况下，倡导者都强调，现有的医院，
无论其形式如何，实际上都与新教有关，而且通常是劝服改教的机构。
一个未婚的犹太小贩，就像爱尔兰的港口工人一样，可能会在美国的一
个新城市里罹患疾病，孤立无助。在任何情况下，和他们信奉同样宗教
的人都认为，他们在道德上不应该听任救济院的管理者——或是由新教
徒所主导的慈善医院的理事和医生的摆布。到了 1885 年，天主教团体
在全美一共开设了 154 家医院，比 19 世纪 60 年代末美国的医院总数还
要多[40]。

　　天主教医院不仅能滋生族群认同感，尤其还能让人感受到作为付
费病人的尊严。尽管收费标准与工人阶级寄宿所普遍相差不大，绝大
多数早期的天主教医院的确还是收费的。通过付费，机修工或是家庭
佣人就可以避免接受异教机构施舍的耻辱。比如在 1858 年，纽约医院
的一位医生就抱怨说，他们无法与圣文森特医院争夺工人阶级勤劳成
员的光顾。

> 　　在其他条件相同的情况下，我们的大多数家庭佣人更喜欢那
> 家医院，那里有细心周到的护士，而且这些护士的社会地位比他
> 们自己还要高。那家医院的病人都要付钱；我猜，收费是每人每
> 周 3 美元[41]。

主治医生提到的"我们的"家庭佣人，非常清晰地表明了照护的提供者及其自然接受者的阶级身份。费城的圣公会医院在 19 世纪 50 年代初也面临着类似的问题：它很难指望与圣约瑟夫医院（成立仅早了几年）的适度收费模式，或是为其服务的护理修女所提供的精神慰藉一较高下。

德国医院和犹太医院都形成了某种以语言为中心的身份认同，而且在各自的情况下，都获得了现有的慈善协会以及慈善活动的支持。比如费城的德国医院（1860—1861 年）是在一些社团和公司的帮助下，通过购买其 100 美元的终身会员资格成立的。医院的赞助商包括橱柜制造商福利协会、宾夕法尼亚州德国协会、坎施塔特啤酒节协会（Canstatter Volksfest–Verein）和J.&P.Baltz酿造公司。[42] 在所有的这些案例中，都是种族或是宗教社区的荣誉在某种意义上激励着他们为自己提供服务。因此，费城的犹太医院可以在 1867 年以它是一个纯粹的犹太机构为由而呼吁拨款。"它是其策划人和支持者的功劳和骄傲；因此，妥善维系其运营也关乎犹太人的荣誉"[43]。相互模仿也可以作为建立此类机构的一个证据。如在 1864 年，当费城的圣约之子会第三区大分会为建立一所犹太医院（用德语和英语）发出呼吁时，他们敦促说，如果纽约和辛辛那提以及许多的欧洲城市都能建立类似的机构：

> 那将是像费城这样拥有着庞大犹太人口的城市的最大耻辱，孤立无援的教友在生病或是面临死亡时，不得不去寻求非犹太人医院的庇护，吃禁忌的食物，死后被解剖，有时甚至还需要与陌生人埋葬在一起。[44]

所以说，是对美味且熟悉的食物，对温暖、清洁和尊严，而非对特定的医疗诊断或治疗技术的需要，让这些民族和宗教医院得以建立。家庭依然是治疗病人的理想场所——而一旦家庭力所不逮，医院就成为必要的手段。像一个好的家庭一样，医院必须为它所照护的人提供灵魂、尊严以及身体上的服务。

　　这种家的假设也保证了新兴的族群医院，终将扩大其治疗对象的范畴；比如许多此类医院会特别收治慢性病人，而且通常还是高龄病人，老牌私立医院一般会将这一群体拒之门外。比如当1869年罗马天主教卡尼医院在波士顿营业时，就表示了对高龄病人的欢迎。修女们在医院的五层楼中，为那些"可能并没有疾病困扰却需要家庭关怀的老人"保留了一层。[45]在这一时期，圣公会仁爱会建立的医院废除了传统上排斥慢性病人的僵化规定。在纽约，圣路加医院会收治慢性病人，此外，圣公会的教友们也在城外建立了一所"仁爱之家"。据芝加哥的圣路加医院在1866年的报告，除了"令人生畏的救济院"，没有其他任何地方可以照顾老弱群体；圣路加医院在其病房中为这些老人找到了一席之地，"他们之所以待在那里，只是因为没有其他地方，能让他们享受到体面和舒适的生活——这实际上是任何熟稔他们的人都不会否认他们有权享受到的"[46]。一些宗教医院还收治肺结核病人，而慈善医院却通常因其棘手、令人不快且通常无法治愈而避之不及。癌症患者一般也不符合慈善医院治疗的资格。但这种收治标准实际上与19世纪中叶许多慈善家的假设和动机相悖。"除了促进恢复健康和力量之外，"一位圣公会医院的理事解释道：

　　　　也许没有什么能比给病入膏肓的男人或女人提供一张舒适的病床让其早登极乐更伟大的慈善了；对于没那么严重的病例，虽然不能指望其康复，但仍可以通过医疗技术和善意照护等，延长其生命，减轻其痛苦。[47]

　　在19世纪中叶这种观念完全可以理解，但随着19世纪的结束，医学对急性疾病的干预能力急剧增强，其认同度才不断降低。
　　在这一时期，不同的，也许不那么虔诚的动机导致了其他类型的医院组织的诞生。经济增长的一个直接后果是创办了第一批工业医院，用以照护那些药房或医院资源匮乏（通常也没有家庭支持）地区的工人。早期的一个例证是洛厄尔纺织公司在1839年创建的医院，当时他们同意赞助一家医院，"旨在为其雇用的工人在生病或是需要医学或手术治疗时提供方便和安慰"[48]。内战后，铁路和煤炭业相关的城镇也开始着手为从事这些事故率极高行业的工人提供医院设施。如在 1869 年，中央太平洋铁路公司专门为其员工建造了一座医院，资金来自员工每月 50 美分的捐款。（退休的铁路工人也有资格接受治疗，该计划的一方面考虑大概是为了在一个臭名昭著的不稳定行业中鼓励工人的忠诚度。）[49] 在宾夕法尼亚州，一个恭顺的立法机构也鼓励当地煤矿社区申请补助金，以帮助其建立医院。[50] 但绝大多数非城市的工业、矿业和农业的工人实际上仍无法到医院接受治疗。尽管有零星的（主要是医生发起的）在小城镇建立医院的尝试，但在 19 世纪 80 年代末之前，很少有这样的社区医院真正出现。

专科医院的发展源于雄心勃勃的临床医生的努力，与对城市贫民日益增长需求的非专业预期共同作用的结果——女性医院则还包含着女权主义的雏形。女性慈善家对儿童的健康也同样感兴趣，她们在儿童医院和妇女医院的建设工作中功勋卓著。美国第一家儿童医院以及一系列重要的眼科和骨科医院都是这一时期建立的。这些领域的专家由于在挤进由内科和普通外科医生所主导的老牌医院的主治医师队伍方面屡屡碰壁，所以这一次他们迫不及待地掌控自己的临床设施。美国的老牌医院通常对这些年轻专家的雄心抱负有所抵触。少数有社会意识的医生也敏锐地认识到，有必要改善为弃婴和孤儿（那个年代的人对他们的称呼）所提供的设施——以取代死亡率通常高达 100% 的传统救济院。[51]

正如我们将看到的，医学家和医学抱负在创建新的和重新定义旧的美国医院方面发挥着越发重要的作用。但至少在南北战争后的一段时间内，他们的治疗资源都是十分有限的。至少现在回想起来似乎很明显，几乎没有什么是 1875 年的医生能做但 1830 年或 1845 年的医生做不了的。麻醉大概是唯一突出的崭新事物。但即便是这样戏剧性的创新，最初的影响也十分有限。直到 19 世纪晚些时候消毒手术被引入之前，外科医生的领域仍然极大程度地受限。1875 年进行的手术的确比

30年前还没有引入麻醉时要来得更多，但并不是每一台手术都总是有一个好结果。（而且正如我们业已指出的，手术数量的增加是创伤增加的结果，而不是简单地对麻醉技术可用性的回应。）的确，外科医生的风格已经发生改变——比如对速度的强调——但医院里能够进行手术的场所还是相对较少。大多数外科病人仍然是因撕裂、溃疡和简单的骨折才入院治疗。

到了19世纪70年代，诊断才开始发生变化，特别是在医院里，用听诊器听诊和叩诊几乎成为胸、肺和腹部疾病常规的诊断手段。体温计逐渐地，也是史无前例地，不再是一个珍稀物件；19世纪60年代中期，第一张体温表开始出现在医院的病例簿中。而当症状指向肾脏疾病时，医生会例行检测尿液中是否含有白蛋白。不过，一个有经验的医生仍然可以从病人的表观中推断出很多东西。而且，正如保守派所强调的那样，新的诊断工具对这种熟练的——虽然只是印象主义的——判断没有任何帮助。

医学的治疗资源不仅少，而且几乎只限于在院内外都能够适用的措施。药物仍然是医事服务的基础，但与19世纪前四分之一阶段相比，药物的使用更加谨慎，剂量也更小。放血的量和频率也变得更少。最重要的是，正如大多数19世纪中叶的临床医生所承认的那样，适当休息、营养饮食、温暖、清洁和良好护理的作用仍无可替代。

这一代人越发保守的治疗方法只与医院收治的穷人存在着关联。因为富裕的病人可以轻易得到牛肉汤和雪利酒、休息和充分的通风，以及滋补药，但穷人就必须要住进医院里才行。从这个意义上讲，要把需求和诊断作为入院的标准，着实困难。有限的技术能力以及普遍的社会价值观和关系，决定了医院的病人群体。

墙内：持久的机构

医院是城市贫民不得不接受的现实，即便是最好的情形也只能是听天由命。在19世纪70年代中期，除了少数最没有进取心和自尊心的人，没有谁会愿意被送进医院。医院是一个令人恐惧的对象，也是受抚养者和形单影只之人的"庇护所"；甚至将其称作"可怜肮脏的小屋"也不为过。比如对于一位面临分娩的费城年轻妇女而言，情况似乎就是这样。她的朋友们一听说她可能会被送进医院，"……就竭力劝阻她，说他们听说'医院'里有虐待的情况，因此待在家里显然会好得多"[52]。

当代医生职业的批评家们很容易就能诉诸这种情绪。"穷人，"这样的一位充满敌意的评论家指出，"特别值得同情，因为他们就是供实验者作弄的对象。相对于那些通过行医获得经验的人，年轻的医生们……更愿意在病人身上进行实验；医院则是他们发挥聪明才智去杀人或是去治愈，而不用遭受任何惩罚的地方"[53]。死后尸体被亵渎和生前遭到残酷对待的故事，不断地对医院的公众形象添油加醋。出于任何目的而接受施舍所带来的耻感，进一步加剧了这种恐惧。然而，19 世纪中叶的医院并非只是穷人去送死的地方。在最糟糕的时候，最糟糕的医院的死亡率也很少超过 10%，而且这些医院都是市立机构，肩负着照护大量慢性病和不治之症的病人的重担。

即便是那些对成为医院病人没有什么现实希望的人，也会感到不安。也许这是一个不可或缺的机构，但最好也只是远观。即便是医院扩张的倡导者也承认，医院可能真的有些令人反感。"人们普遍对其附近的医院有所偏见，"波士顿市立医院的一位支持者在 1860 年指出，"这在很大程度上是由于在这些机构的周围经常看到的不美观和令人反感的东西。"这些令人反感的，也许是危险的景象，有时就是患者本身。因此这位医院的规划者建议，提议中的机构应围绕一个中心庭院建立起来，"……这样就能有效地切断邻居和路人的视线"[54]。

医院的选址可能是一个政治雷区，除非它们建在偏远和无人居住的地区，或是建在穷人中间，因为穷人几乎没有表达其反对意见的能力。隔离医院尤其不受欢迎——有时会被愤怒的邻居摧毁——但普通人对传染病的恐惧实际上影响了人们对所有医院的态度。

不足为奇的是，医院在 19 世纪中叶的扩张，正如其在 18 世纪末和 19 世纪初发端时那样，在理论上仍然是恭顺的（deferential），但在实践中却是一个由阶级决定的机构。纪律准则仍然十分严苛。病人生活的方方面面都受到医院家长式的监督。比如圣路加医院的"病人规则"规定，病人应在其健康状况允许的范围内协助病房工作。亵渎或是不雅的语言，"异端或是不道德"的情绪，以及在宗教仪式上的不敬行为，都可以成为病人被立即勒令出院的理由。未经许可，病房内不得有任何读物或包裹，除非有处方，否则也不得携带烈酒、葡萄酒或烟草。[55] 大多数医院也通过严格的通行证制度，来控制其病人和员工的行动。[56]

院长和护士长在其性别隔离的范围内，仍然是医院这个大家庭的父母。在家庭中，权威和服从的角色都要被小心翼翼地扮演；院内工作人员要"仁慈和宽容"，病人要"感激为他们所做的一切"[57]。如果说有什么变化，19 世纪中间三分之一阶段福音派范围广泛又坚持不懈的活跃行为，只会增加医院病人承受的社会压力。比如妇女委员会在这一时期成为医院生活的一个常规组成部分，委员会对个人探访管理的承诺，给病房带来了一种新的侵入感，冲击着住院医生、护士和病人的世界。

担任住院医生职位的雄心勃勃的年轻人与他们来自工人阶级的病人之间，依然存在着巨大的社会和经验上的差距。只是不同社会阶层出身的美国人很少有过如此亲密的互动——除非是在主仆或是嫖客与妓女这种典型的特殊关系当中。同时代的人很清楚医生和医院病人之间存在的社会距离，以及这种接触可能带来的问题。也许最重要的是，医院的粗暴无礼可能会滋生一种危险的麻木不仁；病房中养成的习惯会给私人执业带来灾难，尤其是那些针对女性的私人执业。[58]

出院和入院的标准，则反映了社会变量在形塑 19 世纪中叶医院受众方面的决定性地位。比如从简单的衣物问题上就可见一斑。费城犹太医院协会的管理者在医院开始营业不久后，就对衣物的问题展开了呼吁。他认为，来自"贫困阶层的病人"入院时脱下的衣服通常已经不再适用。一个被主治医生宣布为痊愈的病人，也可能因缺少衣物而不得不继续留在病房里。几年前，费城女子医院的女管理人员也发现了同样的问题，并开始着手为病人制作和收集衣物。[59] 在市立医院里，病人和单纯的受抚养人之间显然不会被严格区分。病人可能会被贴上一系列标签，从生病到年老到失业——而且每一个标签都是在不同的时间点上描述着同一个人。[60]另一个例证是，任何愿意在公立医院分娩的女性，要么是极度贫穷，要么是妓女。两种情况都不能通过单纯的医学术语来理解，也同样没有一个温暖的壁炉或是家一般的安全环境在等待着新晋母亲和她的孩子。如在 1861 年，费城监护人委员会和医院委员会就决定，除非能提供继续住下去的充分理由，否则自孩子出生后在医院产科病房住 3 个月或更长时间的妇女应予以出院。[61]当然在所有的这些案例中，问题的关键在于病人的经济状况。她们的住院，只是更为根本性的社会疾病的其中一个症状。

温文尔雅的女士们坐在会客室里，为贫困的病人缝制衣服，这种形象深入人心。因为除了大型的市立医院——如贝尔维尤医院和费城总医院以外，19 世纪中叶的大多数医院的规模仍相对较小，而且在道德监督方面也是高度自觉地个人化。除了纽约的罗斯福医院和长老会医院，或是巴尔的摩的约翰·霍普金斯医院等少数例外，大多数慈善医院都是在租用的小楼房中艰难起步，甚至与许多其他私人住宅没有区别。似乎也没有理由证明一栋能容纳健康家庭的建筑，不能容纳生病的男人和女人。如当圣公会试图在 19 世纪中叶的费城开设一家医院时，他们的计划十分粗劣。

> 病人若能四处走动，就应该在病房外洗漱，在食堂吃饭。每位护士都应该对自己病房中家具等物品负责。薄纱、蓝格子、毛毯和床单等，就依靠……商人的捐赠吧，其开支可以大大降低。如果毛皮等能从批发商那里采购，并在医院自己或是请装饰工人来做……床上用品的成本也会减少。要为 12 名病人提供一个病房，这对于医院开始营业已经足够，将花费约 310 美元。1 名护士足以供 12 名外科病人和 15 名内科病人使用，并可承担其他家务工作。[62]

开办一家 19 世纪中叶的医院，与开办一家经营良好的寄宿所并无本质区别。推动医院发展的动机既不依赖于对复杂技术的承诺，也不依赖于令人生畏的原始资本的积累。

医生和非专业管理人员并不总是满足于这种非正式的安排。他们中的一部分已经在寻求将医院重塑为一种更加科层化的形式，以超越传统的工人阶级生活方式和恭顺的家长制，医生和非专业人士之间的协商和互动共同决定了病房生活。一个经常被提倡的简单措施，是用着装来区分地位和责任。"医院的仆人"，一位年轻的医务人员在1859年争辩道：

> 应强制其穿上干净的衣服，而不允许他们在建筑物内游荡，看起来像城市的污垢……我想，如果护士和仆人们能有一些特殊的徽章或标记，其职位就可以一目了然，这将对维系慈善机构的纪律颇有裨益[63]。

数字提供了另一个增强对机构控制的工具。在19世纪70年代中期，医院开始例行计算病人每天的成本。因此，成立伊始的罗斯福医院在1877年就可以第一次向其支持者提供医院每个病人每天的成本数字：97.5美分。更有效率的是，医院还可以进行分项成本核算，如22.1%的总费用用于食品支出。[64] 此外，计算还包括平均病人数和总病人日（patient days）等指标；这些数字成为所有医院行政程序中的惯例，因为董事会总是试图控制其稳步上升的成本。

医学还提供了另一种工具来秩序化机构中的"收容者"。这就是诊断本身。医学思想开始向更具体的疾病实体的观点转变，医院的记录也开始反映出这种转变；收容者逐渐变成一个一个的病例。如在1848年的宾夕法尼亚医院的规则中，要求住院医生将每个病人的姓名和入院日期填在一张纸上，插在床头的铁皮框里。11年后，医院的规定被进一步修改，要求在入院卡上再加上诊断信息。[65] 这些做法也只是为了保存详细的临床记录所做的更为普遍努力的一部分。

然而，这些旨在强化更多客观秩序的努力并不能贸然重塑一个传统机构。这些努力并不能消除旧有的社会责任的观念，也不能改变依然影响着医院里扮演的各类社会角色的疾病和受抚养人的本质。19 世纪中叶的美国，就像在微观世界中必然为其重构的医院一样，是一个在意识形态结构的变化上也许比社会结构还要来得更小的社会。疾病仍然不是随机事件；贫穷也仍然是耻辱的，而且通常不可避免；医院仍是不幸者和道德不健全者的避难所。尽管医学可以在医院内和社会上提出自主性的见地，但它依旧是传统世界的一部分。疾病也永远不能脱离其社会和道德意义而存在（医学几乎不能干预疾病的进程）。显然，这可以从生活方式会导致疾病，如越轨者会罹患性病的精准预言中略见一斑。正如一位 19 世纪中叶的医务人士所解释的那样，"这些器官中的特定疾病是由滥交导致的"。

> 这几乎就是人们信仰的证明：相信上帝会直接干预，惩戒违反其第七条诫命①之人……一个公认的事实是，几乎所有的慢性疾病都源于系统的崩坏，是对无限智慧的法则的违背加之机体整体的后果。66

道德原因和病理后果依然能够相互吻合。让我举一个来自医院的更为直接的平行案例。扩阴器最近被引入临床实践——伴随而来的却是认为其不适用于私人病人的治疗的指控。扩阴器是在巴黎医院梅毒病房的专家实践中诞生的，批评者认为，它应该继续局限于这些道德瘟疫之地。这种新的诊断工具的捍卫者自然会承认，尽管它可能确实是在巴黎医院的性病病房中发展起来的，但：

> 上帝不也经常从邪恶中带来善行吗？那些可能对善良和有道德之人有益的研究和实验，难道不是做在那些同性的堕落和放荡之人身上才更具正当性吗？67

---

① 指上帝向摩西颁布的十诫中的第七条"不可奸淫"（见《旧约·出埃及记》20: 2–17）。

这仍是一个道德确定性的世界。在这个世界中，身体和灵魂的疾病之间的联系既顺理成章，亦不可分割。

但这种观点既能引发变化，也能防范变化带来的影响。就在这个发展时期，现行的医院受到了改革者的抨击，这些改革者受到人道主义的行动主义的鼓舞，也为理想医院应有的具体设想所启发。19 世纪 50、60 和 70 年代的医院运动，在很大程度上是对人口和经济现实的反应，但这种反应也为未来的科学理性主义、虔诚的承诺和传统管理的动机集合所形塑。这些动机和假设促进了医院设施的有力扩张，甚至远远早于技术能力的到来前夕——尽管回过头来看，这些技术能力就代表了医院本身。

第五章

通风、传染和细菌

医院已经成为医事服务的核心，以至于重建一个它只能发挥边缘作用的世界绝非可能。这种有限的作用甚至还要受人质疑，就更难以想象。但在 19 世纪五六十年代，情况就是我们刚才提到的那样。英国、法国和美国的批评家们援引了令人震惊的统计研究结果，用以试图表明所谓的"医院主义"引发的医源性发热和感染率越来越高，以至于即便是在最著名的城市医院中的照护也会比在乡下人的简陋小屋或是纪律严明的军营帐篷要来得危险。用苏格兰外科医生辛普森（James Y.Simpson）的话来讲，一个"躺在我们外科医院手术台上的病人，面临着比滑铁卢战场上的英国士兵更多的死亡危险"[1]。在一项被广泛引用的研究当中，辛普森展示的数据表明，英国外科手术的死亡率与医院的规模成正比——从拥有 300 张病床的综合医院的 1：2.4 到少于 36 张病床的医院的 1：7 不等。[2] 同期的美国统计数字也记录了同样令人沮丧的现实。如在费城的宾夕法尼亚医院，在 1850—1860 年的 10 年间，截肢手术的死亡率为每千人 241.23——下一个 10 年，这个数字甚至攀升到了惊人的每千人 266.89。[3]

至少在这种情况下，进步似乎是在倒退而不是向前。英国和法国的分娩统计数据也得出了类似的结论。在助产士或私人医生的帮助下，无论多么贫穷的妇女在自己家里生产都会比在人员和设备最好的医院里要更加安全。[4] 医院的规模和声望与其死亡率之间的直接关系似乎极度令人不安，特别是在较大规模的大都市医院的主治医生队伍中甚至还有最著名的外科医生。很难理解的是，为什么他们的手术结果竟然还不如朴实的乡村医生。解释必须从医院本身的特点及其治疗的病人中寻找，症结肯定不在于工作人员的素质。如辛普森所言，死亡率的上升是"我们庞大的医院体系和同样庞大的医院建筑，及其滋生的卫生弊端"共同作用的结果[5]。19世纪中叶的医院改革运动在情感上和智识上都是基于了某种信念，即相信作为既必要又自相矛盾的不当机构，大型城市医院本质上就混乱不堪，所有在其病房中寻求帮助的人们的身心健康都会受到威胁。少数批评家甚至要求废除这些医院。

显然，英国和美国的医院并没有消亡的危险。人道主义和不可阻挡的城市人口增长都意味着——事实上要求——医院不断扩张，而临床教学的需求只是加剧了社会对于医院的需要。辛普森和其他有着类似想法的批评家实际上并不是去抨击医院这个机构，其论证旨在帮助实现医院的合理化和进一步发展。

这个改革计划从特殊的疾病致病观念中汲取了众多力量和合法性，这种观念既解释了高死亡率和发病率的原因，又指出了降低死亡率和发病率的方法。发热和感染的原因对于大多数19世纪中叶的医院的住院学生而言，似乎都是显而易见，且是可以补救的。严峻的现实与可实现的改善之间的这种应受到谴责的差距，构成了改革的强大动力。

感染、医学思想和南北战争前的医院

我们倾向于认为19世纪中期，特别是南丁格尔的工作是现代医院无可争议的开端。训练有素的护士、医院建筑自觉的卫生设计、有序而高效的管理，似乎都源于这位非凡的英国女性和她在克里米亚的工作。即便是那些对医学史不甚关心的人，也会对这位提着灯的女士的极具感染力的符号象征感到熟悉，她在某种程度上帮助并引导我们走上仁慈现代性的道路。

然而，南丁格尔的思想根源远比她所在的世纪更为古老，而且正是对这些思想的精通——连同无法容忍现行医院不完善的积极的行动主义，而非思想本身的新颖构成了"南丁格尔们"力量的关键所在。她主张医院改革的确从表面上有着一定医学上的考量，但这既不能脱离于同那个时代社会观念和价值观的关系，也不能孤立于几个世纪以来对感染的解释来单独理解。

只要慈善人士——以及军队——为受抚养者提供了医院，这些机构就会呈现出看似关联的纪律和感染问题。18 世纪末，军事医学甚至阐发出自己有关医院的正统观念，这套观念强调清洁、良好的通风、隔离败血症病例，以及避免个别病房、建筑和相连房间里的拥挤。即便是帐篷或临时兵营中的医院，也由于其规模适当、通风良好，而比那些规模巨大、人员配备齐全、建筑结构坚固的医院要来得健康。[6] "医院"，正如拉什以其特有的夸张手法描述他在革命战争中的经历时所说的那样，"有如军中人命的下水道（sinks）。它们，而不是刀剑，夺走了更多的美国公民的生命。人道、经济和哲学，（原文如此）都一致要求我们优先考虑其便利和新鲜空气"[7]。

原因似乎很明显。空气是感染的核心模式，一栋建筑越是拥挤和通风不良，栖居在其中的人就越危险。19 世纪上半叶，很少有医生会质疑空气在密闭空间内增进感染的关键作用。尽管 19 世纪中叶，人们针对某些流行病，特别是霍乱和黄热病的确切传播方式仍存在大量的争论，但对每年在城市贫民中出现的"常规"发热——以及对似乎不可避免地困扰着城市医院病房的发烧和伤口感染的争论，却要少得多。这一时期的英美医学期刊中，散见许多有关霍乱和黄热病传染的颇具争议而又定义不清的讨论，但这些对传染性的讨论却从来没有被认为与医院的特殊环境有关[8]。

在调查完拥挤肮脏的病房以及似乎与之关联的伤口感染、痢疾、丹毒、产褥热和斑疹伤寒等发生后，那个时代的医院评论家们坚信，传染性和非传染性之间的区分毫无意义。病源和传播之间的区分也是如此；如果条件拥挤异常，又通风不足，所有的疾病都可能转变成传染病。挤在一个公共空间中的病人越多，他们呼出的空气污染性就越强。

这种对医院感染的理解，与我们在第三章中已经讨论过的那些古老的身体和疾病的观念完全吻合。如果每一次呼吸的空气都是被污染的、不自然的、"负载"了不正常的代谢产物的，那身体又怎么能够维持决定其健康的平衡呢？"想想看，"一位医生在 1876 年警告道，

> 健康的人在呼吸时，空气也会不断发生变化。那些生病的人注定更容易引发这些变化，他们呼出的气体也注定是非常病态和危险的——因为呼气就是自然界为了使身体恢复健康而排除有害物质的方法之一。[9]

出于这样的假设，伤口感染似乎经常会诱发斑疹伤寒、痢疾，或者一个病房的丹毒会诱发另一个病房的产褥热，也就不足为奇了。[10] 地方性条件连同病人的生理特点一起，共同决定了医院疾病的形式和发生率。几乎没有那个时代的人认为这些病症是特定的致病因素所造成的可预测的结果。

事实上在南北战争前的医院疾病当中，人们讨论最多也最恐惧的是产褥热、伤口感染和丹毒——其中又以产褥热为甚，这种疾病竟可以在正常的生理过程中让年轻、健康的女性丧命。[11] 在外科手术当中，术后感染导致的后遗症也非常普遍，大家甚至都见怪不怪了；术后感染被认为是正常恢复过程的一个方面。一代又一代的外科医生也因此将"值得称赞的脓液"的出现，云淡风轻地解释为恢复过程的标志。成功的治愈过程可遇不可求；在大型手术中，预计的术后死亡率高达 25%。

医院总是遭遇这些棘手的问题。正如我们所看到的，私营医院拒绝接收发热和丹毒病例，当然也会将天花等毫无疑问具有传染性（从人与人接触的意义上讲）的疾病拒之门外。[12] 有些人会对医院提供的分娩设施犹豫不决，部分原因是担心会有产褥热，部分则是缘于愿意在医院中分娩的女性中有很大一部分是未婚的，而且没有一家医院的理事愿意为不道德的行为提供补贴。在收治分娩病人时，世俗观点也会建议将她们与普通病房，特别是败血症的病房谨慎分开。

医院的困难并不在于排除症状明显的病人，而是在于应对入院后才暴发的病例。规模较小的医院还可能会在疫情暴发时果断关闭，将病人遣散回家，并在重新收治病人之前预留出一个谨慎的——也是假定净化的——间隔时间。然而，一旦医院的规模扩大，单纯关闭的选择就不再适用了。到了 19 世纪 40 年代，管理者已经制定出一整套广为人知的防治医院感染的程序。在暴发丹毒或产褥热后，通常的做法是将病人转移到隔离的病房。然后对受污染的病房进行熏蒸、清扫和粉刷，烧毁或丢弃被褥。然后对房间进行彻底的"通风"，以去除或至少最大限度地稀释可能残留在空气中的致病物质。南北战争前的医院有时不愿意或无法实施这些严格的措施，但没有人怀疑他们有这样的智慧。

一家管理得当的医院会努力推行同样容易理解的政策，以防止医院感染的流行，并尽量减少散发病例的数量。政策之一是避免拥挤，之二是强制清洁，之三就是促进通风。医院要求其服务人员要彻底地除尘和清洁，经常更换床单和清扫床板，食物决不允许留在病房，因为任何腐烂的有机物，而不仅是病人的身体排泄物，都可能会造成医院空气的总体污染。越来越多的人致力于改善医院建筑的设计，从而使得污垢不容易积累。光滑的硬质地板、金属而非木质的床架、系统地清运垃圾等，都有助于减少致病有机物的积累。下水道和排水沟也是 19 世纪中叶医院规划者关注的重点——从太久没有清理的便壶无意中散发出的"臭气"，肮脏的床单，或是设计和建造不当的下水道和排水沟，都会毒害医院的空气（就像他们在城市肮脏和拥挤的公寓房间中诱发发热一样）[13]。甚至早在克里米亚战争和南丁格尔广泛倡导之前，19 世纪中叶美国医院建筑就发展出一系列既定原则，包括：有效地安置门、窗和壁炉，并对建筑本身进行妥善选址，以最大限度地增加新鲜空气的流通。

因此，一家规划良好的医院会精心选址在一个健康的地点，进而在设计层面最大限度地增加建筑内部（病房、走廊和服务区）和外部之间的空气流通，同时应尽量减少病房、走廊和服务区之间的内部空气流动。正如一位同时代的人评论的那样，这种设计的目标是"将病房之间完美地隔离开来"[14]。厨房、洗衣间、解剖室都被认为是潜在危险的有机挥发物的来源。于 1857 年新落成的哈特福德医院报道说，我们的病房：

> 彼此分开，相互独立，这种安排阻断了污染的空气从一个病房流向另一个病房。病人的建筑与管理人员及其家人居住的建筑之间也没有直接连通。厨房的布置同样使得其烟气不会流向建筑物的任何其他部分。[15]

因此，"任何数量的病房都可以被建造出来，以容纳任何数量的病人，"他们在医院的落成典礼上吹嘘道，"而不必担心被累积的疾病所污染"[16]。

当仁慈和见多识广之人考虑建立新的医院时，他们总是会寻求远离城市最拥挤地区的那些地方，靠近开放领域，最好是河流或开阔的水域，以使得从那里吹来的清风可以洗刷即便是秩序最良好的医院也不可避免地被污染的空气。比如 18 世纪中叶的宾夕法尼亚医院就选址于第八街和斯普鲁斯街，远离了城市繁忙拥挤的滨水区；纽约医院和同城的救济院也位于看似健康的河边地点。早在 1849 年，纽约医院的一位工作人员就警告说，不要在医院依旧充足的空间中建造新的建筑，因为这样可能会阻碍对维持医院日益脆弱的健康状况起到关键作用的风对流（wind currents）。[17]

此外，到了 19 世纪 50 年代中期，这种对于最大限度地增加空气流通的强调在分栋式医院中找到了适宜的建筑形式。用一位历史学家的话说，这简直就是"体现在建筑中的卫生准则"[18]。分栋式的规划要求，两侧长边设大量的窗户且两端有门来保证通风良好；任何数量的这种分栋式病房都可以通过走廊实现连通。由于目标是最大限度地提高通风并限制密度，分栋式的设计也意味着此类医院多是低矮的、一层或最多两层的蔓延式医院，在拥挤的城市小块土地上建造高层建筑的想法应予以杜绝。

这套医疗和规划学说与其说是在检视，不如说是在吟诵。它代表了一种组织医学思想的方式，这种思想已经被深深内化，以至于它的构成假设很少被质疑或是系统阐述；它们已经成为一代人的常识性智慧。[19] 直到在 1859 年，它们被写进一篇神圣的文本当中——它就是南丁格尔的《医院笔记》。[20]

弗洛伦斯·南丁格尔：医院作为一种道德人工物

所有这些有关医疗、行政和建筑方面的观点，都被纳入了南丁格尔富有活力的医院改革计划当中。她带给我们的大部分教诲，也不过是旧事重提——当然是在统计分析这种新式合理性的包装之下。但南丁格尔还在情感上有效地并在政治上精明地运用了这些常识，同时加入了一些新的元素，一方面是强调对护士进行正规培训的必要性，另一方面则是行政秩序与医院作为物质人工物不可分割的愿景。[21]

要提出一个主张，认为某人发挥了独特的历史作用总会很困难。事实上也很少有人能够做到。然而，南丁格尔无疑是这少数的有影响力的人之一。无论是在英国还是美国，她的思想和榜样的力量不仅关注和推动了护士培训学校的组织工作——她也因此闻名于世——而且正如她那个时代的人所理解的那样，她还推动了医院更广泛意义上的改革和重组。

但如前所述，她的想法几乎不是原创性的。相反的，如果这些想法真是原创，她就不可能发挥出她事实上的社会影响力。和许多同代的人一样，即便是南丁格尔要在 19 世纪 70 年代接受改变医学理论的新的疾病致病观念，也是极其困难的。[22] 她的病理学和治疗学思想植根于一种更基本的社会愿景，一种超越了这种愿景所投射的具体医学形式的组织和控制世界的方式。

在她对统计学和经验的拥抱之下，隐藏着更为古老、更为传统的观念。就像我讨论过的 19 世纪早期那些病理学和治疗学方面的假设一样，这些观念反映出一种世界观，即认为意志和疾病、环境和制度、身体和心灵交织在一起，共同创造出一个有意义的结构，而且健康、治疗和疾病都可以被放置到这个结构当中。

　　尽管细节上有极大的不同，19 世纪中叶对传染病的理解还是存在着一些基本的共识。自 19 世纪 40 年代以来——显然可以追溯到更早——流行性疾病的学生追随大名鼎鼎的英国生命统计权威法尔（William Farr），将流行病和传染病归类为"发酵病"（zymotic）或是类发酵病（fermentlike）。人们熟知的发酵和腐烂过程，为少量的感染性物质如何在更大数量的物质中引发潜在的致病变化提供了可信的模型。在医院感染的情况下，空气被视作同面包师的面团或酿酒师的葡萄汁相类似的东西。[23]（天花提供了这一观点的有力证明：自 19 世纪中叶以及引入接种以来，人们很难否认，至少在这种疾病的情况下，微量的特定物质可以在身体中引发巨大的、可预测的变化。）

　　这个类比看似有理的逻辑是难以辩驳的。围绕发酵的性质和可能的特殊性展开的科学争论，在南丁格尔的同时代人，包括受过教育的外行和医生的脑海当中都还记忆犹新。几十年来，科学家们对发酵的性质一直存在争议。它是"化学的"，还是"生命的"？它是某种生物体生理过程的结果，还是某种无机催化剂所引发的渐变式化学变化？但对大多数临床医生而言，这种区分并没有现实意义，因为无论发酵最终被证明是化学的还是生命的，这个模型的核心要素在本质上都是相似的。

　　发酵论简直太有用了。发酵模型似乎是披上了现行可信的科学外衣，而此刻的科学却既无法检验也无法证明其真实性。对那一代人而言，最重要的是，发酵论解释了空气何以作为疾病传播的媒介。空气无处不在，为人类的生存所必需，这也就解释了空气为什么既是疾病的成因，又是其传播的媒介。即便是被微量的腐烂物所污染，霍乱或黄热病也可能在整个城市范围内传播；在医院或公寓的密闭墙壁内，可能会因太过拥挤的人类身体所散发出的气体，如培养中的酵母一般引发任何一种疾病。出于这样的信念，通风和清洁理所应当地被看作医院健康的必要前提，拥挤和邋遢的内务管理也自然被认为会不可避免地导致感染、发热和死亡。

　　南丁格尔也认为空气是导致疾病的罪魁祸首。这不仅仅是一个似是而非的推测，也不仅仅是众多智识选择中的一个得到了医学界认可——对她而言，这是一种社会，也是一种心理上的需要。南丁格尔对疾病成因的看法，从思想上强调了行为、环境和健康之间的联系——从而构成了实践中系统的医院改革方案。这是一个必然要整合建筑、工程和行政秩序的方案。医院的环境被认为是上述所有因素相互作用的结果；员工和病人的纪律，连同窗户和壁炉的位置或墙壁和地板的擦洗频率，共同决定了医院的氛围。这是一个与个体疾病的整体理解密切相关的模型，而且正如我们所见，模型证明了传统的病理学和治疗学观点的合理性。

也许最为根本的，是南丁格尔对医源性感染的理解强调了意志和行为在其中发挥的作用。它不仅适用于医院的微观世界，而且适用于更广泛的社会的宏观世界。她建议，如果地方当局能仔细监测学校教室的空气，英国人就不会再听到猩红热或者其他所谓"不可避免的"儿童疾病的传闻。当责任完全在人们自己的双手和头脑中时，关于"神秘的施予"——掌握在上帝手中的疾病——的说法也会荡然无存。她重申，我们必须首先从我们自己的习惯出发来解释疾病。上帝制定了管理人身体的法则。健康不在于祈祷，不在于希望出现奇迹，而在于服从那些不变法则中隐含的命令。上帝几乎不会"……专门破坏他自己制定的法则，来减轻我们的责任"[24]。

这对于医院卫生的意义已经足够明确。只有努力工作和精心策划才能避免发热和感染。而当这些祸害真的出现在医院的病房中时，只可能是医院懒惰和无能的结果。她的个性以及她那一代人的社会环境为行动主义提供了强有力的理由，也几乎没有比发酵病更有效的解释图景了。它的确为社会干预提供了蓝图和理由。"即便感染存在，"她在总结了所在医院的经验后指出，"也是可以预防的。如果的确存在，则必然是粗心或者是无知的结果"[25]。

尽管看起来有些矛盾，南丁格尔对统计学观点的使用与她持有的发酵概念密切相关。任何对她的工作以及和她同时代的 19 世纪中叶改革者的研究，都不会怀疑他们对定量数据的"客观性"诉求的核心地位。然而，南丁格尔对统计描述和分析的使用既是修辞性的，也是工具性的；统计是一种看似现代的工具，却讽刺性地用于捍卫一种古老的世界概念化方式。尽管南丁格尔在为实际的改革服务过程中以其策略技巧（如果我们不将其理解为无情）而闻名，但她的思想最终还是从与道德相关的两极：肮脏相对于纯洁、秩序相对于混乱、健康相对于疾病，来看待事物。在这些两极的观点之下，医院感染被看作一种潜在的有序模式下的无序后果。统计学则定义了一个具体的病房或医院在被这些两极所形塑的连续体中的位置。她不接受疾病的特殊性，却倾向于用空气污染的程度来解释发热和手术感染，因此自然会愤愤不平地指向异常糟糕的医院条件与超乎寻常的高水平医院感染之间的相关性。感染的发生率似乎是一个客观的指标，昭示着人类的失败。

使她的改革计划立即得到传播并合法化的核心图景，就是医院本身。南丁格尔的愿景远不只是简单的隐喻，它甚至包含了对既存现实的谨慎分析以及相应的变革蓝图。当然，它也绝不是对这些现实的价值中立的表征。它反映并创造了公众的态度，因而必须被视为19世纪中叶医院运动的强大推动因素。对她而言，医院似乎是社会的一个缩影，每一个部分都相互关联，反映出一种特定的道德秩序。正如身体的秩序和适当的身心平衡决定着一个人的健康一样，一家建设和管理得当的医院，其发热和伤口感染水平必然很低。同样在整个社会当中，不健康、贫穷和堕落都是由一系列可补救的人类行为所导致的。医院是社会的组成部分，是决定了整个社会和组成这个社会的个人健康的社会和道德关系的一个缩影。在这个框架当中，人们几乎无法区分道德和物质，以及个体和由个体所聚合而成的社会。社会健康和个人健康被一系列相互交织的道德关系和责任联系在一起，病房里的生与死也清晰地表明了上述真理。如果人们不遵守上帝定下的生理规律，就只能等待疾病的发生；如果医院设计不良，又被污秽、行政疏忽和不道德所沾染，随之而来的发热和感染同样不可避免。

对于南丁格尔和她的美国追随者而言，19世纪中叶的医院的确是一个混乱不堪的地方。所有与她的阶级和教育程度相当的女性在遭遇这个即将变为的治疗机构时，都会感觉到它的威胁和陌生。在南丁格尔倡导的新模式中，训练有素的护士们既要负责纪律，又要负责监督适当的饮食或包扎溃疡，也并非偶然。事实上她的病因学和病理学思想强调了病人与其环境的各个方面之间的相互作用，这也意味着道德和身体的健康之间，乃至精神和身体之间的区分都没有任何意义。它只是掩盖了那些普遍的致病因素，对理解医院感染尤其不构成威胁。

19 世纪中叶的医院在很多方面都是一个底层机构，理论上是根据其非专业理事和管理者的道德假设组织起来的，但在现实中也受到了对立于那些被"南丁格尔们"认为是道德社会唯一适当基础的价值观和行为的制约。在英国和美国，那也是一个新的工业城市为危险且潜在混乱的工人阶级所充斥的时期——工人阶级当中产生出了不成比例的流行病受害者，也挤占了几乎所有城市医院的床位。发酵病的图景是描画城市和医院发酵和无序生活的理想入口——那种生活有如缺乏顶层支点的摇摇欲坠的楼梯。对于南丁格尔所广受赞誉和采用的，将护士室安置于一个可以使她们从一个有利位置观察到所有收容者的病房安排，我们也丝毫不用感到惊讶。[26] 同样合乎逻辑的是，那些可能发生"逃避责任"或是康复者可能会"耍花招"的壁橱和楼梯间应予以避免。[27] 有觉悟的医院建筑师应杜绝这些地方，正如他们要避免灰尘聚集在角落，避免下水道中危险的臭气泄漏一样。

在这个由非特异性和绝大多数由环境因素引起疾病的世界里，南丁格尔不可避免地认为护士的作用是多方面的，也是不可或缺的。同时，这种安排在本质上也是道德的。南丁格尔认为，一个训练有素的护士的能力必须最终体现在精神层面；她们可能获得的技术技能即便不是恰如其分地从属于其道德禀赋，至少也是继之而来，依附于此。解释健康和疾病发生的整体病理学和卫生学，也同样解释了护士可以帮助病人实现康复的诸多方法。和她的许多自觉的、有前瞻性的医学同行一样，南丁格尔对药物和放血，乃至通常意义上的治疗都没有多大信心。医生在改变病程方面几乎无能为力。她解释道，医学并不构成基本康复过程的一部分。"人们通常认为，医学是治疗的过程"，但事实远非如此。南丁格尔认为，外科手术可以从伤口中取出一颗子

弹，"这只是对治愈的障碍，自然才会让伤口愈合"。医学和外科手术
"……除了消除障碍之外，什么都不能做，都不能治愈；只有自然可
以"。[28]

所有的护理工作——这绝非易事——都旨在帮助病人达到最好
的状态，以让自然界通过其固有的模式尽快将其恢复。从这个意义上
讲，医院的确无法治愈，但在南丁格尔看来，医院却可以而且必须避
免感染的蔓延，并更普遍地促进身体内部产生健康的恢复力，这几乎
不言而喻。至少，一家经营良好的医院应避免其病人因自己或是病友
的排泄物所散发出的脏东西而不慎中毒。在她理想的医院当中，药物
和放血充其量只是扮演了一个次要的角色——护理、清洁和饮食则占
据了核心位置。[29]

有效的医院管理的可能性也意味着其必要性。南丁格尔的观点被
转化为行为，即强调改善的确定性可以通过精心指导的活动得以实现。
南丁格尔在 19 世纪中叶如此坚决地敌视传染的观念，以及她在后来的
几十年里也同样坚决地敌视细菌理论，这并不奇怪。事实上，细菌理论
似乎不过是一种为传染论辩护的机制，而她早已把自己的名誉和智识都
赌在了拒绝这一理论之上。在她的表述中，医院感染本身就是不良行为
的后果。窗户的规划不当、护理工作懒散、食物冰冷和准备不足、排水
沟和水槽放置在可能污染大气的地方、通风不够、室内的容器已满却
数小时无人清理等，这些都可以补救，也都是能力不足和不负责任的
后果。

在这个个人意志病理学相互关联的世界里，传染似乎是任意的、
随机的，因而在道德意涵上是非社会的。如果仅仅是偶然性就决定了一
个人是否会遭遇到致病的微观粒子，那么疾病也就失去了意义。它在一
个道德秩序的世界中将不可能发挥任何训诫的作用。不仅是一种对细菌
理论的不理解，让南丁格尔对它的接受犹豫不决，而且在于这种理论与
她看待疾病本质及其与行为关系的复杂方式无关——如果这种理论本身
不是颠覆性的话。并且，这当然也会破坏她为之付出巨大努力的环境改
革计划。

　　语言有其指称意义，显然同样也是有感情的，南丁格尔在分析 19 世纪中叶的医院感染时，与其说是科学家，还不如说是修辞学家。她对身体机能和感染本质的理解，将对特定现实的认知——19 世纪中叶医院和城市的疾病、污秽、混乱，亦包括酵母菌发酵面包和啤酒酿造的日常现实——捆绑在一种解释性语言当中，这种语言既包含了那个时代的科学威望，也包含了更传统的道德确定性。她的语言也传达出特定阶层和时代的观念。南丁格尔理论来源的多样性，正是其非凡吸引力的关键所在（也是她和许多那个时代医生所信奉的医学思想能够历时久远的关键所在）。

　　也许正是这种沟通能力，以及她的社会地位和非凡的精力，使得南丁格尔成为最具影响力的、被广泛引用的英美医院改革者。克里米亚半岛战争（1854—1856）期间她在英国军事医院的工作得到了大西洋两岸广泛而热烈的报道。到了 19 世纪 50 年代末，她已经被美国和英国的医院改革者视为权威和灵感来源。她能够生动地重弹那些呼吁清洁、通风、熟练护理和管理秩序的老调。同样重要的是，她能够把这些要求以一种既新颖又可行的形式提出来。她对护士培训学校和分栋式医院的倡导，为医院改革提供了一个具体的也看似创新的蓝图。至少一些美国的慈善家和少数有影响力的关心医院的医生已经做好了准备，准备发起一场反对医院污秽和混乱的圣战。

　　然而在美国的城市医院被改造之前，社会活动家们就被卷入了内战。美国城市的医院改革要等到恢复和平后才得以进行。而且正如我们所看到的，无论是在北方还是南方，战争经验的累积都似乎更加强调了南丁格尔学说的真实性，同时帮助造就了一大批具有改革意识的行动主义者。

医学理论与社会变革：细菌与通风

　　在建立新式医院的诉求方面，并不存在多大的异议。分栋式计划似乎是避免将太多的病人聚集在同一个相互连接且通风不足的空间里的最佳方式。"不会有大的单一结构的建筑形式，"正如 1860 年一位为波士顿新建市立医院的倡导者所解释的那样：

> 耸立在私人住宅之上，也不会让它的许多楼层中，充满了其所照护对象的各种不幸……相反，取而代之的是呈现在人们眼前的一群规模适中、品味高雅、令人愉快的分栋式建筑，正如在国外的一些游乐场和公园中所经常看到的那样。[30]

在 1861 年敌对状态爆发之前，费城的圣公会医院就按照上述观点自觉进行了设计[31]。在战争期间，成千上万的人在庞大的棚屋状分馆中得到了成功的治疗。充足的通风、高效的后勤保障、清洁的环境以及日益熟练的护理技术，可以让即便是内战期间最大的医疗机构——能容纳多达 3,000 名伤病员，都以其较低的死亡率为傲[32]。经历了内战以后，在人口稠密的城市地区建造多层医院似乎已不再可行，这些医院对空气污染的累积程度似乎导致了令人无法接受的发热和感染水平。一位圣路易斯的医生在 1874 年反问道："难道我们不应该从克里米亚战争和内战中如此珍贵的教训里获益吗？"难道我们可以忽视"弗洛伦斯·南丁格尔通过其英勇努力才让公众注意到的宝贵改革经验吗？……"

> 我们是否应该重视被成千上万次实验所确证和实施的科学教诲，还是继续在建筑美感和优雅的圣地上牺牲人命，去建造……那些紧密相连的、四五层楼高的宏伟建筑，称之为医院，并自豪地将它们作为公共慈善的纪念碑？[33]

圣路易斯，以及每一个具有前瞻性的城市，需要的都是一个散布在城市周围的"合理的分栋式医院"系统，而不是一个大型的、浮夸的建筑。"在过去的几年当中，"正如《纽约客》杂志在 1864 年所忠告的那样，"没有卫生科学的任何一个分支，得到了比医院建筑的建造更为显著也更为迅速的发展和改进……"现代建筑与"胜任的专业科学"相结合，可以产生超越前几代人哪怕"最乐观的医学估计"的结果[34]。医院设计似乎终于成为科学和建筑的实际混合体。这个计划在承诺结果的同时也激发了人们的信心，以其承诺提供的效率和简洁强化了令人安心的传统医学理念。

在以 19 世纪 60 年代末和 70 年代为标志的医院建设浪潮中，上述建筑目标成了教条，并在较小程度上作为实际的建筑准则。纽约的长老会医院和罗斯福医院、波士顿市立医院和辛辛那提总医院，费城的大学医院，巴尔的摩的计划中的约翰·霍普金斯医院都在一定程度上反映了该学说——而且一旦没有这样做，就会遭受到医院改革者的强烈批评。[35] 较老的医院则试图通过取消分娩服务，或是通过将普通外科病人和败血症病例分隔开来的方式避免医院最坏的情况发生。

尽管殊途同归，在采取何种手段，特别是在何为最佳的供暖和通风模式方面，当然仍存在着技术意义上的争论空间。新鲜空气的流通是医院健康的首要条件，这一观点丝毫没有受到质疑。正如一位权威人士在总结公认的智慧时所言，"取得成功的必要条件，就是要使空气达到能够达到的最高纯度，相对于这一点而言，其他所有问题都是次要的"[36]。医院的规划者们，如同南丁格尔本人一样，很快就会引用一些武断但又极具诱惑力的精确公式，来计算每位医院中的病人（或学童或经济公寓的租住者）需要多少立方英尺的空气才能避免感染。维护健康的问题也相应地被简化为床位和窗户的摆放、烟道和通风设备的布置，以及供暖系统的适当设计。

正是在这种改革的共识中，细菌理论最初以李斯特（Joseph Lister，1827—1912）的消毒手术学说的形式出现了。李斯特是格拉斯哥著名的教师和外科医生，受到了巴斯德（Louis Pasteur）的工作，特别是其自然发生学说的影响。早在 19 世纪 60 年代初，巴斯德就已经证明，杜绝空气污染可以抑制微生物在营养液中的生长，从而可以防止营养液的腐坏。对于李斯特而言，将伤口感染与巴斯德的自然发生学说相类比似乎显而易见。他很快就制定出一套治疗伤口和手术切口的系统，来为空气中的有机生命体"消毒"。他的名字也因此与他用来浸泡手术敷料和净化手术室空气的石碳酸永久地连在了一起。

这种理解和预防感染的新方法的意涵与普遍流行的假设迥异，以至于它们与其说被忽视，还不如说是被误解了。事实上，当时的人们对空气是医院感染媒介的信念是如此的坚定和不证自明，以至于连李斯特最初的程序也强调了对空气的"净化"或"消毒"。当时的人们认为，一丁点的活物就能引起伤口感染或是产褥热，这似乎是不可能的（更不可能的是，传染病竟通常可能是由微生物引起的）。

细菌理论很难被理解——更不用说被实施，这不仅仅是简单的惯性问题。首先，它在解释疾病发病率方面似乎与公认的易感体质论相矛盾。很明显，贫穷、营养不良和行为不检点的人对地方性或流行性疾病的抵抗力较弱。（19世纪中叶的大都市医院的捍卫者常常将其令人沮丧的手术死亡率，归咎为贫困、长期健康不佳和不道德的病人群体本身。一个醉醺醺的白教堂地区的妓女，能够像一个精力充沛的东盎格鲁地区的农民一样有活力吗？[37]）其次，感染的空气理论强调积累性和非特异性；污染物的总量越大，危险性就越大。比如死亡率的统计证据及其与医院规模或当地人口密度之间的关系，似乎只是为了记录这种疾病解释方式，以另一种形式将其表达出来并合法化。疾病可能是由离散的微小粒子所引起的这一概念暗示着某种毫无意义的偶然——更是对从几个世纪的医学经验中提炼出来的集体智慧的否定（19世纪中叶的城市生活条件也有力地强调了这一智慧）。

19世纪70年代初，只有少数美国医生迅速吸收了这些新思想。比林斯（John Shaw Billings）大概是美国19世纪末最著名的公共医学权威，尤其是医院设计方面的权威，他曾提供过这种智识灵活性的有启发的例证。1870年至1875年间，比林斯从根本上重新定位了他对医院感染的理解。可就在前一年，比林斯受军医处处长的委托，视察了军队的营房和医院。他的结论还是可以预见的和传统的[38]。

比林斯认为，保持健康的最重要的必备条件就是供应新鲜空气，"这样，营房和医院中的居住者才不会被迫呼吸到从其他人肺部新近排出的，或是被燃烧物污染的空气"。危险的部分原因在于，这种空气在生理上不适合呼吸——浸润着水分，缺乏氧气，而且二氧化碳含量也过高。任何不幸呼吸到这种空气的人，都难以维持其正常的生命力。更糟糕的是，医院的空气"……会受到有强烈腐烂倾向的有机物的污染，因此才被形象地称作'空中污秽'或是……'生理瘴气'"。有时就像天花一样，这可能是一种特殊的毒药。更多情况下，危险则在于"正在进行快速的逆行变态（retrograde metamorphosis）的肺炎或伤寒病例的有机挥发物"[39]。如果过分拥挤且通风不足，邻床的人根本就不用指望能够逃脱这些新陈代谢异常的产物，即便不是同一间病房中的患者也会面临危险。在比林斯巡视之前的100年间，任何英美的医生都会立即理解和接受这些观点。

仅仅5年后，也就是1875年，比林斯就又提交了另一份有关军队卫生的报告，以及一份关于计划中的约翰·霍普金斯医院的示范计划。这两份报告都表达出对医院感染截然不同的观点[40]。19世纪70年代初，巴斯德和李斯特的观点得到了医学杂志的广泛报道，也为知识渊博的英国和美国医生所讨论。比林斯显然已经为这些新思想征服。他在1875年强调，现行通风系统的工作原理是稀释医院中的空气，然后用新鲜的空气取而代之。比林斯认为，这对清除那些可能产生轻微有害作用的气体而言，是非常好的。"但医院真正的危险来自固体颗粒，而且很可能是活的固体"[41]。正是"这些被称为病菌、接触传染物、微酵素、微球菌、生发物（germinal matter）等的微粒"导致了"'住院症'（hospitalism）这一术语指涉的"绝大多数的，甚至是所有的疾病。[42]即便是在仅有6张或12张床位的医院里，也可能会出现伤口感染，并很有可能是通过手术敷料、床上用品或亚麻布而非通过空气传播。试图稀释这些微粒可能会减少感染的机会，但却无法避免。这种颗粒的数量可能会减少，但每一个实体仍将保持完整。

> 我们可以通过稀释空气去除一定数量的病菌，其效果是在每立方英尺的空气中可能只有十个而不是一百个病菌，从而与一个病菌相接触的概率也会相应减少；但即便是其中的一个偶然落在

　　伤口之上，其结果也几乎与没有稀释一样。

　　　　*如果你站在一块平地上，一排人正向你射击，如果只有十个
人而不是一百个人，你的逃生的几率显然会更大；但如果这十个
人中有一个人碰巧击中了你，实际的差别可能并不会非常明显。*[43]

　　这显然是一个引人注目的隐喻，特别能够引起比林斯这样的内战
老兵的共鸣；而且相较于"累积的空气污染会选择性地影响生理上的
易感者"这一传统且依然强大的印象，这个隐喻显然传达了截然不同
的意义。

　　个人意志和社会环境在解释疾病方面发挥的作用越来越小。比林
斯的隐喻强调了疾病的随机性，同时也揭露了其机制——决定脆弱性的
关键不是谁，而是他或她在哪里。无论是精力充沛的基督徒，还是酗酒
者或是嫖客，都有可能冲进子弹的轨迹。内战战场传达出的伤亡之平等
的沉重信息再三证明了这个令人不安的事实。比林斯的军事形象消解了
传统整体论疾病模型的合理性，也相应地增加了具体的、还原论和机械
论导向的疾病理解的核心地位。

　　当然，改变并不是突然到来或是一蹴而就的。即便是比林斯本
人，也还是为旧有的先天观念——包括道德的和环境的——找到了一席
之地，并依然是分栋式建筑和神圣的通风系统的崇拜者。他同样不相信
医源性感染的特殊性。但他同时代的大多数人对细菌理论核心意涵的认
识则要更少。他们只是希望兼得鱼和熊掌——在造成医院或公寓空气积
累性污染的诸多物质中，加入了疾病病菌这一元素而已。[44]

　　比林斯的战场隐喻对于一个日益非个人化、科层化和技术化的社
会——以及医疗系统来说，是再恰当不过的预言。但请容许我最后再
强调一下，累积的、非特异性的空气模型和细菌理论之间的斗争并不
是简单的隐喻之争（尽管在某种程度上确实如此），也不是简单的技术
正确性之争。细菌理论在我们看来是正确的，并不是因为它在 19 世纪
六七十年代的各种版本都是准确的、可证的，或者说立即应验的；相
反，它们确实提供了一个更接近传染病自然历史的近距离观察——细菌

理论也的确即将被建立在一个不断变化的技术资质、实验室发现和专业地位的结构当中。这是一个由证书和专家所构成的世界，与几千年来帮助人们应对疾病入侵的整体的、个人的和道德的对健康和疾病的理解渐行渐远。细菌理论并不是知识的抽象，而是的确产生了直接和实际的影响。在接下来的半个世纪里，它不仅将重塑医院的形象，也将帮助医学的方方面面实现转变。

第六章

治疗的承诺：
医院中的科学

1866 年，纽约医院关闭：其位于钱伯斯街的建筑已经老旧，营业收入不足——土地价格又太高。十年来，医院的理事和医务人员一直围绕着机构的未来展开争论。理事会应在哪里兴建新医院，以履行其提供医疗服务的历史责任，以及他们应批准哪种形式的建筑？这些并非简单的审美或是经济层面的辩论，也不是单纯的医务人员和外行之间的冲突——尽管在某种程度上就是上述这些事情。关于病菌和发热的想法，以及临床教师和主治医生的日程安排，都在这些讨论中扮演着重要的角色。对医院感染原因的分歧并不是学者的抽象关注，而是被整合到了诸如房地产的处理和购置、窗户和暖气管道的设计、伤口的包扎等实际问题的讨论当中。

其中最重要的问题，莫过于一个合适的选址。见多识广的非专业人士以及与纽约医院无关的医护人员都认为，医院的新建筑应该从城市拥挤的中心转移到一个更舒适也更便宜的地方，在那里可以应用分栋式设计的扩张性原则。早在 1861 年，一位波士顿人就表达了改革的共识，"迄今为止，我们大多数大型医院的选址都是由医生和学生接触到病人的便利性所决定；城市中心位置的选址通常要以牺牲纯净的空气和良好的排水系统为代价"[1]。纽约医院享有声望的顾问成员对于这些改革的实际意涵却并不十分满意。在无偿的病房巡视中所花费的时间固然重要，但对于一个著名医生的繁忙日程而言必然还是边缘的。大多数主治人员都希望继续靠近他们的教学、他们的私人执业，而且他们认为，医院要靠近其服务的工人阶级所在的地区。

当纽约医院终于在 1877 年启用其新大楼时，仪式上既有争议也有庆祝。医院的领导人和他们的建筑师忽视了当代医院建筑的核心原则，在城市的一个拥挤地区，"在一个只有 70 乘 175 英尺的土地上建造了一座七层楼"。[2] 批评者指责医院的理事会忽视了卫生改革最基本的原则，任由房地产成本和主治医生的便利性等卑微逻辑横行而不顾病人安危。

管理人员当然要为他们的设计辩护。他们的建筑师指出，为了最大限度地提高通风量，他们甚至牺牲了美学考虑。外科顾问医生范布伦（William H. Van Buren）是医院职员的发言人，他以更新颖的措辞为他们的设计方案辩护。范布伦在新医院的落成典礼上指出，如果巴斯德的研究结果和李斯特基于这些研究结果所倡导的程序被证明是正确的，那么病人的绝对数量和结构的内部设计就不那么重要。"事实已经证明，我们怎样才能使伤口气味正常且保持健康，通过比以往更短、更安全的途径使病程实现有利的走向，并以此防止医院病人之间相互感染"[3]。杀菌程序可以防止任何类型的建筑中的伤口感染，不管它有多高，也不管它的场地有多狭窄。[4] 这些新见解为在城市的商业和居住中心附近建造高层医院提供了合理性。

当然对于许多同时代的人而言，范布伦的话只不过是为一个短视的、有经济偏见的决定作了牵强附会的辩护。李斯特仍然是一个极端主义者，一个狂热分子，正如纽约著名医学杂志的编辑所说的那样，"……脑子里有一只蚂蚱"[5]。又过了十年，消毒手术和它依据的细菌理论才在医学界得到普遍认可。

然而，尽管在那个年代还有这样的疑虑，很明显，科学知识，以及同样重要的科学形象已经深深地扎根于提供医疗服务的社会过程当中。医院随后的社会变革在很大程度上也是转向对智识变革的同化——从而将医院这个福利机构重塑为似乎是治疗实验室一类的东西。当然，城市化和工业化等一般意义上的结构性因素依然是根本性的，19 世纪的医学科学则提供了与其临床疗效同样重要的修辞承诺。如果没有这种承诺，医院后来的发展规模和实质几乎难以想象。[6]

科学在美国临床医学中的实际地位一直是模糊和冲突的——然而大多数受过教育的美国人对于科学前景的信心却从未受到这种模糊性的影响。这是为医学界最具影响力和野心的人所共享的信念。无论是医生还是他们的医院，都要为自己披上不断改进、日益有效、注定无私的医学科学的外衣。到了20世纪初，医院和美国医学界已经改头换面；科学化医学将为医生及其机构提供一种新的合理性。在重塑医院的过程中，没有任何一个方面的新知识能够比细菌理论和消毒手术要来得更重要。

消灭感染：消毒法的胜利

回过头来看，消毒手术与现代医院发展之间的关系似乎是一致也是顺理成章的。对于李斯特的同时代医学从业者而言，他们看到的现实情况却要复杂得多。很少有人能立即皈依这种全新的理解感染的方式。[7]正如我们所看到的，外科手术在19世纪中叶医院的临床工作中只是一个次要方面。即便有了麻醉的激励，在19世纪六七十年代，除了治疗外伤的数量不断增加以外，外科手术仍然是医院治疗工作中一个相对次要的部分。大多数外科收治的病人仍然是小伤口和撕裂伤、骨折、疝气或顽固性皮肤损伤等。那个时代人口中的"重要手术"，只是相对于医院的日常工作而言，在其本身的戏剧性和外科医生个人地位的意义上要显得更重要而已。

在引入麻醉后的四分之一个世纪里，外科手术在效果上并不存在革命。乙醚和氯仿使得更长时间和更复杂的操作成为可能，但也同时增加了手术感染的概率。[8]对手术感染的恐惧，加之对休克和相关生理问题的有限理解，使得外科医生在扩展其传统手术内容时相当谨慎。病人自愿接受的侵入性手术仍然不常见，少数的那些也仅限于相对有限的操作。医院仍规定，在进行任何危及生命的手术前都要进行正式磋商。[9]一位著名的临床医生回忆道，在为绞窄的疝气病人做手术时，邀请每一位旁观者检查伤口才被认为是礼貌的。"我的外科同事，"他补充说，"在同一个上午，在同一张桌子上，穿着同一件紫色的衣服，为一具尸体和一个活人做了截肢手术。"[10] 即便是小手术也会出现致命的并发症，医院的恶臭也不足为奇，"其中最主要的是臭脓。那是一种从医院几百码外就能闻到的味道"[11]。

19 世纪中叶的外科医生认为，伤口感染是一个无法解决的难题，尽管也许永远都不能完全克服，但还是要尽量减少。[12] 在 19 世纪六七十年代，英国和欧洲大陆以及美国的数十位著名外科医生都在试验伤口处理程序——起码他们希望——将感染降到最低。尽管还不准确，"清洁"的概念还是得到了普遍的认可，个别外科医生则集中在敷料和引流等手头系统（pet systems），来实现清洁并以此支持身体的恢复能力。传统的整体性假设也决定了手术前后的休息、饮食和"排泄"都要谨慎监测。显然，一个营养充足、休息良好的病人最有可能抵抗感染。

人们对于"消毒剂"在阻止感染方面可能的作用也很感兴趣。正如我们所看到的，大多数 19 世纪中叶的医生认为，通常源于积累的有机物或病人呼出的空气中"发酵的"或诱发发酵的物质，是造成医院感染和发热的原因。抗菌剂是有望中和这些物质，并以某种方式对抗败血症的化学品。至少自 18 世纪下半叶开始，医生们就开始尝试在医院、轮船和其他拥挤、封闭和有潜在危险的地方使用抗菌剂。[13] 如自 19 世纪 30 年代以来，氯化合物因其消毒特性就被广泛提倡，内战期间，美国外科医生也曾将溴和氯溶液用于类似的医学目的。

从这个意义上讲，李斯特的系统在某些方面似乎与 19 世纪 60 年代末的众多竞争者之间不存在本质性的区别。尽管李斯特对石碳酸专一且活跃的使用在许多持怀疑态度的同时代人看来非常奇怪，但这种消毒剂的选择实际上也不是彻头彻尾的创新。19 世纪中叶的外科医生更多从程序而非病理机制的角度去思考：应该使用什么样的敷料，多久更换一次，如何管理引流，等等。很少有人理解和接受李斯特独特消毒技术的理论依据。毫不奇怪在 19 世纪 70 年代早期，对许多临床医生而言，李斯特的"系统"已经沦为对一种特殊化学品的执着且武断的依赖。对于那些习惯了随意进行手术又预算微薄的一代人而言，它也过于复杂和昂贵了，当时对手术成本的传统认知仅限于最初购买一箱手术器械的费用。[14] 格拉斯哥外科手术方案创新性地强调了消毒要在石碳酸蒸汽的喷雾中操作，然而石碳酸的毒性似乎又强调了方案本身的武断。李斯特先前对于巴斯德观点的发展为一些人所忽视，又为另一些人以宗派主义为由而拒绝。即便有人相信，石碳酸能有效地对抗伤口感染，但其确切的机制仍不明朗。它是否只是阻碍了暴露组织的腐烂？还是以某种方式破坏了导致腐烂的微生物？批评者多年来一直认为，在感染的伤口中发现"寄生虫样"的东西并不能证明两者之间存在因果关系；微生物很可能是"伤口感染的结果，是伤口为微生物的产生和发展提供了营养"[15]。

1878 年批评纽约医院依赖李斯特抗菌法的社论家，只不过表达了一些谨慎的常识。19 世纪 70 年代中期，李斯特的观点仍有争议——并非没有可取之处，但却并不必然与众多竞争者构成差别。19 世纪 70 年代，谨慎的外科工作人员采纳了他的许多建议，但也只是认为它们是多维度对抗感染的一部分。如在 1880 年，有关宾夕法尼亚医院外科情况的一项调查就曾骄傲地吹嘘，在 1875—1879 年间，108 名截肢病人中只有 17 人死亡。作者将这些良好的结果以及出乎意料地免遭"脓血症"或血液中毒的情况，归功于更好的通风、"尽其所需地使用石碳酸"、严格的清洁，以及用流动的水冲洗并包扎伤口。[16]

医院外科的转型

外科医生花了一代人的时间才将这种对伤口感染的新认识，纳入手术室的标准程序当中。这毫不奇怪。正如我们所看到的，新认识要求彻底改变对疾病性质及其起源的基本看法，并特别拒斥了旧有的、集合性感染模式。它甚至意味着要逐步改变几个世纪以来人们持有的空气是诱发感染之源的信念，这种信念是如此强烈，以至于李斯特早期工作都是在这种信念的指导之下。我们只需回想一下在开展消毒手术的头十年，手术室里都还弥漫着的石碳酸喷雾就可见一斑。

在李斯特最初发表文章，即 19 世纪 60 年代中期后的 20 年里，他对自己原有的手术程序进行了逐步的改进：消毒术演变成后来所谓的无菌手术。到了 19 世纪 80 年代中期，李斯特的地位已经被普遍接受，就连他的技术也在被不断重塑。正如一位爱好者在 1884 年所解释的那样，"李斯特的方法已经被褫夺了"，

> 修改了，事实上可以说在每一个分支上都有大刀阔斧的删减；但大的主干、重要的原则依然存在，也依然被承认，即总要以某种方式、方法或是手段，不管是什么，伤口在手术中必须彻头彻尾地保持清洁。[17]

从李斯特最初的消毒法到无菌法的转变，与其说是事件，还不如说是过程，因为方法本身必然以一系列旨在防止细菌与暴露的组织接触的技术、工具和程序的细化为前提。

令人失望的是，即便是那些自诩为消毒法坚定拥护者的外科医生，在最初应用这些新的教义时也非常不精确。19 世纪 80 年代的外科医生可能会把器械掉在地上，捡起来，然后用袖子简单擦拭后就继续手术。绷带和缝合线没有消毒就被使用了，用过的天然海绵也在清洗之后再次使用。一件作为手术室工作服的外套，可能会使用长达一年之久。在一些著名的医院中，工作人员分成两派，一派主治医生遵循他们认同的消毒程序，另一派却在其服务中禁止使用。[18]在这些年接受培训的医生的自传中，几乎总有这样的逸事。[19]然而，无菌手术的细化和采纳的趋势，却是不可阻挡的。到了 19 世纪 90 年代，高压灭菌器、消毒敷料和橡胶手套的引入，更加提振了外科医生的创造力和信心。最为重要的是，细菌学的快速发展厘清了李斯特经验性建议的机制。"无菌手术赖以建立的原则是坚实的，"一位权威人士在 19 世纪 90 年代中期解释道，"导致这项技术达到目前完美状态的理论，已经得到了细菌学试验的证实。"

　　然而，这种变化却不能动摇约瑟夫·李斯特奠定的辉煌基础。我们要感谢消毒法（Antisepsis），这位母亲，尽管她死于分娩，但却带来了她理想化的版本——无菌操作（ASEPSIS①）。[20]

　　手术可能性的世界发生了翻天覆地的变化。

　　比如体腔已经不再是一个令人生畏的障碍，而是诱人的机会。早在 1886 年，麻省总医院的工作人员就敦促该机构的理事为腹部手术建立一个特殊的病房，并有一个相邻的手术室可以在那里执行严格的消毒措施。他们指出，几年前还看似压倒性的危险"已经降到了最低限度。在我们的病房里，丹毒非常罕见，脓血症和败血症也很少见到，医院的坏疽甚至也已经杜绝"。[21]对于雄心勃勃的年轻临床医生而言，赌注是巨大的。正如两年后一位这样的外科医生所指出的，"腹外科现在是有望取得最辉煌成就的领域。任何一个外科分支都暂时无法与之相比……得益于我们现在正在进行的和希望从事的腹外科的工作，（……脑外科也是如此）在未来的十年里，医院必然在世界医院中占有一席之地"。他提醒并劝说道，"现在我们可以选择发挥领导作用"。[22]对于医院和个人而言，技术的精湛程度与地位有着密不可分的关系。到了世纪之交，无菌手术的复杂性和有效性不断提高，X射线和临床实验室的优势，24 小时护理和住院医生在场的便利性，都使医院手术室成为最合理也最方便的手术场所。事实上，对许多外科医生而言，医院手术室似乎是从事这门要求越来越高的技术的唯一合乎道德的地方。

　　尽管外科手术的声望构成了更强大的诱因，中产阶级的病人还是对进入医院犹豫不决。直到 20 世纪 20 年代，手术通常都在私人家庭中进行，在许多情况下，无论是在家庭医生还是助产士的帮助下，婴儿依然是在母亲的卧室中出生的。[23]

　　尽管公众的接受程度只是在缓慢且勉强地增长，但医院手术的趋势却已越发明显。事实上到了世纪之交，手术亢奋症（surgical

---

① 原文全部字母大写，用以和消毒法区分。

euphoria）的批评者已经开始警告不要过度或不必要地使用手术刀。阑尾炎是最明显的例子。"'肚子疼'现在是一种外科疾病了"。一位著名的临床医生抱怨道[24]。19 世纪末和 20 世纪初，阑尾切除术的使用数量非常之多，以至于几乎可以肯定此类手术一定是被滥用了。[25]但这种保留意见对增加手术趋势的缓和几乎没有起到任何作用。在几乎每一家医院里，内科住院中外科手术的比例都增加了，外科手术入院中自愿程序的比例也增加了。如在宾夕法尼亚医院，1899 年 5 月至 1900 年 5 月的一年间，进行了超过 850 例手术，比 1800 年至 1845 年该院手术的总和还要多[26]。

　　外科手术意味着一种积极的、侵入式的实践风格，以及对很多症状的保守或预期管理日益减少的强调。纽约疝气和跛行医院就提供了一个例证的典范[27]。奈特（James Knight）是医院创建的领军人物，并于 1863 年至 1887 年间担任外科主治医生，他对病人和医院的工作普遍采取了一种全面的——也是家长式——的态度。[28]他很少强调手术程序，却非常重视饮食、运动、新鲜空气、绷带和器具。奈特把局部的病变看作更普遍情况的若干方面表现，如同他把孩子看作更大社会的潜在公民一样，他也关心他的小病人（little patients）的道德教育和未来的工作前景。奈特住在医院里，并担任这个大家庭的父亲。1887 年，奈特已经越发地与时代脱节。他的继任者是吉布尼（Virgil Gibney），一个年轻而有活力的骨科医生。手术数量迅速增加，住院时间缩短。吉布尼本人也住在医院外面。外科医生不再满足于指导和监督，而是希望在实践中寻求通往身体和社会健康的多重路径。相较于 19 世纪中叶的绷带、养生法和支具，无菌手术能够为许多病人提供的服务要多得多，但新模式的手术以日益狭窄和以程序为导向的术语来阐释其责任。[29]

　　到了 20 世纪 20 年代，外科住院的人数已经超过了内科。[30]普通美国人不仅开始接受医院，并且开始将医院与外科医生联系起来。医院的规划者们甚至认为，私人手术床位的数量终将超过其他类型的床位[31]。潜在的病人不仅受到治愈的希望的鼓舞，也受到一种新医学形象——精确、科学和有效的影响。第一次，病人来找他们的医生时带着希望——

和越来越多的假定——认为医生可以实施而不仅是促进治愈。新的手术使医生的期望得以改变，如同非专业人士的期望也同样得到了改变一样。大多数医生和他们的病人，都为现代外科的成就所折服。难怪这个专业吸引了那么多聪明而有抱负的年轻人。外科在医学界和医学教育中一直扮演着与其人数比例不相称的重要角色，而现在它可以大胆地宣称其治疗潜力，并使得内科更加谦逊和不确定的努力黯然失色。外科似乎昭示着科学让临床变为现实的创新精神。并非每个人都同意这种科学，实际上是什么或者应该是什么——大家对如何将其与临床医生的日常工作联系起来也莫衷一是。然而，这种不明确性丝毫没有冲淡对实验室诉求所产生的影响，也不会削弱科学在塑造新医学身份中的作用。恰恰相反，对于诉诸科学的效力和加以应用的承诺而言，缺乏确切含义实际上影响甚微。

疾病的新定义

回过头来看，外科手术在临床中日益扩大的作用与医学思想的其他趋势保持了一致。[32] 其中的一个趋势就是相信疾病的特殊性，将特定的疾病视为可预测的症状序列，而且认为这些症状是由局部病变或某些生理过程中定义明确的功能失常所引发的。换言之，疾病是一种实体，是一种可以与其所在的特定个体中的表现相分离的东西。[33] 正如我们所看到的，这种对于疾病的新认识源于临床医学和病理学的发展，19世纪上半叶巴黎临床学派的工作达到了顶峰。对这些学者和他们在巴黎、维也纳和不列颠群岛的追随者而言，在这些新达成一致的疾病实体的现实与它们的诱发原因这两个共识之间，似乎并没有必然联系。即便不是很有可能，也存在一个概率，疾病的原因永远都不会被理解。目前，医学只要描绘出生命和死亡中特定症状的自然史就足够了[34]。

在证明特定的传染病和特定的微生物之间存在联系时，细菌理论强调并解释了已经被三代临床医生和病理学家所证明的疾病模式的统一性。但这种新知识的作用不止于此。它甚至在实验室还没来得及改变日

常实践的形态之前，就改变了公众对医学专业的态度，也提高了人们的
期望。

如果说治疗学起初还没有引发什么改变的话，公共卫生就完全不
同了。到了20世纪的第一个十年，为控制传染病的传播，实验室已经
了解了此前的研究并做出了修正。细菌学以及实地和实验室研究，则分
别阐明了健康携带者和昆虫在其他疾病传播中的作用。来自实验室的洞
见使水的净化超越了粗陋的经验程序，牛奶的巴氏消毒法也变得理所
当然，甚至通过合理化的食品加工和保存的方式，其成本也得到了降
低。[35] 尽管医生和医院对那些已经发生的伤寒病例仍缺乏有效的治疗方
法，但他们遇到的病例的确更少了。

甚至早在实验室为医生提供有效的治疗工具之前（如在伤寒的情
况下），这些关于疾病和科学作用的新观念就为传统诊疗方式的削弱推
波助澜。对病人生理个体特征的理解似乎越来越不重要，相反对其所患
疾病的理解却越发关键。在这个意义上，病人不可避免地被视为超越其
个体特征的存在，被视为在无数其他人身上都可能有所表现的、更抽象
的，但在某个意义上更为真实的症状实例。预后和治疗越来越多地依赖
于对困扰病人的疾病的识别，而非对其生理和心理个体特征的细微评
估。用一句耳熟能详的话来讲，医生开始治疗疾病，而不是治疗病人。

我们必须注意不要过分夸大这种变化的突然性和绝对性。在前几
代人中，医生常常都只死板地照本宣科，20世纪的医生也并没有全然
忽视作为个体的病人。尽管如此，在这种特殊的自明之理中显然也有其
真实的成分。以病理学为基础的、合法化的疾病图景在医学思想中的地
位越发突出，传统的对个体特征和特异体质的强调也相应地消失了。

此外，医院总是比私人执业提供更多的非个人化医疗，这是阶级
关系和人员比例，以及机构护理的偶发性质量的必然影响。医院治疗的
非个人化，以及病人通常由不认识的医生提供治疗的偶然性，使得这种
医疗护理的一般模式与19世纪末大相径庭。私人病人及其家属仍由熟
悉的医生在他们的家中进行治疗。[36] 对疾病的特异性以及"客观的"实
验室辅助诊断的强调，加剧了穷人不愉快的制度性现实。然而，他们从

来就没有期望过得到多少个人关注。反倒是中产阶级病人，在 20 世纪的医院里将面对一种截然不同的体验。

随着对疾病特殊性的逐渐接受，人们越来越倾向于把病人看作疾病类型的典范。医院的记录通过多种方式反映了这一点：如书面记录的日趋一致性和研究的非个人化，对具体诊断的日益强调，以及对描述一般生理状态的术语的相应拒斥，等等。[37] 在 19 世纪 80 年代，诸如"衰老"、"衰竭"或是"消瘦"这样的诊断逐渐消失。它们在自视先进的医院中甚至已经罕见。如在纽约罗斯福医院，1878 年仍有少数病人以"便秘"、"穷困"或是"各种原因造成的衰弱"等诊断入院。值得注意的是到了 1882 年，尽管该医院总入院的人数统计中的确包含了"衰弱"这个条目，后面却紧跟着"诊断未定"的字样。增加这些有说服力的表述，已经作为一个基本的方面被囊括进新模式医院当中。诊断和入院过程——只有在"客观的"疾病实体的意义上才能够被理解和合法化。[38]

客观性并不是临床医学的崭新目标，但医生们此前从未拥有实现这一遥不可及的理想的工具。直到 19 世纪末，人类历史上才第一次出现了费城人米切尔（S.Weir Mitchell）所言的"精密仪器"，让医生们能够测量人体在健康和疾病中的活动，也使临床医学越发成为一门科学，而不是艺术。[39] 人为误差也日益成为可以被简化为机械原理的要素之一，而不再被浪漫化。

19 世纪末 20 世纪初的医院，在一定程度上被新的诊断工具所改变。临床实验室和X射线有望将预后和诊断（如果不是治疗）提高到新的一致性水平。医生将不再完全依赖于病人的外表和主观感知。到了 20 世纪初，医生甚至可以求助于化学和细菌学检测的结果，X光片的成像，以及显微镜、听诊器、眼底镜和耳镜的发现来做出诊断。这些工具在私人执业中并没有得到常规的应用，而且在大多数内科领域，在指导有效的治疗方面也无能为力。但它们却发挥了更重要的象征作用，向医生和病人表明医学越发科学化的特征。对于医院而言，它们也是至关重要的，它们越发证明医院是向所有美国人，而不仅是为城市贫民提供医疗服务的、适当的，事实上也是必要的场所。

临床技术的兴起

医生们总是试图看到皮肤下面的情况。是什么构成了健康和疾病，是什么生理过程解释了，或许构成了生命和死亡？传统医学关注尿液和粪便、采血、舌头和眼睛的外观并非偶然。所有这些都提供了本不透明的机制的证据，也补充了病人自己对其症状的描述。死后，验尸间可以揭示生前引起这些症状的病变，从而提供更多的见解。粗略的病理学知识自 17 世纪开始积累，但直到 19 世纪，医学才开始找到一系列工具，使其能够开始系统地调查为感觉症状所掩藏着的疾病。

物理诊断提供了一种洞察力，使得急性病人的临床医生能够利用自己的感官、指尖和听觉，了解病人的心肺状况和胎儿的心跳。听诊器进一步强化了这些感觉。到了 19 世纪 70 年代，医院的医生已经普遍熟悉了听诊器和物理诊断，尽管他们通常只在某些特定类型的疾病，如在胸部疾病中使用这些技术。[40] 这种更为丰富的感官数据的意义，不可避免地要用逐渐积累的尸检结果来寻求解释。

另一条通往医学洞见的道路，是从化学中生长起来的。传统的体液理念逐渐转变为化学的花样是极其自然的。身体的成分、消化的过程，甚至是疾病背后的机制，通常都可以用化学术语来表达。布莱特氏病患者尿液中的白蛋白、糖尿病患者尿液中的甜味、痛风患者尿液成分的改变，统统指向了医学化学的前景。[41] 正如一位热心人士在 1871 年所说的那样："治疗学和生理学上的伟大发现，只有通过恢复医生和化学家之间的纽带并使其合二为一才可能实现：即便不能每个化学家都是医生，每个愿意在通过探索就能发现真理的大军中前行的医生，也必须是化学家，难道不是吗？"[42]

这种希望意味着病房和实验室之间需要精诚合作。如早在 1842 年，伦敦的盖伊医院就划出了一个小型实验室和两个与之相连的病房，用于慢性肾病患者的临床和化学研究。[43] 这绝非典型，即便在大学医院里，这种安排也要到 20 世纪才会变得普遍。然而，为实验室所定义的确定性的诱惑却是实实在在的，即便在英美医学界，当政府、大学和私人慈善事业尚未为临床研究提供支持时也是如此。

事实上，将系统性的学术引入 19 世纪医院的努力，在病理学领域最为普遍。[44] 病理学是 19 世纪三四十年代医学界最令人振奋的智识前沿，反映出法国临床学派在该世纪前三分之一时期的威望和成就。从巴黎学医归来的一批热心的年轻临床医生，试图以小规模的方式复制他们在法国首都享用到的设施。老牌、较好的医院中的医务人员努力建立起了病理柜——有代表性的、罕见的或非典型的病理标本的收藏。这种收藏，就像医院的图书馆一样，至少从 18 世纪末开始，就被用作教学辅助的工具，同时也是一家医院抱负和成就的标志。少数雄心勃勃的主治医师和实习医生也曾——以不同程度的热情和成效——尽可能增加其医院的验尸数量。

即便是一个无偿的病理学家或医院病理柜管理者的职位，也可能让热心的医务人员有机会利用该机构的慈善病人提供的"病理材料"。在通往智识殊荣和职位稳定保证的道路上，这是一个专业上合适的站点。

然而，晋升制度和知识成就之间的关系既不一致，也不可预测。19 世纪的职业选择结构决定了，这种智识上的兴趣，只适合在年轻人职业生涯的零星时刻加以追求，或是年长的从业者在业余时间里作为精英地位的象征予以珍视。病理科医生这个通常没有报酬的职位，一般会随着年轻人在医院的临床等级制度中的晋升而被空出来。这是一种合理的，也可能是有利的方式，等待时机并在众人皆知的晋升阶梯中占据一个最低的位置——尽管本身并不构成职业发展。没有报酬，加之没有医院临床工作人员的资格，在职的病理学家通常会在私人执业需求增加时辞去其职位。如在 1855 年，纽约医院的一个医生委员会就敦促理事会向病理管理员支付少量工资。大量的年轻人"由于没有金钱上的报酬，也不能放弃职业发展的机会……"，而只能在这个职位上工作很短的时间。结果是不幸的。然而回过头来看，主治医师们提出请求的理由甚至比时机更重要。"人道和真正的医学科学都要求为了支持和增加像我们这样的收藏提供经费，"医生委员会指出，"它们有望为阐明疾病的本质和指导医学专业做出重要贡献。"即便是在 1855 年，这种论述也有着其直接的吸引力：人们怎能不被解开疾病之谜的前景所吸引，又怎么会不在原则上支持医生的临床培训呢？[45]

19 世纪上半叶，大多数老牌的美国医院确实通过设立病理柜和任命一位管理员的方式，在承认这种旨趣的方向上做出了姿态。在 19 世纪七八十年代，任命医院病理学家的情况已经变得越发普遍[46]（正如我们所看到的，理事们对系统性尸检的支持要麻烦得多）。然而，仅在很少的医院当中，这些病理学家或显微镜师的工作才发挥其重要作用。所谓的实验室通常只是些又暗又脏的房间，被安置在地下室或阁楼的角落里，几乎没有任何设备。短暂的任期和缺乏专门的培训也几乎决定了，病理学家几乎不可能有研究成果。

医院深陷支付病人护理（包括采暖、照明和食物）费用的经济压力当中，也无法抽出多少钱来支持科学上的"花架子"（frills）。称之为"花架子"当然一点也不为过。尸检室和显微镜的洞见对实践中的临床医生几乎没有任何帮助。确立一个导致病人死亡的病变肝脏的特征性外观固然有趣，但这样的知识对未来治疗类似的病人几乎没有任何指导意义。一个典型例证是，宾夕法尼亚医院管理委员会在 1870 年设立病理化验师这一无薪职位时沾沾自喜地坦陈，"能够促进科学事业的发展，"他们解释道，"又不需要董事会做出任何花费，我们认为这些地方就是我们的责任。"[47]

但总有少数工作人员渴望增加实验室设备。甚至在 19 世纪中叶，一小撮主治医生已经开始敦促建立化学实验室并任命显微镜师[48]。他们试图利用这些新的实验室工具来帮助诊断和治疗——以在死后回顾性分析的基础上，增加对生命中疾病过程的理解。正如一位著名的医学主笔在 1871 年所指出的那样，"如果病理学要获得医学科学的称号，就必须将病因学、诊断学和病态解剖学汇集在一个相互关联的系列当中——展示疾病从开始到结束的现象，……单纯的太平间病理学"显然是不够的[49]。另一位热心人士则在 1868 年强调："……若不在大量的病例中对血液和更重要的分泌物和排泄物进行显微镜和化学检查，我们就很难说已经履行了医生的职责。"[50] 化学和显微镜已经提供了一系列可以应用于尿液、血液，甚至组织样本测试的程序。但这些测试实际上仍旧停留在学术好奇心的阶段；在 19 世纪末之前，只有体温计和少数尿液分析事实上成为医院常规检查的组成部分。

到了 19 世纪 90 年代末，临床病理实验室才成为照护日常病人的一部分，即便美国最自视先进的医院也是如此。[51] 医学院也几乎没有培养实验室技能的课程。然而，医学的技术资源却在稳步增长，其中许多创新来自德国富于创造的实验室。到了第一次世界大战以前，血清学测试、仔细的体温读数、血液和尿液的化学和显微镜评估，以及相关的X射线检查，都可以帮助完成对一个病人的诊断。正如纽约医院的医疗委员会在 1903 年所指出的那样，实验室的研究结果，现在不仅可以"处理死尸所呈现的，而且有助于解决患病而活生生的身体所提出的问题"[52]。然而，正如世纪之交的一些评论家所主张的那样，现有测试的丰富性和独创性与它们同日常实践的相关性并不十分吻合。成本的问题也让许多医院望而却步，即使是在技术简单和低薪或志愿劳动的时期，相对较少的实验室费用也是如此。起初，实验室似乎只是耗费本已捉襟见肘的预算：科学诊断并没有自动转化为美国慈善医院的经济回报。[53]

私人病人已经习惯于每天支付包含着各个方面的护理费用（私人值班护理和医生的费用除外）。相应地，医院也开始逐渐对血液和尿液检验、X光片、麻醉和手术室的使用分别计费——从而覆盖实验室的经营成本。有了界定成本和收费的能力，在实验室这个当下无所不在的名词出现之前，它就不可避免地成为医院的"利润中心"。此类设施起初只适用于大型城市医院，直到 20 世纪第二、第三个十年才在较小的和较偏僻的医院中普及。

尽管仍是少数群体，实验室与日常实践的相关性仍受到怀疑，然而 20 世纪早期还是有越来越多的医生被实验室的前景所吸引。试管、显微镜和培养皿为雄心勃勃的年轻人提供了研究疾病的新的、令人欣慰的积极工具，并因此有机会"完成一些具有原创性的工作"[54]。在这一时期，"临床研究"一词被广泛接受并非偶然。尽管回想起来，20 世纪初和 19 世纪末的大量临床研究可能显得非常粗糙和简单，但它提供了一种新的凭据，帮助把专家导向的有智识的年轻人从他们地位不高的同行中分离出来。起初，这类研究更多是为了学术生涯的定义和阐述，而非为了照顾病人。对医学界而言，科学工具和程序的出现让一种令人印象深刻的新式医学身份，即实验室科学和"精密仪器"的大师得以合法化，并与传统依靠智慧和直觉来应对难懂且特异的临床状况的理想形成了鲜明对照。

从这个意义上讲，新的诊断工具"起作用"了，因为它们能够激发医务人员的自信，也相应地给予病人参与治疗的信心。当然，它们最终还是要帮助人们形成对于大量临床综合症状背后生物学机制的更为本质性的理解。但这是一个循序渐进也难以实现的成就。在第一次世界大战之前，科学和临床医学之间的联盟仍脆弱且暧昧。[55]

纵然医学界的精英们越发迷恋所谓的医学科学，但事实上，这种新的知识来源除了无菌手术以外，在改变医院的治疗方案上几乎没有什么用武之地。约翰·霍普金斯医院一个聪明年轻的住院医师，也许能够展示大叶性肺炎的特征性白细胞数量，但仍对治疗不幸的病人毫无裨益。在 1900 年之前，似乎只有白喉抗毒素在急性非手术性疾病过程中提供了果断干预的可能性。事实上，医学中日益增长的实证主义和还原论精神的后果之一，就是对积极疗法的疗效越发产生怀疑。护理、休息和饮食为每一个精湛的 19 世纪末（fin de siècle）的医生所重视——尽管他或她可能会开出病人期望的适当剂量的宣泄剂或镇痛剂。在 19 世纪末，洋地黄、奎宁，尤其是鸦片及其衍生物依然是该行业最有效的药物，如同半个世纪前一样。[56] 巴斯德对狂犬病的预防性治疗（1885 年），以及贝林（Behring）和北里柴三郎（Kitasato）的白喉抗毒素（1891 年）也依然并不常见。而这两者，尤其是狂犬病的预防性治疗，对改变更广阔意义上的发病率或死亡率的模式，几乎没有任何直接影响。伤寒（1897 年）和梅毒（1906 年）血清学检测的引入的确是值得刮目相看的成就，但其作用也更多在于预防而非治疗。

然而，这些发现的确对公众舆论产生了巨大的影响。比如，人们几乎不需要强调狂犬病治疗的社会影响，即便它对死亡率的影响微不足道。如同 20 世纪的小儿麻痹症一样，狂犬病在情绪上的蔓延掩盖了一个不太可怕的人口统计学现实。白喉的情况也类似。这是一种对儿童特别致命的疾病，（若病情不稳定）则死亡率极高。19 世纪 90 年代，人们清楚地认识到，可以通过将贝林的血清注射到患儿体内，把他们从死神手中抢回来。这一发现产生了巨大的影响。医师对界定抗毒素血清的适当水平和最有效的临床表现有着不同的看法。公共卫生当局对抗毒素血清的生产进行了实验。19 世纪 90 年代，持怀疑态度的历史学家也对其实际疗效表示了怀疑，但公众却接受了医生作为治疗者的形象，认为他们有能力在危及生命的疾病过程中实施干预。此外，在关于消毒手术的争论以及科赫（Koch）发现肺结核和霍乱菌体（分别为 1882 年和 1883 年）后不久，巴斯德提供的狂犬病疗法和贝林的白喉抗毒素就突然进入了公众的视野。科赫这位德国细菌学家仿佛一下子就找到了那个世纪最广泛也最致命的地方病（结核病），以及最可怕的流行病（霍乱）的病因。实验室逐渐被视为医学新的解释力量的源泉。相比之下，绝大多数普通人却分不清实验室工作人员，以及将实验室的研究结果应用于病人照护的医生，和试图利用这种知识阻止传染病传播的流行病学家或公共卫生工作者，不了解他们之间的差别。

医院和医生一同，逐渐树立起以技术为基础的高效新形象，但将医院重塑为一个活生生的社会机构，注定是一项更为艰巨的工作。中产阶级患者无论对医学新能力的反应多么热烈，都迟迟不肯进入医院。除了无菌手术外，没有任何理由认为当时可用的诊疗设备就一定意味着要住院治疗。在 19 世纪 90 年代，医院可能在一般情况下的确与技术进步联系在一起，但这并不意味着美国的中产阶级认为医院与他们自己的医疗有丝毫关系。

医院本身在对科学化医学的定位上也在缓慢而勉强地改变。19 世纪末 20 世纪初的医院，仍旧是追求科学化医学和培养新一代医务人员的变幻无常（fickle）的家园。直到 19 世纪最后几十年，美国的医院（或一般的医学院）都根本没有未来医学科学家的位置。实验室仍被看

作一种鬼火（will-o-the-wisp）①，将年轻人从能够必然给他们提供面包
和黄油的临床工作中引入歧途。科学仍然被认为是年轻人的情妇，临床
实践才是他们的妻子：很少有人能同时满足这两方面的要求。即便是像
X射线和临床病理这样的实用工具，也很难在美国众多条件一般的医院
中找到安身立命之所，任何医生都不可能现实地指望仅通过掌握这些技
术技能就可以获得其职业保障。[57] 20 世纪初，美国的医院只提供了少数
几个带薪的科学工作岗位。几乎所有医学院的教员都是以执业医师的身
份谋生；即便是最有声望的医院的主治医师也依然拿不到薪酬，他们必
须在繁忙的临床日程中挤出时间才能完成病房巡诊。研究的理想和实践
的现实之间的冲突已经存在了几代人的时间；随着研究的成就和诱惑力
的增加，这种冲突只会在 19 世纪末愈演愈烈。

科学的圣杯

美国社会几乎没有为这些未来的医学研究者提供任何支持。法国
和德国教授享有的政府资助在大西洋的这一边是难以企及的。甚至连
"科学"和"医学研究"的含义都不甚明朗。然而至少从 19 世纪中叶开
始，少数精力充沛的英国和美国的医生就试图通过"原创性研究"的方
式来实现对医学的变革。正如一位英国的研究倡导者在 1855 年所说的
那样，看起来"……未来在治疗疾病方面能做出的全部改进，必须建立
在对疾病性质仔细且详尽的研究基础之上……"因此，自然科学的知识
对于外科和内科而言，就如同理解语法对古典文学的研究一样重要，但
他的结论是，目前在英国，这种工作"只能依赖于行业中不同成员认真
的私人研究来实现"。[58] 相比之下，美国的条件恐怕要更加不适合原创性
工作。

然而，有一批年轻人却通过将物质成功的短暂和学术成就的持久
回报相比较，接受了这些要求的合理性。当在欧洲旅行，发现法国和德

---

① 喻指虚假而难以捉摸的目标。

国的医学领袖竟然对众多著名的美国医师一无所知，这让他们非常尴尬。他们也开始认识到不是赚了多少钱，而是书写出的作品，能够让他们赢得永久的声誉。[59] 然而对于内战前成年的那一代美国人而言，实践提供了职业生存的唯一真正的选择。但实践的成功也不可避免地"夺去"了科学无法"轻易放过"的劳动力[60]。

阻碍医学研究发展的不仅仅是支持的缺乏。学术研究的定义同样需要改变：传统的图书馆对这一主题材料的掌握已不再充分。"研究"意味着在实验室、解剖室或医院的病房里度过的自律性时间。在 19 世纪后三分之一的时间，德国医学就凸显出完全以临床和私人执业为导向的不足。德国人对获取新知识的热爱，以及社会对这种热爱的接受和支持，使德国医学界与英美医学界大相径庭。在英美，正如雄辩的奥斯勒（William Osler）在 1890 年所说的那样，"……年轻人可能一开始还热衷于把自己的一生献给科学，（但）他们很快就被拖进了实践的工厂，到了四十岁，他们所有的工作就都要盖上'几内亚印标'①"[61]。到了 19 世纪末，这样的争论在美国少数精英医生群体中已经是司空见惯。

显然，他们的论点和态度并不是普通医师的论点和态度，但医学科学的倡导者认为，即便只有少数人致力于研究工作，也会让整个行业从中受益。到了 19 世纪 70 年代，有先见之明的改革者预料到，日益启蒙的公众终将及时了解到，科学会把正规的职业与其宗派的竞争者区分开来：顺势疗法或草药医生曾经有过什么重要的发现吗？[62] 到了 19 世纪 70 年代末，一些保守但同样有着先见之明的医务人员，也开始为日益增长的研究声望和越来越技术化的实践风格所震撼。"时代的愿望，"一位这样的反对者在 1879 年警告说，"似乎是要让学生成为组织学家、病理学家、显微镜师，而不是在我们艺术和科学的实践部门中拥有着粗陋却必要知识的优秀医生"[63]。这种警告与其说准确，还不如说是气急败坏，但它的确表明科学作为一种形象和目标，其力量正在稳步增长——

① 参见彭斯（Robert Burns）的诗歌 *A Man's A Man For A' That*。其中有一句 "The rank is but the guinea's stamp, The Man's the gowd for a' that"，可译为 "等级不过是金币上刻着的印标/人才是真金实料，不管怎么着"。

如果说还不是现实的话。

对于医学究竟应扮演怎样的适当角色，医院不可避免地成为不同观点的战场。如果要完成系统的临床研究，医院的病房和验尸间就必须成为专业的实验室。早在 1874 年，费城的一位主笔就认为，医学的进步"……在很大程度上取决于人们对于医院的利用，毕竟对疾病有价值的研究是几乎不可能在私人执业中完成的"。迄今为止，美国人在实现这一目标方面几乎没有争得任何荣誉："……一个自诩为伟大医学中心的……城市的声望，必须始终建立在它所发展的原创性工作数量的基础之上；而这也正是美国每一寸土地上令人遗憾的短缺的东西。"[64] 这位主笔甚至还敦促宾夕法尼亚大学新医院的规划者们接受下列原则，即"……应为一切适当的原创性工作提供设施，也应承认从事此类工作是雇员职责的一部分"[65]。

长久以来，医院的理事和非专业人士普遍认为，他们所支持和管理的机构具有双重职能：照护病人和医学教育。现在，少部分直言不讳的改革者试图加入第三个目标：将医院作为临床研究的实验室。[66] 他们还将努力重塑医院长期以来被给予或接受的那些功能的传统定义：在更"科学"的标准之下，医院没有现代化的实验室设施，照护和教学就都无法妥善开展。哈佛大学的一位细菌学家甚至主张，若想解决医学上最棘手的问题，"医院的病房应提供材料，实验室才是研究的手段"。[67]

然而，如果没有更多的捐赠，医院将永远无法利用其独特的研究资产，即它们的病人。正如一位直言不讳的改革家所言，医院的病床就是"……自然在血液、骨骼、肌肉和大脑中进行的实验，或者用巧妙地在人体组织中配制的毒药，或者用来自外部的毒害身心之物（virus）"[68]。到了世纪之交，资助已经变得更高，改革者的要求也越发坚定。他们指出，最近在细菌学和免疫学方面的发现，是在实验室研究方面投资的结果；更多的投资将给人类带来更多的回报，也给发现者带来更多的声誉。当然，支持这些工作的医院也将获得更高的地位。[69]

美国医学会（AMA）的一位发言人在 1901 年强调，不能指望用"几个试管、一盏酒精灯和一台显微镜……"就可以进行临床研究了。

这样的工作需要一个设备齐全的实验室，需要"使用精确的方法以及物理学、化学和生物学的精密仪器"。医院的任务既包括治病救人，也包括增加专业的知识储备；"……如果第二项职能没有或不能妥善地履行，第一项职能也会受到损害"。研究与病人的利益之间并不存在冲突；相反，却有助于实现一流医疗服务的保证[70]。少数精英医院甚至已经开始在这个更高层次的目标之下重新定义其传统责任。在它们看来，对个别病人的照护，总的来说不如"预防疾病的科学"来得重要[71]。

精英医院工作人员的利益诉求也在发生变化。作为个体，他们致力于做好更多的事情，而不仅是治疗它们病房里或门诊中遇到的各类患者。波士顿神经科医生普特南（J.J.Putnam）在 1911 年解释道："我们希望在服务方面承担更多的责任，而不仅是满足病人最迫切的需求。这样或那样的研究，或是对某些特定的病例进行特别长时间仔细检视的需要等，这些问题不断浮现在我们的脑海中……我们将以更大的热情和兴趣开展工作。"普特南承诺："我们有这样一种感觉，我们所完成的工作就是社会对我们科学和实践工作的期望。"[72] 学院派的医生们并不严格同意这个观点，但所有人都感受到了医学科学的价值召唤。

事实上，对于绝大多数医院和医务人员而言，科学依旧是修辞多于现实。如同 19 世纪中叶，医院仍是一个获得声望和积累临床经验的地方（其中一些经验的确可以转化为非系统性的临床报告，并构成了彼时医学出版物的大部分内容），沿着通往成功的诊疗实践，也与学术地位不无关系的轨道稳步前进。然而到了 20 世纪初，慈善医院也成了外科医生和顾问在执业中赚取费用的地方。尽管说得很好听，但总的来说，医院里并没有实验室科学家，以及大多数情况下临床研究者的容身之处。

但医院却是学术顾问、专家和专业教师的天地。米切尔和普特南在表达赞同科学化医学的主张时，都是以神经学家的身份说话的。大多数雄心勃勃的美国医生也正是在这种伪装之下，才发展了他们的事业——并以此帮助医院的形象得以重塑。与实验室科学不同，临床上的卓越不仅提供了一条彰显智慧的途径，也提供了在实践中获得支撑这一抱负的机会。在 1910 年，"实验室人员"几乎不可能有望获得医院的晋升或是临床声誉，至少待在实验室里不行。美国医学的领军人物是外科医生、杰出的顾问教师以及担任主治医师职位的专家，他们成为临床服务的长官，并教授新一代的医学生。

第七章

权宜联姻：
医院与医疗职业

19 世纪中叶的医学职业是从一个专业选择系统中培养出来的，那些不得不在其中寻找出路的美国人对此深有体会。每一位雄心勃勃的年轻医生都希望通过培养有影响力的赞助人、选择最合适的教育机会，以及竞争理想的医院职位的方式，来增加他们在实践中成功的机会。虽然所有的医生都做出了这样的决定，但并不是所有的医生都把自己的考量记录下来。布莱克（Clarence Blake）却这样做了。

布莱克出生于 1843 年，曾就读于哈佛的劳伦斯科学学院和医学院，然后在 1864 年成为新的波士顿市医院的第一批住院医师之一。他的父亲是一位富裕的工业化学家和商人。在南北战争的最后一年自愿担任外科助理后，布莱克于 1865 年秋天启程前往欧洲。他打算在欧洲大陆待上近 4 年的时间，为他进入波士顿竞争激烈的医学界做好准备。

当布莱克坐在维也纳的办公桌前评估专业选择，并向其远在波士顿的"母上"和"父上"详细地解释这些选择，他极具自知之明。起初，他曾考虑过结合临床训练学习分析化学的可能性。化学病理学为诊疗工作提供了重要的新见解和可能性。但他很快发现，实验室对想成为医生的人而言并不是一个可行的选择。"我看不到任何将化学与医学结合起来的机会，"他在 1866 年春天得出结论，"而且我每天都越发地不愿意从事医学专业以外的任何其他工作。"从智识进步的角度来讲，化学和临床医学可能是密切相关的，但它们在"实践中却相去甚远。如果有可能将化学知识与医学研究的某个特定分支结合起来，并使之成为一个有报酬的专业，我将非常愿意这样做，但目前尚未明确看到有这样一个能够达到预期目的的机会"[1]。波士顿市立医院有可能为"化学病理学"提供工作岗位，但这一步走得绝不安全，还是必须要成为实验室人员或是临床医生才行。

对于一个既想追求智识上的卓越又希望得到成功实践的年轻人而言，专业化显然是可以解决这个两难的办法。布莱克满怀热情地接受了这一选择。他认为，美国是一个新兴国家，医生供不应求。而且，尽管这个行业的保守派对专业化不屑一顾，但似乎很明显，快速积累的知识，以及在拥挤而竞争激烈的城市市场中获得知名度的更功利的需求，指向了一种深入的、专精而非宽泛的临床能力。事实上，全面的理解已不可能；需要学习的东西太多，而学习的时间又太少。[2]

德国的学术和医院系统也指向了相同的方向。这位雄心勃勃的年轻的外乡人解释道，维也纳总医院是"一个有 3,200 名居民的小镇"，每年有近 9,000 名新生儿，"活标本"已经习惯了被推、挤、戳，最后是解剖。"在这里一年，"他向父母保证，"比在故土多年的私人执业还要值得。"[3]国外的学历对一个有抱负的从业者来说是非常有用的，"维也纳的学位比在国内获得的任何学位都要值钱"[4]。

在浅尝了助产学（因丰富的"临床材料"及其以实践为中心地位而变得诱人）和神经学（他父母的建议，这也似乎是一个在富人中迅速发展的领域）后，布莱克聚焦在了耳科学上[5]。他的决定是在"仔细研究了依据并计算概率"，加之权衡"爱好、便利和可能性"的基础上做出的[6]。这是一个新奇的专业，也许是一种赌博，但它结合了技术技能、一定的科学性和立即获得专业知名度的保证。如果没有这样的专业和声誉，没有它所承诺的推荐和咨询，即便是一个能干的、关系良好的"年轻人也可能要等到十年、十二年后，才有可能获得类似的报酬。"[7]

当他考虑在 1869 年回到波士顿时，布莱克的第一步很明确。他需要的是在马萨诸塞州慈善眼耳医院担任"耳科专家"的职位。也许，布莱克向父亲建议，表弟珀西（Percy）可以向董事会成员说说好话。"待我回到家乡以后，"他解释道，"这样的职位将给我提供学习素材，也将是我作为一名耳科医生执业的最好开端。"[8]

医院是那些想要在——智识和经济的意义上——竞争日益激烈的医学界中，扮演精英角色之人雄心壮志的必要舞台。医院的职位不仅能使布莱克立即得到专业上的认可，有机会磨炼其技能并建立起专业联系，而且还能够借此接触到可以为学术工作和发表提供不可或缺之原料的慈善病人。如果他"回到波士顿后不久就能负责一家诊所"，布莱克对父亲解释道，"这将是最好的引入耳科实践，并进一步开展研究和观察的机会。"[9]

在未来长达40年的时间里，布莱克将在马萨诸塞州眼耳科和哈佛医学院发挥重要的作用。作为有着类似想法的同时代人（其中许多人受过德国训练）圈子中的一员，布莱克成为波士顿医学变革的一股力量。若以一般医生的标准来进行衡量，他的职业生涯并不典型；但作为他那一代与医院有着联系的医学精英，他无疑是一个典型。[10] 对于历史学家而言特别具有启发意义的是，布莱克自觉地明确评价了他在波士顿医学界谋求发展时面临的选择——他也成功地将家庭的物质资源，转化为专业的"通过学习和购买图书的形式在家乡执业的资本……"[11] 如同能量守恒一般，社会优势的可兑换性和"保持"依然是精英医学的一个重要方面。在个体层面，它让来自好家庭的年轻人可以考虑一系列相较于没那么幸运的同龄人所得到的，截然不同的选择。从更普遍和更概括的意义上讲，它在界定精英阶层的问题上，实现了从19世纪初主要由出生和社会地位决定，到越发以知识和正式资格为基础的平稳、渐进的过渡。

在这一过渡中，没有哪家机构比医院更加重要。将不断发展的医疗职业融入医院的日常工作中，是医院历史上最复杂而又最根本的方面之一。对于整个行业而言，这种融入也同样重要。在解决因病人需求增加而产生的人员配置问题时，医院理事将在美国医学的体制发展中发挥根本性的作用。

专科化的困境

在 19 世纪初，专科实践被视为一种江湖医术。[12] 声称在治疗某种疾病或身体部位方面具有特殊能力的从业者，被看作不过是利用了普通人的痛苦和无知的卑鄙竞争者。专科能力是一种矛盾的说法。如果身体的所有部位都密不可分，那么生理学和病理学就否认了专科化的优势及其合法性。事实上，在传统医学中被划分为非主流医学的边缘领域里，已经有各种不同类型的专家为人所知：痘医或性病方面的潜在专家、眼科医生、直肠疾病专家，以及接骨师。但这样的人不可能在常规医学的领域中出人头地。

18 世纪中叶以前，一类专科实践就已经在英国和法国被固定下来；当然，这就是外科和内科医生之间正式的区别。然而在实践中，一致的区别仅限于某些城市医生群体——在英国，主要是在伦敦，仅限于治疗那些少数能够支付执业医生酬金或外科医生费用的人。事实上，大部分的医事服务还是由全科医生提供的，无论他们的正式身份是药剂师、外科医生，还是内科医生（有些人努力并赢得了双重资格，但这并非必需）。在大城市之外，医护人员也会接手一些小手术、接生婴儿、开具药方，并在地方政府的资助下为穷人看病 [13]。在美国，不同类型的医生之间从来没有区别，即使在大城市也是如此，然而社会、教育和地域的差异造成了一个等级森严的职业，尽管这种现实并没有反映在其头衔或正式证书上。

美国先锋医院的情况一直比较接近英国的模式，而与社区的做法大相径庭。医院的人员配置通常反映出内科和外科之间职位的区别。这并不是说担任外科主治医生的人，会把他们的实践限制在院外的手术上。那样做会弄巧成拙。然而，他们的确会在医院工作和私人执业中相关诊疗的基础上，追寻某种被广泛接受的，尽管不具有排他性的专业化。一些主要在城市工作的外科医生和"男助产士"被认为拥有专科技能，因此有理由被推荐。正如我们所看到的，外科手术需要灵巧的手艺及与之相称的无畏气质。每个从业者，特别是农村和偏远地区的从业者，都必须做一些小手术以及接生婴儿，这几乎是无法避免的。然而，也有少数人对界定医院外科医生特定领域的严苛程序感到满意。在整个19世纪，医院的任命反映出外科和内科能力之间无可争议的划分。外科和内科主治医生在各自的病房里扮演着同等重要的服务主管的角色；外科医生尤其可以为他们的学生和住院医生提供一个技术导向的病房培训。[14] 医学院的院系设置也有意无意地反映出同样的假设。即便只有三四个教授职位，也总会有外科（通常与解剖学有关），其次是内科。

再次就是助产士和儿童疾病相关的医生。如早在1810年，詹姆斯（T.C. James）就被任命为宾夕法尼亚医院"分娩部的医生"[15]。医生若想在家庭实践中取得成功，就必须处理好分娩和婴儿的问题——具有讽刺意味的是，正是由于缺乏专科化，才产生了对专家的需求，以培训绝大多数的全科医生。医学学徒很少能从他们的导师的私人产科实践中学习，因此若不是从书本和人体解剖模型中学习，19世纪的产科教学就需要完全依赖于医院和药房的病人。学生对助产经验的渴望，以及提供产科服务的医院和分娩药房的人员需求，都预示着要有具备特定专科知识的医护人员。而这样的人在私人执业中自然会被请来作为难产和产程延长分娩的顾问。因此，少数专家在从事全科医学工作的同时，也获得了产科顾问和教师的声誉。[16] 在19世纪中叶，眼科和整形外科也是少数美国专家活跃的领域，并早已建立了先锋医院和药房。

但这些都还只是一个初步的开始。除了少数几个著名的，几乎全部是城市里的顾问，南北战争前美国的医疗实践在很大程度上依然是无差别的。然而，这种情况在19世纪中叶却开始发生了改变。法国和德国的临床医生们已经开始培养其外科专业，并深入探讨了全科医学的划定领域；在巴黎、维也纳和柏林，人们赢得了作为特定器官、疾病或手术专家的声誉。[17] 人们对局部病理学的日益浓厚的兴趣，加之对学术成就的渴望（以及与此不无关系的私人执业的成功）为雄心勃勃的眼科、皮肤科、性病科、耳科、骨科，甚至精神疾病的年轻专科医生提供了成就动机。实用的考虑也结合了对系统的临床研究日益增长的自觉承诺。

正是在德语国家，专科化首次达到了这种新的成熟高度。或者至少在 19 世纪最后四分之一时间涌向那里学习的许多美国年轻人看来，是这样的。[18] "德国的专家才是真正的专家，" 一位警觉的美国人向他的同行们报告道，"除非是在其独特的领域范围之内，否则他们不予以治疗"。德国的出版物也是建立在对一系列病例仔细研究的基础上的，绝非对先验理论的阐释，也非对单个病人缺乏系统性的反思。他解释道，科学和科学精神正成为专业化的同义词 [19]。同样显而易见的是，这种科学精神是在医院的病房里培养出来的，离开了病房就不可能繁荣昌盛。

然而，在英语世界，专家们在 19 世纪七八十年代的日子却并不总是轻松的。在英国和美国，医院和医学院等建制都对这些新的权威主张者表示了反感和抵制。主治医生和普通外科医生嫉妒地守卫着他们对医院病房的权力；教授们只是勉强允许在课程中开设专科课程（一开始往往是以夏季选修课的形式）。给予新的专科课程正规的教员地位，就是缩小正规教席持有人的领域；给予他们床位，就是让渡出医院权力的重要组成部分。

专科化确实逐渐在英美医院中找到了一席之地。英国，尤其是伦敦，引领了这一潮流。聪明的年轻人，因无法在综合医院的主治医生精英队伍中占有一席之地而感到沮丧；他们找到了愿意支持其建立专科药房和医院的外行人士——眼科、骨科、产科和儿科（有很强的骨科成分）。对于慈善家而言，都颇具吸引力。到了 1860 年，"仅在伦敦就有 9 家妇女分娩专科医院，7 家眼科医院，6 家白痴和疯子医院，5 家畸形医院，4 家妇女和儿童疾病医院，4 家胸部疾病医院，2 家耳部疾病医院，还有癌症、瘘管病和发热病医院各 1 家，以及 1 家洛克（Lock，即性病）医院——共 43 家……" [20] 老牌的内科和外科医生都对这些机构持反对态度，他们认为这些机构不过是雄心勃勃的年轻人提供临床服务的广告，而年轻人甚至不愿意以适当的耐心和谦逊的态度等待主治医生职位的到来。[21]

在美国，公开的冲突并不常见；专科医院也相对较少，而且即便有也理所当然地仅限于大城市。[22] 专科化首先以 "课程" 和专科诊所的

形式，于综合医院的门诊服务和独立的药房中占据一席之地。到了 19
世纪 70 年代，大多数医院已经开始在门诊部的组织上承认这种新的执
业方式[23]。比如，即便是相对保守的麻省总医院也于 1869 年成立皮肤科
诊所，1872 年成立神经疾病和咽喉科诊所，1873 年成立眼科诊所。设
立这些门诊服务是在不允许其在医院管理中发挥全面作用的前提下，奖
励关系良好的且有用的年轻人的一种方式。医院也可以任命专家为顾
问，但不给他们提供床位的控制权，也不给他们医院主治（以及决策）
医生委员会中的席位。这样，一个年轻人在实践中站稳脚跟的同时，可
以用工作日的几个小时形成一个事实上的专科诊所。他还可以利用其在
诊所的工作时间来赚取额外收入，为那些在正规的本科课程中没有机会
接受小组培训的医学生提供辅导。

　　然而正如我们所看到的，主治的内科和外科医生通常会在为专科
医生提供住院病床的问题上画一条界线。病房是主治医生的领地，他们
不愿意将其由临床资源所提供的职业资本分割出去。对病房的控制，同
时也意味着对非正式但通常是有利可图的教学机会、临床决策、文章和
书籍的原材料的控制。19 世纪的医院章程一般会规定，未经上级许可，
实习医生不能发表文章，这绝非偶然。普通外科医生对外科专科医生甚
至特别反感，在他们看来，这意味着对他们专业能力的质疑，也将会对
其接触到的病例数量构成威胁。哪怕诊断问题需要用到耳镜、喉镜或眼
科镜的专业技能时，主治医师也通常拒绝邀请专科医生作为顾问。[24]

　　但还是渐渐地有了一些让步。专科医生们找到了进入医院董事会
的方式，专科门诊的数量也大幅增加。除了最负盛名的医院以外，训练
有素的专科医生甚至可以在没有获得住院床位的条件下，干脆地拒绝在
门诊和咨询岗位上服务。[25] 更重要的是，人们逐渐接受了专科医生在技
术上的优势。到了 19 世纪 80 年代，外行人士和医生都普遍认为，只
有"在一个或多个医学专门的部门中达到超过普通熟练程度的人"，才
有可能保证最高的医疗质量和合格的教学。[26] 尽管技能可以在工作中不
断提升，但把照护病人的主要责任托付给素质较低的人，似乎也是不对
的。"理想的医院，"正如波士顿一位著名的临床医生在 1900 年所表达

的共识一样，"是一个穷人可以从医学每一个分支的最高技能和成就中获益的地方——一个专家们相互联系、和谐相处的恩惠受托机构。"[27]

专科医院的数量增加了，但也许更重要的是，综合医院开始逐渐将床位分配给专科病房，或至少保证为门诊部出现的特别"有趣"的病例提供一定数量的床位。学生和主治医师现在可以更仔细也更系统地跟踪病例[28]。到了20世纪的第一个十年，医院已经开始将其所接受的专科医生的智识优势付诸实施。如员工规则可能会要求在为病人检查眼睛时，需将眼科医生传唤至外科或内科病房。[29]

在没有对医院的组织结构构成本质性挑战的情况下，专科化就逐渐融入其中。医务委员会和医学院的院系勉强为专科医生保留了席位，但这一时期决策的性质几乎没有改变。然而通过吸收一系列的专家，医院可以宣称自己拥有了与这些新的临床领域相关的智识声望和公众信心。病人要求去看专家，自己也主动去找专家，自然而然地将他们与机构设置联系起来。私人病人认为，小型专科医院有限但技术上明确的服务，比普通医院的住院服务有着更少的污名，更容易被接受，而城市劳动人民也自然而然地转向了专科门诊或药房中"教授"所代表的可靠权威。

同时，综合医院也将对专科化产生重大影响。它们是家，是训练场，是一切的理由。到了20世纪第二个十年，城市医院已经成为专科医生私人执业的重要场所。在委员会认证的或正式的住院医师和研究员项目开始之前的一段时间，医院和药房的职位和任命起到了同等重要的作用（当然赴欧洲旅居也构成了一种补充）。"一个人不能从书本上学到实践，"1880年，一位美国人从伦敦皇家眼科医院写信回家说道，"我在这里一年的经验相当于至少20年的私人执业。花费是昂贵的，但我认为投入的钱将会开花结果"[30]。选择农业的比喻是十分恰当的。一个人必须投入金钱和时间，才能获得职业成功的收获。布莱克的欧洲教育比大多数和他同时代的人要更早一些，持续的时间也更长，但却无疑是美国19世纪末临床精英所走的典型道路。

德语世界在这些年轻人的计划中占据如此重要的地位并非偶然。正如我们所看到的，这些国家提供了最先进的也最自觉的"科学"临床医学培训。培训当然是以医院为基础的，在 19 世纪最后三分之一的时间里，雄心勃勃的美国年轻人看中的正是这样一种模式。德国的培训和实践风格并没有完整地传到大西洋彼岸，但科学的意识形态威望和系统的临床研究却被传递过来。专科化展现并加剧了医学向还原论和技术化发展的普遍趋势。它的存在有助于合理化医院作为科学机构的强大形象，并使之付诸实施。

此外，一批新的专科——临床病理科、麻醉科和放射科——直接从医院的需求中，更是在医院的背景下发展起来。专科化和医院似乎自然而然又易如反掌地结合到了一起。当 20 世纪逐渐建立起专科和专科培训项目的委员会认证时，这些认证委员会顺理成章地由经过医院培训，且几乎总是与医院相联系的男性核心来组织。委员会的认证还追溯性地规定了已经被妥善建立起来的培训、人员配置和实践模式，并使之正规化。[31]

医院化医学：优先权的阶梯

通往医院晋升的道路是明确的。19 世纪末，当一个雄心勃勃、关系良好的年轻人进入医生这个行当，他需要和医院病房以及门诊部门建立起联系。在一个正规的临床培训依然不足的年代里，这几乎是十分必要的。比如，暑期实习为医学本科生提供了一个立足点，协助门诊服务则是另外一个。毕业后，更加幸运的人可能会争得实习机会，然后是定期的门诊预约，或许还可以代替资深的主治医师，和他们的病人一起逃离城市的酷暑。这样的服务加上多年的耐心、尊重，加之有地位的赞助人的支持，可能会让他们成为医院高级主治医师，也就是所谓的"男人圈子"的一员。正如一位著名的波士顿人所回忆的那样，"他们当时似乎只是稍逊于上帝[①]"[32]。

要达到这样的高度，赞助人是不可或缺的。赞助人可以是非专业

---

① 典故取自《圣经》诗篇 8:5，"你叫他比神微小一点，并赐他荣耀尊贵为冠冕"。

的理事，也可以是医务人员，但从长远来看，如果没有医疗赞助，人们很难指望在专业上取得成功。一篇异想天开的《纽约客》(The New Yorker)文章把一群雄心勃勃的临床医生称为"孤儿"也是情有可原的，毕竟这些人真的"在纽约医院里没有叔叔……"[33] 年轻的从业者经常为年长的男子担任图书馆和临床研究人员，并充当他们在私人执业中的替补（以及潜在的继承人），到病人家中协助或直接操作麻醉。这种好处是相互的。有抱负的年轻人可以为其年长且更有地位的赞助人提供有价值的服务，在医院环境中提供非正式的支持，或是在富有的病人家中提供与医院功能对等的服务项目。系统中的每一位年轻的参与者都希望，多年的这种谦逊的服务将得到回报，即继承主治或教学的职位，以及私人执业中有利可图的转诊。[34]

第一步，当然是获得一个实习医生的职位。"就像接吻一样，"1873年，一位费城的社论家责备称，"与我们合作的医院里的医学住院医师的任命是按照喜好来的……"[35] 讨好仪式既是强制性的，又令人厌恶。相较于年轻的詹姆斯（William James），没有哪个那个年代的人能更尖锐地表达了其负面感受。他在1866年12月写给妹妹的信中说道："对于医学院里有雄心壮志的年轻人来说，现在是一个非常激动人心的时刻。"

> ……他们急于进入（麻省总）医院。他们对医生的谄媚，在讲课后向他们提出聪明的问题，主动为他们跑腿等，这周达到了高潮；他们到医生们的住所拜访，谦虚地请求其赞成他们的任命，而在医院的十位理事家中，他们也是如此地卑躬屈膝。算起来我还要再拜访16个人。以我阿谀谄媚的才能，我怎么都不会担心自己失败。[36]

这种有损人格的恳请行为在整个19世纪都一直存在。19世纪80年代，费城圣公会医院即将就任的院务官"被期望拜访管理委员会25名成员中的每一个人"。同一城市的市立医院，政治关系几乎是一种必需品[37]。早在 1910 年，宾夕法尼亚医院的院长就警告没有合适的费城关系的申请人，他们的申请终将无果而终[38]。学业成就、社会优势以及将各种临时性的兼职和短期临床任命拼凑在一起所需的坚韧不拔的精神，共同构成了职业成功的基本要素。

结果，那个时代的医生职业模式也不像我们今天所看到的那样统一。毕业后，医生们可能会实践几年，然后申请医院的实习医生职位；其他人可能从一个领域转到另一个领域，从一家医院转到另一家医院。任职时间长短不一，临床职责也多种多样——无论正式的头衔上写着什么。如在 1901 年，威尔金斯（George Wilkins）申请了波士顿长岛医院的助理住院医师职位。威尔金斯是 1899 年哈佛医学院的毕业生，他在大学 4 年中花了 13 个月的时间在医院的门诊工作。然后，他在卡尼医院的外科服务中担任见习医生，又在波士顿产科医院担任为期 6 个月的内科医生。[39] 这是世纪之交一个雄心勃勃的未来住院医师的典型简历，它记录的临床训练与后来出现的结构严谨、明确规定的轨道截然不同。

无论如何，19 世纪末的**精英生涯**与 20 世纪末的**正常医疗生涯**之间还是存在着惊人的相似之处。连续性的来源之一就在于医院的中心地位。未来的精英成员作为学生、院务人员、初级工作人员（相当于现代高级住院医师或研究员的职能），当他们在病房和专业门诊部门积累多年的服务经验时，也与医院绑定在一起。对于那些有雄心壮志的人而言，医院病人提供的"临床材料"，仅此一项就可以为发表和学术声誉的积累打下基础。只要还在寻求这样的声誉，有抱负的医生就必然会严重依赖于对医院床位的使用。但对于大多数 19 世纪后期的医生而言，他们很少或几乎没有接触过医院的医疗——除了学生时代在冷冰冰的露天剧场里度过的几十个小时以外。

显然，财富和家庭地位并不是成功的唯一条件，即便是在南北战争前阶级意识强烈的年代里也是如此。无论是费城的格罗斯（Samuel Gross，出生于宾夕法尼亚州伊斯顿附近的一个农场），这些聪明又精力充沛的仍然在纽约的南方仔，比如托马斯（T.G. Thomas）、埃米特（Thomas Addis Emmett）和西姆斯（J.Marion Sims），还是努力进入了专家的精英阶层，尽管并不是没有反对意见。[40] 但是，这些人都是白人男性，来自体面的，哪怕是乡下的家庭。

大多数美国人都无缘进入美国的医院系统当中。在 19 世纪中叶以前，也没有女性拥有正式的行医资质。到了 19 世纪下半叶，拥有医学院学位的少数但认真的先锋女性，仍通常被排除在实习医生和主治医师的职位之外。希望得到临床训练的女性不得不被局限在少数地位相对较低的医学院和少数妇女和儿童医院当中。[41] 无论如何，黑人总是被排除在外。

对于黑人和女学生而言，临床训练的需要以及他们的教师和临床医生对医院特权的渴望，是他们为自己的特定"社群"创办医院的核心，也是广为人知的动机。[42] 因此，新英格兰妇幼医院（1862 年）、纽约妇幼医务室（1860 年）、纽约的林肯（1882 年）和哈莱姆（1887 年）医院、费城的道格拉斯（1895 年）和慈济（1907 年）医院以及芝加哥的友谊医院（Provident Hospital，1891 年）等的成立，皆是如此。在任何情况下，学生和医师进入医院实践的需要与其提供临床服务的愿望同等重要。

无论是就理事还是医务人员的层面而言，老牌的城市医院依旧是根深蒂固的精英阶层的据点。移民医生不得不在他们特定的宗教和种族群体所支持的医院和药房中，寻找其他成功的途径。[43] 讲德语的医生，无论是犹太人还是基督教徒，都可以在德国人和犹太人的医院里找到主治医生的职位。顺势疗法医生意识到需要接受正式训练，并有为这种训练提供一个资质，才能在正规医院工作；如果不行，他们就建立自己的医院。[44] 在中西部和远西地区①，由于医院的历史较短，机构生活也相对开放，医院的建立从一开始就与移民团体——特别是天主教会及其护理团体——有关。

不足为奇的是，大多数执业医师对医院工作人员感到不满，因为他们从来没有机会在专业成就的阶梯上攀爬上去。他们也总是会对那些

---

① 指落基山至太平洋沿岸的地区。

由位高权重的医院医生组成的"圈子"把持（大多数人会说是垄断）着的位子颇有微词。"这些受偏爱的少数人，"一位不那么受偏爱的医务人员在 1894 年指出，"可谓在所有伟大的医学团体当中，垄断了由慈善的富人所提供的财富和由受苦的穷人所承受不幸所提供的材料，才成了并持续作为医学思想和行动的领导者"[45]。"院方的人"在地位和智识上的高傲，更让普通医生怨声载道。

特权竞争者的存在，威胁到了普通医生们的生计和自尊。在城市弱势的从业者看来，医院的头衔不过是一种有效的免费广告形式。如同专家们所说的那样，这种象征着医院地位的徽章似乎贬低了普通医生的技能。非专业人员对这种资质非常买账，甚至会在需要的时候放弃他们固定的家庭医生。[46] 普通医生的敌意则更多表现为同时代的人所说的对医院和药房"滥用"的攻击，即它们竟然对有能力支付医疗费的病人进行免费的机构性治疗。在许多城市从业者看来，门诊诊所和住院慈善床位的激增，在很大程度上反映了医学院和医院医生（往往是同一群人）对大量供应的"临床材料"的私欲。尽管这些抱怨缺乏一致性的事实依据，却不应因此掩盖许多医生的看法和动机，他们在 1870 年至第一次世界大战的半个世纪里不断重申着这些指控。[47]

这些无疑都是被剥夺者的论点。医院是一种特权资源——上层医务人员可以在这里积累地位、关系，也许还有可靠的发表记录，这些专业资本让他们在医生拥挤的市场中赢得了竞争优势。几乎两代充满仇恨的城市从业者都认为，把大多数从业者拒之于病房和手术室之外，就是诋毁他们，侵蚀其技能，迫使他们无法通过行医谋生。

换个角度看，医院太过精准地融入了医疗职业和专业地位的关系当中。这是一种从一个年轻人职业生涯之初的医学院开始，一直到私人执业的整合。这是一个在那个时代的人——那些在医院系统中攀爬的人，以及那些被医院系统拒之门外的人眼中，无可争议的现实。

医院的医疗化：医务人员的演变

正如我们在上一章中所指出的，19世纪主治医生名义上的全面权威与他们在病房中的实际在场之间，存在着根本性的差异。有些工作人员比其他人更加负责，出诊时间也随着世纪的推进而普遍增加；然而没有一家医院的主治医师出诊呈现出明显的规律性。只有在19世纪末和少数学术自觉性强的医院当中，资深的医务人员才会每天在病房里待上几个小时；在一些医院，他们每周则只出现几次。当然，夏天促使所有有能力离开的人普遍离开。有价值的私人病人离开了，高级主治医师则去钓鱼、打猎和旅行。他们所从事的是非常舒适的小众工作，而负责那些还没有完成的床旁工作的底层男医生则非常讨厌他们。一位底层工作人员用诙谐风趣的、谨慎匿名的、异想天开的诗句表达了他对高级主治医师的感受。

听诊和叩诊甩锅在一旁，
检查各种分泌物也不在场，
却给那些大惊小怪的恶臭病人，
开具了补和泄的处方。

让别人辛勤工作，让别人流汗奔忙，
喘息，挣扎，甚至直接倒在赛场，
当我们收拾行装离开医院，
他们却预先给自己保证了一个地方。

请我们跋山涉水，
把快乐和收获当成希望，
让他们去继续屠杀那些穷人，
即便在炎热的夏日，还要留在城市的街巷。

对他们而言，

在医院工作的特权总是不可限量。

那么就让他们在天堂积蓄财富吧；

我们则会在史册中万古流芳！[48]

年龄和地位带来了恭敬，有时也激发了暗中的怨恨，但年轻人若想在医院中获得升迁，就别无选择。当可能的时机到来之时，他们也会享受到病房的额外补贴，并规避掉那些不太愉快的职责。

这种制度并不适合持续提供照护或是临床训练，而普遍的轮岗制度也只会让情况更加恶化。尽管至少从19世纪20年代开始，轮岗制度就因无法保证对病人照护的连续性而遭到医务人员的批评，但即便在20世纪，轮流承担临床责任的做法也依然存在。这种做法彰显了医院位置的公平性，或许可以缓和潜在主治医生的不满情绪，同时也限制了从繁忙的医生那里所需的时间。这一制度的优势足以让其实现自我存续。资深工作人员不领工资，病房巡诊也不得不被塞到以家庭为中心的、耗时的私人执业之外，此时轮岗就可以完全发挥作用。

然而随着19世纪的发展，医院的人员需求发生了变化。入院人数急剧增加，其中涉及手术的比例也越来越大。这些手术意味着每个病例需要更多的住院医师和护理时间，特别是其中一些护理必须在夜间进行。在许多机构当中，外科手术与急诊病例的同比例增加（以及煤气灯和电灯的出现）意味着对24小时工作人员的需求不断增加。在1880年之前，医院的工作还在很大程度上局限于白天。此外在世纪之交，除了市立医院外，所有医院都开始出现大量的私人病人。他们假定的敏感性连同医院满足他们需求的希望，同样意味着住院医师数量的增加。

医学变得更加主动和具有侵入性，人们对适当水平护理的态度也发生了转变。即便是在大型市立医院，1名住院医师与多达75名病人的比例也不再被视为足够。小的社区医院开始寻找住院医师，因为即便是少量的外科或伤寒病人也可能需要24小时的护理，而繁忙的入院医生根本无法提供这种服务。所有这些因素都意味着医患比例的改变。改革议程逐渐围绕着这一需求展开，即需要更加充足的人员配置，毫无疑问，医务人员同时提供了改革的理由和对这一改革的领导。

批评者不仅对住院医师的人手不足而感到焦躁不安，对其任期的组织也表示了不满。年轻的医学毕业生通常没有接受过床边训练，却被要求承担主要的护理责任，这一直显得不公平。"医学生一毕业就被立即安排到病房值班，"费城市立医院的住院医师在1886年争辩道，"他们理应为病人提供让其满意的治疗。现在却十有八九从未为病人开过处方，他们不单进退两难，而且是真的不知道该怎么办。"[49]在随机分配的一个或多个病房里边工作边学习，既不能达到住院医师角色隐含的教育目的，又不能保证稳定的照护服务。对策之一是逐步发展起来的住院医师分级制度，另一个选择则是从其几乎不分科的短期前身中演化而来的明确规定的住院医师实习期。此外，自19世纪中叶以来，改革人员也一直敦促以客观考试的方式取代传统上决定了住院医师选拔的游说模式。

到了1900年，许多大医院已经开始严重依赖他们的高级内科和外科住院医师，这些医师通常是从每一届的实习医生中挑选出来的。[50]需要在入院方面提供全职服务是解释这种依赖性的一个因素，而监督新手住院医师的需求则是另外一个。专科实习生也开始了。日益复杂的外科手术的需求尤为重要；其他医院迅速接受了约翰·霍普金斯医院在19世纪90年代和20世纪初精心建立起来的住院总医师制度，或者至少在其新机构中的某些方面能够轻易地采用霍普金斯的体系，也意义非凡。[51]外科专科，如眼科、妇科、耳科和骨科，都是在自己的医院中，或是大型综合医院的病房里建立起来的。

以医院为基础的专科很快就在住院医师制度中找到了自己的位置。麻醉学和临床病理学最初被看作住院医师日常工作的一部分（为了节省医院预算，也是为他们从事自己的尿液和血液检查、为私人病人和他们的朋友实施麻醉做职业准备）。然而到了第一次世界大战期间，这些技能对于繁忙而缺乏经验的住院医师而言已经被认为是过高的要求，即便由更有经验的兼职人员监督也是如此。[52]对可靠照护的需要，加之对医学生和初级住院医师的教学日益增长的需求，意味着在这些"服务"领域逐渐建立起住院医师和工作人员的任命制度。随着私人病人开始接受医院治疗，为这些理想客户提供最先进的临床设施的需求同样强化了住院医师项目的合理性，尽管麻醉学和临床病理学在医院的地位仍远远低于普通内科和外科。放射科经历了类似的演变。1896 年X光片问世后，由照相师、临床医生和技师所共同构成的团队最初负责这项新技术的操作，但很快就发现放射学需要专业的技能——而且对于大多数从业者来说，投入成本太高。医院成为培训以及相当一部分放射学实践的场所。[53]

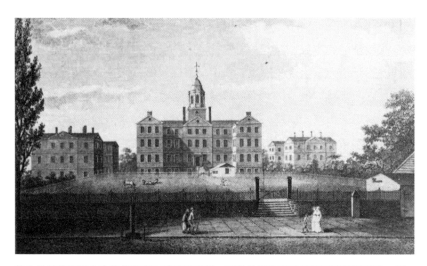

热心公益的纽约人为他们的新医院感到骄傲，就像他们为自己的新国家感到骄傲一样。它的建筑表达并体现了一种秩序和社会责任感。("View of the New–York Hospital" *An Account of the New–York Hospital* [New-York: Mahlon Day, 1820], 封面插图，作者收藏。)

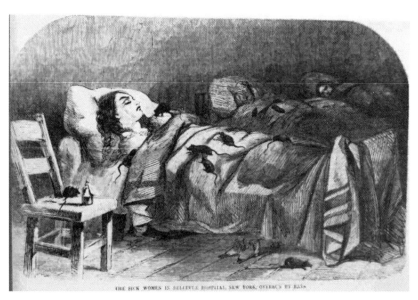

但在南北战争前的医院生活的现实可能相当不同——尤其是在市立医院里。无论这种场景是否代表了纽约贝尔维尤生活的准确画面，它们都利用并强化了大众的恐惧。(*Harper's Weekly*.Library Company of Philadelphia.)

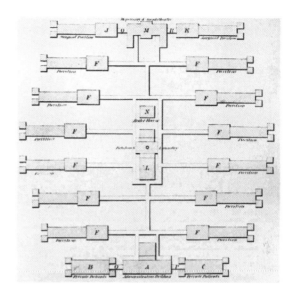

19世纪中叶，改革医院和消除感染的努力引发了新的建筑和病因学共识。与其他许多权威人士一样，比林斯（John Shaw Billings）设想建立一个分栋式的医院，在这个医院里，最大限度地增加通风，最大限度地降低病人密度。("Sketch Plan of Arrangement for Johns Hopkins Hospital, with One Story Pavilions, Temporary or Permanent.By Dr.J. S.Billings U.S.A.," Trustees of the Johns Hopkins Hospital, *Hospital Plans.Five Essays Relating to the Construction, Organization and Management of Hospitals,* . . . [New York: William Wood, 1875], 作者收藏。)

在颇具揭露性的破旧背景下，训练有素、纪律严明的护理人员代表了医院的新生力量，为病房较传统的价值范畴带来了秩序和效率。("Nurses on Parade," Philadelphia General Hospital, circa 1895. Historical Collections, College of Physicians of Philadelphia.)

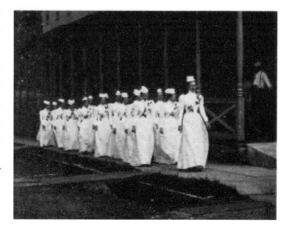

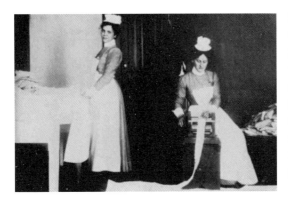

护士培训在其形成时期的特点是无聊和长时间的体力劳动，如图所示的日常工作就是一个例子。("Student Nurses Rolling Bandages and Folding Laundry [1890]." Center for the History of Nursing, University of Pennsylvania, School of Nursing.)

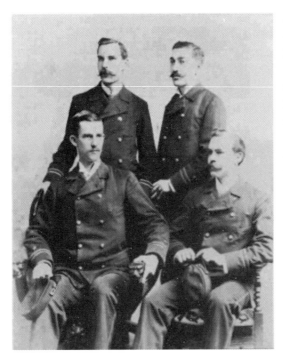

在内战后的岁月里，青年之家的工作人员被发放了军装式的制服，表明了等级，也暗示了权力和责任。("Resident Staff, Blockley [Philadelphia General Hospital]," circa 1885. Historical Collections, College of Physicians of Philadelphia.)

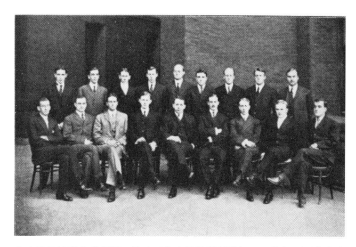

在内战后的半个世纪里，院内工作人员的数量增加了，他们不再身着准军事服装。然而，有一点是不变的，精英医院的住院医师仍然完全由白人男性组成。("House Staff, 1907," Presbyterian Hospital, New York, *Annual Report for the Year Ending Sept. 30, 1907.* 作者收藏。)

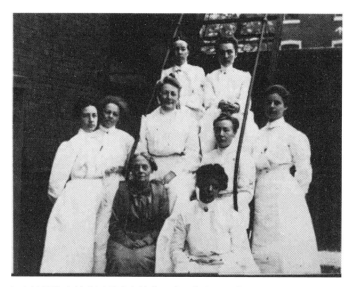

妇女被排除在精英医学院和精英医院工作人员职位之外，形成了自己的平行机构。由于没有临床经验，女医生无法与同时代的男医生竞争。"Internes at the Women's Hospital of Pennsylvania, 1903–4," p.498.（Archives and Special Collections on Women in Medicine, The Medical College of Pennsylvania, Philadelphia, Pa.）

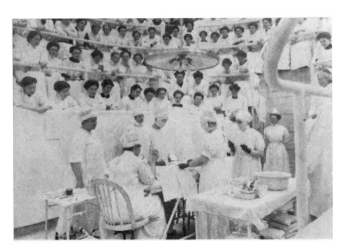

在医院的整个历史中，手术室一直是一个教学中心，也是集体情感共鸣的来源。无菌术出现后，手术在医院的护理负担中变得重要得多。("Operating Room Scene [1911] of the Woman's Medical College," p.1603. Archives and Special Collections on Women in Medicine, The Medical College of Pennsylvania, Philadelphia, Pa.)

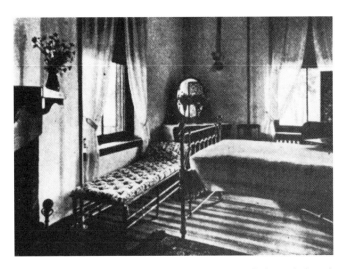

态度和期望的变化有助于使富裕的美国人考虑到医院护理。各家医院争相布置和宣传诱人的包房。("Private Rooms, Germantown Hospital," *National Hospital Review* 10 [June 1907], p.37. Historical Collections, College of Physicians of Philadelphia.)

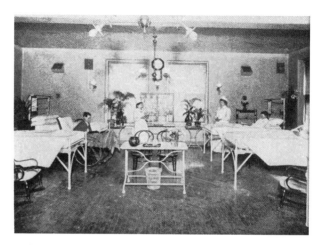

医院很快意识到，能够支付私人病房费用的病人仍捉襟见肘。他们早就意识到，体面的劳动人民和不太富裕的中产阶级成员反对有失体面的大型慈善病房。如图所示，一个解决办法是建立较小的付费病房，将人数限制在4人或8人，并将费用维持在一个较低的水平。("Private Surgical Ward," Presbyterian Hospital, New York, *Annual Report for the Year Ending Sept. 30, 1897.* 作者收藏。)

随着医院在"效率"和官僚秩序方面的自我意识的增强，行政人员试图控制医院生活的各个方面。制服提供了一种表达地位和职能的明显方式。("Uniforms for Hospital Workers," *Modern Hospital* 20 [April 1923], p.377. Historical Collections, College of Physicians of Philadelphia.)

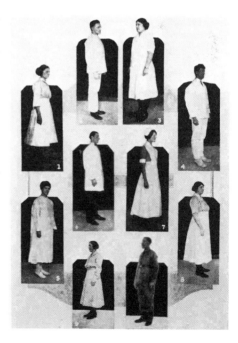

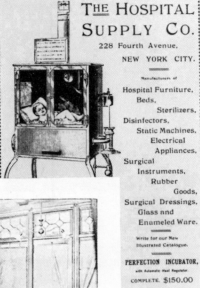

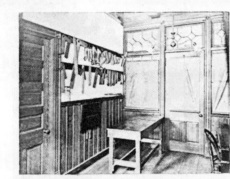

到了世纪之交，对技术的
依赖性越来越强，刺激了
医院供应业的蓬勃发展。
("The Hospital Supply Co."
Advertisement, *National
Hospital Record*.Historical
Collections, College of
Physicians of Philadelphia.)

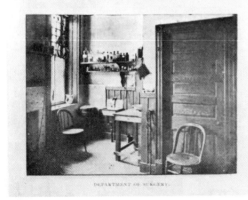

尽管很多人都在谈论精巧新颖的技术，但许多医院，尤其
是通勤医院、市立医院和药房，只提供了有限的设施。
("Department of Surgery," *Union Mission Hospital Reports,
May, 1894*, facing p. 16. 作者收藏。)

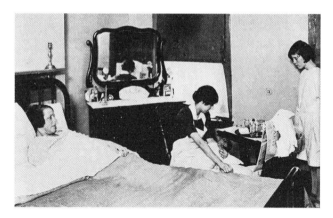

在20世纪的头几十年里，公共卫生护理似乎是一种重要的、有前途的选择，可以替代昂贵的、越来越以急诊为主的医院。(Visiting Nurse in Tenement Home [1905]. Visiting Nurse Association of Boston.)

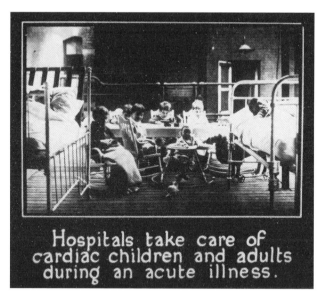

医院和公共卫生当局都试图克服公众对住院护理的不信任。像这样的图片旨在安抚父母的焦虑。("Hospitals Take Care of Cardiac Children and Adults During an Acute Illness [1915]. H.C. Carpenter Slide Collection, Historical Collections, College of Physicians of Philadelphia.)

　　住院医师项目变得越发正式，也越发多样化[54]。比如，实习成了一个标准的先决条件。早在 1890 年，约翰·霍普金斯医院就要求住院医师、外科医生和妇科医生的候选人至少要有 18 个月"在秩序良好的医院工作同等的经验"[55]。到了 1910 年，这种要求在大医院已非常普遍。

　　另一项改革要求则是针对高级主治医师，改革要求结束轮岗，实行"连续服务"。这意味着主治医生将整年，而不仅是三四个月的任期内履职。尽管确实有利于教学（以及医院和医学院的整合），但这一改革并不是没有经过斗争就被欣然接受，毕竟它极大程度地减少了内科和普通外科的上门服务预约人数，同时意味着他们需要在病房中工作更长的时间。在 19 世纪末的美国，受薪、全职临床人员的德国模式从来都不构成一个真正的选择。医院在很大程度上仍依赖于无薪的住院医生和护理人员，政府也认为没有必要承担这些费用。无论临床医生多么能干，或者他们作为床旁指导人员多么具有天赋，都必须把私人执业放在第一位，把医院工作放在第二位。[56]

　　人员改革的最后一个方面是更自觉地将岗位任命同考试时间表和医学院的学期结合起来。在 19 世纪的大部分时间里，医院都是在方便的时候，在某个与医学院学年无关的传统日子里雇用住院医师。现在，住院医师的任期统一在春末或夏末开始，年轻人可以从毕业后直接进入下一阶段的专业培训。医院人员的这些发展都是累积的、渐进的。当然，各家医院在改变传统做法和承担更慷慨的人员比例所要求的成本增加的意愿上也各不相同。然而，到了 1910 年，20 世纪医院培训的基本机制已经成型。大型城市医院已经发展出事实上的实习和住院医师项目——对于那些有能力也有意愿投入时间的医学毕业生而言，这些选择越发具有强烈的吸引力。

　　绝大多数的住院医师都没有工资，只有承担重大行政职责的高级住院医师才有。医院的人员配置是建立在某种以物易物的交换基础上的；未来的医生用自己的时间和智识来换取临床机会和资历。然而，尽管工作时间很长，结婚也要延迟，甚至没有可观的报酬，但越来越多的年轻人希望得到这样的机会。意愿和教育水平的逐步提高，也让他们更希望作为住院医师在医院工作一年甚至更长时间。[57]专科医生的吸引力越来越大，只会加剧了需求侧的压力。

专业化、实习和住院医师都是早在其被认为是医学训练和实践中不可或缺的组成部分以前，就已经出现。19世纪中叶的美国医学界还只是精英阶层才能够进行的职业选择，到了20世纪20年代已经发展成为每个受过正规训练医生的选择——甚至实习还变成了一种强制性要求。医院的住院医师通过创造性的无意性和对日常临床需求的反应，成为一种试点项目，定义和驯化了我们已经接受为20世纪医学的基本模式。

无形学院：学术精英的塑造

然而在20世纪初，少数美国医生却希望得到更多。在他们寻求的理想职业当中，对私人执业的依赖可以让位于对临床教学、发表和系统研究的关注。德国教授榜样的力量是强大的。一个人甚至不需要到德国学习，就可以被这种学术的理想以及将医学作为一种科学事业的愿景所同化。这些未来的学者认为，他们的目标与医院里和病床上的那些病人的目标之间，并不存在根本性的冲突，他们从不怀疑，一家教学医院必然会在其研究型高级职员的指导下，提供高质量的照护服务，同时帮助积累，可能会给后代带来更多的治疗知识储备。

对于那些将自己视为"运动"成员的人而言，医院是一个不可或缺的目标。正如某人所说的那样，"医院归根结底是一个伟大的实验室，只等着科学雕塑家的手把它塑造成任何形状"。这是洛克菲勒研究所所长西蒙·弗莱克斯纳（Simon Flexner）①写给即将赴任约翰·霍普金斯医院医学主席的巴克（Lewellys Barker）的话。这些人需要的正是"一种获得我们可以控制材料的方法"[58]。这种对控制的需要也意味着，制度上的战术不能脱离智识上的战略。

———————
① 系代译序中提到的弗莱克斯纳的兄长。

在许多方面，巴克都堪称这群高度积极的改革共谋者的典范。巴克在多伦多、约翰·霍普金斯和欧洲接受过培训，他对利用实验室的工具将疾病现象还原为可以客观研究的机制很感兴趣。他在1900年写道："也许目前在医学上肉眼可见的最重要的运动，就是开始应用物理学和化学的新思想来解决生物学问题。"[59] 在医院内部，他也力图将实验室和床旁医学结合起来，促进新式的临床研究，并培养一大批同样具有新思想的研究人员。然而，实现这样的目标绝非易事，即便在约翰·霍普金斯这样的医院也是如此。绝大多数医护人员发现，他们很难打造出这个新晋教授所设想的那种职业。而且即便是他们的计划的某些方面可以施行，也必须在直接临床的意义上被证明为合理。

"必须为那些选择进行研究的员工找到资助"，一位未来的研究学者解释了他的困境，"……即便是那些不具有常识性价值的研究结果。" "……无须考虑商品的生产销路（原文如此）……为了揭示自然界的某些奥秘而无偿工作"，这是多么令人羡慕的工作啊。[60] 但那一代人很少能够享受到这样的奢侈。献身于学术研究并不必然地意味着医院的任命。另一位霍普金斯医院的同事康锡曼（William Councilman）从波士顿给巴克写信说道："我们没有这类人的位置，这让我十分苦恼。"在波士顿，他试图将普拉特（Joseph Pratt）这位有前途的临床学者安排到该市森严的医院等级制度当中，却惨遭失败。"这里的年轻人唯一的希望，就是在医院里谋得一个门诊的职位，"康锡曼解释道，"然后紧跟过去的传统，在50岁，也就是当热情于他而言已经成为一种传统的时候，才可能会获得一个有些用处的职位。"[61]

换言之，医院是未来医学学者职业生涯的一个必要方面，但其与以实践为导向的职业之间谨慎变化的关系，却产生出一个不适应上述雄心壮志的体制系统。在为医院配备人员和培训从业者上如此有效的职业阶梯，却对学者并不十分友好。实习医生和住院医师的工作太为辛苦，以至于无法从事太多的研究工作；研究也不是他们的工作。高级主治医师忙于私人执业事务，即便是那些最致力于科学化医学的人，也很少受过现代研究技能的训练。如在20世纪的前十年，最流行的莫过于生物化学研究，这种研究承诺将临床研究的结果还原为潜在的生物化学机制。[62] 然而，几乎没有医院能够支持得起实验室，即便是那些专门用于常规临床病理学的设施。在 19 世纪初，在人们发现它们可以自负盈亏之前，也只是依靠着微薄的预算勉强维系自身。神经病理学家或细菌学家等有前途的头衔通常被一个不那么光鲜的现实所掩盖：实验室设施非常糟糕或根本就不存在，在里面工作的苦恼的年轻人每周也只有几个小时的空闲时间。没有明确临床定位的潜在研究者不得不在医院里寻找他们的赞助人，这样才能够获得病房和病房里的"材料"。[63] 正如康锡曼对波士顿的激烈评论所反映的那样，强烈的地方主义也是医院人事决策的重要特点。这种地方主义也很难与少数适应国际学术界的发表型学者的世界性、价值观和研究方向相一致。[64] 然而，正如 19 世纪 60 年代布莱克看到了专业化的未来一样，半个世纪后，一批雄心勃勃的年轻人认为，医学的未来在于建立一个以研究为导向的、全职的、受薪的教师—临床医生阶层。

克里斯蒂安（Henry Christian）就是这样的一个人物，他对 20 世纪头十年学术战略的分析，就像布莱克在 19 世纪 60 年代一样自觉。克里斯蒂安是霍普金斯培养的临床医生，后来又担任了哈佛大学布莱根医院的第一任医学主任和医学院的院长。在招聘住院医师时，他小心翼翼地强调，成功的候选人将不会再被临床常规的负担所困。"我们期望住院医师几乎将全部时间用在研究上，"他解释道，"并为此目的利用好医院的资源。"克里斯蒂安鼓励年轻人，他们可以花一年的时间来学习化学，"或者学习一门基础科学，比如花一年的时间，再回到临床工作中去，并在工作中凝练出与医院相关的某种探病能力"[65]。克里斯蒂安甚至已经寻求著名的生理学家坎农（Walter B.Cannon）和生物化学家福林（Otto Folin）同新医院建立起联系。

也许有人会说，在 20 世纪的前四分之一时间里，这样的职业轨迹非常罕见，即便是布莱根医院，在培养熟练的临床医生方面也远比在弥合实验室和床旁医学之间的巨大差距方面要成功得多。然而，还有一点也许更加重要。那就是在推动医学发展的理想计划的性质上，以及与其相关价值上达成的基本一致。我们面对的不仅是一群关系良好的学术野心家，而是一个由信徒所构成的团体——他们相信，科学在医学中将起到变革性和超验性的作用。

"未来的人应在实验生理学、化学病理解剖学和细菌学等方面有所建树，"哈佛大学外科医生菲茨（R.H. Fitz）曾在 1906 年给克里斯蒂安的信中写道，"同时鉴于其可行性，我们也必须做出转变。"菲茨接着否定了一位候选人，说他"诚实而认真，但却似乎没有天火①，可能不得不投身于肮脏的实践"[66]。上述表述并不典型，也并非在描述典型的职业，但对于医务人员及其病人而言，着实表达出了诱人的承诺。

至少一些雄心勃勃、人脉广泛的年轻人开始在这样的目标下，试图创造一种新的学术生涯轨迹。正如 19 世纪中叶的精英们所走的教育道路与绝大多数同龄人迥异一样。半个世纪后，他们的同行们追求的选择，除了他们这一代中的极少数以外，几乎没人愿意追求，甚至不屑一顾。比如，皮博迪（Francis Peabody）是布莱根住院医师的一个申请者。他的简历或"生活经历"（Lebenslauf），正如他自己所说的那样——这个德语单词的使用绝非偶然——表明他已经发表了十篇文章。皮博迪考取哈佛本科学院，并于 1903 年毕业，然后在 1907 年获得哈佛医学学位。1907—1908 年，他在麻省总医院实习，然后在约翰·霍普金斯医院担任助理住院医师（1908—1909）和病理学研究员（1909—1910）。1910 年，皮博迪在柏林学习化学，1912 年当他申请到布莱根时，他正在洛克菲勒学院的新医院担任助理住院医师一职[67]。学术资历和对深奥知识的掌握，而不仅是家庭关系，已然决定了皮博迪就是一个有前途的年轻人。

在提供医疗服务方面，这些新兴的精英阶层几乎没有任何代表性。绝大多数的美国医生，无论在院内还是院外，都是在以一种截然不同的医学风格行医，他们接受的培训迥异，风格也更加随意。在过去的半个世纪里，常规的医疗实践几乎没有任何变化；只是在外科手术当

---

① 指宗教般的热忱。

中，系统性的认知活动才堪称改变了日常的实践模式。[68]但在某种意义上，相对少数的科学医生感觉到并表达出了他们更多的专业同行所不能表达的合法性和权利感。大多数人所做的，只是治疗病人——无论如何，这种情况都会继续，有时更好，有时更糟，但只有通过联结起实验室和临床之间的真相，才能够得以调整和改善。

这是许多以学术为导向的舆论家在呼吁外行和业内人士支持时使用的一个论点，效果也很好。如果约翰·霍普金斯医院的理事缺乏远见，正如一位这样的倡导者所指出的，"巴尔的摩本来应该有一家大型医院，来专门收治普通美国的穷苦病人，但这家医院的用途也几乎不会超出这座城市的范围。"然而正是由于他们的先见之明，医院却发挥了另外一个更重要的作用。"他们建立起一个如此庞大的病理学实验室，并且为教学和研究提供了如此完善的设备，以至于在许多'实干家'、'非专业人士和医务人员'看来，这一定是医院资金的无谓浪费。"然而历史已经证明这一创新性决定的明智，发现蚊子传播黄热病的 4 个人中，有 3 个人就是在这个实验室里受训的。"如果理事们为患病的穷人建造起一家大型医院而非最高级的教学医院，"作者重申，"美国今天修建巴拿马运河①的可能性将非常之小。"[69]说这段话的正是普拉特，也就是 10 年前康锡曼试图引进到波士顿僵化的医疗体制中的那位临床医生。毫不奇怪，普拉特敦促大学医院为年轻人设立带薪的助理职位，让他们可以在日常的病房工作和研究之间分配时间。"许多聪明的年轻研究员如果看到了学术生涯的任何机会，肯定会乐意在一定时期内把所有的时间都投入这项工作中去。"[70]

但在 1920 年以前，这种职位几乎是难以得见的。即便是大学医院，也很少为未来的研究人员创造特殊的机会。照护和研究之间的冲突是切实存在的；实验室和床旁医学的关系也依旧问题重重。同样存在问题的是，学术和顾问精英与大量需要依靠行医来谋求不稳定生计的普通

---

① 1881 年，法国人开始建造巴拿马运河，但很快由于工程技术问题和劳工的高死亡率而停工。美国于 1904 年接手这一工程，并于 1914 年 8 月 15 日建成。

从业者之间，也还是存在差距。

以科学为导向的改革的意识形态，为调和这些不同的利益提供了一个基础。科学化医学向普通医生承诺了地位和经济上的稳定，向社会承诺了治疗，向精英阶层承诺了更多追求自身目标的自由。它也为常规医学向缺乏训练和宗派人士的宣战，提供了合法性。这是一个对受过教育的普通人和心怀善意的医师有吸引力的项目，他们可以期待未来在一个竞争较小的环境中从事更为有效的医学实践。医院在 20 世纪中叶的职业发展中变得更为核心，规模更小，却在教育水平上更加整齐划一。科学化医学的声望有助于将医院打造成一个更加具有一致性和自觉性的医疗机构，而医学的职业发展也越发地与医院紧密相连。或许最重要的是，医院已经成为新一代医师的课堂。

第八章

作为课堂的病房

教育一直在美国医院中发挥着突出的作用，但直到 20 世纪，照护同学习之间的关系才被稳定下来。而且这种为大家所熟知的共生关系中的关键要素，正是在从 19 世纪 70 年代到第一次世界大战间的半个世纪里，不知不觉地发展起来的。

1751 年，当富兰克林呼吁宾夕法尼亚州的同胞们支持建立一所医院时，他认为，医院不仅能治愈病人，而且"病例的丰富性和多样性"还能"让内、外科医生……更加专业和熟练"。医院的病房将成为课堂，医生们将在那里把技能传授给新一代的实践者。[1] 富兰克林只是在表达他那一代人的开明智慧。提供照护和教育医生的目标似乎完全一致。

挤满医院病床的慈善对象很难拒绝配合临床教学，这是他们回报社会的主要方式，因为他们得到了无偿的照护。事实上，穷人是特别合适的教具，"他们没有那么多无端的措辞，也不会反复无常，如同那些在上层社会生活的人那样，"一位那个时代的英国临床医生说道，"……任何事情都不能妨碍医生遵循自己的理性和经验进行治疗，他只对自己的良心负责"[2]。当然，在 18 世纪和 19 世纪早期的私人执业里，病人可能来自与医生相等或更高的社会阶层。即便是对于那些在医院出诊的著名城市医生而言，也是如此。与这些病人及其家属打交道必需的"技巧"——如果说不谦逊的话，显然在管理医院病人时并不需要。病房是临床教学的绝佳环境。

　　医院的教学功能也非常符合医学专业的等级结构。如同其英国前辈一样，美国最早的医院也都基于一个实际的出发点，即将为医学精英提供实践场所，而且他们的学生和专业继承人也将在这里接受教育。这是一种机制，如同著名医生的高额指导费用一样，有助于保证"体面的"年轻人在医学界中，保持与其家庭在更大社会中地位的一致性。这类青年进入医学实践世界的启蒙，正如我们所看到的，与绝大多数从业者依靠随意训练的积累形成了鲜明的对照。在南北战争前的美国，任何哪怕是受过最起码训练的医生都可以自称"doctor"，并享有与社会和教育水平良好的人相同的法律权利。但这种平等不过是形式上的，只是放大了非正式机制在创造医学精英并使之合法化方面的意义。也许，医院正是这些机制中最为重要的一个。

　　在富兰克林巧妙地为宾夕法尼亚医院筹款后的一个半世纪里，医学思想和制度安排发生了翻天覆地的变化。这些发展稳步提高了医院教育功能的核心地位。物理诊断和诊断工具（如眼底镜、耳镜和喉镜）的引入，以及外科手术发挥了更大的作用，共同强调了在病人床旁以及手术室和临床实验室中以小组的形式学习医学的必要性。到了19世纪末，没有一个严肃的医学教育的学生，会怀疑床旁教学的必要性，因而也没有人怀疑接触医院病人的必要性。尽管事实上只有少数医学院能够提供充分的临床经验，但却几乎没有有前瞻性的教师会去质疑这种培训的可取性——这一判断得到了医学生和新近毕业生的肯定，他们都呼吁增加在医院病房中的教学活动。

　　随着医生在医院管理中话语权的大幅提升，至少在一些机构中，自觉的学术型医务人士不可避免地希望将其更多的学生接触，以及更大规模的住院和门诊医生的愿望，渗透给可塑性日益增强的医院董事会。我们今天所理解的教学医院，即医院日常工作和医学院课程紧密结合这种形式，直到第一次世界大战后才成为医学教育的常规特征。然而通过在此之前半个世纪时间的发展，医院的培训功能得到了逐渐增强，尤其是在研究生阶段。接受实习和住院医师同时具有了教育和狭义上制度发展的意义。专科医院和病房、专科门诊服务，以及暑期和小组辅导，都在医学和专科教育以及医院中发挥了作用。早在 1910 年，即具有里程碑意义的、曾雄辩地呼吁将病房和课堂结合起来的关于医学教育的《弗莱克斯纳报告》(*Flexner Report*) 发表之前，医院的内部秩序、病人照护、学生和住院员工的教育以及医学职业结构之间就已经建立起紧密的联系。[3]第一次世界大战前，大多数医院并不希望其医科本科生在医院病房中的病人担负起实际责任，即所谓的临床见习制度，但这也不应该掩盖医院临床培训逐步扩大的现实。教育目标在人员配置决策中（从而在病人照护中）变得越发重要，而人员配置需求也已经帮助改变了医学教育。

然而在 1920 年以前的时期里，病人在医学教育中的作用并没有太多变化。需求和社会阶层仍然是决定一个人是否有可能成为"临床材料"的基本因素。而几乎可以肯定的是，不断增加的教学量提高了任何病房中的病人被卷入教育过程的可能性。付费的病人没有理由害怕学生的窥视和粗暴的手法；他们支付的费用和被认可的社会地位保证了其一定程度的隐私。纵使医院的理论基础越发科学，技术能力也越发有效，但始终，医院仍只是一个机构——在这个机构当中，社区的价值观和预设会不由自主地表现出来。在所有的预设当中，假定的阶级敏感性和特权又十分关键。

从医学生或住院医师的角度来看，医院构成了一种强大的集体经验，一种对医学文化的启蒙，刻在他们对病房和外科手术室的情感反应当中，并为越来越复杂和苛刻的知识体系所合法化。医院帮助融合了情感以及那一代人特有的观念，形成了令人信服的行为蓝图。到了 20 世纪 20 年代，医院的床旁教育就已经成为每个医生接受培训的必修课程。

查房：医院教学的起源

只有一小部分南北战争前的医生在医院担任过职务。然而，的确有更多的人在病房里"观摩实践"，或是更通常的情况是在医院的露天剧场里参加临床讲座。因此对于大多数城市医学院的预科生而言，即便他们没有亲身实践的经历，也至少获得了一定的观摩医院医疗的机会。

这个制度对于医院主治医生的私人学生而言运转良好，他们可以跟随他们的指导教师进行巡诊。如在纽约医院，主治医师的收费学生在内科和外科病房中担任"查房员"和"裹伤员"的正式职务。在其他医院，客座医生的学生可以参加临床讲座，在病房里"见证实践"，而无须向医院支付任何费用。当时的描述中"见证"和"观摩"这样的字眼，是用以强调学生体验的被动性。除了外科裹伤员以外，学生并没有真正地亲自管理病人。尽管主治医生没有工资，但在照护中利用病房来进行小规模的收费小组辅导，却通常被认为是一种合法的职务特权[4]。

即便是那些无力支付主治医生辅导费的预科生，也有一些机会在医院学习。地方医学院的学生可能会被敦促，有时甚至被要求参加医院的临床讲座；讲座收费不高，他们有能力而且经常会去参加。即便是在费城救济院医院，政治导向的非专业管理者和医学院教师之间的斗争尤为激烈，甚至在世纪中叶所有的教学都被迫停止了十几年的地方，也早在 19 世纪 20 年代，就安排了专门的讲座设施，并在临床露天剧场附近建立了供"有趣的"内科和外科病例使用的小型临床病房；当然在病房中，"演示"是由讲师们所选择的。[5]甚至在该机构的早期阶段，救济院的工作人员也曾要求允许一个"精选班"的学生跟随他们巡视。正如我们所看到的，非专业的理事和行政人员一直认为，医院应在某种程度上成为医生的"温床"。问题在于如何落实这一想法。

此外，在理想的情况下，医院的部分培训应该在床旁，而不是专门在大剧场里进行。学生们应观察并做出自己的临床评价，而不是在正式的讲座中以半装饰性道具的形式，偶尔才能遇到一两个病人。自 18 世纪初以来，帕维亚①、莱顿、爱丁堡和维也纳等地颇具影响的临床教师就已经证明了床边教学的可能性，并特别强调了其必要性。比如斯托尔（Maximilian Stoll）②就曾将其维也纳总医院的部分病人交给他的进修

① 意大利西北部村镇，濒提契诺河。
② 斯托尔（1742—1787），奥地利医生，临床医学教授，1777 年首次描述了胆囊癌的症状。

生来照护，特别是当教授巡视时，进修生会介绍这些病人的情况。18世纪末，爱丁堡的医学生需要在皇家医务室撰写病人详细的临床病历。在伦敦，医院已经成为内科和外科教育的中心[6]。

医院培训不仅是被英国和欧洲权威所认可的理想，更是实际的需要使然。有志于成功行医的年轻人，如何才能获得足够的技能以做出诊断和令人信服的预后，开具处方并取得成功？"这个国家有多少年轻人，"查尔斯顿的一位医生在 1835 年抱怨道，"当他们进入现实生活后，会因缺乏实用的知识而感到尴尬和羞愧？"没有医院的培训，医学教育就是不完整的[7]。纽约著名医生巴德在 1819 年指出，"化学需要一个实验室"：

> 植物学需要一个种植园；解剖学需要一个剧场和解剖对象；最重要的是，疾病性质和医学实践的教学，则离不开医院……
>
> 学生必须自己去看，去听，去感受。肤色的色调，皮肤的感觉，眼睛的光泽或是暗淡，脉搏的跳动和心脏的悸动，呼吸的快慢，以及声音的音调和震颤……一个不能进入家庭的私人房间或是女性闺房的年轻人，若不是在公立医院，若不是在床旁，还能在哪儿学到这些知识呢？公立医院不仅是缓解贫穷和疾病所带来的复杂痛苦的庇护所，也是一所促进公共福利的医学院。[8]

在倡导建立美国第一批慈善医院方面，本以为雄心勃勃的医生，如费城的邦德、纽约的巴德、波士顿的杰克逊和沃伦，会发挥主导性的作用。但实际上，却是城市之间和学校之间的竞争，增进了对充足的临床设施的需求。如波士顿医生在敦促建立后来的麻省总医院时使用的论据之一，就是费城的优势。[9]医院、医学教学、医学的智识生活，甚至是城市的竞争，都被不可分割地联系在了一起。

尽管在 19 世纪上半叶，美国催生出一大批镇一级的医学院，但这些所谓的"乡村学校"在运营上总是处于明显的劣势。城市及其医院病房对任何能负担得起较高费用的年轻人而言，构成了一种不可抗拒的诱惑。"事实上除非具有能够进入医院的优势，"1809 年，一位达特茅斯医学院的学生在他的日记中坦言，"否则无论去到任何一家医学院，学生都无法从其实践中获益。"在和他热心的同学一起跟随外科教授奔赴到乡下 17 英里的地方观看手术后，他萌生了这一想法。"花费了一两美元，损失了一天的学习时间，把自己搞得很累，才得到了六美分的价"[10]。在医院里这类手术——尽管在一定时期不是每天都有——仍是临床常规的一部分。城市医学院在争夺预科生的过程中，总是会强调离医院近，也就不足为奇了[11]。

从新手医学生的角度来看，医院是一个很好的选择，构成了一个情感共鸣的剧场，而手术是医院影响力的核心。重大手术通常会提前打出广告，并搭建宽敞的露天剧场供观众观看。在没有麻醉和消毒剂的手术时代，外科医生本身就扮演了，事实上也培育了一个自觉的戏剧性角色。手术者确实需要"狮子的心和老鹰的胆量"，因为他要在病人因休克和失血过多而死亡之前，大胆利落地完成手术。[12] 医学院的通告和广告都在吹嘘当地医院的手术数量，而医院也可能会配合，优先去收治那些患有严重外科疾病和丧失行动能力的外科病人。如当麻省总医院于 1821 年开始营业时，哈佛医学院几乎马上就开始吹嘘医院将提供的手术机会。学校允诺未来的学生，"来自大陆任何地方的贫困病人，但凡需要外科手术的，都会在医院得到无偿的接纳、支持和照护，特别是在冬季的几个月里"。（冬季的几个月构成了 19 世纪初医学院短暂学期的大部分时间。）医院的主治人员也向该院的理事保证，"外科知识得到了扩展，我们社区必需的外科技艺的等级也得到了明显的提高"[13]。

医学生被迷住了。"我跟你说，"1842 年，一位在费城观察外科实践的弗吉尼亚人给他的一位农村朋友写信说道，"终于是这个地方了——病人从不会被捆绑，也不痛苦，甚至不叫。"[14] 与产科一样，外科是每个雄心勃勃的年轻医生都希望掌握的技能。那个年代行医的现实要求他处理好可能会危及其家人的周期性危机；若承认自己无能，就有可能把客户输给另一个更自信或更有经验的医生。[15] 在戏剧性的意义上，医学巡诊和展示，或者外科包扎的常规工作根本无法与外科医生虚张声势的侵入性操作相比，但它们提供了一个宝贵的机会，让医学生了解医生工作的日常现实。

在 19 世纪前四分之三的时间里，医学生在医院的经历几乎没有什么改变。如 1792 年纽约的医学生波斯特（James Post），会每天 12 点去医院，"观摩医生如何造访病人，听他们如何开具药方"。通常巡视的时间很短，但有些日子他直到 2 点钟才能离开吃午饭，"因为要给我们做临床讲座的[教授]正在为我们准备病例"，也就需要"给予比通常的医院病人更多的关注"。医院的景象、声音和气味给人留下了难以磨灭的印象。与其他大多数医学生的情况一样，外科手术给波斯特留下了迄今为止最深的印象。如当他看到外科医生贝利（Richard Bayley）"……为一位名为鲍德温（Baldwin）的患者做腹股沟瘘管溃疡手术时"，他感到惊恐万分。"病人如此地烦躁和焦虑，以至于除非让他陷入绝对的幻觉，否则手术就不可能进行……"[16] 在前麻醉时代，每一个在医院里待过的医学生都不得不去感受相同的初体验。将近 40 年后，另一位纽约市的医学生在第一次目睹到手术时，也同样感到了恐怖。"但是，哦，当我看到这一切时，我的感情就退缩了"，他在观摩了一次截肢手术后，在他的日记中坦言：

> 只见那把锋利闪亮的刀子在腿上划来划去，划开了他的皮肤，而手术的不幸对象则在他的痛苦和折磨中发出了他最撕心裂肺的尖叫，……听到锯子锯着骨头的声音，我想我这辈子算是忘不了了。[17]

大多数的医院经验并不如此紧张，但对于绝大多数医学生而言，却没有什么用处。他们既付不起医生们的指导费，也无法争夺少量的住院医师职位。

学生们抱怨医院太拥挤了，大家成群结队地跟着教授穿过病房，又挤满了露天剧场；在拥挤的人群当中什么都看不到。19 世纪第二个四分之一的时间里，随着物理诊断被更好地理解和接受，仅仅是通过被动观察来学习临床医学已经远远不够；听诊、叩诊和听诊器的使用光看不行，只能在干中学。同时，那个年代的学生经常会批评医学院满是说教气的常规讲座，有时根本就是照本宣科。其中一个学生称自己是"断章取义的抄袭"的"被动接受者"[18]。因此，即便是在南北战争前医院和医学院之间的关系相对缓和的情况下，医院的学习条件也并不十分理想。医学生们要么是在一个大礼堂里的固定座位上，要么是拥挤地相互推搡着、伸长了脖子，才能更好地看到一个被吓坏了的病人被一个不近人情的主治医生询问和检查。正式教学的不足只会提升非正式辅导安排的价值，这些安排至少让一部分医学生能够于短暂的学年结束后在病房里以小组的形式开展工作。

在通常情况下，对于医学院的教师和城市著名医生而言，南北战争前的医院始终是一个真正的或是潜在的教学工具，但这个工具却从来没有完全满足过他们的需求。然而，尽管部分教员对教学特权的要求始终没有得到满足，这种要求却有着惊人的一致性。临床教师希望得到的东西总是非常明确：接触病人，建造方便病房的临床圆形剧场，在病人的入院和出院方面有更大的影响力，在选择住院医师方面有自主权，有权在医院病房的小组教学中收取辅导费用。如早在 1791 年，拉什就以宾夕法尼亚大学教师的身份，向宾夕法尼亚医院的管理委员会提出了一个这样的方案。大学希望设立一个临床医学教授职位，但没有医院的合作，这一目标就很难实现。

> 为了彰显这类机构的有用性，作为临床讲座对象的患者应待在自己的病房里是十分必要的，病房也应相应地被称作"临床病房"。临床讲师可以在这里探望病人，这些讲师同时也应当是医院的主治医生。住在病房里的病人可以随时向所有的医学学生开放（除了临床教师探视的时候）。处方簿也应向他们开放——但临床教师在探访和检查临床病人时，只允许他们的学生在场也是合适的。[19]

尽管有几家南北战争前的医院的确设立了临床病房，但却很少有医学院的教员享有拉什提议的全部特权。尽管情况在随后的几十年中逐渐发生了变化，但教学建议始终与增进学生与病人接触的愿望保持一致[20]。

正如我们所看到的，医院的理事们并不急于将自己的责任和特权交给医学院，而可能是，也可能不是教员的医院的主治医生，同样认为没有理由认可上述要求。当发现临床机会对于吸引生源至关重要时，医学院也扮演了恳请者的角色。如在19世纪40年代末，当费城救济院医院关上了宾夕法尼亚大学医学院临床教学的大门，医学院发现他们在宾夕法尼亚医院的主治人员中竟没有一名高级外科医生。他们被迫与医院的外科医生伦道夫（Jacob Randolph）协商——最终为他提供了外科临床教授的职位，年薪500美元——前提是他必须继续在医院担任客座医师[21]。宾夕法尼亚大学及其主要竞争者杰斐逊医学院都急于为他们如饥似渴的班级找到"材料"，以至于他们授权为附近寄宿所的病人支付费用，以便可以对其进行手术。类似地，向城市的药房安排门诊医生也许可以为教学提供说明性病例（病例作为药房医生的赌注，希望可以借此在社区的医疗系统中获得擢升）。

随着19世纪中叶的到来，医学院的教员们对临床设施的需求更为迫切。就连查尔斯顿这样的小城市，南卡罗来纳医学院也会利用社区救济院和海事医院提供的有限临床机会，大力支持建立起一所市立医院——在那里，纯医疗病例可以在有辱人格的救济院以外进行治疗。19世纪50年代，新奥尔良医学院也建立起一个免费的药房，以吸引病人用于临床教学；尽管他们的学生已经有机会接触到该市慈善医院的病人。马里兰大学医学院更是早早地在巴尔的摩建立起自己的药房。事实上，医学院并不是像几十年前那样简单地向医院管理层提出要求，而是像弗吉尼亚医学院一样，开始建立起自己的住院设施。[22]

在最大的城市中，赌注最大，内斗也最强硬。其中一个被雄心勃勃的初级医生所青睐的解决方案，是创办小型临床学校或班级。这些学校或班级通常在春季正规医学院讲座结束后开课，为有能力花费时间和支付学费的年轻人提供补充性的解剖和临床教学。[23] 但这些努力却并没有极大程度地增加接触到医院病人的机会，除了主治医生业已享有的教学特权 [24]（尽管 18 世纪和 19 世纪初的学徒制到了 19 世纪中叶早已奄奄一息，但正是这些辅导安排为个人床旁教学提供了机会）。

　　教学特权通常会受到外行权威的限制。医院的政策与临床教师的专业抱负之间始终存在着巨大的鸿沟。在某些情况下，鸿沟会因主治人员与当地医学院教师之间的分歧而加剧。比如纽约医院的主治人员就对本市几所 19 世纪中期医学院心怀不满，这种不满甚至持续了几十年。

　　医学院疲于设立门诊甚至住院病床，以尽快为其学生提供教学材料。在那个可以在店面里办药房，抑或在普通的豪宅里开医院的时代，对医学院的教员而言，创建和宣传这样的临时设施是极具诱惑力的（实际上有时不上课就索性关门大吉了）。这些"药房展览会"，正如一位尖刻的纽约医院医生所描述的那样，既不能提供充分的培训，也不能提供适当的照护；病人和学生都不可避免地被利用了。然而，争夺病人的角逐只会变得越发激烈。7 年后，另一位纽约医院的医生抱怨道，该市的医学院谋划着以越来越多的聪明才智来抽取教学用的说明病例。他指责道：

> 　　与这些私营企业有关的教员，有时为了吸引病人，会在我们的公共药房，甚至是我们自己的医院里，培养他们的代理人，帮他们收集材料，以便在医学院里展示。[25]

　　在一场复杂的、多面的斗争中，即将被"展示"的"材料"是重要的奖赏，以发表的形式获得声望，也通过提高学费来获得经济收益。正如我们所看到的，医院和药房的任命，就像医学院的教授职位一般，宛若复杂而苛刻的市场中需要谨慎管理的股票。

追求控制：改革的共识

19 世纪最后三分之一时间里的医学教师都会承认，美国医学教育亟须加强病房和课堂之间的联系。医院的迅速发展只是增加了教学机会，同时凸显出床旁教学的现状和可能的差距。

市场的压力至少与教学信念同样重要。未来的学生希望也的确会得到临床实践的机会，医学院也总是强调他们的预科生可以获得的床位数量。物理诊断在 19 世纪第二个四分之一时间内的日益普及，强化了长久以来对临床教学的需求；内战后专科的发展，也强化了床旁教学的逻辑依据和来自学生方面的需求。眼科、耳科、神经科和抗菌外科的发展，都彰显出以程序为导向的小组教学在医学教育中的重要性——从而也意味着在病房和门诊中有学生的一席之地十分关键。

正如我们所看到的，需要抚养的城市人口和为其服务的医院的同时增长，以一种粗放和现成的方式，为新一代医务人士的教育需求提供了最充分的准备和最充足的资金。作为越来越多的住院医师和实习生的组成部分，这些新一代医务人士将医院对人员的需求转变成了教育的机会。而这些年轻人也正是在申请到住院医师职位之前，能够负担得起暑期课程和补习班的那一群人。

但这些提供给精英的机会，并没有解决更普遍的学生对临床培训的需求问题。医学院缺乏接触到医院病房的机会，而即便在可以获得接触机会的情况下，也必须进行谨慎的谈判。在内战结束后的几年时间里，医学院仍然不具备控制医院的社会影响力，与许多医学院有名义上联系的大学也不可能促使其赞助大学所有临床设施的捐赠——或是承诺。[26] 即便是最优秀的医科学生，也不得不在缺乏临床经验的正规课程中苦苦挣扎。此外，纵使不是为了从事学术或顾问工作，许多年轻的医生也希望积累一些专业技能，以便与同龄人竞争。然而，即便广告铺天盖地，医学院的诊所和大剧场里的讲座，也通常会让那些未来的从业者感到失望。正如一位在纽约求学的路易斯安那人于 1878 年所反映的那样，"尽管这些机构提供了大量的临床材料，但大部分的讲座都是说教式的，在诊所里，病人也只是简单地展示给学生看"[27]。医学院吹嘘的丰富的临床资源，反映更多的是学生的需求和学校的竞争力，而不是教学意义上的现实。

这种状况似乎越发不能让人忍受了。到了19世纪70年代末，改革的共识已经被牢固地确立。如美国医学会自19世纪40年代末成立以来，就一直致力于关注医学教育的提升，以及医院在提供此类培训方面不可或缺的作用。[28] 现行制度的批评者喜欢老生常谈地把没有床旁指导的医学教学，同没有实验的化学或是没有解剖的解剖学进行类比。完全依赖于讲座似乎更是罪魁祸首；一位著名的女医生在1872年将其称为"一个巨大的不合时宜的东西，是当最初的科学研究还不曾为人所知之时、中世纪黑暗时代的遗产……"[29] 大型露天剧场应服务于床旁，医院的设计也应反映这一目标；由受过完整训练的医学生所组成的小班最终应取代正式的、没有人情味的演讲。"我们相信大型演讲班级的时代已经过去了，"一位医院规划师在1876年指出，"再也不会回来了，从此以后要考虑的是质量而不是数量。"[30]

然而，医学教育的未来改革者也遇到了一些顽固的问题：一是非专业医院管理层的顽固态度，二是医学院自身缺乏捐赠的现实和强大的学术传统。当然他们还共同面对普通医生的不满。这些从业者将医院和药房视为不公平和不受欢迎的竞争者；他们将高级资格证书和医院培训与精英特权联系起来。在某种程度上，标准的提高意味着进入这个行业的难度加大，意味着接受上层医护人员的价值观和特权。但是，改革者还是为普通医生提供了强有力的参与动机，毕竟他们受到了来自下层的庸医和缺乏训练之人的威胁。提高标准和减少数量——以质量而不是数量为理由——会让受过正规训练的医生从竞争者中脱颖而出。"无论在任何意义上，医院都不是医师的竞争者或是敌对者，"正如一位主张更严苛的医学教育的人在1892年所安抚的那样，"他们的界线是平行的，而且都远远超过了骗子可以从中收获的唯利是图的水平"。医院是潜在同盟而非敌人。当每所医学院都拥有四年制的课程，每个州也都执行执照相关的要求之时，大家的病人就都会多起来[31]。美国医学院毕业的医生太多，都是随意培训出来的；许多人在入行几年内就会离开这个行业，也就不足为奇了[32]。

医院和医学院之间的定期联合行动，也将避免伴随着城市争夺病房使用权而出现的不体面行为。这种小伎俩只会打击体面的城市医生的士气，并为该行业的批评者提供把柄。在无法达成和解的那些地方，争议让当地医疗界分崩离析，也为那些将这个行业视为贪婪和操纵者的外行提供了证据。"辛辛那提医院一直都是辛辛那提大学医学界争论的焦点，"当地的一位社论家在 1872 年如此写道，"无论为哪一所医学院的教员所控制，它在学生面前展示杀戮、切割和治疗技术方面，都比其他学校有着更大的优势。"[33]

为学生提供临床教学，医学院又能做些什么呢？一个显而易见的策略，是将 19 世纪中叶的非正式诊所和药房改造为正式的医院，并由医学院指定主治医生任命和制定入院政策——从而不仅床位的使用得到了控制，而且这些床位的具体使用人也得到了明确。如在宾夕法尼亚大学，顺从的州议会为医院建筑和运营费用提供了资金，医学院得以在 1874 年开设了一家新医院，在这家医院里，几个临床服务部门的负责人都是教员，学校的正式教授占据了管理委员会 18 个席位中的 7 个。[34]由于新医院并不能为学校庞大的班级提供足够多的临床材料，医学院与费城市立医院管理层之间长达半个世纪的斗争，以及他们同宾夕法尼亚医院上流社会的经理们越发俱乐部化却也并不总是顺畅的关系，还远没有结束。但一定的教学通道现在得以保证，一些临床和兼职教师席位也被设立起来（包括四个新的临床教授职位）。担心在争夺学生的角逐中落后，费城的杰斐逊医学院于 1877 年开办了自己的医院，该市的顺势疗法的哈尼曼医学院也于 1887 年如法炮制。[35]但这些绝不是首例医学院控制住院病床的情况。比如早在 1869 年，密歇根大学就为了给其医学生提供教学材料，而建立起一家小型医院[36]。

每座城市的医学院都面临着类似的困难。费城的例子十分典型，主要是因为它体现了当地医疗机构竞相提供临床教学的愿望，但在州立法机构的慷慨及其经营规模的意义上，它又很特殊（宾夕法尼亚和杰斐逊是美国最大的两所医学院）。相比之下，不太为人所知的里士满的情况提供了一个独特的例证。迫于费城的竞争，弗吉尼亚医学院早在19世纪50年代就组织成立了一个医务室。在1860年的公告中，医学院宣传将为白人病人提供私人房间，并为奴隶和那些无法支付私人费用的普通公民提供充足的食宿条件。[37] 该校的医务室同时也是里士满港的海事医院，它向未来的医学生保证他们可以在该市的救济院获得一些接触病例的机会。然而，医学院还是计划在州政府的支持下，建造一所拥有75张至100张床位的医院。[38] 19世纪后期，里士满的医学院遵循了类似的模式，与当地的多家医院建立起合作联盟，总是试图寻求交换条件，即教师以就诊——必要时以财政支持为交换条件，来换取对病房的控制以用于教学。[39] 里士满的故事在其他中等城市也有相似之处。路易斯维尔大学的教职员工需为使用市立医院的露天剧场付费，实则支付其建造开支。[40] 1879年，当奥尔巴尼医院面临紧迫的债务危机和必要的维修费用支出时，其医务人员组织了一个筹款活动来偿还债务，他们还自行支付了排水和通风的改进费用。不出所料的是，诊所向当地医学院的学生开放，许多主治医生实际上就在那里任教[41]。在查尔斯顿，正如我们所指出的，南卡罗来纳医学院曾试图利用救济院和海事医院的可以被用到的设施，敦促建立起一所综合医院，然后与该市立医院谈判达成合同，为该院配备工作人员，以换取教学特权。[42] 在这些和所有类似的安排当中，非专业的管理层都小心翼翼地规定，病人的权利应受到保护。在整个19世纪，慈善医院和市立医院的管理层对那些试图利用医院进行本科生教学的医护人员一直保持着一定程度的怀疑——有时甚至是敌意。

最近一位历史学家强调，截至1910年，只有两家美国慈善医院与医学院达成了接近于20世纪医学教育者所认同的，足以提供临床培训的病人接触方面的安排。从非专业的价值观来看似乎特别激进的——和令人反感的——的是学生竟然在诊断和照护病人方面负有责任。[43] 理事们保护了病人的独立性（以及他们所认为的病人的权利）；医科大学的教员可能通常享有名义上与大学的联系，但却没有资源来建立自己的临床设施。同时，学生的需求和医学教育者之间日益增长的共识也要求至少在常规课程中安排一些与病人的实际接触。到了 19 世纪 90 年代，有远见的医生已经开始接受这样的观点：到了 20 世纪，不能和医院建立起有效联系的医学院将被历史的潮流所淘汰。医学院的教师和医院的工作人员四处催促实现这种制度安排，也就不足为奇了。"为了系统教学的需要，"正如费城女子医学院的教员在 1897 年敦促其董事会扩大诊所设施时所说的那样，"我们在未来教学机构中存续的主要保证，只能是对充足的临床材料的控制。"[44]

解决这个问题的一个办法是建立以医院为基础的医学院，由机构的高级职员担任教员。尽管这种制度在英国有令人瞩目的先例，但它从未成为美国医学教育的一个重要方面。事实上，19 世纪的一些学校的确是以这种方式发展起来的。例如，纽约的长岛学院医院和贝尔维尤，辛辛那提总医院也曾短暂地存在过自己的"临床和病理学院"。但这样的项目仍然是少数，杰斐逊和哈内曼等独立机构的情况也是如此，它们都是以医学院的院系起家，然后成立下属医院。此外在某种程度上，美国医生明确拒斥了将社会和机构的权力都集中在少数人手中的英国寡头制度。

学生和毕业生对学校的要求仍然超出了学校所提供的能力范围。直到 20 世纪，住院医师的总数，如同小班教学的机会一样，始终不能满足希望得到这些机会的人们的需求。当 1873 年，美国医学会举行第一次医院调查时，全美国只有 309 个住院医师的岗位。[45] 当然，部分毕业生积累或拥有了去欧洲学习的资源（其中相当一部分人已经在美国医院担任实习医生或是在门诊部做志愿者）。从 1860 年到第一次世界大战期间，大约有 1.5 万名美国人在德语系的大学中学习——其中绝大多数，是在维也纳和柏林等临床中心开设的强化短期专业课程中学习的[46]。

那些没有能力进行这种地位提高之旅的人，也许还可以等到 19 世纪 80 年代参加在大城市兴起的研究生院中开设的短期课程，以满足那些自认为（较少的情况为女性）的临床训练不足，并致力于成为未来专家和自我提升的全科医生的人们的需要。"几年前，"正如纽约《医学记录》在 1884 年所记载的那样，"一位医生除了可能坐在一个大剧场的后座上观摩，没有看过病例就毕业并去执业还情有可原。现在，由于我们的临床学院的供给已经充足，发生这样的情况就是不可原谅的。"[47]20 世纪初，这些研究生课程逐渐失去了存在的理由，原因是正规的医学院提升了为本科生提供的临床培训，而且医院的扩张也为那些有能力和愿意参加这些课程的人提供了越来越多的实习医生岗位。[48] 但在 19 世纪 80 年代和 90 年代，这些课程的确发挥了重要的作用（也为那些在较成熟的学院地位体系中可能仍处于边缘的人提供了教学职位）。具有启示性意义的是，即便是在约翰·霍普金斯医院，早在医院成立之初，甚至在约翰·霍普金斯医学院接收第一个学生的四年之前，医院的诊所就开设了眼、耳、喉、皮肤、儿童、神经和泌尿生殖系统等疾病的课程。[49]

教育以一种渐进但也势不可当的方式进入了医院。正如我们所看到的，实习医生岗位的绝对数量稳步增加，实习的时间也与医学院的日程安排相协调。尽管临床实习一直到第一次世界大战后才规范地成为每个本科生医学课程的组成部分，但许多医学生都在酝酿参加一些类似的实践——虽然会更加的非正式，而且通常也没有得到充分的指导——作为非住院员工或是暑期替补。同时，医院也开始允许在病房里组织越来越多的小组教学，传统的露天剧场讲座也相应地更不为人重视。"尽管每年的数据都显示，参加普通门诊的学生数量在减少"，正如 1904 年费城总医院的报告所指出的，"床旁教学和小班授课方面却在不断进步"。当年有超过 27,000 名学生到医院学习，而 1903 年的人数大约只有这个数量的一半。新制度似乎可以让学生和医院都受益。"在工作人员的陪同下，学生进行床旁指导和查房的次数得到了增加，而且变得更加地有组织。学生尽可能地履行住院医师的职责，这种方法似乎最能引起学生的兴趣，也具有最大的教学价值。"这种趋势还在继续。到了 1909 年，医学生到医院学习的次数几乎恰好达到了 5 万人次；其中有 3.9 万人次是以小组床旁指导的方式进行的[50]。

教学对病人也产生了影响。当然，在某种程度上，它决定了医务人员所有权做出的入院决定。医院可能会降低收费标准或提供免费治疗，以吸引"可供教学的病人"[51]。入院政策甚至也可能在学年中发生变化，以便为本科教学提供说明性病例。如费城的两家综合医院在一年中的其他时间禁止收治结核病患者，而在"冬季为了课程演示……"的需要却允许收治。[52] 在其他情况下，医院甚至会明确地出于教学目的设立服务，通常也是为了给医学生和护士生提供全方位的临床机会。

慈善病人并不喜欢被用于这种临床练习。尽管医学上总是肯定病人希望得到这种关注，但病人着实害怕学生的手和眼侵犯他们的身体和隐私的证据却是大量存在的，我也并没能发现任何机构的数据可以来质疑这些证据。管理委员会屡屡警告，未经许可患者不得被使用（甚至会抱怨医务人员可能对利用其病房教学而非提供照护更感兴趣），这更多彰显了非专业和医疗人员态度之间持续的冲突，却并不能证明这些仪式性的警告在保护患者情感上是有效的。[53] 然而，这种非专业的焦虑似乎越来越多地被看作古老的、非理性的态度的遗毒，与科学化医学的时代格格不入。

对于医务人员而言，情况则截然不同。如果没有一所医学院处在附近并保证提供最先进的医疗照护，那么为社会上的穷人提供一流的医疗服务也是不可能的。最真实的慈善事业取决于能否为穷人提供和富人同等质量的医疗服务。"我非常敏锐地感觉到，"颇具影响力的政策制定者威尔伯（Ray Lyman Wilbur）在 1923 年写道：

> 除非在洛杉矶建立一所一流的医学院，否则那里的医疗状况不会令人满意。这所学校将由受过完整训练，并对病人和医学本身的福利都抱有浓厚兴趣的人，为贫困的病人和需要被抚养的穷人提供照护。保证穷人得到最好的医疗服务的方法，就是让医学生在指导下研究他们的问题。[54]

病人的抱怨是主观的和误导性的；它们很可能掩盖了美国最好的教学医院提供的照护，拥有着卓越技术质量的现实。

20 世纪早期，更彻底的改革者意识到，医院本身必须得到改变，以反映出教学当中的一种新的学术精神——这种精神与实验室和研究的精神气质一致，旨在改变着小但却有影响力的医学学术世界。"就治疗技术而言，"哈佛大学细菌学家、全日制教学预约的倡导者恩斯特（Harold Ernst）认为，"其方法现在是在医院里学习和教授的……"学生们在病房里学习如何治疗病人；教学也不再限制在私人执业中进行。自 19 世纪中叶学徒制消亡以来，情况一直如此。而下面的一个判断既符合逻辑又稍显激进，恩斯特继续说道："事实上，今天在任何好的医院里对病人的治疗——或者说治疗技术的实践——都比在家里要来得更加完美。"[55] 医院是实践和学习医学的最佳场所；事实上，两者毫无差别。

这种观点与前几代人大相径庭，认为在家庭环境中行医在本质上与在医院里截然不同。这种论点彰显了对以科学为导向的学者的尊重，同时也强调了对疾病和治疗学的还原论观点。家庭的作用，医生和病人之间的人际互动关系——在半个世纪前的医学理论和医生的自我形象中还是如此的重要——纵然不是无足轻重，也开始显得微不足道。恩斯特呼吁设立类似于大学院系里任命给实验室科学家的那种全职的临床职位，也就不足为奇了[56]。这依然是一个极端的立场，但在一些有影响力的圈子里却是决定性的。这位哈佛大学的细菌学家既具有先见之明，又极具进取心。

弗莱克斯纳及以后

大多数医生，如果他们对近代医史有所了解的话，都知道《弗莱克斯纳报告》——报告是当代医学中一切传统智慧的源泉，好的或是坏的，取决于一个人的观点。[57] 该报告的一个重要方面是对医生的特殊看法：不应该期望他或她成为一个实践的科学家，但应该在实验室和床旁的临床实习中接受科学思维的训练。然而正如我们所看到的，并如最近的学术研究所强调的那样，将《弗莱克斯纳报告》看作更早的改革计划中的一个高潮事件是最合适的；它反映出也被纳入了一个广为接受的，由半个世纪以来教学安排中的挫折经验所形成的精英共识。这几乎不是一场运动的开始，而是一个开始的终结。当亚伯拉罕·弗莱克斯纳承担卡内基基金会医学教育的调查任务时，他只是表达出了这一长期存在的精英共识。

以临床为导向的医学教育是逐渐发展起来的，而不是由基金会强制执行的。[58]这种演变源于一种复杂的共生关系，一方是不断寻找员工的医院，另一方则是寻求临床训练和地位的医生。在没有中央规划的情况下，平行的需求和平行的价值观构建起反复出现的制度行为模式。和托普西（Topsy）[①]一样，医学教育也只是在 1910 年之前的几年里才发展起来，但却沿着既定的路径前行。早在国家委员会和正式的项目认证以前，住院医师和实习生事实上就已经存在了。随着 19 世纪接近尾声，医学课程从两年扩大到三年（少数情况下甚至四年），床旁的小组教学已经从有钱且雄心勃勃之人的个别特权，转变成美国一流医学院课程的一个组成部分。同时正如我们所看到的，随着医院的迅速发展，越来越多有抱负的医生可以弥补他们在本科和研究生阶段依旧不稳定的正式临床课程的不足。一场临床教育的革命已经悄然发生。到了 1914 年，超过四分之三的医学毕业生进行了实习，5 所医学院开始要求获得医学博士学位者必须要有一年的实习期。[59]在一些有影响力的机构当中，医学院刚刚或正在与教学医院建立起紧密的联系。美国以医院为基础的临床医学教学体系业已形成。"后来的变化，"正如研究这场运动的著名历史学家所总结的，"只是量的而非质的变化——不断地给学生增加工作和责任，而不是首先去质疑是否应该赋予其责任。在 19 世纪还是只有非常优秀或非常幸运的学生才能得到的训练，随着教学医院的出现，已然变成了强制每个人达到的要求。"[60]

医院的实际需求创造了一个平台（armature），围绕着这个平台，医学的理念和职业可以得到阐述和支持。19 世纪末和 20 世纪初，越来越多有名望的医生寻求同医院的联系，无论这种联系多么偶然和脆弱。1900 年的费城，有近 1,000 名机构工作人员的岗位面向了 1,954 名医务

---

① 典故取自 19 世纪美国最畅销的小说《汤姆叔叔的小屋》。托普西（Topsy）是一名不知来自何方的"衣衫褴褛"的奴隶女孩。当被问到是谁造了她时，她既不认为是上帝，也不认为是她的母亲，"我想我是自己长出来的，我不相信有谁造了我"。

人员。同时，该市 6 所医学院的教学岗位也从 1860 年的 50 个增加到 1900 年的 372 个。在与医学院相关的医院和药房中，还有约 445 个工作岗位；全市几乎三分之一的正规医生都在从事某方面的医学教育工作[61]。对大多数人而言，时间的占用极少——只是每周两个下午的门诊，或是担任床旁或实验室的指导者的一整块时间——但它将医学教育一方面融入医院，另一方面融入围绕着私人行医的职业结构的现实当中。

　　然而在 1910 年，绝大多数医院仍在设法保护其自主权，而大多数的医学院也仍在徒劳地寻求对病房、预约和入院的控制。改革者们的许多目标直到两次世界大战之间才成为现实。在医院里设立受薪的学术教授职位和在相关的医学院里设立临床教席，只是一个很小的开端。[62]无论是作为智识还是组织任务，科学与临床医学的结合都是问题不断。研究者的道路仍然困难重重，并且时常受阻[63]。医学改革者理想的实现依然需要在总体上改变医疗实践，或者更具体地改变作为一种社会机构的医院。然而，医学界内外的开明人士和有影响力的人士已经开始接受医院和医学院之间越来越多的合作——以建立一个由数量较少但科学训练更多的医生所组成的专业队伍。在 20 世纪 10 年代，这主要还是一种态度和期望上的，而不是政策上的共识。但始终，这种共识是变革的重要推动力；其力量的关键在于对医学的适当性质和最终能力的特定配置——以及这些预期能力对社会做出的治疗承诺。这些假设和期望的核心，是科学在医学当中的，是实践训练在医学教育当中的——以及医院在这两者当中的变革性作用。

　　然而，正如医学专业在 1870 年至 1920 年的半个世纪里所发生的变化一样，医学专业在其中发挥了重要作用的医院也是如此。医院不仅是一个更大的、更真正意义上的（genuinely）国家机构；它也变得更加自觉的医学化和官僚化。在促成这一变化并使之合法化方面，医疗需求和医疗观念发挥了关键作用，但在一个复杂且相互关联的医院现实中，医务人员和医疗理念也只是其中的一个因素。

第九章

治愈之手：
医院中的护理

我们都熟悉这个传说：专业护理始于这位女士和她手中的灯——南丁格尔将技能和启蒙带到了一个愚昧无知的领域。像许多改革者一样，南丁格尔和她的追随者们创造了一段有用的历史，尽管不太准确，但这段历史的确强调了新疗法与过去之间的不同——在过去，医院护理一直是太过虚弱以至于无法重操旧业的酗酒者和妓女的特权。用南丁格尔自己的话讲，医院护士"通常都是些太老、太弱、太醉、太脏、太呆或太坏的，以至于不能做任何其他事情的人"。[1]

护理改革运动催生了一种意识形态，也开辟了一段历史（如果两者可以视为不同的话）。这种开创性的意识形态包含了对性别、阶级、疾病的性质和治疗的态度。也许最重要的，是它利用了那个时代的人的某种预设，即护理和女性之间存在着必要的、值得称道的结合；一个中产阶级妇女的训练有素的敏感本身，就可以为医院恐怖的病房带来秩序和道德。在那一代人眼里，病痛和健康仍与环境有着密不可分的关系，也正如我们所看到的，南丁格尔和她的许多同时代人在理解所谓环境时并不能区分道德和物质。在维护和恢复健康方面，护理至少与医生的药物和工具一样重要。

而培训学校运动也的确蓬勃发展，英国自19世纪60年代开始，美国则是19世纪七八十年代。到19世纪末，美国护理界的领袖们要求增加课堂工作，减少病房工作时间，丰富课程，并提供研究生学历认证。直到最近，美国大多数护理史学家都是在这种改革传统中训练出来的，他们接受这种传统，并在其工作中为之鼓呼；他们也记录了从培训学校出现前玩忽无知的时代，到日益受到尊重、强调技术和专业精神的可喜转变。

在过去的一代人当中，护理史的研究开始变得更具怀疑精神。[2] 比如他们将假设性的女性特质视为护士职业抱负的限制性因素，而非其职业的合法性基础。在这类修正主义历史学家看来，医生的知识权威似乎是剥削性的家长作风的面具，而护士的自我否定，也只不过是一种残缺的虚假意识。但始终，这些意识形态的愿景和修正某种程度上模糊了现代护理在一个特定现实中的起源——19 世纪中期的医院。

护士之前的护理

1849 年，麻省总医院的护士从早上 5 点工作到晚上 9 点。在下班前，她们需要将实习医生的全部命令传达给负责夜间病房的"看护人"。通常情况下，一个这样的看护人需要照顾 20 个病人；女性的报酬是 50 美分，男性是 1 美元。但男性"通常不被雇用"[3]。

医院的护理工作是长期的，也是艰苦的。护理工作由男性和女性共同完成，并在组织上符合每间至少收纳 20 名病人的病房结构。护士们住在医院里，通常是在阁楼或地下室，有时甚至会睡在紧挨着病房的奇怪隔间里。南北战争前的护士绝不是仅从堕落和虚弱的人中招募的。尽管她们通常是在干中学，但许多病房护士实际上技术精湛，任期很长，且责任重大。[4] 她们负责包扎伤口，给药和灌肠，准备特殊饮食，以及擦洗、除尘和铺床。病房护士监督一名或多名助手的工作，也偶尔会负责监督通常不可或缺的康复期病人的工作。

病房的规模决定了护理的组织结构；一个护士的工作太多，雇一个以上的护士，他们的收入又太少，但又总要有人负责。当代的风气和病房的性别隔离也意味着男性由男性来看护，女性由女性来看护。在私人医院里，护理是比救济院医院更有尊严的职业；而救济院的护士起初就是"被收容者"，但即便他们从康复助手到助理护士再到病房护士，始终都摆脱不了被收容者的身份。[5] 然而无论在任何一家医院，传统的家长作风都决定了员工会被当成需要被控制的未成年人来对待。家长作风和确保病房监管结构稳定的需要，都鼓励理事们对长期雇员予以奖励。如在纽约医院，"忠于职守"5 年后，工资增加 50%，10 年后再增加 33.33%，20 年后增加 25 美元的年金并"……在有需要的情况下，……可得到医院的医院终身支持"[6]。

在 19 世纪，护理和家政服务之间很难划清界限。男护士和女护士都是通过其双手，满足着病人最基本的需求。在这个阶级意识社会中，清理床铺、清洁和烹饪、更换床单、清除呕吐物和血迹等工作都决定了护士的卑微地位。在很多情况下，护士其实就是从医院里比较卑微的服务性工作中攀爬出来的。但是缺乏安全稳定的工作——尤其是对女性而言——至少保证了一些辛勤工作的美国人会放弃非制度化的劳动力市场的自由（以及更好的，即使是不太可预测的报酬），转而去追求更安全的，哪怕是家长作风的护理世界。其他人则在医院内外的工作之间来回奔波。

因此当作者们在谈到 19 世纪末和 20 世纪初医院的护理工作时，经常会莫衷一是；他们很清楚，19 世纪中期的一些护士是负责任的、稳定的、敬业的，尽管其他护士是随意的、肮脏的和不可靠的。"对于旧制度的弊端，"纽约慈善医院的一位编年史家在 1904 年写道，"当今的任何人都无法形成丝毫的概念。那时会雇用各种不健康和不道德的助手来照护病人。"大多数护士和佣人实际上都是济贫院的囚犯，他们在服刑完毕后留下来，"除了相当慷慨的威士忌补贴外，不领工资。"然而，他也承认，这些毫无前途的新手当中，有许多人"尽管没有受过护理方面的教育，是文盲，甚至还很堕落，但在其能力允许的范围内，他们还是忠诚地服务着"。

没有比老科林根（John Collingan）更高尚的人了，他是发热

> 病栋的护士长——总是忘我地工作，又对那些受他照顾的人常怀
> 仁爱之心，许多绝望的伤寒病人都因此得到了良好的治疗。尽管
> 他是一个无知的爱尔兰农民，但他本能地是一位绅士、一个天生
> 的护士，有着女人般的温柔和圣人般的动机。[7]

南丁格尔运动闯入的是一个完善的医院工作和权威的世界，运动承诺将创造出一支更聪明、更熟练、更可靠的护士队伍，以及以这些训练有素的护士的存在为前提的新的秩序和效率。

个别机构，特别是其医务人员，在整个 19 世纪都在致力于提高其护理质量。他们很清楚下一步需要做什么：提高工资、最小程度地使用患者作为劳动力、减少烦琐的家政工作，显然是吸引和留住一流护士的方法。如在 1840 年，纽约医院的主治医生敦促他们的理事会提高工资，并设法招聘受教育程度更高、态度更温和的护士，避免使用恢复期的病人，并尽可能将护士的职责限定在病人的照顾上。值得注意的是，委员会认定女护士的工资是足够的；委员会却承认男护士的工资太低，以至于"无法得到品格良好的男性的服务"，因此也同意提高男性的工资——却同时禁止了女护士从事针线活或其他工作来提高收入。董事会还同意雇用夜班护士，并将护士的职责限制在病人照护上。[8]但这些良好的愿望却十分短暂。正如许多其兄弟机构一样，该医院后来的历史清晰地表明，诸如夜班护士的短缺和对烦琐的家政工作无休止的需求等问题，实际上一直持续到了世纪末。

美国的第一所护士学校直到 1873 年才正式成立，但有关护士培训的讨论却在很早以前已经开始了。如在 1851 年，费城圣公会教徒就曾建议，护士培训将成为拟议中的教派医院的优势之一："学徒制"，正如他们所描述的那样，"……将在一定的时间内培养出一批受过良好指导的、忠诚的，并能够作为有偿或无偿的病人护理员为公众服务之人"。[9]1873 年以前的妇女医院的创办人通常把为社会培养护士，特别是为产妇培养护士作为其目标之一。

19 世纪 50 年代，是对护士培训兴趣日益浓厚的一个时期。克里

米亚战争和随之而来的南丁格尔的显赫地位，使美国和英国的慈善家和医生意识到，护理和医院已经是改革的成熟领域。如外科医生帕克（Willard Parker）在 1860 年呼吁，要提高纽约医院的护理水平，不仅要增加护士人数，还要用女护士取代男护士。他向理事会解释道，对于男性而言，"即便他们有着最好的素质，也不能满足病人的需求。他们实际上没有这方面的本能。他们笨拙、邋遢，简直超出了他们的能力范围。"

> 在我看来，人类的事业，医院的声誉和福利都需要一些改变。如果没有高效的、受过教育的护士，仅有内科和外科医生又能干什么呢？
>
> 请允许我提出一项安排，即除了梅毒患者外，每个大病房都应配备两名高效的女护士，以及一名男病房人员（Ward Man）或清道夫，随时听候护士们的调遣。[10]

护士工作的各个方面都应予以评价和改进。"护士的岗位责任重大，"帕克指出，"我希望我们能够培养出一些南丁格尔一样的护士来。"内战期间的经验似乎更加强调了上述信念。正如一位医务人员所说的，没有"一支女护士队伍"，任何一家医院，无论是民用还是军用，都不可能管理妥当。"毫无疑问，护理工作与任何家庭主妇的工作一样，都是女性特有的领域。好护士的素质包括警惕、谨慎和温柔等；这些都应是她的特殊品质"。[11]

尽管已经产生了这样的情绪，战争的紧迫性还是暂时停止了民用医院的护理改革，正如它减缓了重塑机构物质结构的努力一样。然而从长远来看，内战更加强调了对训练有素的护士的需求。美国第一所正规的护士培训学校是在阿波马托克斯事件①后的十年中成立的——一些有影响力的护理倡导者在军队医院中发挥了积极作用，也绝非偶然。

---

① 指李将军于阿波马托克斯法院投降，标志着美国南北战争的结束。

合法化的意识形态

在大多数那个年代的人看来，女性似乎比男性更适合从事护理工作；她们与生俱来的敏感性会给病人带来温暖和安慰，从而给病房带来清洁和秩序。对于这一代人而言，许多社会活动反映出世俗化的福音主义，并受其驱使；认为生命不应被浪费，而应献给道德意义上适当的职业。对于少数体面的妇女而言，这样的理由对于她们在家庭之外寻求社会可接受的活动领域尤为重要。[12] 即便是南丁格尔，尽管她并不是正统的信徒，但也从类似的角度看待其改革运动；选择意味着责任和担当，也意味着行动。不可对不完美的事物妥协。关于护理工作的更为实际的争论——它为女性提供了体面的工作，也为家庭和医院贡献了一支熟练的护理队伍——补充并强化了上述超然的要求。

这种关于社会行动主义和女性适当角色的复杂思想，也与 19 世纪中期医学思想中的许多方面保持一致。越来越多的人对传统疗法持怀疑态度（或至少倾向于认为干预仅仅是支持了身体的自然愈合过程），并相应地强调了护理——与饮食、清洁和休息的重要性。南丁格尔明确抨击了"给药就是处置，或者说是全部处置；提供空气、温暖、清洁就等于什么都不做"的传统观念。在治疗发热或霍乱等急性疾病方面，医学只会表现出它的无能为力，精心护理的必要性也就随之凸现出来。[13] 医学疗法可以帮助，但不能取代先天的自愈机制。

在拒绝疾病特异性上，南丁格尔绝不是孤例。正如我们所看到的，她同时代的许多人都认为疾病是身体的一般状态，是对环境的不适应。但环境是可以被操控的，病人也可以在重新调整的过程中得到帮助，治疗的意义也就在于此。当医学思想以整体论假设为特征时，这样的观点是有说服力的，非专业人士和医生都认同个人身心环境的每个方面都可以相互作用，从而产生出健康或是疾病。护理的倡导者自然而然地要在这种整体论的语境下放大其潜在的贡献。"我使用护理这个词，"南丁格尔解释道，"是因为没有其他更好的选择。它一直被限制在用来形容药物的管理或是膏药的应用方面。但实际上，它应当意味着适当地使用新鲜空气、光照、温暖、清洁、安静，以及适当地选择和给予饮食——所有的这一切，都应以最小代价地消耗病人的生命力为条件。"[14]

南丁格尔运动也利用了这些观点，用以合理化女性在医院中的自主作用。按照她最初的设想，护士长是一位高贵而有教养的女性，她将全权负责医院的护理工作，只从属于机构的管理委员会。女性在感性和阶级身份方面的特权有助于将上述要求合法化。但这只是南丁格尔论点的一部分；她认为女性的特质本身并不能保证其护理能力。技术指导是必需的。管理病房或医院所需的知识不能"凭灵感得来"，她尖刻地指出，"不是给在爱情中失望的女士们，更不是给可怜的济贫院苦工的谋生手段"。[15] 南丁格尔计划将直观的道德能力同智慧、虔诚和效率结合在一起，并向医院的理事和管理者承诺为其提供稳定且相对廉价的劳动力，同时改善其内部纪律，并降低死亡率。无疑在争取公众和医疗界支持的意义上，这构成了一个言辞有力且计划周详的呼吁。

毫不奇怪，这种对医院护士培训的强烈要求同时激发了反对和支持的声音。许多英国医院的医生对这种尖锐的主张表示了失望；部分医生的确更喜欢病房护士过去和将来都从属于支持其职业生涯的主治人员的旧式护理方式。对女护士长应有权直接进入医院管理委员会这一说法，他们尤其不看好。

在受训护理的形成时期，美国的医院改革者重申了如下的所有观点：护理工作特别适合女性；它是控制医院内部秩序的关键，并承诺对病房生活的方方面面，从清洁、纪律到饮食，进行有效且不懈的监督。[16] 具有讽刺意味的是，所有这些观点在 19 世纪中叶的语境下还如此合理，但却越发不符合这个行业未来发展的愿望。

培训学校的扩张和护理工作女性化

事实上早在 1873 年美国最初的 3 所护士学校成立以前，对受训护士的需求以及为提供这类女性的尝试就已经开始，早了甚至一代人的时间。如同英国和欧洲大陆一样，宗教妇女的工作构成了受训护理工作的最显而易见的先例。几十年里，天主教教会（特别是慈善修女会和仁慈修女会）一直组织医院并为其配备工作人员。新教女性甚至也效仿着那些影响了南丁格尔本人的先例，开始进入医院工作。如在纽约的圣卢克医院、波士顿的儿童医院和费城的圣公会医院，"女志愿者"（lady volunteers）开始承担起以前病房护士的职责——当然通常会由社会地位较低的受薪助手协助。[17] 女子医院也特别乐于将护士培训作为其自然责任的一部分。如伊利诺伊州妇女医院在 1871 年成立时，其所宣称的目标之一就是将"聪明、认真的女性"培养为护士；文凭也将颁发给那些能够"证明自己具有必要的判断力、仁慈、技巧和效率"的人[18]。

由于提供了如此多样的好处，人们可能会预期这种新的社会制度比它以往传播得更快。但 1880 年的统计调查显示，护士培训学校只有 15 所，毕业生也只有 300 多名[19]。最初，许多医院表现出犹豫不决是情有可原的。其中一个原因，就是担心建立护士培训学校需要大量稀缺资本的原始投入。另一个原因，是人们认为由女性护理男性是道德上的一种妥协（而且通常也是身体上的负担）。再次，南丁格尔运动对护理以及——女性——自主权的要求，也引发了许多从英国同行那里看到端倪的主治医生和董事会成员的警觉。最后，成熟的病房护士和他们的支持者（尤其是在市立医院）都无意把他们习以为常的权力分给，更不用说让位给，那些价值观和经验迥异的新来者——特别是这些人还希望得到适当的尊重。一些先锋护士遭遇到了来自根深蒂固的反对者的强烈反对。理查兹（Linda Richards），一位仪态万方的培训学校先驱，惊恐地回忆起她在 19 世纪 70 年代初与病房护士第一次接触的经历。理查兹回忆道，在医院里人们对这些"土著"护士直呼其名；她们是与病人"同阶级"的护士，"当我请他们带我参观病房时，她们总是带着一种令人难以忘怀的傲慢态度"。[20] 如在贝尔维尤医院、库克县医院和费城总医院，顽固的护士们为了捍卫自己的病房对学校管理层所强制要求的培训表示了一致的反对[21]。

一开始的反对意见很快就消失了。护士培训学校的数量在 19 世纪 80 年代和 90 年代稳步增长，到了 19 世纪末，它们已经成为每家大医院而绝非少数小医院的必要组成部分。迅速被接受的原因也不难理解：它们对成为护士的女性有用，对医院有用，并在符合社会文化预设的前提下为家庭和医院提供技术工人的意义上对社会有用。

也许最重要的，就是护士学校在医院的政治经济中的作用。护理专业的学生，提供了一支相对廉价、稳定又守纪律的劳动力队伍。这种稳定不是基于某个人的长期服务，而是基于学校本身持续的生存能力。到了 19 世纪中叶，美国的少数城市医院尚能够用一批长期的病房护士加之不那么可靠的助手和助理来维系，但随着规模的扩大和对病房适当行为认同的改变，这种传统的权宜之计已经无法满足医院的需要了。

的确，几乎每所护理学校都向学生收取一笔不小的费用（在他们完成试用期后），表面上看是为了购买校服和书本。通常第一年为 10 美元，第二年为 12 美元，为期两年。但这项收费却保证了年轻女性的服务，她们每周需要在病房里至少工作 60 小时，更多的时候是 70 小时——她们更是接受了对同等数量的男子不可能轻易施加的工作强度。家长作风和女性服从的根深蒂固的假设，连同被开除的威胁（进而被剥夺了学校的文凭及其承诺的生计），提供了一个强大的杠杆让绝大多数实习护士的潜在反抗化于无形。[22]

经济和对维系秩序的渴望都要求医院尽量减少毕业生护士的聘用数量，毕竟毕业生的费用比其他学生高很多，又不那么容易接受管教。[23] 19 世纪末的美国医院当中，10 名学生配 1 名毕业指导护士的比例十分普遍。在 1889 年的费城总医院，8 名 "长期护士长" 监督着 87 名学生；伍斯特纪念医院在 1897 年雇用了 1 名毕业生护士来监督 18 名学生；亚特兰大的格雷迪医院也在 1899 年雇用了 3 名护士长来监督 19 名学生，其中 1 名学生担任夜班主管，另 1 名则负责儿童病房。[24] 经营良好的医院总是试图建立一个节俭的实习护士与病人的比例，但相对于目标而言，实际上却很难完成。批评者和医院管理委员会同样了解这些情况；有效的教学和最佳的病人护理也都很难得以保证。

起初，病房的人员配置逻辑并没有因正式护士培训的引入而发生任何改变；从编制表上看，培训学校建立前后的情况几乎一致——除了实习生和学生取代了以前由病房护士（现在是毕业生或高年级学生）监督的助理和非卧床的病人。培训学校时期到来之前分配给助理的任务描述，同新培训学校体制下学生所从事的工作描述读起来也别无二致。[25]

对于医院的主要劳动力而言，教育及使之合法化的资格证书既构成了诱因，也是部分报酬。这是一个不容忽视的经济逻辑。在资本的意义上，医院和未来的护士都是匮乏的；双方以物易物，即以工作换取文凭，是很自然的事情。即便是规模太小以至于不能提供充分培训的医院，也会急于建立起护士学校，毕竟对于小城镇医院而言，只有培训学校才能保证其廉价而可靠的劳动力供给。仅有四五名学生的"学校"也不假思索地成立了。社区医院几乎总是依靠极少的预算运营，并不可避免地想尽办法厉行节约。事实上，在许多这样的医院里，实习护士不仅提供了无偿的劳动，当他们被派去执行私人值班任务时（通常，但并不总是在第二年），他们也成为急需收入的一个来源。私人值班任务的费用当然是付给医院的。如在新罕布什尔州基恩的埃利奥特医院，在1905年有22名学生护士在院外从事了330周的私人护理工作；赚取的报酬是3,176.13美元，而该机构一年的全部收入也只有13,260.96美元——其中护士得到了1,749美元。[26]医院管理者并没有感到良心上的不安；当人们认为绝大多数的美国人永远都不会去医院时，私人值班护理似乎是护士培训的一个适恰的组成部分。实习护士需要学习在家中同私人病人打交道的必要技能。

护理工作女性化的基本逻辑既是经济的，也是意识形态的。自美国医院成立之初，对于同样的工作，男性获得的报酬就一直高于女性；只有传统上预设某些任务必须由男性来完成，才能合法化这种薪酬的合理性。此外，南北战争前的医院通常规模较小，预算中用于工资的金额也不多。为一个机构中为数不多的男护士维持较高的工资标准，其支出微不足道。然而，南北战争后，医院的规模和数量不断扩大，成本的问题也越来越多地受到关注。

随着培训学校的到来，医院的决策者很快就意识到，应从经济逻辑出发，尽量减少病房中男性雇工的人数。那个时代的人也意识到，男护士通常不愿意接受女护士的命令。约翰·霍普金斯医院的院长在1891 年报告说，他们病房里为数不多的男性就是在男病房的毕业生护士手下工作的助手。"他们并不是受过良好训练的护士，"他解释道，"由于担心在履职时可能发生不愉快的冲突，我不愿在这里使用男护士。"[27] 此外，护理工作也并没有为雄心勃勃的男性提供任何晋升的机会；全部重要的行政职位都被界定为女性。女性化在吸引女性的同时，也使男性望而却步。

培训学校还为医院管理者提供了非经济意义上的优势。病房里每天都有一支纪律严明的护士队伍——与医院城市的、工人阶级的病人相比，招募护士的来源非常不同。她们是可以接受截然不同的社会化风格的女性。早期培训学校的班级由两类学生构成。少数人是中产阶级出身，受到启发渴望在家庭之外成就一番事业。更多的是迫切需要这个机会和每月几美元收入的女性。无论在哪种情况下，培训学校的行政人员都会为她们制定艰苦的工作安排和严格的工作纪律。而且无论其社会出身如何，学生护士和毕业生护士都并不像前几代的护士那样与她们病房中的受照管者产生认同；她们威风凛凛，身着制服，也让她们更容易维持病房及其工人阶级居住者（通常是移民）的应有秩序。

如果认为培训学校对医院有用，那么对作为其产品（某种意义上说是其受害者）的妇女对于医院而言也同样如此。在南北战争后的美国，女性可选择的有尊严的工作并不多；护理和教师却是两个例外，很快，后来又加入了办公室和销售工作。而在这些选择当中，护理工作具有明显的优势，它允许未来的护士贡献自己的劳动，并以此作为进入一个有资质的职业的资本。两年疲惫的工作以后，护理专业的毕业生可以期待一生都拥有体面的自雇职业。即便如此，由于最贫穷的家庭不可能腾出时间让女儿出去工作和赚钱，而这些女儿在护理学校无论如何都处于竞争劣势地位，因而招生也受到了限制。[28] 医院及护理负责人对于他们所试图招募护士的社会特征有着某种执着。这些特征包括敏感、教养和智慧——这些都是中产阶级在生活方式、教育和自我形象方面的代号。护士学校的记录表明，对于那些看起来"粗俗"、"像仆人一样"和"直接"的女性，偏见是一贯存在的。[29] 护理改革在某种程度上是用中产阶级代替了不那么高尚的态度和行为。19 世纪 70 年代和 80 年代，那些受过良好教育的仁慈和理性的传播者在第一次走到城市医院的病房时，通常会感到震惊；土著护士则是一个特别令人失望的来源。"护士是否用病人的勺子去尝他们面前的食物，看看是否合适？……或是当病人明显太过虚弱以至于端不动时，还放下一大夸脱瓶的牛奶，说'这是你的晚餐？'"[30] 可想而知，护士培训学校会杜绝这种不恰当的行为。

护理学校一贯重视未来学生的道德和社会特征，并在录取时严重依赖可以证明候选人社会接受度的信件。如纽约医院向推荐人解释道，他们特别希望知道申请者是不是"……一个道德高尚，具有明显的教育优势、模范的生活、清白的名字和声誉，并通过与有良好社会地位之人的交往而变得高雅的女性？从其性格、出身和声誉来看，她是否值得无须言明的信任和尊重？"正如旧金山的一位医生所说的那样，在所有的学生能力当中，没有什么品质比"以淑女的方式行事"更重要的了，尽管一旦学生"在语法、分数[①]和整洁等方面似乎不能令人满意"，也可能会惨遭拒绝。[31]

在其学生生涯的后期，女性可能会暴露出致命的熟练度不足的缺陷，但由于这种不那么胜任的被动的年轻女性通常拥有体面的背景，保护"最好的"护理学校免受粗俗和不学无术者影响的原始障碍也能够得以克服。如在 1902 年，纽约医院的院长解释了为什么尽管某位年轻女士是一位"好员工，有良好的出身，且受过良好的教育"，但她不能从试用生的身份获得晋升。在精进举止和谈吐上，"她还遗憾地有所欠缺"。不过，这只是一种感觉。"管理员承认"，上述判断从来都没有什么外在的表现，"也不存在违抗命令的行为。可能是她作为学校教师的长期经验，让她习惯了对别人颐指气使，可能会让她很难懂得服从……"[32]。服从，或至少是从表面上来看的服从是护士技能的一个必要组成部分。

---

① 推测为数学能力。

　　尽管早期希望能够吸引到中产阶级女性，但即便是最具竞争力的学校，其招收的大多数实习护士也不是来自中产阶级或以上家庭。事实上，许多人都来自农场或是小城镇，还有大量在决定从事护理工作之前已经尝试过其他工作的"自力更生"的女性。[33]然而，在美国护理发展的前半个世纪里，的确有少数社会背景较好的女性参加了护士培训。她们中有些人是专业人员或是商人的女儿，有些人夸耀自己受过良好的中学教育，并有着适恰的社交方式。对于这些温室里的年轻女性而言，培训学校的日常生活可能会非常困难。"强迫有教养的妇女同住一间房间，是非常困难的，"1899年，宾夕法尼亚医院培训学校的校长这样说道，"在某些情况下，甚至是一种严峻的考验，特别是这种规模不大以至于不得不混住的培训学校，更是如此。"[34]

　　正是这些"有教养的女性"被第一批挑选出来，在美国不断发展的医院网络中担任主管和管理人员；对这批精英的认定是从她们作为试用人员的第一天开始的。她们被赋予了最有责任感的学生职位（作为夜班主管或特定病房的代理主管），当然还有能够反映出其社会出身和积累责任的推荐。随着第一批培训学校的成立，事实上的双轨制应运而生。没那么多抱负或是受教育程度较低的护士被派去从事私人护理工作，而她们能力较强的姐妹则被擢升到行政管理岗位。[35]

　　能力较强的毕业护士还可以在城市的大型医院中担任培训学校的院长，或是在小型社区医院中担任行政职务（在那里，行政主管和护士长的角色通常由同一位女性来担任）。这是一个极好的系统，在护理和医院管理方面，为来自较好家庭的妇女提供了为数不多的行政岗位——在私人值班护理方面，则为发展前景较为有限的女性提供了一个值得尊敬的职业选择。因此，尽管最初在工作强度和独立性方面都付出了不少代价，但以医院为基础的培训学校还是为各类美国女性提供了一个有吸引力的选择，在第一批学校成立后的半个世纪里，情况也稳步发展。护理培训的扩张与医院系统本身的扩张并行不悖，并帮助促进了后者。市场的扩大也功不可没，至少在20世纪初，有能力且有着行政方面抱负的毕业护士在找工作时几乎没有遇到任何困难。[36]对私人值班护士的需求也在增长。护理登记和熟练的私人护士供给增加，与医院培训学校的数量和规模同步增长。这似乎是一个行之有效的系统。

总体上讲，护士培训学校的倡导者的确有资格自我吹嘘；他们支持了一项创新，这项创新对整个社会，尤其是对护士而言都有益。医院的支持者和管理者认为，他们正在帮助解决"女性能做什么"的难题——同时不仅为医院的病人，更为那些永远不会进入医院的美国人提供熟练的护理服务。[37]

培训学校：有意成为的全控机构

培训学校既反映出带有创始那一代人强烈印记的社会假设和权力关系——又作为一项对于医院管理者和理事有吸引力的创新，反映出其世俗优势。实际上，这也意味着在这个机构当中，僵化的家长式纪律形塑了学生时代的方方面面，病房工作的需要取代了所有其他教学目标。

有抱负的实习护士通常以短暂的试用期开始。如果表现良好，且没有暴露出任何身体或是精神上的弱点，她就会被录取到正规课程当中。试用期通常会持续两年，每年只有短暂的假期（通常是两周）。课程的大部分内容就是病房工作——与其说是学校教育，还不如说是学徒制。实习护士定期轮班，日间护士的工作时间为早七点到晚八点，夜班护士为晚八点到早七点。实际情况下，这意味着早六点被铃声唤醒，然后迅速去盥洗室，在六点半早餐准备好之前先洗个"冷水澡"（六点到六点半之间的半小时里会特别忙碌，"……几乎没有足够的时间把房间收拾得整整齐齐，并按要求打开以供检查"）[38]，在黑弗里尔的黑尔医院，护士们通常可以有一些空闲时间，如每个工作日下午1点半后有1个小时，星期天可以有4个小时。[39]实习护士必须适应正常的病房工作；她们在病房里学习，她们在病房里服务，实际上，她们就是医院日常工作的中流砥柱。

大多数学校每周只提供几个小时的正式讲座，通常由医院工作人员进行授课。即便在这里，学生们也只能学习到狭窄而又非常实用的各种科目，而且教学风格总让人想起文法学校的背诵（同时反映出许多实习护士学术准备得有限）。学生们经常被要求抄好课堂讲义，并提交以供检查；内容、拼写和语法都统统纳入了评估范围。如哈特福德医院吹嘘道，它的实习护士每天会花一个小时背诵学校使用的"教科书"；每周有两天她们在膳食厨房接受指导，而内科医生每周还会进行两次讲座。[40]大多数医生认为，护士根本没有能力吸收这些复杂的材料。"经验证明"，正如纽约医院医疗委员会在1887年的一份函件中所解释的那样，"在解剖学和生理学方面给护士提供任何有用的指导都是不可能的，教给她们任何有关疾病成因和影响的知识是不明智的，也是不切实际的；为了成为一名好护士，她们根本就没有必要这样做"。[41]官僚主义的惯例决定了实习护士应"受训"而不是"接受教育"，也并非偶然。

护士培训的大部分内容都是在床旁通过实例来教授的手工技能。抽象的学习给护士造成的障碍甚至和给她们的帮助一样大。伍斯特纪念医院描述了1895年为其护理学生提供指导的情况；指导包括烧伤、水疱和伤口的包扎，水蛭、小敷料和热敷的应用，灌肠和洗澡的管理，等等。护士们还要被教授如何传递导管，如何管理无助的病人以防止褥疮，如何制作绷带，如何使用夹板和绷带以及如何观察和报告病人的症状。[42]尽管人们常说应把护理工作和家政服务分开，但实习护士在病房里长时间工作的绝大部分实际内容都可以划归到家政范畴。学生们需要更换床铺、折叠和整理衣物、打扫和擦洗、伺候病人、给病人洗澡，同时逐渐学会更换敷料、给药和测量体温。

鉴于那个时代的人对清洁和秩序的态度，家政服务和提供护理之间的绝对区分维系起来绝非易事。对绝对清洁的崇拜（由污垢、混乱和疾病之间明显的相关性所要求）是南丁格尔改革立场的一个关键因素，并且比正式护士培训学校的建立还早了一代人的时间。"在护士及病人的身上，在病房、大厅以及寝室里，"1859年，纽约特洛伊马歇尔医务室要求其护士们，"都必须严格遵守清洁……如果个人或是某个地方可以搞得更干净，那就是不干净的。"[43]

　　细菌理论只是进一步强化了上述箴言。[44] 到了 19 世纪 90 年代，保持清洁和秩序的实用技术已经成为护士培训的核心内容。"清洁与良好的纪律是相辅相成的，偶尔打扫一下屋子可远远不够，"波士顿的一位护理专业学生忠实地记录了教授的训诫，"清洁制度是医院的基础工作。秩序、清洁制度、良好的培训并注重个人形象。"[45] 这是一种强调品格和内在修养的学说，却忽视了这些属性与智识之间有值得怀疑的关系。

　　纪律是严明、不懈的；事实上，这构成了培训学校的基本主题。护士知道，她们的房间可能会在白天或是黑夜里的任何时候被检查，鲁莽或者粗心也可能会致使立即被炒鱿鱼，甚至与实习医生谈话也可能会招致同样的惩罚。（由于大致相当的年龄和从属关系而产生的同情心，实习医生和住院医生也会直言不讳地为被任意处分的护士辩护。然而值得注意的是，他们通常指责的对象是女性管理人员，而不是其男性上司。）[46] 与病房病人走得太近也会受到训斥，甚至会被解雇。护士不允许佩戴首饰或是梳那些精致的发型，并通常被要求购买那些"橡胶鞋跟的普通靴子"来穿。在大多数学校，如果护士想离开医院的地界，就必须要有通行证。[47] 家长作风（或者这里应该称母爱主义）从不质疑其控制护士生活和工作各个方面的权利；事实上，这也是与其地位相伴的责任的一个必要方面。"护士们现在受到了很好的规训，"1902 年，罗利的一家医院满意地报告说道，"在没有行为监护人（chaparron，原文如此）的情况下不允许离开医院，而且要求她们在晚十点之前必须回到自己的房间。"由于学生数量不多，他们还不自觉地补充说，学生们不能"从护理的实际工作中抽出足够的时间来听课"。[48] 那个时代的人既不怀疑这种威权——及其与可疑的教育之间的关系——的实际好处，也不怀疑其在道德上的适当性。尽管一些管理者对护士培训的时间和艰苦性提出了疑问，但却很少有人会去质疑在其中开展工作的结构化的从属关系。

探索新选择：护理改革的目标

然而，护士培训领域日益严重的缺陷很快成为彻底的改革方案所针对的议程。一群精力充沛、雄心勃勃的核心护士管理者，在志同道合的医务人员的帮助下，呼吁重塑护士培训，这几乎就是医学教育改革的精简翻版。护士培训的知识内容要求将会更高，而作为其必要的先决条件，病房的工作时间也将被缩减，课程则从两年延长到三年。物质条件也需要相应的改善；不应要求护士住在没有学习和娱乐设施的阁楼或地下室。也不应允许只有几张病床，或是临床服务能力有限的医院自称其提供了充分的培训。管理岗位的职业——如培训学校管理者和社区医院管理者迅速发展——要求至少建立部分研究生的培训计划。作为最后一步，大多数改革者都敦促各州（结合护理学校课程的标准化）建立护士注册制度。

让人头疼的显然还是培训本身的性质：工作时间过长，工作内容重复琐碎，缺乏知识性的内容，项目之间也存在不一致。约翰·霍普金斯医院院长赫德（Henry M.Hurd）是医疗机构中比较著名的护理教育改革的倡导者之一。赫德认为，知识的不断增加和对受训护士要求的不断提高，意味着标准的培训课程应延长到三年，并对其内容进行适当分级。当然，这取决于工作时间的减少。霍普金斯医院院长建议将每天的病房工作时间适度减少到 8 小时，其中 2 小时用于学习。他敦促小型医院必须关闭其所谓的培训项目，或者与其他机构合作，以便为学生提供充分的临床经验；当只有四五十张床位的医院就可以声称自己提供有效的护士培训时，课程标准化很难进行。赫德对那些把未经培训的学生送去私人家庭里工作，然后将她们的费用收入囊中的机构尤其嗤之以鼻。"这样被打发走的护士的处境就像食人岛上的游客一样，"他讽刺道，"本以为要去宴会上享受大餐，却惊奇地发现，她自己才是那份珍馐佳肴。"

这种做法的效果彻头彻尾地不好。护士通过这些半慈善性

的游览，到富裕人家去，无疑学到了一些人性方面的东西；但是……她失去的远比得到的要多。在合格的监督下进行有秩序、有系统的指导是不可企及的。[49]

赫德并不是唯一一个有这样情绪的人，但和大多数其他精英批评家一样，他很清楚经济上的现实，使得绝大多数医院很难减少实习护士在病房工作的时间，或是不打发她们去做那些占据了她们大量时间的重复性的擦洗工作。"每天至少有 10 个小时"，另一位医务人员解释道，学生护士"不得不脚不沾地照顾病人的需要和突发奇想。每天 10 小时，她被迫做一些她已经做了一次又一次的事情。每天 10 小时，她不得不在任何情况下都面带微笑，神情愉快"。这种信念正逐渐深入人心，正如一位权威人士在 1911 年所指出的那样，只有那些"愿意让学校成为一种开支而不是一种赚钱手段"的医院才有道义上的权利来开办其护士学校。[50]

任何一个了解培训学校实际情况的人都不能忽视，第一代职业护士生活和工作的物质环境通常是严峻的。如早在 1888 年，纽约医院的理事会就承认，其护理人员占据了原本为仆人设计的狭小、拥挤、低矮的房间。高发病率进一步强化为学生和毕业生护士提供更好设施的必要性。在辛辛那提总医院，几乎有六分之一的护士队伍在病假名单上，证明"在拥挤的病房里工作 12 个小时，又睡紧挨着病房或是在很多情况下直接从病房里打开的小房间里，都要求护士的体质远远高于普通人"。[51] 这样的论点通常是有效的，到第一次世界大战以前，大多数体面的护士培训学校都拥有独立的宿舍，有洗漱、学习和娱乐的设施。然而，这种在改善物质设施方面的稳步进展，却构成了护理改革中并不十分典型的成功——而且奇迹般地没有争议。[52]

回过头来看，这场运动注定只能取得有限的成就。试图提高护理的经济和社会地位并增加其自主性的努力，饱受目标分歧、外部反对以及前后矛盾、弄巧成拙的公众形象的困扰。每一个促进这项新事业产生的因素，都最终限制和束缚了其专业视野。

护理和医学之间更是问题重重。然而，这两个群体的命运却密不可分；医学权威性的不断提高的确有助于护理社会诉求的合法化，在很多情况下医生也是护士培训的倡导者，并对接受新培训的护士的临床技能赞许有加。尽管如此，他们之间关系的性质始终预示着护理工作的从属地位——在医院和一般病人的照护中都是如此。

评论家在谈到医生和护士之间的关系时，尤其喜欢军事和航海的比喻也并非偶然；在每个领域中，权威的链条都是神圣的。"当两个具有同等权威的将军试图操纵同一支军队时"，正如一位医生所言，"战斗通常会失败"[53]。一艘船不能由两位船长来指挥，一个企业也不能由两位总经理领导。大多数医生认为，有纪律的服从是护理专业的本质。当远离病人时，医生通过护士的眼睛掌控一切。"她只是被动的代理人"。因此，医生"有权期待那种只有完全的同情心才能够保证的亲切、顺从的合作"，当护士"受过彻底的训练"时，她的确更可以信赖，除非她"不适应自己的工作，极为自负又固执己见……"。[54]特别是在病室里，医务人员不能容忍他人对其权威的质疑；病人需要保持对医生的信任——医生通常也会对同知识渊博、有主见的受训护士一起工作的前景，而感到不安[55]。

尽管有这样的顾虑，尽管一些医生从一开始就有所怀疑，大多数美国医院的医生最初还是对培训学校持相对的支持态度。反对者担心，由于他们需要技术熟练和可靠的劳动力，他们将不得不容忍一个竞争性行业的出现，这也将挑战他们的临床权威。在南丁格尔时代以前，世俗的病房护士既没有社会地位，也没有正式的文凭来支撑她们在医院等级制度中立足。早期英国改革者咄咄逼人的要求，似乎可能会构成对应有的医疗控制的侵蚀。英国和美国的主要医院管理者们联合起来反对独立自主的女性所领导的培训学校。[56]培训学校或许还可以容忍，但前提是必须在医院的主管和医疗委员会的领导之下。

护理工作的女性化最初承诺给医务人士一种模棱两可的平等感。尽管很难期望女性掌握医生的认知技能并挑战其在这方面的权威，但她们却可以依靠其在情感和共情方面的特殊能力，而非男人所见长的分析能力，调动一种截然不同的权威。特别是当这些特征与高社会地位结合在一起时，护理主管就会成为一个顽强的对手。然而这种担心通常都是短暂的。

护理工作原本试图吸引少数社会地位较高的女性，但女性气质的假定又在总体上强调了其在医疗护理中必要的从属地位。牺牲、奉献和敏感，而不是智慧和果断，才被视为女性对医生和护士团队的适当贡献。传统修辞的表述已经再明显不过。"真的"，正如一位演说家所言，"既然上帝不能照护所有的病人，让女性去护理好了"[57]，"她们这些技巧自古有之"，而且护理工作非但没有让其去性别化，反而却可以为其"生命中最有潜力的功能"——结婚和成为母亲——做好准备。这也让人们对咄咄逼人的"新女性"可能会成为职业化护理工作主宰的担心，稍微消解。"一个训练有素的护士如若不肯放弃自己的使命，又会成为怎样的妻子呢？"[58] 医院的出版物经常夸耀其护士有着诱人的外表。"当人们看到她们穿着娇艳的制服时，"里士满医院的一份宣传通告中惺惺写道，"让人不禁怀疑她们是因其美貌而被挑选出来的。"[59]

医生们会担心受过训练的护士将无法安于自己的从属地位，这不足为奇；但事实证明，这种担心并没有任何现实依据。然而即便是富有同情心的医生，也不愿意扩大护士教育的知识内容——这也许是 20 世纪初护理改革的一个核心要求[60]。如当 1903 年，纽约长老会医院的医疗委员会批准其机构的护理课程改革时，委员会的目标是谨慎，而且是典型的有所限制。他们决定，"细菌学、化学和尿液分析的范围应限于实际教学；如果可能，化学教学也应与饮食和烹饪的原理相结合。"报告还建议解剖学和生理学的课时应"被限制"，并建议"本草的学习也应限制在毒药、消毒剂和溶液制备的实践教学当中"[61]。知识太多未必是好事情。"护士可能会受教育过度"，正如一位医生所说的那样，但"她的训练再多也不为过"[62]。

提升护士培训的知识内容不仅隐含着潜在的权力冲突，也与医院的劳动需求构成了直接冲突。讲堂或实验室里的学生是不能整理床铺、清空床板、更换敷料的（或被派去执行私人任务）。生理学、病理学或解剖学之类的花架子，无论如何也都难以适用于更好地履行上述卑微的职责。

即便是热心的改革者也承认，大多数护理技能不可避免地要在床旁学习。然而，批评者同样清楚地意识到，无论学生在病房里花费多少时间，护士培训仅包含这一方面也可能是不够的。即便在经营最好的医院当中，毕业护士的数量也很少，以至于她们很少能够给其学徒提供充分的指导。增加有经验的毕业护士的数量，就增加了工资成本——对于很多机构而言，根本没有选择。在每家医院，学生们都在抱怨为了应付无休止的例行清洁工作——如小心翼翼地叠床单和铺床、疯狂地打扫踢脚板和窗台，花费了大量的时间。

护理改革对社区医院的威胁尤为巨大。规模小意味着它们在预算上也捉襟见肘，这也使得它们会特别依赖学生。[63] 然而，病床的匮乏也使得这些社区医院几乎不可能为实习护士提供足够的临床机会。改革有可能让小医院士气低落；许多医院承认，如果没有培训学校，它们将无法继续下去。[64] 少数医院通过与其他医院制订合作计划的方式来予以应对，但在 20 世纪的前十年，大多数医院都希望这样的改革还是不进行的好。[65]

但到第一次世界大战时，护理改革者却可以大胆宣称，他们的许多教育目标都已经实现了。在较好的学校里，三年制课程已经成为现实，护士培训的知识内容也得到了扩展。[66] 大多数学校为实习护士提供了单独的宿舍，并定期而不是根据双方的方便来招收班级。在许多较好的学校中，护士的工作时间较短，而且不再受薪，而是为其提供制服或制作制服用的廉价布料作为代替。取消了每月的津贴，使得学校能够增加学生和主管护士毕业生的数量。如在 1904 年，伍斯特纪念医院的理事们决定将培训课程从两年延长到三年，缩短工作时间，并停止支付工资。他们承认，医学知识无情的增长要求护理课程同步升级。[67] 护理专业化的苗头已经开始出现——在手术室、麻醉学、行政管理及公共卫生等各个领域。[68]

护士在各州的注册运动为重申同样的改革主义主题提供了另外一

个契机。由于许多提议都涉及护士培训学校的认证——因而也涉及了现有课程的有效性。但扩大护士自主权的新行动计划还是立即遭到了反对。

当改革者转向各州力量来改善护理教育并试图使该领域合法化时，他们同样遭到了众多医生的反对，这些医生将护士的注册看作对其权威的威胁。如果护士获得了执照，就像敌对的从业者所说的那样，她们会觉得自己也是专业人员，因此获得了反驳医生和实践护理工作的许可。正如一位直言不讳的医生所言，当代护理学的缺陷源于"……护士中在某种程度上普遍认同护理学是一种如同医学、法律或神学一般的'专业'的观念"。[69]另一位医生在讨论这一问题的公开会议上也表示，登记将是"对公共利益的正面威胁"。这只不过是医院训练有素的护士垄断该领域的一个唯利是图的阴谋。"孤立的和个人的表达医生意愿的反对可能被忽视，但有组织的反对，以法律权威之名义明确为其辩护，必将统帅起及时、有效的抵抗！"[70]许多从边缘学校毕业或未能在大型学校完成其培训项目的护士也反对注册。倡导者不得不在一个又一个州进行艰苦卓绝的斗争，注册才成为护理职业格局中熟悉且惯常的一部分。[71]

改革斗争的其他方面同样模棱两可，对于19世纪中叶的护理活动家而言，最初帮助其实现要求合法化的意识形态尤为麻烦。最具讽刺意味的是，护理工作迅速而有效地女性化的这一事实，同样限制改革的潜力；同时代的人很难相信女性占主导地位职业的智识和制度主张。那些认为很容易支持其改善护理学校生活条件要求的医务人员也发现，支持她们参加更多讲座或从事更多的实验室工作绝非易事。对护理学知识内容的讨论通常着眼于其在病房和病室中提供秩序和效率的独特能力，而非学科特定的认知技能，也就不足为奇了。然而，效率的论点如同对女性感性的强调一样，是一把双刃剑。因为效率暗含着等级制度；而秩序也意味着从属关系，如果科学知识和临床责任使医学权威合法化，那么护士改善地位的要求也只能通过重申其服从于医学和医学科学的措辞才能够表达。她不能掌握似乎越发成为医学地位基础的知识，但可以帮助实现其应用。[72]

如同传统上强调护士必要的女性气质，并强调其处理情绪和环境的能力一样，现在这些气质被用来证明她们无法掌握令人印象深刻的，且已经主导了医学专业对疾病成因和治疗理解的新知识。19 世纪中叶的整体主义和反归纳主义病理学，对于一个声称具有科学资质，甚至是反映出科学资质的职业而言，已经不再是一种适恰的合法化方式。自我牺牲也是一把双刃剑，当护士们的经济要求被当作物质主义（如果不是真正的工会主义）而被驳回时，她们发现了这一事实。"你经常会得到感恩的回报，"正如一位著名的医学家所忠告的那样，"如果没有，那就用感恩的心来回报自己，因为你得到了帮助别人的机会。"[73]

护士的地位比家政服务人员高一些，但明显低于医生及其私人病人。1912 年，医院的管理者很自然地将医院的居住者分为三类："（1）帮工，（2）护士和病房病人，（3）工作人员和私人病人"。[74] 同样，在私人值班护理当中，一个令人困扰的问题就是护士与家庭仆人之间的关系，比如，护士会和仆人一起吃饭吗？自己吃，还是和家人一起吃？

直到 20 世纪 20 年代，这一制度似乎都还运作良好。医院的数量急剧增加；1923 年，美国有近 7,000 家医院，其中约有四分之一设有护士学校。[75] 妇女的职业选择仍相对较少，尤其是那些有可能有行政责任前景的职业。尽管速度较慢，私人值班护士的市场也在扩大。因此，培训学校有着大量的招生名额，毕业生也有着就业的希望。[76] 对于那些最有雄心壮志、面向社会的护士毕业生而言，公共卫生工作似乎为她们提供了一个可以摆脱医院的等级制束缚和医生控制的新的有用和自主的领域。[77]

然而到了 20 世纪 20 年代末，护理工作正经历着一种挫折感和危机感。医院在自身需求的驱动下（并且能够吸引大量离开工厂或办公室寻求职业发展的女性），为私人执业市场培养了越来越多的护士，而私人执业市场的扩张速度却远低于医院。能够在家中雇用护士的家庭数量十分有限，医院在医疗实践中的地位越发重要，然而医院却只是逐渐适应了在聘用毕业护士方面的需求。公共卫生护理学的拓展工作戛然而止。对公共医疗的勉强支持以及私人执业和医院医生之间的相互竞争，共同阻碍了这种新型的护理实践。经济的萧条只会让情况更加恶化。护理工作的形态，导致了几代人焦急的自我反省，也引发出无数的改革提议。

危机的萌芽从领域萌生之初就一直存在：医院对廉价、可靠、有序的劳动力供给的渴求，护理工作的女性化，以及最初为创建这个新职业提供合法性的意识形态，都相互作用着，也共同限制了护士的选择。职业本应具有的自主性在某种程度上总是遥不可及；在创造和形塑它的社会和经济力量的方程当中，护理在很大程度上都只是一个因变量。

第十章

私人病人革命

在 19 世纪中叶的美国，人们很清楚，除了偶尔的紧急情况，只有真正的穷人才会自愿去医院；工薪阶层的穷人即便能够忍受药房医生随意的访问，也宁愿去支付本地医生的费用。只有当疾病的时间或严重程度超过了家庭资源可负担范围，他们才会考虑去医院治疗；"在需求的意义上，"纽约医院的主管于 1858 年解释道，"大量的文员、机械师、工匠和陌生人其实是需要医院的，但他们的情感却将其拒之门外。"[1] 要克服这种恐惧绝非易事。

到第一次世界大战时，一切就都发生了变化。体面的美国人也开始——特别是，但并不完全是出于手术的目的进入医院。这种变化不仅发生在成熟的城市机构当中，而且发生在一个遍布着成千上万的小社区的医院网络里——在许多地区中这类机构还是一个新事物，在那里住院甚至从来没有带来过贫困的耻辱。医院正在被纳入医疗服务当中，正如它已经被纳入医学教育和精英职业结构里一样。在某种程度上，这是对新技术能力，也是社会和经济现实所形成的回应。医院的预算，医生的执业模式，对科学、慈善、阶级的特权的态度——以及X射线、消毒手术和临床实验室——相互作用，改变了 20 世纪早期的美国医院。

随着新模式的医院成为私人医疗实践中一个日益重要的方面，其社会和经济状况也随之改变。非营利性的慈善医院不再是传统的城市家长作风的化身，而是越发依赖于对病人的收费，因而也越来越依赖于入院医生的转诊。一些老牌机构对是否要进入收费服务市场犹豫不决。然而在许多私立医院中，传统的无私仁爱的愿景，从来都不是这机构运作情况的真实写照。有限的捐赠也意味着，19 世纪绝大多数医院总是寻求从病人身上获得最大限度的收入，就像他们急切地寻求市、县和州政府的支持一样。在 20 世纪初的几年里，新的因素，即一大批生机勃勃的私人（private）和私立（proprietary）医院出现了，它们以大胆且明晰的热情争夺着收费病人[2]。

到了 20 世纪 20 年代，绝大多数非市立医院都开始依赖病人照护方面的收入。医院在普通美国人的医疗服务中，以及在为他们提供治疗的内外科医生的执业活动中，地位都越发的突出。而另一方面，这些医师的转诊也填补了医院的病床，从而在医院决策中的地位越发关键。与科学化医学日益增长的声望相结合，这些实用主义的现实也重建了医院的内部秩序。一种不稳定的平衡已经建立，直到经济萧条带来新的问题和推动新的解决方案，平衡才被重新打破。与此同时，慈善和付费病人之间的差距持续形塑着慈善医院内部的，也影响着他们与市政机构之间的种种关系。社会关系仍然在医院的小世界里重新上演。

将就：为镀金时代的医院融资

少数南北战争后的美国医院的确拥有大量的捐赠，如纽约、宾夕法尼亚和麻省总医院等老牌机构，还有纽约的罗斯福医院和长老会医院以及巴尔的摩的约翰·霍普金斯医院等著名的新来者。但在 19 世纪 70 年代和 80 年代，绝大多数医院的年度预算都是由地方政府的拨款、捐赠收入、社区筹款的收益，和偶然出现的私人病人的费用（以及为个人支付的费用，他们的医疗费用可以向市或县政府索要）混合而成。[3]慈善医院总是被视为披着公共利益的外衣，纵然从法律性质上讲它们完全是私人的，其管理委员会也是私人的且是自我延续的。公立医院和私立医院之间没有明显的区别，除非那些被视为纯粹市政医院的，不能很好地争夺慈善事业的支持或私人病人的赞助的城市医院。[4]

　　1875 年，没有一家美国医院的捐赠收入足以承担其社区所需的免费医疗服务。比如在 1867 年，即便是拥有百年历史、异常富有的宾夕法尼亚医院，也发现它的投资收入总共只有 3 万美元，而它的年支出几乎是这个数字的两倍。在之前的十年中，该医院的捐赠资金几乎覆盖了其现有的全部开支。[5] 无论如何，捐款通常会用于购买土地及兴建建筑物。很少有机构能成功地筹集到相当于其运营成本大部分的收入。年度赤字必须由其董事会成员或恳请富人和慈善家来帮助解决。"我们没有获得足够的资金来保证稳定而永久的收入，以满足当前可能的开支"，一家医院在解释其财政困境时说道，"我们不得不依靠个人的捐赠，不幸的是，这些捐赠太容易因紧急状况而宣告停止。"[6] 建立纽约罗斯福医院的慷慨遗赠的理事们是一个非典型的例子，他们高瞻远瞩地决定从其捐赠中保留一部分，足以为医院一半的病床提供免费护理；他们认为，另一半的病床将由"一群勤勤恳恳，有能力也愿意支付住院费用的人自行解决"[7]。在几年令人沮丧的经历之后，这种期望落空了；付费病人可以提供一些帮助，但对于这一时期城市大医院的预算而言显然是杯水车薪[8]。

　　然而，在困难重重的理事们乐观的财务方案中，付费病人却常有一席之地。医院董事会无时无刻不在设法为少数病人提供几间私人病房，这些病人把医院当作"便利而非慈善"的机构来使用，当然不愿意在普通病房里接受治疗。"在一个管理良好的医院里"，哈特福德医院的理事在 19 世纪中叶指出，应"为所有有意愿为高级膳宿付费的人提供私人房间，而费用也不宜过多"[9]。这样既能提供更好的医疗服务，医院的收入也会有相应的增加（至少允许该机构在不增加拨赠和捐赠收入的情况下治疗更多的病人）。即便是大多数市立医院，也试图为偶尔付费的病人——"有足够财力支付疾病费用但在城里没有家或朋友的陌生人"，或是"一些阶层较好，可能只是因意外事故而被迫求助于医院救治的病人"[10] 提供膳宿。医院管理者很现实，他们假设的潜在付费患者既有限定的类别，又有明确的定义[11]。

　　宗教和民族医院一般能相对成功地吸引神出鬼没的经济条件一般

的付费病人。这类机构通常规模较小，对未来的病人而言，似乎与没有人情味、陌生且疏远的普通医院有着天壤之别。接受一位宗教女性的治疗，并支付一笔有限的膳宿费用，使天主教徒的住院治疗比在一家大型的、非教派的——即新教的慈善医院里少了一些痛苦和羞辱。而护理修女自身的天职也帮助补贴了天主教医院，她们的无偿劳动成为有限捐赠的补充。19世纪中叶费城新成立的圣公会医院的医疗委员会，对同圣约瑟夫医院竞争的前景不甚乐观；"相对于其所能够给予的支持"，他们报告说，仁爱修女会"不过是一笔微不足道的开支……"。天主教医院对大多数付费病人每周收费为3美元，"由于他们通常在城市里的膳宿费用是2.5美元，每周只需额外支付50美分的费用，他们就可以得到药品和医疗服务"[12]。

医院采取了各式各样的策略使其自身的工作得到支持。其中之一当然是游说；市政当局和一些州政府，如宾夕法尼亚州和康涅狄格州，长期以来每年都为当前的开支提供补助金，或为偶尔的改良性资本支出提供支持。另一个被广泛使用的筹款策略是为免费床位争取捐赠。这种策略在19世纪最后三分之一的时间里特别成功。潜在的捐赠者被保证，几千美元的捐赠将用于永久支持一张免费床位。在纽约长老会医院，5,000美元就可以永久（in perpetuity）认捐一张床位，4,000美元可以在捐赠人及其配偶终身（during two lives）认捐，3,000美元可以在捐赠人本人终身（for life）认捐。[13]（300美元是大家普遍认同的每年维持一张免费床位所花费用的近似值。）[14] 提供这种资金的个人或者家庭通常还可以指定床位的使用人。"拥有这种权利"，罗斯福医院在1872年向潜在的捐赠者保证，"为任何需要被医院接收并照护的病人提供援助，不论是一条生命，不论终身还是永久①，肯定足以促使任何仁慈人士热衷成为其拥有者。"[15]

到了19世纪即将结束的时候，随着医务人员和医学诊断越发主导了入院程序，这种传统家长制的遗风会进一步退去。特定床位的捐赠被

---

① "永久"是指捐赠人去世后认捐依然有效，即捐赠对于医院而言是永久的。

汇总到普通基金当中，由医生仅凭医学理由做出入院决定。免费床位赞助意义的这一变化，极好地象征着一个更普遍的过渡，即从 18 世纪末医院的个人和恭敬的善行，到一个世纪后在其后继者中变得越发重要的非个人的科层关系。

　　免费床位只是经济拮据又足智多谋的医院用来覆盖运营成本的几种手段之一。商业公司有时会为其雇员，公益社团则为其会员支付医院费用——通常是按照每年与指定医院协商的每日费率支付。[16] 社区教会可以组织起来，在每年的某个星期天为医院进行特别募捐。[17] 妇女委员会同样是重要的资金来源；精力充沛的女性组织了音乐剧和戏剧，挨家挨户地进行游说，并举办茶会和花园派对，以补充医院有限的预算。她们的目标通常很具体，如购买一台X光仪器，缝制新的病号服，或装备一个无菌手术室。

　　预付款是另一种不太常见的，但却很有先见之明的承保病人照护的策略。其中一种形式是间接的；仁爱协会可以通过谈判为其成员商定一个折扣费用。[18] 其他的医院，特别是在原木产区和矿区的族群机构和外科医院，还组织了工人们通过每周或每月缴纳少量费用的方式预付医疗费用的行动方案。如一个由 14 家中西部天主教医院组成的联合体，以 7.5 美元的价格出售证明书，购买者可以在出售之日起一年内在任何一家合作机构中得到治疗。布罗克顿的制鞋工人可以花 1 美元购买一张证明书，保证在下一年获得 12 天的住院治疗；或每月支付 10 美分，"在这一年内以每次月付的方式获得一天的住院治疗"[19]。这种预付计划在 19 世纪末非常普遍；只要每月支付 10 到 50 美分不等的金额，订户就可以确保自己、雇员或其家庭成员在各种类型的地方医院得到医疗服务。[20] 但回过头来看，这种安排似乎比它们的实际效果更加意义重大；预付款对 19 世纪末大多数医院的财政只产生了很小的影响。

　　尽管大多数机构的预算依旧很少，每个病人每周的费用仍然低于 2 美元，因此 19 世纪 70 年代和 80 年代的医院很难在每年年底实现收支平衡。这种情况只会愈演愈烈。有些方面的问题是分散的和平缓的，反映了更为普遍的经济和技术变化。到了 19 世纪末，医院的医生和行政人员期望有电话服务、电灯、中央蒸汽设备、现代化的洗碗机和洗衣机，以及救护车（先是马车，然后是电动车，最后是汽油机车）。无菌手术需要特殊的设施，X射线和临床实验室也是如此；与时俱进的美学和卫生标准要求更加频繁地更换床上用品和制服。"这是一个手术的无菌时代，"正如一位那个时代的外科管理人员为不断增加的开支辩护时所说的那样，"只有让医院的每个部门都保持绝对的清洁，维系健康和康复残废才会变得容易。"可以预期，"维持一所设备良好的医院"的费用将远远高于维持一所简单的福利机构。[21]

但实际上，与内科和外科照护直接相关的费用在医院的预算当中仍只占据了比较小的一部分；食品、燃料和工资消耗了医院资金中的大头。同时，土地、建筑以及纷至沓来的大型实体设备的维护费用也随着受抚养病人数量的增多而稳步增长。尽管在19世纪最后的四分之一时间里，每个病人的日均费用保持了相对稳定，门诊和病房病人的总支出还是在稳步上升。[22] 即便护士和住院医师的"贡献"降低了人工成本，还是没有一家医院能够逃脱成本上升的势不可当的压力。

1893年恐慌①以后，动荡的经济年代只会让情况更加恶化；困难时期增加了病人的需求，同时也使筹集资金变得愈加困难。[23] 以约翰·霍普金斯医院为例，在截至1894年1月31日的一年中，医院开支增加了一万一千多美元，而收入却略有下降。原因很简单：尽管人均费用实际上每天下降了8美分，但医院多提供了6,293个病人日（patient days）。这样的赤字可能会不断累积。如1900年，伍斯特医院就在报告中说到，在过去的半年里，它一直入不敷出。1898年，芝加哥的圣卢克医院也解释说，困难时期减少了来自其不动产的预期收入，以及来自教区教会的习惯性捐款。[24] 如同保守管理的慈善事业一样，医院的第一反应也是减少开支。经营良好的医院每月甚至每周都要监控其现金流。医院还敦促其主治医生缩短病人的平均住院时间，并减少药品和手术敷料的开支。[25] 医院还可能会削减工资并降低饮食成本，而行政人员则软磨硬泡地持续向地方政府和富裕的董事会成员提出支持的要求。在极端的情况下，医院甚至可能会关闭病房（鉴于病人的需求稳步增长，这的确是一项严厉的措施）。但这些策略似乎都不能从根本上解决慈善医院的经济困境。通过紧缩机构开支所能达到的节约是有限的。

在医院之外，市政府本身也在努力削减成本，城市医院的日子并不比慈善医院好过。美国医院历史上有一个亘古不变的现象，就是即便是在最好的时代，也很难让地方和县政府承担私人机构照护贫困病人的全部费用。此外，私立医院的理事们和管理者对公共部门也抱有敌意，并急于同市政同行之间保持一直保持着的距离。纽约长老会医院的理事在 1904 年警告道，如果情况不能得到改善，由税收支持的市立医院将不可避免地取代"我们这些私人的医院，只是因为它们是由私人慈善机构建立和支持的"。他们羞怯地继续说道，要知道我们这些医院"……是由从我们最优秀的公民中招募并自然选择出的管理人员领导，而不像市立医院那样经常受制于政治变化或民众的随波逐流"。[26] 对于大多数城市医院而言，保持生存和独立的解决方案至少有一部分在于最大限度地增加私人病人的收入。对于许多较小的机构来说，这一直是其生存的条件。

私人病人的进入

1880 年至第一次世界大战期间，体面的美国人第一次开始考虑当他们或其家庭成员生病时，将医院照护作为一个合理的选择。[27] "越来越多的人相信，"一位医院权威人士在 1911 年指出，"无论这个家庭多么富有，医院都是，或者应该是，一个比病人自己的家里更好的地方，私人医院和捐赠医院也因此正准备满足日益增长的和更加多样的需求……"[28] 这个观点有些乐观，但基本准确；尽管可能并不总是对此感到舒服，但事实上的确有越来越多的美国人在医院的病房和私人房间里接受治疗。

　　没有人知道这种新意愿产生的确切原因。看似不可避免的结果和变化的意愿本身也都语焉不详。直到最近几年，在历史学家和社会学家看来，富裕的美国人越来越愿意进入医院，不过是对医疗行业新的技术资源与日益增长的城市人口所引发的家庭生态变化的自然反应。到了1900年，家庭似乎不再是诊断和治疗严重疾病的理想场所——别忘了在四分之一个世纪以前，家庭依然是。[29]此外，很少有美国人拥有在家里治疗家人所必需的空间、仆人和闲暇，也没有钱去雇用新护理标准所要求的私人值班护士。因此，是看似更有效的技术与棘手的病人护理后勤工作联手，将越来越多的病人送进了20世纪初的医院。

　　这是传统的、常识性的观点，但在解释上仍有一定的困难。其一，正如我们所暗示的那样，它没有考虑到医院在吸引病人方面的积极作用，或者说，它没有正视病人抵触情绪的深度。我们需要更多地了解决定这种传统抵触情绪被克服的，成千上万个独立决定的因素。此外，这种传统观点还建立在19世纪晚期非专业人员对医学及其技术资源的态度和期望的一种假定的、但基本上未经检验的变化上。中产阶级的美国人几乎肯定对医学的疗效抱有越来越大的信心——但这种态度是怎样、何时、在多大范围内传播的，以及它们是如何影响医疗决策的，仍不清楚。现在的态度难以评价，过去的态度更是难以捉摸。

　　事实上，私人病人的问题中最明确的是医院的需求和期望。大多数私人机构一直在寻求最大限度地增加其治疗的私人病人数量。许多医院在出现需求之前多年，就提供了私人病房甚至是专门的大楼侧翼。医院一次又一次地发现此类设施并没有得到充分利用。从19世纪70年代开始，医院一直试图向公众展示一个诱人的、越来越科学的形象。在年度报告和报纸上的报道中，他们强调了两个主题——首先，他们的私人房间提供了酒店的舒适和便利，同时又有家庭的氛围；其次，专业的护理和新的有效技术只能在医院提供。北卡罗来纳州的一家医院保证说，他们的私人房间"都是用橡木色或白色家具精心布置的，只有床是用白色搪瓷或黄铜制成的，配有弹簧和毛垫"。任何一个公民都会"发现到这个既愉快又有益，如同系统管理的医院一般的家，值得一来"。几年后，里士满的一家新医院小心翼翼地向其未来的病人保证，在他们的治疗中会利用一切科学的预防手段。"所有的床单都是洗过后消毒的，床铺腾空后，也会在分配给其他病人之前消毒。所有的病菌都会被消灭，"医院的公关人员解释道，"用最好的、最科学的手段——加压的热蒸汽。"当然在手术室里，无菌程序也被特别小心翼翼地遵循着。"手术前，外科医生会脱掉衣服，洗个澡，穿上消毒过的手术服，对手和胳膊进行消毒，戴上橡胶手套，然后才进入手术室，在那里，他被包裹在消毒过的手术帽和手术服里"。[30] 援引科学的仪式使潜在的病人放心，美国新的治愈圣殿在社会中的地位也由此得到了普遍的合理化。

然而，尽管人们一再重申这种自信的描述，对医院治疗的抵触情绪却并不容易克服。事实上，没有任何一个因素能够解释这种变化。最重要的是外科手术的新前景，医生个人的作用，以及医院最终相较于家庭护理的日益便利及其在经济上的吸引力。

城市医院很快发现，为内科病例预留的私人房间门可罗雀，而外科病房却一直有人。[31] 到了世纪之交，受过教育的美国人意识到，无菌手术所需的复杂程序和仪器最好是在医院的手术室和恢复室里提供，而且即便是在非常富有的人家里，术后护理和医疗服务也不易安排妥当。正如一位医院发言人在世纪之交时所主张的那样："近些年来，通过消毒措施和更实用的知识的引入，以及预防疾病传播措施的应用，特别是通过训练有素的护士的服务，医院的性质和管理得到了极大程度的改进，几乎完全改变了公众对这些机构的看法。仅在几年前还难以消除的偏见，现在已经基本克服。"[32]

这并不是说外科手术模式的改变是突然的或是普遍的。医生的回忆录中明确指出，即便是大手术也有时，小手术则经常在私人家里进行。这一时期的外科和护理教科书都提供了关于在普通卧室或厨房里为手术做简略准备的说明。但随着时间的推移，人们越来越清楚地认识到，这样的权宜之计远不够理想。

当然，从精英医生的角度来看，医院是一个比分散在拥挤城市或广阔乡村的病人家里更方便也更安全的执业场所。医院不仅拥有适当的工具，还能让医生在较短的时间内为更多的病人看病，并（在许多情况下）提供一名日夜待命的住院医生和一批训练有素的护士。老牌医生再也不用把大量有用的时间浪费在出行上了；他们再也不用费心协商安排年轻的医生在私宅里提供临床支持；他们再也不用为寻找和监督私人值班护士而烦恼，更不用担心她们与病人（invalids）、病人家属和仆从的互动。

早在 19 世纪 90 年代，至少有一些著名的外科医生开始将他们的执业范围限定在医院范围内。如 1894 年，芝加哥最著名的外科医生森（Nicholas Senn）向他的波士顿同行沃伦解释道，他在圣约瑟夫医院和长老会医院享受"连续服务"（也就是说，他并非只有三四个月的服务期）。"我就在这里养家糊口，"他解释说，"毕竟我没时间在私人住宅里手术了。"[33] 对于城市外科精英而言，在大型慈善医院的就诊和入院的特权让他们能够在同一间机构中教学（在病房）和实践（在私人和半私人病房）[34]。

尽管我们在试图理解中产阶级病人到医院接受治疗的新意愿时，自然会联想到态度和社会的变化，但影响大多数个人决定的关键性因素，可能是医生的建议。"排除事故病例的情况下，"一家小医院的院长在 1914 年解释道，"75% 以上的病房病人都是由负责该病例的医生送来的，他一般都会事先和我们一起安排病人的入院事宜，说明可能的诊断，并在可能的情况下，告知我们入院的病人是进私人房间还是进病房。"[35]

这并非旨在低估城市生活中通常狭窄的家庭环境，以及收入分配的现实状况对医疗决定的影响。在 19 世纪末 20 世纪初的城市美国人中，只有较小的一部分人拥有空间、闲暇和家政服务的综合条件，他们的积蓄还可以支付医生在疾病严重或丧失行动能力的情况下频繁出诊的费用；医院可以以更大的便利性提供上述全部，而且通常还费用低廉。"今天 11 点我要去纽约医院，"1909 年，一位中产阶级妇女给母亲的信中提道。她解释道，医生告诉她，那是"纽约最好的医院，而且我在那里绝对会感到舒适"。医生刚刚告诉她，"有一个便宜的房间空着，我可以去住，每周 25 美元"。她的丈夫起初反对她进医院，"想找一个护士，把我留在家里。但当我们昨晚认真地谈了这件事以后，还是决定医院是最好的"。我们非医疗专业的仆人对医疗事务一无所知，而"在这个小房子里，一个护士又是如此的碍事。我在医院会得到绝对的休息和照护的自由，而且（不）比请护士花费要多"。最后，她的医生也向她保证，"他在医院里有很多病人，每天都会来看我"[36]。就在态度和技术能力转变的背景下，正是这样一种务实的考虑，塑造了成千上万家庭的决定，他们一起理性考量，为家庭成员寻求最好的医疗服务。

社区医院的发展

在美国参加第一次世界大战前的三十年里，大量的社区医院雨后春笋般涌现出来，私立医院最为突出的作用也正在于此。社区医院有些是专有的，有些是工业的，更多的是非营利性的，但几乎所有的医院都有两方面的共同特点：一是都依赖私人病人的付费，二是当地医生都希望将其纳入日常执业当中。所有这些说服城市的精英医生接受医院的因素，都适用于他们在小镇里的同行，长途跋涉这一棘手的难题也更加突出了医院的吸引力[37]。乡村医生总是把相当一部分时间花在出行上，这一现实反映在医学学会的账单当中，其特点是规定了里程计费，如同规定了特定操作的费用一样。医院提供了把病人带到医生面前的巨大优势，特别是那些严重的疾病，可能需要每天都到分散的家庭去看病。在大多数城镇和小城市里，医院向所有"体面的"医生提供入院特权，避免了大城市中经常出现的宗派主义。

小城镇的医院通常是在字面意义上——参与式——的社区机构。一家新医院的开业是庆祝和自豪地看热闹的场合。如位于马萨诸塞州陶顿的莫顿医院于 1889 年 1 月 3 日开始营业，在接下来的两天里，1,300 名好奇的镇民到这个新奇的机构闲逛，并在访客簿上签名。[38] 集市、烘烤、戏剧、教会募捐和棒球比赛帮助充实了有限的预算。大多数这样的社区医院相对而言没有城市医院固有的抚养和贫穷的污点。潜在病人不情愿的程度，也可能不像在许多老社区中那样强烈。

与城市综合医院相比，社区医院甚至更喜欢做外科手术，这使得住院治疗显得既必要又合理——住院甚至成了家庭关爱而非忽视的标志。1890 年至 1910 年间在北卡罗来纳州建立的 78 家医院中，有 37 家是专有的，由个人外科医生保有和经营。[39]明尼苏达州的梅奥诊所只是小镇的实体当中最著名，也异乎寻常的成功的一个。在一家又一家的医院里，外科手术远远超过了内科住院人数。一些手术——最明显的是阑尾切除术——的突出程度不免令人怀疑，但这起码表明了外科医生的积极热情和他们用手术刀去解决诊断问题的意愿。[40]

对于那个时代的人而言，社区医院的外科手术占主导地位是一个明显的趋势，其中一些人仍然以平民论的怀疑态度看待当地的医生。如爱荷华州韦弗利市的一位充满敌意的报纸编辑为自己当初支持该镇医院表示了惋惜。"在那之前，"他解释道，"韦弗利的外科手术是如此的罕见，以至于总是在祈祷声中开刀，人们踮着脚尖站在周围等待结果。现在，当救护车和其他汽车把伤者送往医院做手术时，要想避免相撞几乎都是不可能的。"变化来得太快了。"起初只有一个医生会做手术，情况还不至于那么糟糕。但渐渐地，其他人开始从芝加哥带着研究生文凭和一套新的工具回来，到了现在甚至一个街区中没有任何一个家庭，其成员没有做过手术。"[41]在另一个场合，同一位编辑轻蔑地驳斥了爱荷华州斯宾塞的一位医务人士（"一位似乎想进入阑尾炎游戏，但因缺乏医院设施而受阻的医生"）试图游说州立法机构允许各县征收特别税收以支持医院的努力；"……这似乎不是不合理的，"这位尖刻的新闻工作者总结道，"他们应该自己为自己提供场所。上帝知道，他们已经通过工作赚得盆满钵满了。"[42]

然而这种风趣的评论只是表达了少数人的意见。大多数社区还是对当地医院充满了自豪和希望。他们会很高兴地读到一位医学编辑的说法，那位编辑在 1913 年指出，50 个病人中有 49 个在管理得当的小机构中，其治疗效果要与在"百万美元的大都市医院"中的一样好。[43]尽管历史学家对这一现象关注不多，但小城镇医院的发展的确有一些明显的模式。其一是社区的广泛参与，其二是来自私人病人（大部分是外科病人）收入的作用日益突出，其三是医院护理悄然而迅速地融入了医疗实践模式当中。

大多数医院是以相对温和的目标开始的。"这不是一个展示辉煌的外科手术和疾病专科的机构，"1895 年，北卡罗来纳州达勒姆市沃茨医院的理事们在其第一份年度报告中解释道，"这只是一家简陋的医院——一个照护和治疗达勒姆市那些生病和受伤的市民之家，这些市民被剥夺了舒适和成功处理其疾病所必需的有利条件。"早在一个世纪以前，受过教育的美国人就已经了解并预期了这些有利条件，即"在许多卫生条件较差的家庭和公寓中"无法提供的"……纯净的空气、阳光、良好的食物和精心的护理"。达勒姆医学院同意为其新设施配备工作人员，在大楼开放的头两天，有 600 名游客参观了大楼。沃茨先生的捐赠由波士顿一家著名的医院建筑师事务所负责设计，加入了电灯、电话，并引以为豪地通过室内设计来减少灰尘和细菌的堆积。然而，该机构唯一的收入来源却是镇专员每月提供的 100 美元捐款 44。

四分之一个世纪后，就是这家医院拥有了价值 50 万美元的实体设备和另外 50 万美元的捐赠。市和县都为医院的经常性开支做出了贡献，捐赠的收入也功不可没；然而，医院三分之二的成本却是由私人病人的费用支付的。医院设有一个现代化的病理科和X射线科。为 1,094 名病人做了 1,369 台手术，其中 286 例是阑尾切除术！为了保持这一体量，医院将收治特权扩大到了达勒姆市所有信誉良好的"白人医生"范围。45

达勒姆的故事非常典型。如北卡罗来纳州阿什维尔市的福音派的使命医院，也经历了类似的发展模式。医院在 1887 年开始营业时，除了"真诚地祈祷上帝仁慈的保护和引导"之外，几乎没有任何资产。两年后，医院依然乐观地报告道："在我们自己的城市里，受苦的穷人可以在没有金钱和定价的情况下，找到熟练的护理和医疗服务，这个好消息正口口相传，而想象中的医院的恐怖正在被一种令人愉快的感觉所取代，即直到恢复健康之前，人们都可以依靠医院的希望。"那一年，这个举步维艰的机构只收治了 93 位病人，日均保持着 7 个人的水平。1928 年，已经蓬勃发展起来的医院一共收治了 2,485 名病人，医生们也为病房病人做了 1,574 台手术。[46] 不仅医院在医疗服务中的作用增加了，医疗服务的定义本身也发生了根本性的变化。

与许多其他社区的情况一样，马萨诸塞州黑弗里尔的医院也是在当地一位著名的市民黑尔（E.J.M. Hale）的努力和支持下开始建立的。自 19 世纪 70 年代末开始，黑尔就呼吁他的同胞们支持建立一家社区医院，为其购买土地，并在遗嘱中留下了 5 万美元用于支持医院的建设。然而，黑弗里尔的医院直到 1887 年底才正式开始营业。在其第一份年度报告中，这个刚刚起步的机构重复了医院界公认的智慧：每个社区每千名居民需要一张病床，这意味着这个小工业城市需要 25 张病床。每张免费床位估计每年要花费 300 美元，而由于该机构最初的捐赠每年只有 3,000 美元，这个雄心勃勃的新机构在开始运营时通常收入不足。捐款、免费床位的捐赠和私人病人的费用，是每年必须弥补这一不足的来源。理事们计划拒绝接受慢性病、不治之症和传染病，但接受急症和手术病人——也绝不排斥"因（其）无力支付……"的病人。在第一年收治的 105 名病人中，有 71 人得到了免费治疗 [47]。

医院必然要依靠当地的持续支持。如在第一年，公理会和天主教援助会都认购了免费床位，而为纪念当地一位已故医生而捐赠的 5,000 美元也认购了另一张床位。在随后的几年中，每年的募捐都会帮助医院解决经常性的赤字，全女性的医院援助协会也可能以床单和枕套、病人的水果和冰激凌等方式予以支持，并为手术室设备筹集少量的资金。到了 20 世纪初，女士们在医院场地上开展了年度捐赠日的活动。接待区上方设有一个遮阳篷，用电照明（线路由当地电工提供）。整个下午和晚上，女士们都会为来访者倒茶。"接受捐款的委员会手边有一张桌子，所有较小的包裹都放在那里。一桶桶的面粉、糖和蔬菜等，都被直接运到医院的地下室，任何想走到下面去看的人都可以去。"茶几旁有一张桌子，上面贴着一张标语牌，上面写着"这里接受捐款"。一名竖琴手和小提琴手则为参加活动的人提供音乐。[48]

这种普通的策略根本无法很好地支持 20 世纪医院不断增长的费用。如免费病床最初的捐赠额定为 5,000 美元；到了 1905 年，医院就会发现，实际上需要 15,000 美元的捐赠才能满足每年支持一张病床的实际成本。与此同时，投资的收益率实际上也已经下降；"基于明显的原因，"黑弗里尔的理事在 1906 年简短指出，我们"并没有到处寻找能够占用免费病床的病人……"医院同时也敦促当地医生，包括顺势疗法的医生，到医院"安置其私人病人，并获得医院独有的，特别是在外科手术方面的优势"，也绝非偶然。外科入院的人数增长最快也不足为奇。1905 年，医院共收治了 384 名病人，其中 287 名是外科病人。医院近三分之二的收入来自对私人病人的收费。[49] 医院的历史各异，发展和生存的压力却迫使社区医院在任何正式机构试图监管它们之前，就已经逐渐形成了一种越发统一的模式。

医疗收入与医院实践

19 世纪中期的医生并不指望在医院里赚取费用；医院的病人，顾名思义，正因他们无法支付私人医生的费用，才是医院的病人。尽管如此，如我们所看到的那样，主治医生渴望在医院的病房里服务，并深知这种无偿服务所带来的公平性。专业地位、转诊和学生费用构成的利益动机，驱使着精英医生去填补医院主治医生和客座医生的无薪职位。当然，对许多人而言，传统意义上的高尚义务和虔诚承诺也提供了另一种不那么物质的补偿形式。

随着对于雇用医生的阶层而言医院护理合理性的增强，这种情况发生了变化，医生在医院中的地位及其与医院的关系也都发生了变化。在大多数社区，一开始并没有什么冲突。医院为了最大限度地提高付费床位的使用率，通常欢迎社区"体面的"医生的帮助，并以宽松的姿态为其提供收治特权。

到第一次世界大战时，医疗实践与医院的关系已经显现出另一个方面的问题。医院的准入特权变得如此重要，以至于城市医生有时会被分成有特权的和无特权的，有如工作人员也被分为有特权的和无特权的一样。城市医院的精英医生和他们不那么享有特权的专业兄弟之间的冲突由来已久，随着付费的私人病人进入医院，冲突又不可避免地加剧了。在许多于扩大收治特权方面过分慷慨的医院里，纪律和标准维系的问题也出现了。如何对不称职或能力不强的内外科医生进行惩戒？如何监督他们与护理人员和住院医师的互动？医院的收费服务则提出了另一系列行政问题。专家会诊是单独计费还是被视为医院基本服务的一部分？医院新技术资源的费用如何核算？X光诊断和治疗、化验、麻醉和手术室的使用是否应向病人单独收费？

医院的医疗服务不仅融入了医疗实践，而且也融入了一个复杂的货币交易网络。像许多其他社会机构一样，医院正在转变为一个越来越科层化和市场化的有机体。在最近的一篇关于这一时期医院政治经济的研究报告中，作者选择了一个合适的标题：《曾经的慈善企业》。尽管或许夸大了变化的尖锐性，但标题的确凸显出社会功能和世界观的根本性转变。尽管如此，20世纪初的非营利性医院，依然披着公益的外衣，并通过一种挥之不去的贵族义务感和疾病、痛苦、死亡的神圣光环，将自己同市场力量的全面冲击隔绝开来。大多数慈善医院从不认为自己是交易结构市场的一部分——即使它们自身也越来越多地遵从市场的要求。[50]

这些变化既非偶然，亦非绝对，也只是偶尔才成为公开辩论和冲突的理由。然而，在美国的一些老牌机构中，这种变化却是痛苦的，围绕其争议说明医院的社会角色发生了更加根本性的变化。在此类事件当中最引人注目的莫过于麻省总医院，这个机构长期以来为传统的管理理念所塑造。自19世纪二三十年代以来，麻省总医院一直在治疗少量私人病人，而更多的病人则是由马萨诸塞州的各镇和县支付其部分费用。但医院的工作人员一直都认为，因其在医院中提供的服务而直接向病人收取费用是不合适的。麻省总医院的捐赠也是为了治疗有价值的人和受抚养人而积累——而非为了自己能够雇用得起医生的人，承保（underwrite）他们的照护。宾夕法尼亚医院是麻省总医院在费城的更古老的同行，同样不鼓励工作人员因在其病房或病室里治疗私人病人而收取费用。[51] 收费似乎背叛了这些机构的功能，而这些机构是由虔诚的、具有社区意识的统一教派和贵格会商人在仍然很小的、恭敬的（deferential）商业海港创建的。"公立医院是一个信托机构，"正如一位精英医生（Brahmin physician）解释他为什么反对医院收费时所说的那样，"最初作为慈善机构为病人而设立，而非为了其服务人员的金钱利益。在金钱利益的目的之下，一个慈善机构无论做了什么，都会导致其自身逐渐地暗自堕落。"一旦允许医生从医院的工作中获利，机构的各个方面都会反映出这些物质目的，最终，"只有付给侍者的病人才不会得到最坏的照护"[52]。

但在 19 世纪末，这种社会假设在美国繁荣的城市中越发失去说服力。它们甚至遭到了绝大多数医学界人士的坚决反对，因为他们对自己的治疗技能越来越有信心，并且越发依赖于医院提供的治疗环境来实践这些技能。医生不满的是，他们被用来吸引付费的病人到医院病房里接受治疗，但治疗本身并不会收到单独的医事服务账单，从而以潜在的费用为代价，医生其实是对医疗机构进行了资助。[53] 早在 1881 年，麻省总医院的理事们认为必须印制一份通告，解释医生或外科医生在"接受工作人员的任命时，即放弃了所有金钱补偿的要求……"[54]。此外，这项政策还得到了医院主治人员中有权有势的、传统的少数人支持。但波士顿地区绝大多数医院，都允许工作人员因在医院里为病人提供治疗而向其收费，争议也由此不断。1894 年，董事会征求了其主治人员的意见。当时的当务之急，就是需要就最近改造的私人病房制定政策。少数工作人员仍赞同旧有的观点，认为麻省总医院是一个纯粹的慈善机构；他们指出，有许多声誉良好的私人医院，有钱人可以在那里接受治疗并向主治医生支付适当的费用。但他们话锋一转，进一步指出，麻省总医院具有不同的功能，并要求其工作人员做出适当的奉献。但很明显，许多麻省总医院的主治医生经常将私人病人介绍到其他医院，在那里他们享有收治特权，也可以收取费用（类似的问题也困扰着宾夕法尼亚医院，事实上，该医院积极劝阻寻求私人膳宿的病人，并禁止其主治医师对医院服务收费）。另一方面，传统主义者强调，医生报酬的关键在于其地位和经验——及其支持有价值的慈善机构的机会。在发生冲突时，医院的利益应优先于医生个人的利益。在最初为帮助有需要的工人阶级和促进医学知识发展而建立的医院中，付费病室和服务费毫无地位可言。[55]

对于那些控制着大城市就诊机会的精英阶层之外的医生来说，这些政策实际上是医院和富裕病人之间的一种勾结，以剥夺医生应得的费用。1895 年，纽约郡医学会的退休会长讽刺地表达了如下的不满，"我发现医院把触角伸得很长，甚至还包括了对有价值的富人的照护"[56]。1904 年对波士顿地区医生的调查也显示，绝大多数人（295 人赞成，22人反对）认为，任何有能力支付私人病室费用的人也应向其医生付费。此外，新英格兰地区的绝大多数医院都是依据"健全的商业原则"运作的，也就是说，它们允许工作人员向私人病室里的病人收取费用。[57] 即便是允许医生收取服务费用的大医院，没有入院权的医生也因他们被排除在外而感到不满[58]。

这些新的经济可能性给医院及其医务人员带来了一系列问题。有些问题显而易见，如权力的转移暗示着医院越发依赖于入院医生的愿意来引导私人病人进入病室。面对私人设施利用率不足、预算不断增加的情况，医院在拥有收治权的医生队伍中增加了当地著名的医生，也就不足为奇了。如在 1904 年，费城著名的专家索利斯-科恩（Jacob Solis-Cohen）收到了来自多科（Polyclinic）医院和犹太医院（现在的爱因斯坦医院）的信，信中指出了其私人设施的优点，并敦促他使用这些设施。[59] 即便是异常保守的宾夕法尼亚医院，如它波士顿的同行麻省总医院一样，同样无法抵御这种潮流，在 20 世纪的第一个十年里，开始允许其外科医生治疗私人病人并向其收费。[60]

即便是像约翰·霍普金斯这样声名显赫、财力雄厚的医院，也要依靠其国际知名的员工，特别是妇科医生凯利（Howard Kelly）的转诊。当然在这样的机构当中，权力的平衡结构与更边缘化的医院有着很大的不同。医疗委员会和理事们可以拿出入院特权，作为对医院最成功的初级工作人员的奖励，或防止他们接受竞争对手机构职位的邀约。[61]

在个别机构当中，主治工作人员不断要求医院改善私人房间及诊疗设施。举一个典型的例子，1909 年，纽约长老会医院的医疗委员会投票决定向理事们提出适当的"建议"，以增加病人的私人膳宿。他们指出，这种私人服务对公共关系至关重要，对工作人员意义更大。"它……凝聚了员工，并通过这种凝聚，增加了主治人员的忠诚，而这是我们机构最可宝贵的资产之一。"也许这种威胁只是一种暗示，但即便是纽约财力雄厚的长老会医院，也越来越依赖于其主治人员的"忠诚"[62]。医院的私人诊疗不仅需要更多的私人和半私人的住院设施，而且还需要为医生提供更衣室和诊室，这些设施在医院只治疗受抚养人时从未被考虑过。

在费用不断增加的情况下，对潜在付费客户的承诺意味着医院内部的广泛调整；物质设施只是这些变化的一个方面。如 19 世纪的医院几乎无一例外地保持着工作人员的轮岗任命，内外科医生在病房里轮流服务三四个月。相比之下，私人执业必然是全年的承诺——暗示着执业需要和传统的人员安排之间的冲突。主治医生在不"值班"时，是否应该拥有收治私人病人入院的特权？（当医院几乎全部为穷人所占据时，根本不存在这样的冲突；私人执业的需要，加上教学的需要，让轮岗制度遭到了废弃。）有关专业化及其特权的冲突也不可避免地涌现出来。比如，如果一位神经科医生受邀为一位普通外科医生照护的私人病人看病，神经科医生是否可以单独提交其账单？而收治医生是否有道德义务向更多特殊领域的专家工作人员咨询？医院是否对私人病人的收费标准负有某种责任？一些机构决定，收费完全是私人事务，由医生和病人之间协商解决；另一些机构则试图制定一个最高收费标准。[63]

允许社区医生进入医院，就等于默许了他们的执业，许多机构都很清楚会出现质量控制的问题。一些医院要求有入院特权但没有主治医生预约的医生在手术前必须征得工作人员的同意，即便是给他们自己的病人手术。当然，道德和利益都决定了主治人员要对病房病人的护理保持绝对的控制。

另一个尴尬的问题是与护士的关系。所有的医生都习惯于要求护士立即和毫无疑义的服从，但没有一家医院的护理人员能够容忍有时几十名医生各异甚至相悖的命令，他们中的许多人连既定的程序都不熟悉（其中一些人只是偶尔才治疗过病人）。[64] 这些问题都不容易解决，对特定的技术服务具体该付多少钱也让人头疼。

19 世纪的私人病人通常只需支付一个统一的费用，包括了他们所接受照护的方方面面，可能的特殊护理或饮食补充（如雪利酒或鸡肉）除外。[65] 然而，机构的新技术资源逐渐成为利润的来源——或者至少是一种摊销其原始成本的方式。如到了 20 世纪初，大多数医院已经设立了手术室的使用费，通常是根据手术的大小浮动，一些机构会对全身麻醉的病人收取额外的管理费用。由于需要支付新的放射学"装备"的费用，导致了类似收费日益不公的问题，通常门诊病人的费用会高于病房病人。[66] 在病人入院之前，几乎所有的医院都要求其支付费用——通常是最少一个星期的费用。[67] 美国医院从其形成时期开始，已经走了很长的一段路，当时"寄宿"和"寄宿者"等说法自然而准确地描述了医院的服务和少数的付费病人。也许最重要的是，医院与其入院医生之间的关系变得更加亲密和共生，而入院医生在医生中的比例也越来越大。

医院内部：私人病人的影响

私人病人不仅对医院的预算产生了影响，而且在医院内部，他们也帮助创造起一套新的日常现实。那个时代的人对适宜阶层生活方式的假设，决定了私人病人应该享受与病房病人截然不同的环境。医院希望吸引那些能够每周支付 25 美元或更多的私人膳宿费用的少数美国人，这使得机构提供中产阶级情调设施的计划变得迫切起来。[68] 事实上在许多城市，医院积极而自觉地争夺有限的富裕病人。它们不能忽略可以让这些病人安心的物质上的舒适，正如它们不能忽略那些精英医生的要求一样，只有他们的转诊才能让私人病房住满。

私人病人要求并且也得到地毯和窗帘、简易椅子和精致的瓷器；他们不分白天黑夜，几乎每一个小时都可能要接待来访者。护士、亲属或陪同人员经常会占用到相邻的房间。在大多数医院里，私人病人会由他们的固定医生看护，也许也会与主治人员协商。如果一个住院医师看起来特别亲切，一个富有的病人也可能会要求以个人名义雇用他（这也是医院管理者经常遇到的尴尬）。实习医生不给私人病人做手术，而那个时代的人甚至也无法想象这种病人被用于教学的可能性。隐私和报酬似乎自然而然地联系在了一起[69]。

毫不奇怪，私人病房服务的利润率通常会低于预期。富裕的病人对护士和住院医师的要求要高得多，而他们预期得到的必需品（如更好、更令人愉悦的饮食、地毯、窗帘和需要不断打扫的小摆设）则增加了成本。蓬勃发展的私人服务还意味着要建立一个扩大的、有时是独立的实习医生队伍，以满足他们更为迫切的需求。[70]尽管私人值班护士经常被要求睡在病人的病室里，但她们的确造成了纪律——经常还有住房问题。此外，照顾私人病人是一项季节性的工作；在夏季，当病人和他们的私人医生逃离炎热和不时尚的城市时，私人病房及其服务仍然人迹罕至。[71]后果是显而易见的——即便是对于那些急于增加私人服务的同时代的人而言，也是如此。如在 1905 年至 1910 年间，纽约长老会医院每天照护付费病人的成本几乎翻了一番，而病房病人的费用只增加了三分之一。[72]正如我们所看到的，在任何情况下，只有有限的美国人才能为私人病室支付足以承诺高于其实际成本的合适利润的费用。

更多体面的美国人只是能为他们的医疗服务支付一些费用，但却很难支付一间私人病室及其相关的临床和护理的费用。医院很快就做出了调整，既是出于经验，同样是出于对阶级尊严的深刻理解。自 19 世纪中叶以来，较老的城市医院一直关注着“聪明而敏感”的美国人这一反常群体的困境，他们住不起私人病房，但又不能指望他们忍受普通病房的“不愉快的联想”。医院的一种普遍反应是为“有价值”的病人提供特别的折扣，另一种反应是创造后来被称为半私人住宿的房间，这些房间比最昂贵的私人房间小，位置不那么好，家具也没那么精致，且也许是和一个或多个病人共用。如 1904 年，费城的多科医院建立起小型的“付费病房”，“在这些病房里，病人可以预期得到比免费和普通病房更多的隐私"[73]。此外，到了19世纪90年代，医院甚至开始向病房病人收取少量费用；其目的是创造一定的收入，同时抵御可能由完全的无偿护理所引发的贫困化倾向。大多数医院向病房病人收取每天1美元的费用，相当于大多数机构实际成本的一半或是更少。（普遍的政策是不允许医生向占用私人病房以外的病人收取费用，从而保护了两部分病人的尊严——尽管偶尔会让医生付出代价。）此外，那个时代的人还认为，在新式医院中鱼龙混杂，护理方式也很多样，但这并非贬低免费病人的地位，反而改善了他们的治疗。赫德在1896年就认为，"很明显，较富裕阶层的病人与以前求助于医院的病人混在一起，改善了他们的饮食、治疗方法，特别是对病人的护理（nursing）和个人照护（personal care）。现在，照护较富裕阶层的病人既然已经成为医院的一种迫切需要，在同一家医院里忽视较贫穷的阶层就更加不可能了"。[74]

治疗质量不可避免地难以评价。但有一点是清楚的，那就是每家私立医院，即便是最古老、最有条件的医院，也越来越依赖病人的收入，以及主治医生和外科医生对这些病人的吸引。[75] 科学化医学承诺了无止境的治疗进步——医院则已经成为可以兑现这些治疗承诺的地方。

与此同时，医院正成为一个更加复杂和模糊的机构。尽管它已经开始进入经济关系的市场，但它仍然披着一种特殊的公共利益和情感联系的外衣，这使得它很难被简单地视为一种赚钱的机制。在20世纪的第二个十年以前，它的大多数问题似乎始终都可以应付。美国医院的监管和评估建议首次得到讨论，并初步得以实现。从私人病人那里得到的收入使较小的机构得以存在，而较大的机构则继续发挥其照护穷人方面的传统作用。尽管越发的官僚化，市政当局和地方政府继续着他们为穷人提供医院护理的传统做法。总有一些医生会因自己被排除在医院工作人员之外，因而也无缘这些职位所带来的有利可图的入院特权而感到不满，更多的医生还是会因医院在医疗护理中新的突出地位而受益。

然而，普通美国人愿意进入医院，也带来了相应的问题。医院仍然无法为中产阶级提供足够的膳宿条件；正如那个时代的老生常谈所警告的，最好的医疗服务只能由富人的美元或穷人的尊严来购买。但这似乎依然是一个悖论，最终可以通过善意和适当的半私人膳宿的创设来得以解决。至少对那一代人而言，经济成本似乎是可控的。实习护士和实习医生提供了廉价的劳动力——以换取正变得不可或缺的行业资质。非专业人员的工资普遍低于医院外的同行，但他们仍得益于比普通工作更多的保障。医院的前景看起来的确异常光明。

　　第一次世界大战期间的美国医院，已经发展成为一个与其南北战争时期的前身截然不同的机构。正如医学理论和实践已不可避免地同18 世纪晚期的整体的、个人的和反还原论的模式渐行渐远，医院也不再是一个由传统经济角色和传统的管理和服从的预设所定义的机构。医疗服务越来越多地从技术角度被看待，医院人口也越来越多地由医生诊断的病理而不是社会地位来定义。医院本身正在进入一个没有人情味的现金交易和科层关系的世界。可以预见，医院内部的人际关系也将以反映这些新现实的方式得到发展。

第十一章

谨慎的监管：
重塑权威

　　1825 年 7 月 1 日，"格尼绅士（Nathan Gurney Esq.）和他的妻子"接任了麻省总医院的院长和护士长。"大楼的钥匙和家具的清单一并交给了他们。该机构的几名住院医生和仆人也被介绍给格尼夫妇，并要求他们按照命令和指示行事。"[1] 理事可以放心地离开，相信他们的房子和住在里面的"寄宿者"都会得到很好的照顾。他们的新主管曾是穷人的行政委员和监督员，并自夸有着"……天生健全，并通过对世界的思考和了解而成熟的判断力，积极进取的性格，……天生的温文尔雅和纯洁无瑕的品德。"

　　品格，而不是特殊的培训或是认证，为医院的理事们定义了合适的代理人。他们的第一任院长甚至是一位退休的船长。一个负责过承运贵重货物的人，当然也有能力监督一家医院。无论如何，院长不过是理事们的副手；会定期视察医院的包括病房在内的每个房间的董事会成员，更是会对他的工作进行详细监督。不过从没有人考虑过任命医生担任院长的可能性。可以期望格尼把病人的身体和精神需要放在一切其他考量之上（平衡账目除外）；却不能期望任何医务人员也这样做。

　　到了 19 世纪中期，这种关于适当的医院权力结构的传统观点开始崩溃。很明显，至少需要一名有经验的医生常驻医院，以便在病房里进行紧急接收危急病例。这样的住院医生不可避免地开始承担起越来越多的日常责任。但院长是谨慎的基督徒，医院就是他放大版的家的愿景，却并不容易被打破。即便是到了 20 世纪，人们也会预期院长将和他的妻子、孩子一起住在医院里。直到 19 世纪末，大多数医院的理事还依然认为在为工人和病人提供舒适环境的问题上，他们负有个人责任。

然而到了 1900 年，一个日益科层化的现实开始取代这些传统的预设。比如，护士长的许多职责已经开始由培训学校的主管来承担，而在许多小型社区医院，这两个职位则都由女性护理主管兼任。医院和培训学校主管的协会已经正式并自觉地存在。到了第一次世界大战时，为有抱负的行政人员编写的教科书和期刊也已经问世。非专业的理事开始扮演越发被动和遥远的角色——他们只关心自己的财务责任，但越来越少地参与机构的日常事务。

另一方面，医生和医学价值观在塑造这些日常工作中，同样扮演了核心角色。这似乎是对专业领域日益强大的工具，和对床旁教学机会逐渐增长的需求的自然反应。医师对自己被排除在大多数医院董事会之外感到不安——尽管他们在病房、入院室和手术室的实际权力得到了提升。入院、预约和教学控制都是非专业和医疗权威冲突频繁的领域——也都是非专业人员逐渐退缩，将权利让渡给医务人员的领域。然而，20世纪初的医院仍然反映出了社会态度，有些是传统的（如妇女的道德依赖性和黑人的劣根性），有些是崭新的（如对专业和效率的尊重）。如果说在 19 世纪初，病人是由传统的家长作风定义的，那么在 19 世纪末，他或她就成了僵化的、非人格化的例行公事的对象。

场所和人的秩序：持续的管理

当纽约市长老会医院于 1871 年开始营业时，其富有且社会地位显赫的理事们会定期巡视病房，与病人交谈，并用手抚摸线脚，以寻找灰尘。如在 11 月 8 日，他们发现"一切都秩序井然，只是厨房的地板，每一个污垢点都留在上面，无论如何清洁都无法去除——必须要么铺设大理石，要么覆盖以抛光的坚硬表面。"第二个月，他们又注意到了寒风，建议在门窗上贴上挡风毡条；这只是他们的建议之一。楼前的煤气灯即便在最温和的微风中也会熄灭；一些病房面盆中的水龙头连接不当。他们甚至还记录了需要一个新的腌制牛肉桶，因为现在的桶已经漏了。两年后，他们又注意到，该机构的煤炭"又差又脏，而且满是板岩"。也许不应该付钱。[2]

即便是由异常富有和杰出的纽约人来执行，这样的个人监督也是典型的。进入 20 世纪，几乎所有的美国医院都遵循了类似的程序。就连自觉高效和科层化的约翰·霍普金斯医院，在开始运作时也有一个充满活力的巡视委员会，定期向全体董事会提交报告。如在 1892 年 8 月，他们对医院进行了三次视察，并高兴地报告说医院：

> ……呈现出了有秩序、清洁和通风的优秀一面——病人似乎很高兴，很满足，纵然有一次是在晨间很早的时候进行访问，病人还是很高兴。病房情况良好，可以接受检查。

若干年后，巡视委员会依然扮演着对医院的日常现实直言批评的角色。他们在 1900 年报告中说道，"熨烫室"的温度在夏天经常高达110 华氏度[①]。"给在那里工作的女性带来了极大的痛苦；……在一个旨在减轻痛苦的机构里，绝不允许这种情况继续下去。"[3]

非专业理事们也依然对自己的责任，和真正慈善机构的性质保持着清醒的认识。在某种程度上，这些假设接纳了医生和病人之间，以及医生和非专业理事之间的隐性利益冲突。不难发现，在整个 19 世纪，美国医院都存在着顽强的家长作风的证据。内战后的一代，较好的那一类美国人依然对施舍者和接受者之间的适恰关系抱有坚定的想法。毫不奇怪，他们试图将这些观点纳入医院的社会结构当中。自 19 世纪初以来，病人生活经验的每一个方面都要继续受到精心制定的规则和条例的

---

① 合 43.33 摄氏度。

约束。病人依然是被收容者——仆人、护士和住院医师也是如此。正如
1898 年，克利夫兰具有前瞻性的湖畔医院所警告的那样：

> 入院病人禁止使用亵渎或不雅的语言；禁止表达不道德或不
> 虔诚的情绪；禁止为了金钱而打牌或玩其他任何游戏；禁止在屋
> 内吸烟，以及禁止为自己或他人购买任何易醉的烈酒。

　　病人几乎真的是被监禁了，如果他们选择离开医院，必须要申请
通行证。纽约医院的执行委员会在 1886 年警告道："……允许病人凭通
行证外出，但超过规定时间仍留在院外未归的，将被视为出院。"该委
员会对不当的通风危险和取暖成本也都很敏感，因此还警告，任何乱动
窗户或温度计的病人，也将被立即遣送出院。[4] 相较于他们的新教同行，
天主教医院对其移民病人的态度会稍显温和，但他们的规章制度同样可
能是家长作风的。这不过是道德常识的问题；财富、教育和虔诚意味着
责任，以及权威的有力发挥。

　　然而，非专业的理事们越来越难以承担南北战争前医院所特有的
那种个人监督。有些问题是实际的：许多机构的规模不断扩大，医生和
训练有素的护士的技术权威不断提高。另一些则是意识形态方面：越来
越多的人对专业精神的尊重，破坏了非专业管理者的传统特权。对基督
徒院长的要求是绝对的，这些要求被巧妙且高效执行的条件也不容置
疑。在评论所在城市顺势疗法医院的工作时，匹兹堡第三长老会的牧
师在 1888 年含蓄地表达了如下自相矛盾的观点。他解释说，任何这样
的机构，"在其日常工作中只是简单地将基督教的思想和信仰转化为行
动"。但实现这一目标，却有着不同的方法。

> ……这家医院不仅在工作中表达出基督教的思想、感情和信
> 仰，而且在效率上也实现了有效表达——说它经济，是因为它在
> 控制病人每周的费用方面，甚至低于主管法官为一流城市医院规
> 定的平均估计费用；说它效率，则是因为在每 100 名接受治疗的

患者当中，死亡的人数，如数据所示，不仅控制在平均水平，甚至实际上还低于平均水平。[5]

世俗的目标和价值观正悄悄地、不可阻挡地，甚至是逐步地取代了旧的社会责任观念。六年后，在同一家医院，另一位牧师更直言不讳地表达了这些转变的必要性。考特尼（Courtenay）牧师明确指责了病人被训诫、将死之人被驱赶的旧式医院风格。现在，他解释道，"它们几乎是专门用来施展治疗技术的地方"。但他又说，这只是社会中权威从教会因素向科学因素更为普遍地演变的一个例证。

> 时下，基督教团体与医院的关系，是以其审慎和适当的精神服务提供同情和支持的关系……即便顶着教会的名号，他们也会放心地交给他人负责，对他们而言，医院的建设和管理，以及治病救人都是一门终生的学问。从前，学问被锁定在祭司中间，就像长着胡子的玉米种子，在谷仓里枯萎。而（原文如此）知识的传播和职责的分工，却促进了工作的深入开展。因此，把医院交给专家真的是好事。[6]

这位与时俱进的神职人员接着警告道，把宗教完全关在医院之外也是很危险的。但却为时已晚。这位牧师先生热衷于世俗主义，不加批判地接受技术权威和值得称道的知识分工，这反映出医院已经像美国生活的许多其他领域一样，发生了根本性的变化。上一代人那种自信的家长作风已经一去不复返了。

不足为奇的是，这些假设旋即改变了传统的非专业责任的概念——尽管自18世纪末以来，这些概念就一直指导着理事们的行为并使之合法化。请允许我再次提到约翰·霍普金斯医院的巡视委员会，我们刚刚看到这个团体在19世纪90年代扮演了一个传统的干预式角色。但在1902年，该委员会发表了一个明确而新颖的政策声明。他们确信，他们的"真正目的"是熟悉医院的运作，"将他们的兴趣和监督关怀传达给在这里工作的人"，但具体的建议"应审慎提出，宁可避免，也不要过分寻求"[7]。相较于早一代慈善家理解或是容忍的，这显然是对非专业人员责任的一种更为谦虚的观点。他们很可能会认为，这是对由虔诚和阶级责任所要求的适当管理权利的放弃。

慈善女士和她们犯错的姐妹

至少在一个领域，这种趋势不太明显。那就是女性作为慈善施舍者和接受者的作用。女性特殊的社会地位同时影响了富人和穷人，尽管影响方式不尽相同，但至少在医院工作中形成了一个部分独立的领域。如同医院内部社会世界的方方面面一样，女性在医院内部的地位恰恰反映出其在医院外的角色特点。只要女性被认为是需要照顾和监督的道德上的未成年人，医院就会这样对待她。只要女性还在试图寻求新的社会行动和自主的途径，至少一些中产阶级和上层阶级的女性也会为了这些新的目的而利用医院。

内战以前，很少有体面的女性会考虑闯入医院的病房，并接触到病房里那些可能不受欢迎的居民，但到了 19 世纪 60 年代末以及在少数情况下甚至更早时候，"女巡视员"（lady visitors）委员会已经成为医院生活的标准特征。这些虔诚的女性会给病人读书，和他们一起祈祷，提供鲜花、圣诞树和复活节火腿。在许多这样的女士看来，最重要的是有机会提醒那些犯错的人注意到他们的主即将到来。即便是门诊病人，也有机会感受到这种认真的努力。如费城圣公会医院的女巡视员们就希望尽可能多地关注药房的病人。"这不仅可以通过与个别病人进行明智的交谈来实现，而且还可以在等待时向他们朗读部分《圣经》或其他宗教读物，这些读物被认为是最适合他们使用和给他们安慰的。"[8]（长时间在坚硬的长椅上等待，大概为虔诚的劝诫创造了合适的对象。）尽管这种女性委员会无法与综合医院的男性理事或是医疗委员会成员的权威抗衡，但她们的存在以及她们所带来的阶级态度和特权，构成了中产阶级价值观和权威在病房日常社会结构中的具体延伸。

另一方面，如果她们的福音主义过于热情，或是干扰到了护士或住院医生，她们可能会令人生厌。但总的来说，大多数医院都欢迎女性在筹款、赞助慈善病床，或是布置病房和私人房间等方面提供帮助。[9] 事实上，女性似乎是监督医院保持内务管理的理想人选。费城的一位医生解释道："家庭主妇的终身训练，"

> 当然适合她在公共机构中立即看到清洁、烹饪和浪费等方面的错误，这些错误一般的男性很难发现，或者更多的时候是完全逃过了他的检查。

但更为重要的是，他指出，这种适合还有另外两个女性特征："一是特殊的道德修养，二是在大多数情况下无尽的闲暇"。闲暇是未来的医院活动家不可或缺的先决条件；在商界杰出的男性中，闲暇是一种稀缺品。难怪他说，"女人对医院和救济院的穷苦人而言，常常是来自天堂的天使"[10]。每一位受过良好教育的女性身上都有一点救护天使的影子。

在一些医院里，女性作为理事和决策者通常会发挥更加突出的作用。这些医院是为妇女和儿童提供医疗服务的机构。在 1860 年之前，就有少数几家这样的医院，但即便表面上是由妇女指导的，关键的决定也总是男性慈善家和医生组成的咨询委员会做出的。如 1823 年，在一群著名医生的倡议下，一群富家女召开了一次组织会议，组织了"纽约孕产妇庇护所"。他们开会时，其中一位医生"向女士们说明了此次会议的目的，即在我们的城市建立这样一个机构"。然后向女士们提交了一份"事先起草好的章程之后，男士们离场，让女士们继续审议提交的章程"[11]。

到了 19 世纪 50 年代，妇女和儿童医院的运动又增加了另一个动机。这就是希望为第一代有抱负的女医生提供临床培训。女性将在这些机构中发挥突出的作用，无论是在行政管理还是提供护理方面。至少在这些医院里，预期的病人群体的特殊需求使女性能够发挥比在大多数综合医院中更加自主的作用，无论是作为医生，还是管理者。

　　女性病人，特别是分娩病人，代表了一个非常特殊的群体，在道德和身体上都有风险。对她们而言，包罗万象的家长作风（或是在女性占主导地位的医院里，母爱主义）似乎是必要的和适恰的。她们的性别、阶级以及她们假定的缺乏自制力，都意味着需要支持和指导。19世纪和20世纪初的妇产医院对病人的控制是无情的侵入性的（人们仍会记得，这是一个除了非常贫穷或"被遗弃"之人，很少有人会进入分娩病房的历史阶段）。比如，医院通常只接纳未婚产科病人一次。

　　人们简单地预期，医院及其女经理和女巡视员将扮演一个代行父母职责的角色（在许多最早的医院里，他们拥有为妇女寻找奶妈工作的权利，也拥有为她们的孩子寻找收养之家的权利）。1873年2月17日，波士顿分娩医院的护士长在她的日记中写道："普通的例行工作，基勒（Keeler）夫人出院了——她的孩子将被寄养在外，母亲则去新贝德福德当奶妈了。"19世纪末，未婚、丧偶或被遗弃的母亲几乎没有什么选择；即便她们想留住孩子，通常也是不可能的。"（18）76年7月2日分娩的沙特克（Annie Shattuck）"，同一位护士长在1877年的记录中说道，"孩子被收养了，今天过来询问他的下落——不是为了得到他的所有权——只是想过来看看，确保他被手挡要一个好家庭里，和善良的人在一起"[12]。

　　到了20世纪初，这种以女性为导向的机构呈现出一种非典型的、公然虔诚的、控制的，有时是隐秘的女性主义的护理提供的语境。尽管规模通常较小，但相较于大型综合医院，它们却没有那种急症护理导向，也没有日益减少的人情味。位于明尼阿波利斯的明尼苏达妇产医院就是这样的一个机构典型。它在19世纪80年代末成立时，其目标是为"分娩时没有经济来源或没有合适的住所和照护的已婚妇女提供分娩服务，也可以接纳那些在婚姻的承诺下被始乱终弃的女孩；还可以照顾在该院出生的贫困儿童"。不足为奇的是，医院的院长和女经理们安排了收养事宜，并亲自考察了未来的寄养家庭。此外，董事会还正式投票决定，"本协会有责任看管任何从本医院出院的未婚女孩——为期一年，如果可能"。作为其道德改进方案的一部分，女士们邀请了一名城市传教士来探望病人，"目的是举行会议和宗教对话"，并为发现了一名能够通过其"基督教榜样和基督教训练的话语"发挥改善影响的护士长而感到十分高兴。[13]

人们自然而然地从道德问题转向了环境问题——质疑那些让他们的病人成为病人的社会因素。分娩医院的医生在接生和护理新生儿的同时，必然是社会学家和社会工作者。该医院的女住院医师瑞普利（Martha Ripley）医生对此类事件异常敏感。"只要男性和女性有着双重的道德准则，女性就必然比她的兄弟更难重归正道。不要降低女人的道德标准，但我们要坚持男人的德行标准同样要高。"瑞普利医生在1890年医院董事会的一次会议上直截了当地表达了她的观点。

> 瑞普利医生再也按捺不住了。说如果不尽快采取一些措施来提高城市女孩的道德水平，她就会发疯的。她认为应该把雇用女孩的女士们召集起来，并采取一些措施，迫使女孩们在十点之前就回家。还应该为女孩们，特别是斯堪的纳维亚女孩们举行会议，指导她们保持纯洁。[14]

医院是为数不多的中产阶级女性可以在家庭之外发挥合法的、在某种程度上自主的作用的环境。对于那些少数雄心勃勃的，但永远不会在大型私立或市立医院中担任权威职位的女医生，这类医院同样发挥了类似的作用。女性主义的色彩，以及经常使这种活动合法化的虔诚，在这些机构中盛行也就不足为奇了。

这些角色并不总是适合男性工作人员。在许多医院，主治医生与女性董事会成员和女巡视委员会之间都进行了独具地方特色的游击战争；只有少数医院的女性扮演了不容置疑的权威角色。女性当然为许多新医院规划并筹集了资金，但这种有价值的贡献并不意味着这些机构一旦建立起来，她们被认为有能力管理。正如一位医院管理权威在1906年所解释的那样，很少有妇女"有机会熟悉商业原则及其应用。一般来说，丈夫要承担起'白人的负担'"。一些男性采取了更加绝对的立场，认为女性根本"天生不适合"担任决策职位。[15] 许多女性的社会活动意味着她们要继续亲自参与医院的工作，但这是许多男性工作人员难以容忍的。男性理事在工作时间可能在其他地方忙碌，而他们的妻子和姐妹则可能在病房和走廊里成为令人恼火的存在。当医护人员对任何非专业人员介入医院管理都越发反感的时候，这种情况尤其惹人生厌。

一个医生的工场

当医生在医院内获得前所未有的影响力时，他们却感到日益束手束脚。他们不断增长的技术能力和对医院的临床依赖性，让他们越发不能忍受其相对于非专业委员会和行政人员挥之不去的从属关系。

谁也不能否认医院事业规模扩大的事实，但这也同样不能构成商人轻易认为实际事务超出其能力范围的理由。在大多数医生看来，将医生排除在医院管理委员会之外的传统政策似乎是站不住脚的，特别是当与通常明确的只任命非专业院长的政策相结合时。医学训练至少可以帮助一个能干的院长弥合病房和手术室的现实，与董事会成员所面临的那些财务现实之间的差距。"讨便宜货的能力"，正如一位论者所说的那样，"不应该与使伤病者恢复健康的能力相提并论"。无论是对个别病人的治疗，还是对医院政策的制定，临床和科学技能最终都将更为核心。"一个有知识和智慧来指导病人的治疗并使之恢复健康的人，决不能与一个只顾机构物质需要的人归为一类"。[16]

这是一场权力和合法性的冲突。当然，医生们更愿意把它看作对医疗技能和知识的必要的自主权的承认。医院是一个围绕科学程序和能力组织起来的治疗机构，还是仅仅作为一个福利院？一旦承认医院是一个治疗机构，那么接下来的论调，自然不应容忍非专业人士的干预。[17]

具有讽刺意味的是，医院在医疗事业中的核心地位似乎最大限度地扩大了非专业人员的权力——至少医生们是这样抱怨的。总是有足够多的医生愿意作为主治人员自愿服务。"医院的管理者们带着屈尊俯就的微笑告诉可怜的医生，他不是生意人；”一位医学编辑家在 1896 年这样说道，“医生也承认，于是才手里拿着帽子，来讨一个免费提供服务的机会。”[18] 只要急于找到工作的医生远远多于需要填补的员工职位，非专业管理人员就有了支撑其传统特权意识的筹码。

在一些医院里，非专业权威的掌控极其顽强。管理天主教医院的护理修会习惯性地涉及了所服务机构的方方面面——甚至能够支配非专业和医疗委员会。市立医院则呈现出了全然不同的问题。在这里，选举政治的特权和必要性常常强加在机构的内部秩序之上。如费城总医院董事会在解决医疗问题上的“胆大妄为”，被一位著名的临床医生描述为表现出“猪洗澡一般的自满”。在这种情况下，另一位批评家敦促说道，医生有责任参与到政治当中，以便赶走那些大量充斥在医院办公室的“政治爪牙”[19]。当然，大多数医生还是接受了一种暗含的分工；医生被认为是他或她在其中行医的病房的主宰。“当医生被授权跨过病房的门槛，”如同一位医学作者对这种特定的临床优先性所表述的，

> 他被赋予了权力，这种权力也必须得到承认，而且直至被收回以前都不能被剥夺。他已经被安排在掌舵人的位置之上，就有权指挥，并期待对他指引性的动作有立即的回应。医院的资源由他支配，……他既然被分配到自己的职权范围，并且必须保卫这个职权，免受哪怕是来自他自己的同事的侵犯。[20]

然而，将这种权力从病房——从临床决策的合法环境中转移出来并非易事。完成只能是一步一步的。特别是在大型和老旧的医院当中，非专业管理者不会轻易放弃他们传统的权力和特权意识。当然，社区医院和专科医院的医生通常自己既是临床医生，又是事实上的管理者。而在一般意义上的医院里，正如我在前一章所论述的那样，私人病人的逐渐引入意味着医生将在填补付费床位，从而平衡机构的账目方面发挥了重要的作用。但即便这一发展只是在进行的过程中，大多数美国医院还是已经看到了日常决策结构和医疗自主权的逐步转变，也看到了这一转

变所反映出并融入了的日益增长的医学权威。

一个有争议的领地：权力磋商

冲突通常不会体现为戏剧性事件，或是明确地写在原则声明里。权力也并没有从非专业人员手中转移到医务人员手中。相反，医疗部门总体上做出了越来越多的日常决定；非专业人员的权力也逐渐从收治过程、病房和解剖室中撤出。工作人员越发坚持了自己对教学特权的要求，这种要求本身也越发合理。

医院的政策始于入院。在此环节，非专业权威历来施展着其铁腕；道德、管理职责和长期摇摇欲坠的预算都决定了要对入院保持谨慎关注。罹患慢性病和不治之症的病人，如性病患者和酗酒者，通常会被排除在私立医院的免费床位之外。19 世纪流行的为捐赠病床筹集资金的做法，通常会带来指定该床位使用者的权力（在 19 世纪中叶，一个典型的安排可能会授予一千美元的捐赠者终身理事的头衔，进而让其控制一个特定的床位，尽管即使有这些捐赠者的认可，通常也需要医生的需求证明才能够入院）。

显然，医生还是需要发挥协调作用；纵使某个人带着理事授权入院的信件出现，未来的病人仍需要经医生检查后，确定他或她是医院照护的"适恰对象"才能够入院。到了 19 世纪中叶，正如我们所看到的，入院程序变得越发医学化。理事们和富有的捐赠者越来越不可能介入——也不可能把医院当作恩惠和顺从的关系网的一部分。医生的入院权只受到院长或特定理事的偶尔、临时的干预的限制，而更多情况是系统、间接的——制约着免费床位数量的节俭开支的限制。

如在纽约新成立的罗斯福医院，每天会张贴"免费和付费的空床位数"，以供"检查医生参考"。因此，医务人员可以做出临床决定——在预算必要性的范围之内。[21] 许多医院确实试图将这些决定权牢牢地掌握在医生手中，从而打消病人挥之不去的某种念头，认为影响力才是入院过程中不可分割的一部分。"不需要入院文件"，1885 年，费城宾夕法尼亚医院的管事对一位未来的病人解释道，"让这个人到医院来，就会有人给他检查"[22]。

当然，直到 20 世纪，理事们依然在收治病人方面发挥着一定的作用。在许多机构当中，这种作用仅限于对某些特定病人的偶然认可。克利夫兰的湖畔医院就允许任何理事或客座医务人员通过"书面许可"的方式收治病人；麻省总医院的董事会则要求任何留院超过九十天的病人必须提供个人的正当理由。[23] 当然在城市医院里，政党政治和福利管理者继续在个别的医院收治中发挥着作用。但大多数那个时代的人都清楚，非专业人员的作用正在逐渐被削弱；即便不是值得称道，大多数人也已经开始接受这种削弱不可避免。

然而，少数人依然无法信任医务人员和他们的动机。1887 年，格里（Elbridge Gerry）在向纽约医院执行委员会提交的一份少数派报告中警告说，因为医务人员更关心自己的专业利益，而不是特定病人的需要，病人的照护和尊严可能会在他们的手中遭到损害。"除非是所谓的'有趣的病例'，"他争辩道，"否则病人很快就会出院，通常是半途而废，有时根本没有任何好处。"格里也反对将医院的工作人员由轮岗转为连续服务的建议；他说这不禁让人想起欧洲医院的专业统治，在那里，病人只能得到最寒酸的护理。"病人无论死活都被移交给医生，没有任何上诉的权利，而政府维系医院也仅仅是为了医学科学的改进"[24]。

"死活"的表述绝非偶然。病人的经历从入院开始，也可能以死亡结束。因此，另一个地方性的——也是发人深省的——冲突领域则围绕着验尸问题展开。这是一个特别敏感的领域，集中了宗教、阶级和文化上的焦虑，也不可避免地反映出非专业和医学价值之间的差异。正如一位犹太人领袖所解释的那样，我们大多数人自然反感这种"对死者尸体的暴行"。毫无疑问，"在公共机构当中，把穷人的遗体贬为纯粹的对象，向年轻的医生传授人体结构和所患疾病的知识，这做法实在让人震惊"。无论科学的主张多么响亮，都无法为"亵渎无助的死者"开脱。[25] 这是 1867 年的事，但所表达的态度在半个世纪后仍被广泛接受——只有穷人才是通常的验尸对象这一残酷的现实，更加强化了这种态度。无论他们的个人观点如何，理事们都必须意识到这种忧虑已经在社区中酝酿；每家医院都为某种恐惧所困扰，即担心其合法的验尸政策被耸人听闻的新闻工作者利用。

对这一问题，医生们则有着不同看法。在野心和智识的公共驱使下，一流医院的工作人员都主张进行常规验尸，当然是针对那些具有临床意义的病例。这依然是美国医学仰仗欧洲智识引领的一代，尽管欧洲的处理方式非常不同。如在维也纳规模庞大的总医院里，所有的病例都是要例行尸检的。传统观点认为，医院的使命是为那些偶然住上病床的病人提供有效的治疗，但大多数美国医生早就对这种观点不耐烦了。临床研究的要求可以像传统仁爱的要求一样纯粹和全面，科学的权威可以像更传统虔诚的权威一样超然。

生者和死者都可能引发医学和道德要求之间的冲突。如酗酒和性病，对于每一家私人医院而言，都可能会招致争执。到了 19 世纪的最后四分之一时间，大多数临床医生，特别是皮肤科和梅毒科的专家认为，应该收治性病患者，特别是处于晚期、非传染性阶段的梅毒患者，他们的神经和心血管症状需要治疗。但理事们却对接受这种不受欢迎的、不值得的病人持敌对的或者起码犹豫不决的态度；直到 1894 年，麻省总医院的理事们还在考虑是否应该接受一笔遗赠来承担性病的治疗。[26] 酒精饮料则造成了一个更加普遍和模糊的问题。写一条内部章程禁止酗酒者入院可能很容易，但要人道地管理它却很难。医生们都很清楚，其他疾病的症状，有时是危急的疾病，可能会和醉酒的症状很像。或者在有些病例中，病人因摄入酒精而导致的从骨折、撕裂伤到肝病等病症，又该如何处理呢？过去的意志失败，是否意味着一个人现在就应被拒绝治疗？医生们很清楚，震颤性谵妄，即"即时酒精中毒"（immediate alcoholic poisoning），通常需要治疗，而不是丢在警察牢房的冰冷地板上。对临床现实的务实理解强调，断然拒绝接受"纯粹和简单的醉酒"病例的这种规则是不完善的。[27] 大多数医院都试图制定同时反映出非专业和医学观点的折中程序。特别令人尴尬的是，一些严重受伤的病人因为似乎喝得太多而被拒绝救护车服务和接受入院。[28] 也许这都是些无关紧要的问题，但这种反复出现的事例至少说明了非专业人员和医疗权威之间永无止境的协商过程。

医生的行为和价值观方面，也可能会出现冲突。纪律不仅限于病人和差役。可能也需要敦促医生对其义务给予应有的尊重。资深的主治医师经常会怠慢医院的病房。门诊医生总是迟到；住院医生和主治医生有时也对危重病人或垂危病人的呼叫置之不理；初级实习医生可能会酗酒闹事，骚扰护士，或对提供的食物质量提出抗议。在所有这些情况下，非专业委员会和院长不得不介入，并强制恢复适当的秩序。[29]高级医务人员也有自己的问题，他们对自己的助理和实习生时刻保持控制，却每周只去几个小时的病房。[30]

尽管拥有医学学位的人在私人医院的管理委员会中仍占少数，但代表主治医生的其他委员会却在医院的日常工作中开始扮演越发重要的角色。他们是新方案和新设施的倡导者，也负责对经常导致医生之间不体面的冲突的那些职业要求做出裁决。他们以一种正式的方式，同时为医学的企业需求，以及特定从业者的个人抱负代言。从初级职位到高级职位的晋升如何进行？以资历还是以其他标准来执行这种晋升？内科和外科服务的病例应如何划分？新的专科又该如何融入机构的临床服务中？只有当医务人员无法做出敦睦的决定，或者他们缺乏财力来执行他们所希望执行的决定时，他们才会求助于理事。

在协商的过程中，医院院长通常扮演中间人的角色，他或她行使权力不仅基于新近标榜的专业技能，而且基于其在医院中的战略地位。没有人能够巧舌如簧地调和非专业权威和医疗权威之间的诉求，也没有人能够同时对医院在护理和财务两方面的情况给出看似合理的解释。

第三种力量：院长的出现

非专业委员会只是渐渐地从医院的病房、厨房和走廊中抽身出来。但这种疏离与其说是不可阻挡的，还不如说是渐进的；对于那些发现医院事务耗时甚至令人生畏的男男女女来说，授权是他们的自然反

应。任命一个强有力的执行者越发被视为一项关键职责。如在哈特福德
医院，董事会的执行委员会从一开始监督了该机构大部分的日常管理工
作。到了 1877 年，董事会成员走上了一条新路，决定他们最重要的职
责是任命合格的行政官员"……他们要有纯洁的品格、温和的脾气和自
我控制的能力。他们还应拥有与其职位相匹配的能力。如果做到了这一
点，委员会就没有必要在细节上花费太多时间。委员会的主要职责，就
是让这些任命尽善尽美"。[31]

院长是此类任命中最重要的一个，尽管其关键特质仍是个人的：
诚实、有常识，以及财务谨慎。院长们依然没有接受过，也没有声称
接受过任何培训。从这个意义上讲，自 19 世纪上半叶以来，医院的治
理就几乎没有任何变化。但随着医院规模的扩大和多样性的增强，对
其行政主管的要求也在不断提高。他所承担的几乎是不可能完成的任
务。[32] 解决这一难题的方法之一，是逐步分解行政责任。到了 19 世纪末
甚至更早的时候，在大型医院中，院长和他的妻子所履行的职责已经
转移到三个不同的主管手中：院长、女总管（matron）和护士长（head
nurse）。女总管不再预期由院长的家庭成员来担任，但仍负责烹饪、清
洁和洗衣，这是医院传统上的女性部分。[33] 受过训练的护士通常负责监
督护理和护士培训学校。同时，大多数医院都依靠住院总医师的决定来
处理医院的日常事务，并对下级医务人员进行惩戒。这是一个远比南北
战争前的医院倡导者所能预料到的更为复杂的行政结构。

在某种程度上，这只是对规模扩大和医护人员专业权威不断提高
的必然反应。但它也是对一系列更复杂的职责的回应——包括电梯和蒸
汽锅炉、电话和发电机在内的物理设备，以及包括护士学生和实习生在
内的培训计划，一个极其复杂和严苛的财务结构，一个由付费、部分付
费和慈善膳宿病人所组成的群体。到了 20 世纪的第一个十年，已经不
可能现实地指望院长造访每一个病房——机构的管理委员会成员则更不
可能。

这一规则也有例外。当然，其中的一个例外是多数天主教医院，
哪怕是相对大型的医院，护理修会依然掌握着行政控制。修女仍可以提

供强有力的行政领导，同时仍与病房的日常工作保持联系。社区医院则是另一个例外，在这种相对较小的机构当中，一名受过训练的护士通常既是院长，又是护士的主管。但并非所有社区医院都是如此。在一些医院，院长和住院医生的角色被合二为一，因此，一名受薪医生可以收治病人、处理急诊、监督护士，并为病人开具账单。[34] 无论在哪种情况下，一个能干的男人或女人都能牢牢地掌控一个机构。

另一方面，大医院的院长们很快就开始认识到他们的复杂任务，实际上需要特殊的经验和培训。对行政角色、日常事务和权威的适当安排，已经成为必要。南丁格尔和其他 19 世纪中叶的医院改革者都曾强调过这一原则，而随后医院规模的扩大也只是凸显了它的持续相关性。医院的"有用性"，正如一位有进取心的院长所解释的那样，"取决于适当的组织，而在组织中，某些基本原则应是至高无上的，这些原则也构成了此类机构的自然法则"。[35]

自然法则意味着需要系统性的研究，以及精通这种新理解应用的新式院长。正如一位权威人士在 1912 年所说的那样，尽管这个职位的要求非常多样化，而且也非常耗费精力，但大多数美国医院的院长是"没有经过特殊训练就被安排到了这个岗位上的"。[36] "他需要参孙的力量，摩西的温顺（有时）和约伯的忍耐力①。他应该是一个好乞丐、好商人，是一个医生，有一点律师的味道，并且拥有足以讲道的虔诚"[37]。尽管有这样的要求，但到第一次世界大战时，仍没有正规的医院管理培训计划；成功的院长都是在工作中学习——无论是外行还是医生。造访著名的医院和阅读手册的确能够提供某种意义上的补充，但还是无法取代经验本身。[38]

没有什么技术上的理解能够比政治上的敏锐更加重要，这种敏锐

---

① 参孙（Samson）是《圣经》士师记（天主教译为民长纪）中的一位犹太人士师（民长），以借着上帝所赐极大的力气，徒手击杀雄狮并只身与以色列的外敌非利士人（或译培肋舍特人）争战周旋而著名。摩西（Moses）是出埃及记等书中所记载的，公元前 13 世纪时犹太人的民族领袖，民数记 12:3 载："摩西为人极其谦和，胜过世上的众人。"因此作者称"摩西的温顺"。约伯（Job）是《圣经》约伯记的中心人物，因其以巨大的忍耐力经受了上帝安排的种种考验和磨难而著称。

可以使一位手段高明的院长通过在医务和非专业人员历史的对立和合作中周旋，从而确定自己的权力（并对仍然对医院持怀疑态度的公众和媒体保持警惕）。在院长的管理技能当中，最重要的是允许他管理他的理事们。在这项外交任务中，一个警觉的院长有许多优势。其中之一是没有一个理事住在医院里，很少熟悉某个问题的细节；另一个优势是人们普遍认为权力必须统一——如同一支军队，医院同样必须有一个明确的指挥链条[39]。

随后的主张就变成了，院长必须在医院的每一个方面都具有至高无上的地位。院长们喜欢援引军事和商业的比喻来解释他们的特权感，也不足为奇。"管理医院的工作经常会因经理们的意见冲突而带来不必要的困难，"宾夕法尼亚医院的院长在 1908 年声称，"负责医院的人越早意识到医院组织和军规的相似性，组织就会越完善。"这并不是说经理应该对医院的事务一无所知，而是在他们选择了一个执行官员之后，"如果个别经理或委员会总是抱着一种期待某些事情会出错的态度去行事，那绝对是在破坏所有的纪律"。[40] 同样重要的是必须保持院长与理事的单线联系；女管家和主管护士则需要向院长报告。"在多头管理的情况下，"精明的管理者解释道，"成功而顺利地运营一家医院是不可能的，如同经营一家在管理层有敌对势力的商业企业一样。"[41]

在现实中，权力的界限并不总是像在管理者的言辞中那样明确。在 20 世纪 20 年代以前，很少有院长真正行使过他们所追求的不受约束的权力。正如一位院长所说，太多的理事将他们的执行官看作"某种雇用人员……也总是会担心他们可能在没有董事会倡议的情况下搞出一些事情来"。[42] 在现实中，董事会成员可能而且通常是需要被安抚的对手，或是公开的反对者。如在 1906 年，当有人提议允许非专业理事加入美国医院协会（直到那一年，称美国医院院长协会）时，这项提议遭到了反对，理由是如果他们在场，就不能进行坦率的讨论。[43] 许多院长仍然对管理委员会的家长作风和肆意干涉的政策感到不满。"一家大商行"的老板，正如一位发言人所言，会要求他们的经理在经营场所里睡觉吗？或者，一家大都市日报的编辑会被要求睡在出版商的办公室里吗？

然而在 1913 年，当这些诘问被提出来时，理事们仍然认为，医院院长必须住在他所管理的机构里。另一种习惯性的不满在于个别理事总是会绕过院长，直接与下属打交道。"董事会喜欢这样做，却没有意识到首当其冲的将是一切纪律的颠覆"，进而院长无法"控制人员和事务"也就再正常不过了。如果董事会成员对这种颠覆性的行为一意孤行，除非辞职，院长也无路可走了。[44]

与医务人员和医疗需求冲突的情况更为常见；医院日常工作的每个方面都意味着优先级和观念的差异。一个经常让人恼火的问题是需要对住院医生进行惩戒。当外科医生虐待病人或不回应紧急召唤时，院长有责任对其予以惩罚（特别是当事件公开后）。[45] 不那么引人注目却更加常见的是，需要将初级医务人员纳入科层化的日常工作当中。[46] 另一方面，院长可以成为医务人员和非专业理事之间的关键调解人。如当波士顿市立医院外科人员队伍面临重组时，他们投票决定，院长"在与这些先生的面谈中，尽一切可能来确保他们的请求"。[47]

医务人员常常会认为，可以通过简单的权宜之计来任命医生，最好是既具有临床经验又具有行政经验的医务人员作为院长，来减少工作人员和行政部门之间的摩擦。比较乐观的人甚至在第一次世界大战时争辩说，"已经发展出了一所医院管理学校，在这所学校里，毕业生是医学专家，如同其他医务人员是其他专业分支的专家一样"。这些专家不仅掌握了行政管理的财务和技术方面的知识，"而且对医学也有足够的了解，还可以与医务人员打交道，为他们提供所需的设施"[48]。

非专业院长通常不认同这种平淡无奇的观点。他们认为医学界派系林立，有时在涉及与医院的关系上还会受到剥削。[49] 而且正如人们所预料的那样，即便行政人员就是医生，职责的改变也总是意味着他们将不时与昔日的同事发生冲突；这不仅仅是训练和忠诚的结果，社会位置也帮助使然。[50]

当然从另一个角度看，医务人员和行政人员都从医院的发展中获益；在权威扩张和封建化的时期，有大量的特权可以划分。然而，有一个群体却受益甚微：他们就是在医院的病房、洗衣房和厨房工作，开救护车和往炉子里铲煤的男男女女。

被遗忘的男男女女：工人与科层主义

如果说医生、护士和行政人员在医院里的关系可以从权力的积累和磋商的角度来看待，那么非专业工作者的经验则会显得相当不同。要知道他们是在适应权威，而非行使权威。而且随着传统上有着温和、单调现实的家长作风逐渐转变为一种自觉的、非人格化的科层管理风格，他们的工作条件总是恶化。工资也一直低于医院外同类工作的水平，但对于一些人而言，更多的稳定性和相对随意的工作节奏似乎已经给予了他们足够多的补偿。

但 19 世纪 70 年代以后的每一个十年，医院的管理者都试图对他们的员工施加更加严格的秩序。由于绝大多数医院的工作人员都住在医院里，他们生活的每个方面和每个时刻都会受到越来越严格的监督。对于医院的改革者而言，这种监督的力度和无情程度恰恰是医院效率的反映。如在 1877 年，纽约州慈善援助协会——由少数旨在实现慈善合理化的女士主导——出版了一本《医院内务管理指南》。指南警告女总管要严格要求、有条不紊；随意的纪律只会导致灾难的发生。"宽松的规则，"指南进一步警告道，"有时可能会在素质较低的服务员和水平较弱的主管那里赢得廉价的欢迎，但若认为有责任心的人和聪明人也喜欢这种做法，那就错了。这一类人更喜欢秩序和制度，并且也最尊重那些稳定而善良地执行秩序和制度的主管。"而执行也就意味着彻头彻尾的、毫不松懈的警觉。"女总管应每天至少一次，偶尔在其他特别是非预期的时间，对每个服务员的宿舍、床下、门后和衣柜进行检查"[51]。

强制执行秩序实际上意味着根除掉非专业人员可以控制自己工作节奏和质量的全部领域。在 19 世纪初，医院与其雇员之间是传统经济世界中那种典型的关系；如其他雇主一样，医院仍像我们所见的，控制着病房、厨房和洗衣房的日常生活和工作的男护士、工人和洗衣女工们提供酒水配给。[52] 医院改革意味着，这些体力劳动领域必须像护理工作一样受到控制；它们不能作为拥有权力和价值的自主性的飞地而存在。

1893 年在麻省总医院发生了一件小事，却能够反映出这些紧张关系。该医院的住院医师普拉特（John Pratt）医生试图从格蕾丝·麦克劳德（Grace McLeod），这位在总医院长达 30 多年的忠实雇员手中夺走厨房的控制权。尽管普拉特医生也承认他尊重麦克劳德女士，但她并不"进步，在她的监督下，事情总是搞得一团糟"。她看管仓储并不谨慎，因此普拉特医生希望聘请一名助理厨师和仓库职员，以加强行政管理，并希望"通过这些变化，逐渐减少格蕾丝的规则和权威"。几个月后，医院董事会——几乎太异常干净利落地——聘请了科学营养学家理查兹（Ellen Richards）。毫不意外，普拉特医生完全赞同理查兹小姐试图将科学和削减成本引入医院，以取代仍在影响该院日常生活许多方面的传统做法；这曾是他无法理解，只能部分控制的传统。"理查兹小姐工作的一个重要组成部分"，一个理事委员会精明地观察到，"是在整个厨房部门中确保有能力和诚实的人可以按照她的意愿忠诚地工作"[53]。有着学术训练和职业抱负的理查兹在许多方面都是一个令人钦佩的角色——是对在科学中寻求职业发展的女性的鼓舞。相较于麻省总医院的厨师和厨房工人，她必然会带来另一番景象。

这种干预性政策，加之低于标准的工资和恶劣的生活条件，使得医院很难吸引到和保持住稳定的劳工队伍。[54]19 世纪头几十年，"劳动力问题"长期困扰着医院院长，也不足为奇。护理员在护理工作中扮演着重要的角色，并直接与病人和访客接触，他们的岗位也最令人担忧。1907 年，纽约医院的护理员状况变得非常尴尬，理事们任命了一个委员会来调查这个问题。该报告建议，"只要反过来给予他们更好的认可"，饱受诟病的护理员就会提供更好的服务。[55]在大多数医院里，人们认为护理员是从"一个懒散的阶层"中招聘而来的；工资很低，工作很琐碎，以至于每个与该机构有关的人都认为他们来自低等阶层，并如此对待他们——"每个人都对他们发号施令，而他们却不对任何人这样做"的事实也强化了这种看法。不过，报告进一步乐观地指出，医院中确实有部分勤奋工作、自尊心强的护理员，他们事实上受到了医院管理层的赞赏。问题是要增加这部分工人的数量。其中一个方法是提高工资；报告建议逐步调整工资，服务满五年后工资可达到每月40美元；还可以通过能够反映出其受雇年限的工龄袖条①来灌输给他们自豪感[56]。护理员应穿上制服，当他们随时可能被召去协助照护病人时，不应要求他们再做体力活。"他们所有人都更接近病人，在卫生意义上应该比医院的几乎任何其他雇员都更干净"。应为他们提供浴室，医院也坚持让"他们定期洗澡……并定期更换内衣"。最后，报告敦促在护理员开始病房工作之前就对他们进行指导。在医院的社会结构中，阶级依然是一个有形的因素；工资、特权、衣着，甚至气味，都把那些要服从科层纪律的工人阶级成员区分开来——他们报酬微薄的工作仍在为医院的善举默默助力。[57]

在医院权力和特权重新分配的过程中，最后一个被忽视的群体是住在医院病房里的病人。也许只是不情愿的参与者，但他们，必然受到我们描述的所有这些变化的影响。

---

① 类似于军队通过军龄袖条来标示出服役的时间。

第十二章

病房生活

1874年春天，费城宾夕法尼亚医院的管理委员会任命了一位卫生主任（Officer of Hygiene）——他是一位年轻的医生，而他的任务是从地下室到阁楼对大楼进行检查，并报告他的发现。尽管机构依然传统，但这种授权却构成了更为科层化地对其实施控制的先驱，也相较于长久以来医院非专业经理人的个人监督形成了重大的突破。

但这一事件在回顾中比其在实质上更有意义；1874年卫生官员走过的那座建筑在许多方面与该世纪初相比变化不大。护士们经常不在指定的病房，仆人们也很无礼或是很逃避。房间里的锅子在木制床架下几个小时都没有清理，床垫依然是用粗稻草做的，紧紧地包在粗制的褥套里面。害虫几乎构成了医院的病床上穷人和劳动人民的生活条件，虱子、臭虫、苍蝇甚至老鼠也都是医院生活中长久不变的现实。

病人主要还是来自一种与社会化的职工医生和非专业管理人员截然不同的文化。他们把烟道当作痰盂，把小便倒进水槽而不是马桶里。[1] 病人希望并期待在这个陌生而又充满威胁的环境中，有亲戚和朋友作为其情感支持的来源；探视者不仅偷运违禁食品和饮料，而且还大摇大摆地走来走去，完全无视探视时间的规定。一次，疲惫不堪的卫生主任报告说，1个床旁有11名来访者，另一天，则是4名男子和1条狗坐在床上。衣服是对意志力的另一个考验。病人通常不愿意放弃自己的衣服——甚至在床上也要坚持穿着。宾夕法尼亚医院的问题再典型不过；

在南北战争后的美国医院中，病房不可避免地成为价值观的战场。

就在宾夕法尼亚医院年轻认真的卫生主任调查病房的同一年，纽黑文医院的章程规定，病人在病房里要脱帽，躺下前要脱靴或脱鞋。"所有能够离开病床的病人都要在病房的洗澡间里洗漱，"康涅狄格州医院的规章制度还要求，"早上起床后，要立即梳头。每位病人每周都要彻底洗一次澡。"费城的犹太医院在1874年同样警告其病人，他们必须在上床前脱掉所有外衣，并且不得"使用烟草……在地板或台阶上吐痰或扔东西，以及从窗户、阳台或走廊上丢弃或悬挂任何东西"[2]。

在每一家医院，无论是私立还是市立，能走动的病人都会像18世纪以来一样，被要求帮助清扫、端菜和缝补。一家大型城市医院的院长在1883年建议，让康复的病人在本该正常出院的时间后继续工作两周。[3]让他们用劳动来支付帮助了他们康复的护理费用，理所当然。社会地位，而不是疾病，依然是决定病人在医院身份的主要因素。

医院里普通病人的生活方式，与那些管理医院和在医院工作的人所假定的优雅和舒适之间存在着巨大的鸿沟。没有什么比虱子更能符号化这段差距了，虱子似乎是贫民窟生活中几乎不可避免的一部分——因此也是医院管理层所面临的一个问题。"害虫"，正如一位主治医生在1876年所说的那样，"不断同来自这些害虫滋生之地的病人一起，源源不断地输入进来，若要保护病房免受它们令人作呕的流行之害，除非端掉它们的老巢、警觉和谨慎，别无他法"。[4]19世纪70年代中期的医院似乎总是处于守势——总是在努力应对肮脏、无礼、咒骂和酗酒再次袭来，当然还有那些象征着和体现了医院收容者和社会上层之间距离的虱子和臭虫。一位曾在费城市立医院任职的住院医生在1877年警告道，"如果他想控制自己的病房，就必须小心翼翼，因为那里的恶毒和经常犯罪的人物会不择手段地规避他"。[5]

强加新秩序：变革的来源

到了20世纪的第一个十年，普通病人的经历相较于他们半个世纪前的前辈们已经是天壤之别。变化的一个来源是科学和技术的创新。细菌理论和相关的公共卫生实践不仅改变了传染病的发病率，而且还重塑了医学专业的地位和特权。治疗方法也发生了相应的变化，特别是外科手术在医院中的地位越发突出。在这一时期，住院时间的大幅缩短，必然会改变病房生活的本质。最后，医院生活的方方面面都受到那些正在重塑西方社会的多方面经济和技术变革——从电话和电灯，到电梯和廉价的纺织品的影响。

医院社会组织的变化对重塑病人的体验也很重要。由于发展中的护理和医院管理专业的特权和观点，以及已经成为城市医学特点的复杂的专业化，较大的机构已经实现了内部重组。病房里逐渐增加的床旁教学和临床研究的发端，也保证了病房里的病人很可能会暴露在实习医生和医学生更加频繁和更加紧密的接触当中。

病人同样可能成为各种疾病的受害者。尽管不断变化的发病率和死亡率模式与接受细菌理论之间的关系似乎不像上一代人那样明确，但它们之间，尤其是在传染病方面，还是有着一定的联系。对此，伤寒病提供了一个有启发性的例证。到了20世纪20年代，在19世纪被证明是如此耗费人力的伤寒病例已经不再是住院的重要因素。土木工程的进步，加上细菌学和血清学筛查，以及隔离程序的建立，已经使得伤寒的发病率大幅降低。再举一个例子，白喉在19世纪70年代仍是一种威胁的存在；到了20世纪20年代，白喉在美国大部分地区已经不那么常见。尽管不尽相同，但类似的情况同样改变了其他传染病的发病率——并帮助创造了20世纪末疾病和死亡的熟悉景象：预期寿命的延长，以及随之而来的退化性疾病和癌症在医疗护理中日益重要的角色。

病原微生物的知识对美国医院的影响更为直接；从1875年到第一次世界大战这40年间，它刺激了外科手术的巨大发展。它也产生出一系列的重要后果。其中之一，正如我们所看到的，就是使中产阶级和上流社会的病人相信，医院是一个合适的治疗场所。手术数量的不断增加，加之削减成本的希望，致使1870年至1900年间，病人免费和付费的平均住院时间稳步下降，从约平均六周降至接近三周。[6]病房的社会秩序也必然反映了这种发病率、治疗方法和住院时间的变化模式。病人不太可能有非卧床的状态，因此也不太可能在病房里建立起一个支持性的病友网络。

而相较于其19世纪60年代的前身，这些病房以及越来越多的私人和半私人病房也可能会大相径庭。电灯、电梯、金属床架和易于清洁的合成地板已成为每个经营良好的医院的组成部分。廉价的纺织品则意味着更频繁地更换床单和手术服，纱布甚至可以丢弃，而不需要清洗后再次使用。更加多样化和廉价的食品供应意味着医院饮食也更加充足，就像院外的美国人一样。更有效的供暖和通风方式也影响了病人的体验；病人再也不会抱怨靠近中央火炉的床位太热，而病房偏远角落里的床位又太冷。这些发展都不是严格意义上的医学发展，但从广义上看，都是科技变革的产物。所有这些都直接地——也间接地改变了病人的体验，使医院不可避免地成为一个更加资本密集型的事业。

南丁格尔改革在建筑和组织方面的主张也对医院产生了深刻的影响。19世纪80年代，病房的统一安排和对通风的狂热关注已成为无处不在的现实。但这些改革并不总为病房的病人所欢迎（比如病人抱怨无论在什么季节都要机械地进行交叉通风，寒冷的气流在房间里乱窜）。然而到了世纪之交，最初的南丁格尔理论正被逐步修正，如病房的面积变得更小了（每间病房有20张而不是30多张床位），监管病房的护士也通常不再住在相邻的房间里。[7]

其他技术上的变化与医生的诊断和治疗能力有着更为直接的关系。体温计的常规使用，临床实验室的血液、尿液和组织化验设备，以及19世纪末发明的X射线，都有助于重塑医生和病人之间的传统互动。尽管可能被夸大，但有一个核心的事实，即病人越来越成为一个对象——一种"临床材料"，H区中的肾脏或G区中的阑尾炎——而不是一个个体，其阶级和生活方式是他或她最显著的特征。[8]

诊断也越发依赖于病人自己的语言和医生的直接感官。当然，医院的实践总是比私人执业少了一些个人色彩，但却更加地常规化——因此，机构实践的变化在某种程度上是从随意忽视到非人格化、干预性和高度结构化的事务主义转变的过程。第一次，医生们可以调用一套程序和技术，将病人归入在整个 19 世纪逐渐成为行业世界观主导的以病变为导向的疾病特异的病理学概念当中。随着病房工作人员相对于病人比例的增加，以及学生和毕业护士在病房中的大量存在，这类新的诊断技术可以监测——从而控制——更有可能患严重疾病，却更加无法求助于病友为其提供社会和情感资源的患者。被收容者正在成为一个病人——而病人则成为一个诊断。

　　管理、认知和技术的变革直接影响着病房生活。最重要的是训练有素的护士和学生护士的出现，因为她们构成了一个机制，通过这个机制，这一时期对秩序和制度的注重在整个医院中也得到了体现。这个新生群体对于专业认可的要求，意味着护士学习和管理的每一个常规程序都将反过来合法化她们自身的地位。非人格化的例行程序的神圣性，已经在护士们和仍以下层阶级为主的病人之间——因其社会出身和抱负——建立起越发难以撼动的障碍。

　　科层主义和效率意味着对数字的虔诚而不懈的召唤，正如他们需要一个严格遵守的惯例一样。到了 19 世纪 70 年代中期，医院已经开始将一种统计秩序强加在他们的业务之上，正如他们一直试图将一种适当的礼仪强加给他们的病人、仆人和初级职员一样。钟表（clock）和考勤钟（time-clock）成了规范医院的重要工具；它们在南北战争前这些医院的前身中几乎没有发挥任何作用。当纽约长老会医院于 1873 年开始营业时，其巡视委员会发现整个建筑中只有一个时钟——而且是在厨房里。[9] 随着时钟和指定时间的事务日程表开始控制助手、护士和内勤人员的工作，病历和临床病例记录也越来越多地定义了病人的病房身份。[10] 这些发展带来了一系列的日常后果。体温曲线意味着夜间要唤醒或是白天要打扰病人以测量其体温；严格的工作时间表则意味着病房病人可能在凌晨 4 点就被唤醒，以便完成规定的清洁工作。[11] 这些远非微不足道的小事，很快就成了医院经验的一部分。

　　管理良好的机构还试图建立起时间和地点上的分隔秩序。如制服是重要的，它不但可以提振士气，而且还能将人和人区分开来，以立即将他们放置在医院的社会等级制度之中。到了 1900 年，来访者可以仅通过着装就区分出住院医生和主治医生、毕业生和学生护士，以及学生、试用人员和仆人。在较早的市立医院或救济院中，医生和行政人员已经试图将病人和单纯的受抚养者区分开来；服饰就是一个至关重要的象征。[12]

正如 19 世纪晚期的医院希望识别每一个人并将他们按功能分类一样，它也试图将机构的若干功能分开。在 19 世纪初，入院、诊断、手术，甚至死亡都没有分隔，是在病房里进行的。到了 19 世纪末，所有的功能都已经（或正在）被定义和物理意义上地分离。即便在 19 世纪中叶，也很少有机构有专门的接待室和接诊室，或是有单独的急诊专用入口。[13] 诊断检查，如同大量的手术、包扎伤口，以及最后的死亡一样，都是在病房里进行的，而且可能都是在冷漠的旁观者中进行的。即便是在最私密或最痛苦的检查和治疗当中，病人的隐私也无法得到保证（到了 19 世纪 70 年代，病房里有时会有窗帘，但至少在一些病房里，只有"天生端庄的女性"才会有窗帘）[14]。

到了 19 世纪末，入院已成为一种常规化的身体隔离程序。入院前要先进行标准的体检，强制洗澡，在许多机构中，还要脱掉衣服。病人脱掉便服锁起来，再换上医院的病号服。医院的规定不再禁止病人在病床上穿鞋戴帽；病人的所有个人物品在到达病房前都会被系统地清除。入院过程可以被看作一种仪式，将病人与其以前的身份——特别是管理者试图将其排除在病房之外的，那些特定阶级的态度、行为和财产分隔开来。这种非人格化还体现在用床位号来称呼每一位新入院的病人的时髦做法当中；这不仅象征着 19 世纪 70 年代以来院长和理事们所追求的效率，而且阻止了护士和病人之间有时会产生的"不当"的熟悉感。这种不近人情的态度不仅让许多病人感到不舒服，而且有时也会导致治疗中出现令人尴尬的错误。如当哈尼曼医院的一位外科医生发现在手术前错剃了一位病人的头发时，他就要求在手术或其他治疗的过程中要同时确认病人的名字和床号。[15]

死亡也被剔除出了病房。奄奄一息的病人被系统地转移到特殊的房间。"这种情况，"纽约长老会医院在 1891 年的年度报告中解释道，"无论多么小心翼翼，都会让病房里的其他病人感到压抑，事后移走尸体也是如此；病房无论管理得多么好，也不适合作为最后几个小时的场所，因为在这里，除了必要的侍者或朋友外，病人要与所有的人分别。"在这一做法上纽约长老会医院其实比其他一些机构要早一些。如直到 1906 年，费城圣公会医院的管理委员会才决定，"出于对其他被收容者的人道主义考量，除非系突发或不可预见之原因，"病人"不得在医院的病房中死亡……"[16] 几十年前，管理者曾试图将外科手术（紧急情况或例行包扎除外）从病房中移走；即便有麻醉，在病房中进行的手术也会给旁观者带来情绪上的创伤。无菌手术的出现在人道主义之外，为将手术限定在特殊手术室里进行增添了预防的考量。[17] 别忘了在 19 世纪上半叶，即便是一些洗衣和准备食物的工作也依然是由病房的护士负责，在病房内或病房附近进行。到了 1900 年，管理完善的医院已经有了独立的洗衣房和厨房（尽管为准备特殊饮食的小储藏室仍被认为是每个楼层或病房所必需的）。

　　这种功能的隔离对病人所产生的影响因其阶层的不同而各异。付费病人逐渐进入医院，对机构的预算意义重大，但也给医院带来了新的社会现实问题。相对而言，少数富裕的病人可以在他们的"酒店式"房间里得到照顾：他们永远不会受到医学生窥视的眼、手和工具的影响；他们可能会有亲属住在同一个或是相邻的房间；他们可以请专门的私人护士服务；他们吃的是高级瓷器里盛着的"美味诱人"的食物。市场的考虑和社会的假设都要求提供这样优雅的设施。相反，如果住宿条件不尽如人意，城市医院就会在竞争中处于不利地位。"这是必要的，"纽约长老会医院检查委员会的一位有关成员在 1896 年警告道，"无论是从纯粹的商业动机，还是医院的声誉来看。"委员会惊异地发现，尽管他们机构的收费不菲，但私人房间里的餐食质量却很差。

　　……我要很抱歉地说，这是一个明显的失败，坏名声已经传到了医院外面，到处都是。过惯了好生活的人，在进入医院时，必须首先提供给他们一部分从外面送来的食物，否则就要用我们的粗茶淡饭来将就。我们的汤羹不够精致和清淡，并没有表现出诚意邀请私人病人前来的样子。

另外，同一个委员会总结道："病房的餐桌却是极好的。汤羹可以更少油腻、更清淡一些[18]。"

食物质量只是免费和付费病人之间的一个区别。又如私人病人几乎可以在一天的任何时间接待探视者（尽管许多医院确实试图阻止所有探视者在中午之前来访），而病房的探视时间则受到了严格的限制。[19]医院住宿的每一个细节都反映出吸引付费病人的需要，那个时代对阶级感情敏感性的预设从中也可见一斑。私人病室的暖气可能比病房更充足，也更容易调节。一位权威人士在1912年解释道，免费病房的地板，如同厨房或公用设施区域的地板，通常用瓷砖或水磨石铺设就可以了。但对于私人病房而言，木地板才是合适的。"这种地板上的人流量相对较少，可以保持相当稳定的抛光，而且它们给人以家的感觉，这一点在心理上的重要性值得谨记。"[20]窗帘、窗帘盒和单独设计的房间都被大力推荐，以再现那种对于理想的治疗氛围而言不可或缺的家一般的感觉。

护理和装饰都反映了上述假设。如在同样的手术中，女性和私人病人更有可能会接受麻醉。除非是在非常紧急的情况下，否则外科的住院医师很少给私人病人做手术。宾夕法尼亚医院的院长敦促主治外科医生要让私人病人先躺在自己的房间里，然后外科医生才可以真正到达现场；对于免费的病例，惯例则是在外科医生进入大楼之前，将病人准备好，放在担架上。在一些机构当中，病人可能被带进手术室，在外科医生实际进入医院之前就已经被实施麻醉。假定的阶级尊严并没有随着意识的清醒而结束；即便是在麻醉状态下，人们也认为私人病人应免受医学生询问的目光和在场的影响。[21]

如果说富人能够在住院期间重建他们惯常的家庭生活方式的话，那么对于经济能力有限的"聪明人"和"有教养的人"而言，现实则要严峻得多。尽管他们可能需要只有医院才能提供的专业护理（通常是外科手术），但他们却害怕与病房产生有损人格的联系。中下层阶级可能有着和他们较富有的同胞相同的社会价值观和先入为主的观念，但却没有支付私人或半私人病房费用的来源。然而，阶级（和情感）的混合却是大多数管理者本能地厌恶的事情；同情心和公平性都决定了体面的美国人应免于同免费病房的污染性接触。

到了世纪之交，医院的管理人员已经充分意识到这些问题。但在入院和结算等方面做出个别决定时，这些问题却几乎无法避免。"我的经济能力十分有限，"弗吉尼亚州斯贝尔德（Anna Baird）写信给约翰·霍普金斯医院的院长时说道，"我的父亲是一位残疾的长老会牧师，而我是一名音乐教师——我无法负担起一个房间的奢侈。请让我知道，在不去住免费病房的情况下，我至少能享受到医院的好处。"²² 自尊心要求一个人尽一切可能不让家庭成员——特别是妻子、女儿和姐妹——住进"慈善病房"。少数相对富裕的人可以在酒店式的住宿环境中得到照护，但数量多得多的自认为是中产阶级，但在经济上又不那么有能力的美国人则需要私人或半私人的安排，以让他们避免接受施舍和被迫与社会等级较低之人混在一起的双重羞辱。

医院逐渐转变为每个社会阶层和地理位置的美国人潜在的医疗保健场所，这不可避免地改变了所有人的体验。富人也必须适应医院的生活——无论医院如何奴颜婢膝地试图重新创造他们所习惯的舒适。中产阶级不得不在进入免费病房以及通过借钱或是用有限的积蓄来避免进入之间做出艰难的选择，同时还要去面对所有医院病人，不论其社会出身如何都要去面对的恐惧和焦虑。劳动阶层男男女女的体验可能变化最小；在整个时期，医院的设施确实在稳步改善，但代价却是与此同时的非人格化。

治疗传染病的问题则提供了阶级预设的顽固性，以及新的潜在医院病人阶层诞生的又一例证。一旦医务人员和卫生委员会接受了某些传染病需要隔离的观点，他们也就接受了隔离患有此类病人的实际必要性——因此，在城市传染病防治设施中强制混合不同阶层的做法，造成了隐晦的困境。管理人员特别同情那些体面的同胞被迫住在隔离病房里的困境。1904 年，辛辛那提总医院的当局在描述他们的分院（传染病医院）时抱怨道，在他们的病人中，有许多是：

> ……来自较好的阶层的、最体面、最杰出的公民，也有许多人来自最底层；但由于没有足够的设施进行完全隔离（isolation）和分隔（separation），我们无法将较好的阶层与堕落和犯罪的阶层完全分开，这本是我们应该做到的。[23]

　　解决方案取决于城市所提供的设施，在这些设施中，个人可以按阶级和性别进行隔离。在其他社区，类似的经验导致人们呼吁建立治疗传染病的付费医院；既然这种疾病对任何人都不尊重。强制与穷人和粗俗之人共处，对于那些唯一的罪行就是生病的人而言，似乎是一种不公正的惩罚。[24]

　　正如我们所看到的，慈善医院内双轨制的另一个特点在于，付费病人不受学生和教师的手、眼和听诊器的影响。当临床教学变得更加常规化，更频繁地在床旁以小组的方式进行时，个别病人也相应地更容易被伤害到尊严。对于敏感的病人而言，即便是处在这样教学指导的房间当中，也是一种羞辱。门诊的方式可能会特别粗暴，没有人情味，而且是不定期的；"她很穷"，正如一位女诊所的病人所抱怨的那样，"但却并非一直拮据，因此她不能坐在那里，任由其他人在场，听她才不得不去听的诊断"[25]。医学院、医院和药房试图控制学生和实习医生不经意的冒犯，也不足为奇。"学生应从自己的教育利益和尊重人性的要求出发"，正如一个教务委员会所表达的，"应带着对患病之人应得之体贴去施以检查"[26]。

　　显然，病人并不总是欢迎教学医院的照料。如纽约的斯隆妇产医院发现，在学年期间，它的入住率急剧下降，而在不上课的时候，入住率却有所上升。1901 年，该医院的医务主任气愤地写道："如果可以，我们会在 6 月学院关门时也把医院关了。"[27]

　　在 20 世纪初的绝大多数医院中，几乎没有任何临床研究——即便那些接受大量床旁教学的机构也是如此。但在少数以学术为导向的医院中，临床研究却已经成熟[28]。系统化的临床研究提供了另一种背景，在这种背景下，病人个人的切身利益和知识的最终积累之间可能会发生冲突——这些知识，正如研究的倡导者所声称的，从长远来看可能会造福于人类，但却是在很少顾虑到病人舒适度的那些研究中获得的，特别是当这些病人碰巧发现自己成为非自愿的数据时。即便只是意味着频繁的血液测试和体温读数，临床研究依然可能会增加病人的焦虑和不适。事实上到了世纪之交，那个时代的人已经清楚地意识到，病人福利和医学科学强迫性之间的冲突可能，并也切实地出现了。"如果一个人只是因热衷于科学的进步或发展自己的抱负就决定牺牲他最可怜的病人的利益"，克利夫兰的一位著名医生在 1898 年警告道，"那么他不配成为医院工作人员。"[29] 这种隐晦的困境在过去四代人中不断重申，但几乎没有得到任何解决。

棘手的机构

在 19 世纪的最后三分之一时间和 20 世纪的第一个十年，医院也发生了变化。变化的每一个方面都影响到个别病人的经历，然而即便在这种情况下，连续性也还是显著的，特别是对那些穷人和工人阶级的美国人而言，他们一直是医院的天然和最早的服务对象。医院仍然是，因为它也必然是，院外普遍存在的社会关系和价值观的一个缩影。社会价值不可能像医生的诊断工具那样容易发生改变。

病人角色的基本方面或许更加不容易改变。生病的人倾向于成为病人，无论在家里或是在医院里治疗，都会被幼稚化。"处在这种情况下的人，"正如一位著名的外科医生所表达的自明之理一样，"从精神意义上讲，已经沦为儿童；不能用棍棒责罚；也很难听进道理；但他们一定而且会有自己的行为方式。"照护这些困难的人必须具备比一般人更多的耐心和理解力。"我们必须时刻铭记，"1888 年，一本护理杂志警告它的读者说，"病人是自私的，他们有权利这样做，在健康的人看来，他们的小怪癖常常显得荒唐（原文如此）；然而，我们必须始终以体贴和善良的态度对待他们。"可想而知，他们会"苛求，甚至在某些情况下爱发牢骚"；问题就是要强制施行适当的纪律。一个有效率的病房无法容忍永无止境的要求。"此时，工作人员的特权就是用其最强的力量，用病人对他们的爱和尊重，来控制病人"。

> 如果病人继续任性，故意地或是因冲动、虚弱，或如经常发生的那样是因为被宠坏，工作人员也许还可以通过与她谈话来施以控制——通过剥夺她一直享受的小特权——从她身边经过，只说一句敷衍的"早上好"，等等，直到她意识到她必须服从普通法则。

病人和任何情绪化的受抚养人一样，都需要用胡萝卜加大棒来对待；也和孩子一样，只有"严格控制"，才能使得他们不至于"完全失控"。[30]

城市医院依然不是大多数美国人主要的医疗场所。特殊的家庭情况或是大手术的需要，也可能会让富裕和体面的美国人走进城市医院——但在第一次世界大战之前，城市医院始终是一个以工人阶级为主体的机构。机构中男性的人数也远远超过女性，在男性中，单身和鳏夫的比例更是格外突出。对大多数潜在客户而言，医院依然是一个令人恐惧和耻辱的机构。"在非常贫穷的人中，"正如社会工作者简·亚当斯（Jane Addams）①在 1907 年所解释的那样，"有一种对医院根深蒂固的偏见。"她阐述道，"我听他们讲过那些荒谬的故事——如果你去医院，他们就会把你切开，如果你去那里，他们就会以各种奇怪的方式找出你的问题"[31]更为严酷的是，对许多穷人而言，医院仍是一个死亡之地——这是一种根深蒂固的内心恐惧，任何有关治愈率的讲述（recitation）都

---

① 简·亚当斯（1860—1935），美国社会工作者、社会学家、哲学家和改革家。她因争取妇女、黑人移居的权利而获 1931 年诺贝尔和平奖，也是美国第一个获得诺贝尔和平奖的女性。

无法轻易将其消除。至少与这种内心恐惧同样普遍的，是接受免费治疗时被羞辱的恐惧。如许多劳动者急于支付"部分付费病房"每天 1 美元的标准费用，从而将自己与那些接受免费治疗的更不富裕的人区分开来。不足为奇的是，男医生（以及相对较少的女医生）和病人之间依然存在着巨大的社会距离。来自南欧和东欧的新移民（犹太人、斯拉夫人和意大利人）越来越多，他们的语言和行为令人震惊，这只会让情况更加恶化。在 19 世纪中叶，爱尔兰人似乎已经足够让人陌生和不安；种族的刻板印象只会加剧结构性误解和敌意，而这种误解和敌意通常也是医院和诊所中医患互动的特征。1896 年，一位波士顿医生回忆道，爱尔兰人似乎比本地出生的病人更低一等，本地人的自尊要求他们在可能的情况下要先考虑去看私人医生。随着 19 世纪的结束，刻板印象情况只会愈演愈烈。"自从斯拉夫人和拉丁族裔进入美国以后，他们总是希望成为医院的病人；他们从来都没有以任何其他方式请私人医生的意思。"爱尔兰人嗜酒如命，意大利人总是脏兮兮的，还大蒜味十足，犹太人胆小怕事、不忍疼痛。"一位年轻的波兰犹太人，萨姆（Sam）"的右脚曾被压在有轨电车的车轮之下，《医院生活》的评论员在 1888 年报道说：

> 他是个很好的孩子，只是他没有大多数美国男孩的勇气。每当出诊医师走近他的床边，他就会发出脸色发白、气喘吁吁、眼睛放大的信号；每当宣布他现在就去穿衣服时，就会发出抗议的叫声；每当他被抬到更衣室并开始剪开绷带时，甚至会演变成那种如同年轻的野蛮人一般的喊叫。

医患之间缺乏沟通，不仅是比喻，也是字面意义上的。如一位著名的皮肤科医生回忆道，他在纽约药房对意大利病人进行临床工作时，积累的工作词汇全部只包括"脱衣服"、"擦进去"和"一天三次"三句意大利文短语。[32]

虽然越来越多的男医务人员担任实习医生，但与一般人相比——

当然也与城市医院的人相比（这还没有考虑到美国"最好的"医院的实习生和住院医师队伍中没有女性、黑人和新移民的情况），他们依然是一个极度富裕且有抱负的群体。回过头来看，那时医生和护士似乎经常对其机构当中被照料者的需求和观念不甚敏感——毕竟这是与来自上流社会的实习医生的社会期望格格不入的一群人。一些医务人员有时会注意到并记录他们被照料者的"古怪"说法（这通常是机构口传传统的一个方面，这种做法在今天几乎无人知晓）。19世纪80年代纽约罗斯福医院的院务官汤普森（W.Gilman Thompson）记下了"药房和医院病人的怪话"。[33]这种"怪话"包括一个爱尔兰人说："我是四个可怜孩子的父亲，他们的母亲不在了，如果我卧病在床，上帝会保佑我们。"几年后，他记录了另一个爱尔兰人的恳求："医申（Docther），我不想失去这个人，因为支气管炎我已经埋葬了我9个孩子中的7个！"他四岁的孩子正因同样的疾病在接受治疗。

在医务人员的印象里，病人语言粗鲁，习惯肮脏。一家医院的主管部门拒绝像酒店和餐馆那样，使用商业洗碗机来清洗病房的餐具，部分原因是容易破损，但部分原因是出于对病房餐具的芥蒂，"病人留下的东西，又怎么可以与酒店里美食家的教养相提并论。"[34]医院董事会不得不惩戒偶尔殴打和咒骂难缠病人的护士和实习医生，也就不足为奇了。"我听人说"，一位年轻的女医生在1902年抱怨道，"试图向病人解释疾病的原因是不明智的，那简直就是对牛弹琴。"她本人拒绝了这种观念，但这显然是一种普遍态度。[35]人们仍会期望恢复中的和非卧床的病人去帮忙清洁和缝纫，在这一点上大家是一致的；阶级态度和长期紧缩的预算也保证了，这种做法在20世纪的病房生活中仍保持着顽强的生命力。[36]

对职业护士的影响也与阶级有关。训练有素的护士体现了官僚作风和日益增长的医疗权威，她们帮助将社会变革引入病房。另外，这支新的护理队伍的构成也再次确认了该机构中一直存在的社会距离。旧的护士队伍主要是从那些住在病房里的人中招募的，然后在这些病房里接受非正式的"培训"；新式护士，特别是那些承担行政责任的护士，是从一个相当不同的阶层中招募的（培训学校致力于灌输"妥当"的行为风格，即使是对于那些来自工人阶级家庭的学生也是如此）。护士自身在社会和职业上的不安全感只会加深其与医院病人之间的情感距离。[37]

阶级并不是唯一在医院里重演的社会关系。正如人们所预料到的那样，种族和传统的道德范畴也是强有力的现实。黑人病人继续占据着非隔离医院中最不理想的位置；在某些情况下，当新的翼楼或大楼建成后，他们仍然住在老旧的翼楼当中。甚至在一些情况下，他们被分流到地下室或者阁楼。当白人的病房得到翻新时，黑人病人可能会收到淘汰下来的家具，以取代他们更不中看的那些（事实上，一个特定的机构同时接纳黑人和白人，并不意味着他们占据同样的病房；在名义上不施行隔离的机构中，地点的隔离仍是标准做法）。1907 年，一位医院"种族问题"的权威人士解释了当时盛行的某种智慧：

> ……黑人部门必须总是尽可能地远离白人和行政部门……所有科室的设备实际上都是一样的；但是，不同科室的褥套、手术服以及每一件单品都必须分开，就像在城市的不同地方一样。举例来说，你需要用大号字母标明，以便一眼就能分辨出每件物品的所属——私人房间和白人病房的毯子用乳白色和纯白色的；有色人种病房用蓝灰色，救护车则用红色。[38]

当然，因其在将种族预设转化为日常工作的机制方面，每家医院都各不相同。大多数较老的北方医院对其政策都很谨慎，然而即便在其章程中对种族隔离的问题三缄其口，实际做法也反映出了普遍的态度。如在纽约医院，主治医生希望把一位中产阶级的黑人病人送进医院私人建筑的"中间病房"（intermediate ward），但院长还是对这位医务人员的苦苦恳求无动于衷。"病人的肤色很浅"，管理人员向医院的巡视委员会主席解释道：

　　（可能是四分之一的血统），是非常体面、恬静的人，举止文雅，拥有财富，有能力且愿意支付费用，而且是威尔逊（James Wilson）将军送过来的，将军对她很关心……在不影响决定的前提下，我可以说，有色人种病人的入院问题在我们私人病人大楼的历史上很早就出现了。委员会决定，他们倾向于不将有关这个问题的任何立法记录在案。不过，他们却认为让这些病人入院是不明智的，并指示我，一旦有人提出申请则予以规避，而非援引任何医院的规章来加以反对。[39]

　　私人白人病人几乎不会光顾任何一家他们可能预期要与黑人同住在一个房间（甚至是同一层楼）的医院。

　　然而具有讽刺意味的是，黑人的贫困和普遍缺乏黑人赞助和黑人配备的医院，使得他们更加依赖现有的医院设施，无论提供这些设施的条件多么不理想。黑人病人中的性别比例并不像白人病房病人那样急剧向男性倾斜。在一些综合医院中，"有色人种病房"被挤得满满当当，而白人病房则尚有空余。如在亚特兰大的格雷迪医院，院长在1899年报告说，白人病人有足够的床位，但"有色人种床位"前却排着长队。两年后，情况更加糟糕；有色人种病房仍在需要等候的安排列表，而白人病房的设施却始终绰绰有余。[40]尽管在为黑人医院病房寻找工作人员方面偶尔会遇到一些问题，但事实上，在最大的医院里，黑人病人的出现通常会受到主治医生的欢迎。"黑鬼们都很温顺"，正如一位那个时代的人所言，"不反对在临床上被用于教学目的，是医学研究中最丰富的资源之一"。[41]（当然，由于几乎从未在白人医院中获得过学生或是工作人员的职位，黑人护士和医生并没有从这一教学"材料"来源中获益。黑人医生应该是创办第一批由"种族"支持和为"种族"服务的医院的领导者，也就不足为奇。）

　　儿童则扮演了一个更加模糊的角色。他们被浪漫化为其无法理解的病症的受害者，作为个体通常非常吸引人，而且几乎总是代表着比他们的护士和医生低得多的社会阶层。他们在不止一种意义上是未成年人。医生可以从孩子们所可能表现出的感情中获得真正的快乐。"一天中唯一能够忍受的时间"，一位霍普金斯医院的住院医师在给他未婚妻的信中写道，"就是在G病区外面的那段时间，所有可怜的瘸腿的小乞丐都在我身上爬来爬去——为什么我会觉得真的很高兴，也很自豪？因为他们能在一夜之间就记住我，并在我到病房里看他们时，他们就会吵嚷着喊道'早上好，比利（Billy）医生'。"[42]

　　然而，这些热心的小面孔也引发了一个特殊的纪律问题；问题的关键在于不能把他们宠坏，好让他们可以愉快地回到自己的公寓。医院应该设法使孩子们"回到他们的家，而没有被给予他们看护和照顾的必要舒适所宠坏"。

> 柔软的床、温暖的衣服、舒适的浴室、丰富的食物和持续不懈的照护，让位于穷人的家里光秃秃的墙壁、稀疏的桌子和拥挤的房间。在医院的病房里可没有给托儿所安排合适位置的奢侈，我们应该给予其最恰如其分的（discriminating）照护，以避免病房里的"宠物"，尽管身体已经痊愈，但却还始终不安和不满，意犹未尽地回到它曾如此想念的炉灶旁。[43]

　　这种对比似乎太明显了。孩子们常常衣衫褴褛、满身虱子地来到医院。"他们被彻底洗干净"，正如一位在1886年参观纽约婴儿医院的新闻记者所解释的那样，"穿上干净舒适的衣服，上床睡觉，这是这些可怜的小生命第一次体验到安逸的感觉"。如果说这种矛盾和傲慢不可避免，那么对这些小患者父母的态度通常连矛盾都没有。"这些病例中需要克服的最大障碍"，正如费城总医院的一位医生解释他在婴儿病房的工作时所说的那样，"就是许多母亲恶毒的愚蠢，以及许多孩子被带到我们这里时的可怕状况"。[44]

　　道德主义和传统社会中家长作风的预设，在20世纪的医院日常工作中依然存在。医院的病人仍是道德主体，在某种意义上对他们的疾病和贫困负有责任。那个时代的人很容易就建立起了上述联系。辛辛那提总医院的一位医生在 1906 年解释道，并不是因为他们所在城市的结核病减少了，而是"我们努力将收治的病人限定在有价值的人群范围内；不愿在可能的情况下帮助治疗或改善自身状况者，将被劝阻入院"[45]。

传统道德主义和家长式社会关系框架之间的联系，在生育的问题上保持着一种特殊的韧性——尤其是针对 19 世纪末占据了产科医院床位的大量未婚母亲。这当然是其来到医院的必然性与其个人意志密不可分的一类病人。医院的寄宿既是保护性的，也是惩罚性的。混合动机的一个证据，是仅限"第一次失败者"入院的古老惯例。一个无辜的女孩可能会被原谅一次错误，但很难再被原谅第二次。控制犯错的年轻母亲的孩子似乎也是比她的社会地位更高之人的一种适当的责任：许多妇产医院的管理人员毫不犹豫地把这些不幸结合的产物送到体面的家庭中。即便是在约翰·霍普金斯医院这样一个自觉的现代科学机构里，产科病人也填补了一个特别被动和感伤的位置，"社会上有一部分人，不是因为贫穷，就是因为受辱，身为因慈善和教育之目的而建立起来的机构，需要予以同情"[46]。

这些态度中的惩罚性成分，在另一类病人——性病患者身上表现得更为突出。正如一位广为人知的临床医生所说的那样，这种疾病"一般来说，并不像其他疾病那样是不幸的结果，反而是轻率使然，是自食其果，"他解释道，"因此性病患者通常不需要你的同情"[47]。慈善医院依然拒绝接收此类病人（尽管主治医生经常敦促只排除那些原发性病变的患者，而应对那些具有神经或心血管症状的晚期梅毒患者进行治疗）。[48] 然而在整个时期①，性病病人只要付钱就还是会被收治；这不仅仅是经济问题——也是阶级问题，毕竟绝大多数的女性性病患者都是妓女，但男性却是普通工人或水手。

即便在市立医院住院，正如我们所看到的，性病患者仍被当作贱民对待。例如，费城总医院的一位住院医师指出，性病患者：

---

① 19 世纪末到 20 世纪初。

　　和医院里的其他人没有任何共同之处。他们的衣服颜色和款
　式都很特别，是人类所能设计出来的最丑陋的。除了他们自己那
　一类人，他们不允许与任何其他人交往，也不允许使用任何他们
　自己楼层以外的东西。甚至他们楼层中使用的设备，都不能在医
　院的任何地方使用。[49]

　　这个特殊的描述写于 1880 年，但对性病患者的隔离和污名化，以
及他们得到的不平等的待遇则一直持续到 20 世纪。他们可能被禁止从
图书馆借书出来，或者相对于其他病人，给他们提供的饮食也更少、更
差。即便是门诊方面，也给认真负责的管理者带来了问题；男女性病患
者必须仔细隔离，并尽可能将这两类患者与其他门诊患者分开。要找
到空间，"以便让我们能够更好地隔离那些要我们治疗的最令人反感之
人——那些患有生殖器或性病的家伙"，这个问题永无止境。[50]

　　酗酒的病人也受到了蔑视。到了 19 世纪末，处理此类病人的办法
已经确定：将他们转到市立医院。私立医院在某种程度上可以选择自己
的顾客，而市、县医院则不能。然而，当医院未能治疗那些表现出相似
于酒鬼不稳定行为之症状的重病患者时，这一政策就可能会闹出尴尬。
有时，这些不幸的人可能会在慈善和市政设施之间踢皮球的过程中死
亡；这种看似麻木不仁的例子不时引起了报纸的曝光。

　　这类事件几乎没有产生持久的影响。公共和私营部门之间的基本
关系继续存在——并影响到慈善和市立医院中病人的经历。高龄和慢
性病人，就像酗酒者一样，在绝大多数情况下都要接受污名化的公共
护理。19 世纪七八十年代，一些宗教医院愿意为这些病人腾出空间，
但这种意愿有时甚至未能延续到 20 世纪。[51] 尽管个别医院可能会继续治
疗高龄和慢性病人（或支持一个部门去治疗），但较新的医院还是尽可
能地将自身定位在急诊上。比如，大多数医院不愿意收治结核病人，
甚至也不愿意收治癌症病人。迟至 1909 年，纽约市的综合医院都不接
收癌症病人；"……除了救济院医院"，纽约一位著名的外科医生观察
到，"穷人可以去的比较安宁地度过他们那些日子的地方，数量实在少

得可怜"[52]。

尽管慢性病医院和市立医院也发生了变化，但由于受到预算紧张、救济院传统以及令人沮丧的认识方面的困扰，即勇敢的医学新武器在治疗退化性疾病的受害者方面没有用武之地，这种变化总是姗姗来迟。在市立和县立医院的病床上，高龄和慢性病人的病房经历的确变化缓慢。[53] 社会和生物逻辑的现实仍难以解决；慢性病设施更多的是作为监护而非治疗机构存在，也不足为奇——不可避免地以每天最低成本为基础勉强运作。在小城市和小郡县，即便是综合医院和急诊医院，有时也远不如外国游客在纽约、波士顿和芝加哥所欣赏的玻璃和大理石"宫殿"那样气派。比如，弗吉尼亚州的一名医生和医学史家布兰顿（Wyndham Blanton）描述过里士满的老道明医院（Old Dominion Hospital），"由谷仓翻新而成，设备简陋，散发着粪便、食物和乙醚混合而成的气味"。[54]19 世纪的遗产顽固不化。

即便是在最公然地标榜科学的医院里，一种古老的家长作风依然异常活跃。病人仍必须遵守使用梳子和牙刷的纪律；必须禁止其朋友为他们提供陪伴、食物和令人精神愉悦的——尽管是被禁止的酒水饮料；规则依然禁止使用亵渎的语言和表达异教徒的情感。个别董事会或主治人员的赞助仍会影响入院和治疗。在麻省总医院，住院医生必须单独报告申请木腿之人的道德价值。他推荐了一个男孩，一个寡妇的儿子，因为他"查过这个人的记录，我们发现他是个好小伙"。一个工人被批准了，因为他"有一个家要养活，而且从来没有得到过镇上或城里的援助"。另一家医院的院长经常向其雇主通报被诊断为患淋病的病人——"由于这类疾病经常在使用同一如厕用具等时，传染给无辜的人"。[55]尽管医院的技术基础和经济逻辑在内战后的几代人中发生了巨大变化，免费病人在道德上始终是次要的，受到行政人员、护士和医务人员的决定和傲慢的支配。

住在世纪之交的医院里的大多数人，都不是那种会写日志或是日记的人。很少有人写信给关心他们的家人，家人又小心翼翼地保存着他们的信件。许多医生和护士的确发表了他们对医院经历的回忆，但他们的描述在大多数情况下都是如此木讷和程式化，以至于他们告诉我们更多的是作者的态度而非病人的经历。少数个别的描述确实摆脱了这些束缚，我想用其中的一个描述来提供更有质感的洞察——这是 1893—1894 年，约翰·霍普金斯医院的实习护士哈蒙德（Katherine Hammond）所经历的病房生活，她在给母亲的定期信件中描述了她的日常工作。[56] 这家特殊的医院在某些方面可能是非典型的；它是医疗护理和教学的先锋派的领导者。但出于同样的原因，约翰·霍普金斯医院也为全国各地的医院提供了一个对未来的先行经验——让它们观察和效仿。

该机构的方方面面似乎都是由内部秩序的无情追求而形成的。"从来没有任何事情像我们这里的工作这么单调和准时"，她抱怨道，"连规律都十分精确。"[57] 同时，她也很清楚医院的科层结构所提供的优势。"我发现我的帽子和制服"，她在从试用期毕业后解释道，"对管理病人有着很大的帮助——现在我穿着这身衣服工作，他们看不出我知道的有多少，但却几乎会毫不怀疑地服从。"[58]

人们很容易对病人产生一种本能的同情。医生们似乎通常更关心的，也是如何提高自身的技术，而非关心他们所治疗的那些无助的男男女女。"我只是让我的病人安静地死去"，哈蒙德在另一个场合描述一个身患绝症的病人时抱怨道，"只能让他尽可能地保持舒适——当医生进来开始折磨他时。如果我生病了，我绝不会来这里接受护理。"[59] 医院无孔不入的管制更是让人沮丧的现实。还有一次，当她的毕业生病房主管让她没收一个年轻病人画的画时，这位实习护士很不高兴，"就是因为这些画把他的床弄得乱七八糟。他非常受伤地看着我，一个英语单词也听不懂，所以我无法让他知道我为什么要这样做。主管还让我阻止他吹口哨。我感觉非常不好。"[60]

为了符合医院对秩序和非人格化的要求，病人从不被提及姓名，而只是被称呼以病床号。"关于这些号码的另一件难事"，这位焦虑的年轻女子写道：

是他们如此无情——称呼一个垂死的人为 8 号——问你是否能帮助他，似乎也很无情——但这通常就是事实。我需要在不知道名字的情况下为一个人做一切事情，一个星期或更长时间。而且在和医生或是其他护士说话的时候，你必须总是那样称呼他们……我不知道是不是因为这些人有病——所以他们才和我以前见过的很多人都显得非常不一样。你知道他们中的很多人都是来自欧洲各地的移民，但撇开这个事实不谈，对他们却总有一种奇怪的镇定和冷漠，与我现在认为的，以及所习惯的，人与人之间相处的那种兴奋截然不同[61]。

哈蒙德并不是唯一一个做出上述观察的人；其他护士和医护人员也注意到，即便是住院的幼儿也很快学会了不去通过哭闹来试图得到关注，因为几乎不可能奏效。[62]

正如这些段落说明了哈蒙德对其病房受照管者所处困境的同情一样，它们同时也彰显出这两类人的情感和社会距离。如当她在男病房工作时，哈蒙德抱怨说，她很难"让一个病人穿上干净的衬衫，并看到他的手指甲干净"[63]。令她感到惊讶的是，她的病人似乎没有留意到已经引起了她的父母及其朋友极大关注的经济衰退。正如她所说，她照料的那些病人"绝对地为贫困所困扰"，他们的经济前景长期处于无望的状态，以至于他们似乎根本感觉不到经济萧条。[64] 在这种情况下，种族差异加剧了阶级界限。有一天，她提到一个"俄国女孩——像年幼的动物一般野性十足，桀骜不驯"，而爱尔兰人则像他们整个世纪里所做的那样，寻找各种场合去实现他们的奇思妙想。[65] 这种文化误解的一个特别令人痛心的例子是，一个年轻的意大利人因颅骨骨折而入院：

起初他除了睡觉什么都不做——但现在越来越好——坐在床上和我们大家说着最疯狂的方言……如果你做了任何让他高兴的事情，他就会抓住你的手，亲吻你的手——并拼了命一样地拥抱你。他像所有的意大利人一样猥琐——而且狡猾。他把别人桌上的桃子偷出来……吃掉，然后把石头藏在床垫下面。[66]

　　"我的外国佬男孩"，她在两天后写道，已经能从床上爬起来，"以你所见过的最有趣的方式"走来走去。"每当任何人友善地同他讲话，他就会停下来，亲吻他们的手——让他们感到十分困惑。"几个月后，这位精疲力竭的实习护士总结性地写道："这个病房里的病人现在是一大群可怕的俗人——当一个人病得很重的时候，你不在乎他是什么人，但当他们开始好起来的时候，你就又会对他们感到彻底的厌恶。"[67]

　　约翰·霍普金斯医院体现和象征着一种新的科学化医学，但它依然在微观上复制并塑造了其令人安心的红砖围墙外更大世界中的社会现实。在这种环境里，病人仍要为他们希望能借此恢复健康的新的临床技术和效率，付出尊严和不适的代价。

第十三章

新式医院及其评论家们

1911 年夏天，史密斯（Joan Smith）九十岁的父亲在麻省总医院去世。她父亲的治疗和她的经历让她对医院及其"不文明且明显效率低下"的员工不满，留在她心中的只有苦涩。这些人回答问题时态度粗鲁，经常躲在桌子后，头都不抬。"尽管造访医院的大多数人都很穷，很无知"，她争辩道，"也没有任何理由不把他们当人，而是当作牲口来看。"

家属只能在下午 3 点与医生交谈，然后这个简短的交流也必须在"公共入口"处进行，"医生也是站着的……"难道就不能让危重病人的家属"有一个哪怕办公室的隐私吗，在那里，哪怕只有几分钟，他们也会得到应有的关注和礼遇"。护理工作也很不够；她曾几次发现父亲的病房完全没有人管。父亲死后，她和一位殡仪员等了一段时间，才有一个人出现，收取了她两天的费用。然后她才被允许认领尸体。尽管她的父亲是一个病房病人，但她认为，"他和那些关切他的人，应该得到一般性的礼遇"。她的父亲出生在马萨诸塞州，"在他以前，他的父亲和母亲也是如此，他在近九十一年的时间里过着有价值的、体面的生活，但他却死在麻省总医院里，对我来说将永远是一个遗憾"[1]。

在感受的意义上，这位悲愤的布鲁克莱恩居民并非孤例。尽管总体上讲，20 世纪初的医院是一个巨大的骄傲和乐观的源泉，但它已然引发了各式各样的批评。即便是医院管理这个新领域中许多自觉的专业领导者，也意识到他们引以为豪的新治疗圣殿中的不完善之处，并试图使其既科学、高效，又具人性化。20世纪初，即便是著名机构中有思想的医院管理者，如波士顿市立医院的罗威（George Rowe）、纽约医院的路德拉姆（George P.Ludlam）、纽约西奈山医院的戈德沃特（S.S. Goldwater）等，也意识到了医院的缺陷。正如一位评论家所言，他们担心医院会变成一台"大机器"，把那些不幸的人变成齿轮，或者用另一位那个时代的人的话讲，沦为仅为一小撮在发表上有抱负的医生感兴趣的"实验站"。[2]

事实上到了1910年，几乎所有在20世纪末变得如此熟悉的批评都已经针对了美国医院。从病人的角度来看，医院似乎没有人情味，又非常官僚。批评者进一步指出，医生很少将病人作为整全的人，更不可能把他们作为一个特定家庭和社区的一部分进行治疗；专家们只关注他们受训领域所决定的狭隘焦点。与这种结构性的近视相呼应的，是对急性疾病，特别是对那些医院的技术能力有用武之地的疾病的过度关注，相应地对康复和慢性疾病却始终缺乏兴趣。

最终，城市综合医院似乎变成了只为非常富有的人和穷人服务的设施。正如我们所看到的，大量中等收入的美国人不愿进入医院，成为病房病人，但又付不起私人病室的费用。必须采取一定的措施，让医院成为这些被忽视家庭的选择。20世纪初，对医院关切的评论家们也试图缓和已经令人担忧，又不可避免地和强调急诊有关的成本高企；医院需要成为一个更具灵活性的机构。经济和人性的考量，都强调需要进行区域规划，需要改善甚至扩大门诊设施，需要更好的康复和长期护理，需要为中等收入的病人提供社会上适合、经济上亦可行的设施。

同时，市立医院仍需摆脱其救济院的传统和总是世俗的、有时是腐败的政治进程所带来的制约。无论出身于任何阶层，生病的人都应该得到称职的、非污名化的治疗；改革者希望使市立医院人性化、高效化、科学化——明显区别于其作为救济院的根源，并尽可能成为非营利性同行的一面镜子。

在进步的这一代人中，医院发言人和社会工作者、有社会意识的教育者和市政改革家一样，都渴望将城市社会医院打造成既理性又具响应能力的机构。然而，他们共同信念的影响却必然有限。效率、科学和规划，这些使改革努力合法化并可能实施的工具，在某些方面被证明与这些努力对立，在其他方面则又与这些努力无关。那些既已形塑医院的力量，早就深深地融入了医院的结构当中。

社会愿景

疾病不仅仅是一个病理过程，医院的作用也不仅仅是一个修理厂。改革方案直指将医院与环绕并给了其支持的社区隔离开来的障碍的武断。"许多医务工作者和社会工作者，"一位著名的医院社工倡导者争辩道，"他们正在深思熟虑地寻找人类痛苦的原因和治疗方法，他们问医院是否已经做好了拓宽其职能的准备；现在是否应该看一看……在其围墙之外，它或多或少有意识地服务了社区。"[3] 真正有效的医疗服务，和一个更加人性化的社会是密不可分的。

传统医学思想从未质疑环境、生活方式和疾病之间关系的重要性。19 世纪末 20 世纪初，尽管细菌理论的影响越来越大，但在公共卫生改革者中，环境主义的假设一直存在。即便是在学院派的医学界，还原论的疾病观也未能横扫此前的一切；工作、饮食、压力、个人习惯和居住场所都可能在诱发疾病方面发挥作用。疾病的发病率和严重程度并非单纯由暴露在特定病原体的机会偶然决定。这样的假设令人信服地指出，需要一种植根于家庭和社区的医学。

而少数以社会为导向的医生，的确主张加强对医院病人的社会环境干预。如哈佛大学教授、麻省总医院医生卡伯特（Richard Cabot）可能是这些活跃分子中最直言不讳，也最善于表达的一个。他把医院或诊所里的每位病人想象成一种取样装置（就像细菌学家对供水的取样一样），并从他或她的疾病中反映出帮助其产生这种残疾的社会诸方面。

如同一只水桶放进自流井或是大海，会从桶里带出一个广泛分布在那里的样本一样，一个铅中毒的病人、罹患肺结核的病人、有法庭记录的病人，也会让我们接触到我们本不应忽视的那些状况。[4]

卡伯特在美国第一个医院社会工作部（在麻省总医院）的建立过程中发挥了重要作用，他也谴责作为公民和家庭成员的病人和作为医院病例的病人之间的脱节，堪称知行合一；为了不降低护理质量，两个层面的经验就不能被割裂。"除了特殊的疾病，"卡伯特指出，"一个到我们医务室来的儿童或是成人，都代表着一个家庭问题，归根结底又是一个社会问题，他们贫困、住房差、食物差、习惯差乃至接触到的人都差，对仅靠微薄的收入过上干净健康生活的方式、方法一无所知。"[5]上述观点与那个时代社会福利倡导者的动机和假设不谋而合，而这些福利倡导者中的许多，如护士和安居房领袖沃尔德（Lillian Wald）或工业毒理学家汉密尔顿（Alice Hamilton），也都对医疗有着专业上的兴趣。[6]

尽管历史学家很难就进步主义的显著特征和社会根源达成一致，但毫无疑问，20世纪的头二十年见证了一种广泛构想的扩大城市社会服务传统责任的尝试。在这一更广泛的社会复兴计划当中，健康扮演着重要的角色；医院很难不受到未来改革者批评的关注。他们认为，医院的责任并不止于对疾病的认知，医院也不以入院和出院为界限。门诊可以成为教育性讲座和指导的场所，出院的那一刻则是将注意力转移到家庭、远离医院病床的信号。对这种"医疗预防"的关注，既可以帮助医院——也可以从疾病的源头：穷人的家庭和工场入手，来缓解医院的拥挤。[7]

在医院内部，外展工作以公共卫生护理和社会服务为中心。两者的前提都是需要跟随病人到他们的家中；两者也都假定需要灵活的护理模式。上门护理的历史较早，英国早在19世纪中叶就已经有了这方面的先行尝试。[8]到了19世纪80年代，一些美国医院和药房也已经开始聘请护士在病人出院后探访其康复状况。护士的主要职责还是治疗性的，如监督更换敷料或正确使用矫形器械，但她们也同样具有教育功能，把适当的饮食和卫生知识带到租住着经济公寓的无知家户当中。大概在同一时间，第一批自主的（通常是由女性领导和资助的）上门护士协会开始在城市的公寓区开展工作。[9]尽管这些护士协会的定位是以提供护理为中心，但她们自认为同样是在提供教育和启蒙。

直到 20 世纪第一个十年，才出现了医院社会服务。[10]在麻省总医院的先锋计划榜样的引领下，其他机构也开始任命社会工作者，他们的任务是跟踪出院病人，提供卫生建议，监督病人对医嘱的遵守情况，当然也许最重要的，是评估他们的社会、经济以及身体健康。如果病人的生活没有保障，就很难保持健康；因此，医院的社会工作者要与公共和私人福利机构精诚合作。

然而，尽管有这样一个充满活力的开端，20 世纪早期医院的某些方面似乎从根本上与社会对健康和疾病的理解相悖，甚至也与对占据了医院大量病床的男男女女进行体贴谨慎的治疗大相径庭。医院组织起来就是为了在高效的科层化环境中提供最先进的技术服务，但批评者却指责说，在这样做的过程中，医院忽视了对个别病人的关注。比如简·亚当斯，就通过援引某位患有阑尾穿孔的女性的病例，将这种组织化的非人道行为表现得淋漓尽致，这位女性入院后，依照规定，在医生看病前，就已经洗了澡，并梳好了头发。但病人却在手术的过程中死了。[11]大医院的问题最为严重，尤其是那些有着活跃教学项目的医院。正如纽约医院的院长所指出的那样，我们不希望病人把自己当作施舍的对象，我们也"不希望让病人成为一个'病例'；我们不希望简单地让他们与大量的临床材料混为一谈，我们要保留他的个性"。绝大多数病人是在恐惧中进入医院的，而且都是出于不可避免的需要；病人有权期望得到"……'环境治疗'，并将其当成一个个体，而非我们日常工作中直到失去都可有可无的一个单位"[12]。

这些已经司空见惯的论点中，对这一趋势表示遗憾的缘由，似乎与 20 世纪医学的基本方面有关。专业化就是其中的一个因素。过分的专业化，正如西奈山医院的戈德沃特在 1906 年所警告的那样，医院"就不再是一个救助病人的令人满意的，甚至是安全的工具"。治疗很可能不是根据病人的需要，而是"由其所在科室的特殊目的和做法"来决定。如以研究为导向的外科医生，就可能会有意或是无意地过早让那些没有"兴趣"的病人出院；妇科医生也可能会仅因为外科手术不在他们的治疗范围内，就不收治生病的患者。[13]

按照人们业已熟悉的说法，病人已经不再是一个人，而是一个由器官和潜在综合征构成的组合。卡伯特在援引他诊所助手的话时，用异想天开的尖刻表达驳斥了这些态度。这个年轻人在某天早上迎接他的时候，热情洋溢地报告说，有很多材料在等着他。"有很多很好的材料。有几个不错的心脏，一个有黄疸的肝脏，一个浮肾①，三个恶性贫血，还有一个扁平足。"了解病人是了解其疾病的前提，然而，卡伯特感叹道："一般的医生习惯于看到病人像流星一样从他身边闪过……他所接受的训练就是专注于某个可疑的器官，直到他认为他的病人几乎就是没有实体的疾病。"[14]

对于日益技术化的医院医学的还原论倾向，卡伯特几乎不是唯一一个持保留态度的人。许多普通医生都对专业主义抱有挥之不去的敌意，也对实验室心存顾虑。正如检验结果可能会揭示很多，它们也会掩盖很多，但无论如何都不能代替有经验的临床医生对整个病人的了解。[15]正如一位喜欢讽刺的医师所说的，私人执业迫使我们"这些可能带有偏见并受误导的从业者——治疗病人，就像治疗疾病或者说他所罹患的疾病一样，别忘了在这里，情感和科学、技术一样会有所帮助"。[16]至少对一些医生而言，医院的护理并不总是，也不必然是最好的护理。

当然，大多数那个时代的医生并不认为医院和实验室的成就，必然与社会医学的希望相抵触。对于绝大多数有能力和理想主义的医生而言，实验室和医院病房似乎是寻找改善人类身体命运的适当场所。相比之下，较早的、更具包容性的观点似乎是模糊的、分散的。抵抗力、易感性、家庭状况和个人特质、社会环境和健康之间的关系等问题似乎越

---

① 浮肾，医学术语为Nephroptosis，是由于肾脏外部在正常情况下没有其他固定的组织结构支撑，其外包覆脂肪囊（adipose capsule）的脂肪量过少，或是缺乏肾囊（renal capsule），将造成浮动的现象，又称游离肾。

发地不相关，或者更准确地说，越发地不适合进行控制性研究。此外，实施隐含在环境观点中的社会方案也要求对政治和社会行动——如改善工业和住房条件，或是建立全民健康保险，进行艰难而令人不安的考量。[17]智慧、专业主义和审慎的态度，共同让医学精英们的精力集中在了医院的住院病床上。

医学文化中的住院与门诊

但那个时代的人也都清楚，在院外接受治疗的远多于在院内接受治疗的美国人。一位著名的医院管理权威在 1913 年强调，只有 13%的病人住进了医院。我们不需要也不可能为每个病人提供一张病床。药房和社会服务部，将做出恰当的回应。[18]用另一位管理者的话讲，城市医院的职责是"在疾病的最初阶段给予帮助，……使工薪族不至于被迫离开工作岗位，而成为医院病房的病人"。[19]

免费门诊治疗一直是美国城市卫生保健的一个重要方面，尽管这种服务的提供在医生中从未享有很高的地位。药房和医院门诊部起源于 18 世纪末，到 19 世纪中叶，已成为向有工作的穷人和贫困者提供机构性治疗的主要形式。从病例数量的角度来讲，这种形式一直保持到了 20 世纪。南北战争前的医院和独立药房总是向那些自己请不起医生的人提供"无须预约的"治疗。在许多医院里，医生们还为重病患者提供出诊服务。[20]这项政策是有效的，既符合医生的职业模式，也符合那些支持药房工作的、仁慈的社会财富之管理者所秉承的社会观念。以最低的成本，可以让劳苦大众远离医院的贫民病房，重返工作岗位。[21]同时，医生们也发现，在药房或医院门诊机构做义工是积累临床经验的一个极具吸引力的方式。

然而，正如我们所看到的，在职业成就的等级制度中，门诊预约总是不如病房病人那样理想。控制病床、监测"有趣的"病例的机会、外科医生进行"重要的"手术的机会，以及同样重要的是，传统上附加在这个职位上的声望，保证了住院的主治医生（inpatient attending physician）比他的门诊同事享有更高的地位。1800 年到 1920 年间，尽管细节可能发生了变化，但住院和门诊之间的区别仍是根本性的。

住院和门诊预约之间的地位差距难以随着时间的推移，以及医学技术能力的提高而缩小。同样关键的是，机构门诊服务基本上仍是无偿的，与决定了私人执业的经济关系仍没有直接联系。另外在 20 世纪初，对医院病房病人的治疗，则业已成为一个很有前途的、对一些医生而言至关重要的病人诊费的来源（当他们不需要住院治疗时，私人病人依然是在家中，或者较少地在医生的办公室，且只有在特殊情况下才到机构的环境中去看病）。

另一方面，门诊工作仍是医生职业发展的一个形式化阶段，随着医院数量的增加和临床培训机会的扩大，这个阶段的核心地位也越来越低。然而在世纪之交，门诊和诊所的预约仍构成了医学职业的一个重要阶段，直到更详细的住院和研究员项目重塑了门诊的人员配置。此外，一些专科，如眼科、皮肤科和耳科也特别适合诊所的环境。

对于新晋的专科医生及其学生而言，尽管其重要性毫无疑问，但 20 世纪初的门诊医学始终存在着一些长期困扰它的问题。第一个问题是医疗质量通常很差。门诊时间很短，候诊室很拥挤，缺乏隐私，记录保存随意，高级医生的出诊有时也同样随意。庞大的病例数量使得检查敷衍了事，长时间的等待几乎成了家常便饭。治疗仅限于小型手术，和处方的分配——在许多机构当中，仅限于一份经批准的（廉价的）配方清单，有时放在一排标有 1 到 10 或 1 到 12 的瓶子里。[22] 第二个问题是组织上的。门诊人员及其职能如何与医院及其高级主治人员联系起来？拥有制度性权力的医生认为门诊部的作用是向医院的住院床位"提供临床材料"，同时也是培训医学生和护士的重要场所。一旦这些目标未能达到，摩擦就会产生。住院医生和门诊医生也会因设施和特权而发生争执。第三个问题是在 19 世纪末 20 世纪初出现的：越来越难让"一流"的年轻人对常规门诊工作产生兴趣。[23] 正如纽约医院在 1906 年的一份报告中所解释的那样，随着临床教学成为医学教育的一个组成部分，这种职位已逐渐变得越发不受欢迎。"我们医学院最近毕业的学生的能力已经大为增强",他们解释道,"以至于这些人不再觉得有必要为了自我提升而从事药房工作"。[24]

尽管看起像是主观判断,但必须明确的是,按照传统的假设,医疗护理应提供给暂时需要的有工作的穷人,和那些明确需要的长期贫困者(残废、失明、高龄和寡妇)[25]——而除了传统假设中所隐含的制度和道德惯性之外,病人照护本身通常并不构成这些讨论中的一个考虑因素。当然,很少有医生会明确地反对无偿的门诊护理,也很少有医生会明确反对医疗行业提供此类护理的责任。但即便做了,也不会得到费用形式的物质奖励,或是得到智识成就的机会(因为很少有门诊服务的开展方式,能够让最有活力的年轻医生系统地积累到数据)[26]。

在医院界,没有人反对门诊工作,但也没有几个人对这项工作表示过真正的关心。如我所言,门诊工作对医学界的意义在于它为初级医生提供了获得临床经验和医院资历的机会[27]。对主治医生而言,门诊服务是他们病房中具有挑战性和启发性的病例来源。从某种程度上讲,这种务实的考量贯穿于医院内部的所有决策当中。可机构政策的制定,本质上只是由特定人群的需求来部分决定的一种东西:它们只对部分机构的困境(如财政紧张),或是部分专业的要求(如为教学目的而接触病人)更敏感地做出反应。仅举一个最普通的例子,如果在提供门诊服务时,将为有工作的穷人提供最佳护理列为明确的优先事项,那么,门诊的工作时间就不会被限定在工作日。[28]

通常,这些情况都是对公众——若不是对诊所的赞助人——以及理事们——保密的。在公众的心目中,以及在绝大多数普通医生的思想里,门诊护理的核心难题被归入了"滥用慈善"的范畴。而与医疗质量或是医院的住院与门诊的关系不同,这个问题激发了一场旷日持久的也异乎寻常的公开辩论。即便是那些确信需要大力开展门诊工作的管理者和医生,到了19世纪90年代后期也变得越来越倾向于采取保守的姿态。对慈善无组织和滥施的批评,不仅强调了对医院预算不合理要求的消耗,而且还重申了业已存在的传统恐惧,即担心给那些不劳而获因而也不再对裨益感恩戴德之人灌输某种乞丐心态。到了世纪之交,大多数医院和药房都找到了应对这种批评的办法。一些机构与专业的社会工作组织合作，以核查病人声称无法支付正规医生费用的真实性。其他机构则自行进行财务调查，或开始对诊所挂号或个人处方收取小额费用。病房病人较少受到虚假陈述的指控；占用急诊病床的男男女女们似乎真的有所需要，他们的需要既有入院医生的诊断作为佐证，也表现为他们竟愿意进入机构令人生畏的围墙当中。传统的假设认为，医疗行业在道德上应该为穷人提供免费医疗服务，可到了 20 世纪初，这种假设已经逐渐消失。只有少数医生坚持认为，与其让真正有需要的人因这些刨根问底的问题而灰心丧气或感到羞辱，倒不如让少数伪君子去得到那些不应给他们的照护。[29] 一些医务人员出于更实际的原因反对门诊收费和财务调查，特别是这些政策可能会影响到诊所的出诊率，从而影响病房病人的入院。[30]

从上述辩论的字里行间可以明显看出许多病人——特别是在最大和最著名的医院门诊部里的那些病人——的确有一小部分的支付能力，他们选择来到专业诊所，寻求比惯常的家庭医生能够提供的更明确的诊断。许多人确实从家庭医生那里非正式地转诊过来参加会诊，而会诊的费用则是他们作为私人病人所无力承担的。"病人主要是为了诊断而来"，正如一位那个时代的人所解释的那样，"而并不关心处方。他们会在家里接受治疗，只希望得知他们医生的诊断是不是正确的"[31]。

尽管有很多人反对现有的门诊和药房项目，但 20 世纪初的少数医生和管理者的确为其进行了积极的辩护，认为它们是有效的医疗系统中必要的组成部分，而不仅仅是教学的附庸或是招募病房病人的需要。他们认为，门诊服务不应受到限制，反而应该让它们更加方便，质量更加优良。急症医院医疗费用的快速增长进一步凸显了这些措施的必要性。戴维斯（Michael Davis）是第一次世界大战前几年波士顿药房的管理者，在制订改善门诊医疗的计划方面，他也许是那个时代的人中最有创意的一个。戴维斯试图将呆板的波士顿药房变成一个类似于保健组织的机构，不只为穷人，而是为任何无力负担最先进和最专业的医疗服务的波士顿人服务。[32] 他强调了深入病人家庭的必要性，同时也揭露了一个

令人不安的事实：许多人，甚至是城市里的技术工人、中产阶级职员和
管理人员，都负担不起为病人提供一系列专业咨询的费用。他认为，这
种服务不应局限于治疗，也应用于预防急性疾病；药房应传播清洁和适
当饮食的真理。[33] 因此，大医院的药房和门诊部门可以填补现行城市医
疗体系中的逻辑空白。戴维斯并不是唯一表达了上述观点的人。然而，
就在他的想法和试验项目被详细阐述的同时，医学观念、机构实践和相
关医学职业的变化也让独立的药房（如他的波士顿药房）近乎过时，甚
至在大多数有抱负的医生的计划中，繁荣的医院门诊部门也变得越发无
足轻重。20 世纪的门诊部继续存在，并继续治疗着大量的病人，但这
与它们在日益被住院治疗所主导的医疗文化中的有限地位，并没有必然
的联系。[34]

药房和门诊部门只剩下提供临时性、基本上也是无偿的医疗服务
等残余功能。医院的技术能力不断提高，似乎越发使门诊的边缘地位合
理化。医院的病床是治疗严重疾病的合适场所；到了 20 世纪 20 年代，
甚至连分娩和死亡都进入医院当中。智识和物质利益都决定了对医院病
房病人角色的日益关注。随着 20 世纪的发展，少数有活力、有抱负的
年轻医生不愿仅仅满足于诊费和当地临床声誉的积累，但也通常不是被
社会医学所吸引，而是越来越多地受到了研究"更高的"也似乎更明确
的需求所感召。医院不可避免地成为那些可以获得最高地位的临床研究
的场所。医学的回报制度连同社会的期望和价值，为那些试图进入医院
和在医院执业的医生提供了最大的成就动机。那些试图通过扩大门诊服
务，从而使医院成为一个更灵活、成本更低的机构的人的希望，则注定
要失败。

尽管门诊项目在 20 世纪 20 年代和 30 年代得到了一些基金会和政
府的支持，但它们却继续遭受着福利医疗的污名和许多普通医生的反
对，这些人认为门诊项目是"医疗社会主义"的前兆——以及对供给依
然稀少的付费病人的潜在竞争。在 20 世纪 20 年代，有组织的医学甚至
反对政府对性病控制和母婴健康诊所进行支持，在这些领域当中，仅仅
目标人群的特殊情况可能会得到一定程度的宽容。

救济院还是医院：改革公立医院

在整个 19 世纪，大部分住院医疗服务是在救济院和县级的济贫院提供的。然而，相关的医生和非专业人士却一直认为，在这种环境中的治疗是低劣的、有失身份的。既然住在救济院是对过去经济不宽裕的一种惩罚，也是对未来轻率行为的一种威慑，那么仅仅因为勤劳的男男女女或是老人生病，就让他们在这种环境下生活似乎是不公平的。只要非专业人士意识到能否进入市立医院主要是由抚养的需求决定的，他们就会带着恐惧和敌意去看待它。在贝尔维尤医院、库克县医院，或费城总医院接受治疗，就等于承认了自己缺乏选择的罪责。

19 世纪的救济院医院在医务人员的需求方面，也时常不能令人满意。市立医院的病房里住满了慢性病人，其预算不但长期匮乏，而且还受到政治任命者们（appointees）的控制，因此，市立医院为有抱负的医生提供了一个不太理想的职业选择。但市立医院的职位也总比没有要好，毕竟最理想的慈善医院的医生职位总是稀缺，竞争也很激烈。与绝大多数受过教育、富裕的美国人不同，医务人员实际接触到的是救济院或市立医院墙内的惨淡生活，人性与专业精神结盟，促使他们呼吁改革。事实上，从 19 世纪第二个四分之一时间开始，医务人员就带头敦促市立医院只收治可挽回的、有价值的穷人，并将市立医院定义为在物理上和行政意义上都与其救济院前身不同的专门的治疗机构。

改革市立医院的尝试由来已久。如早在 1835 年，当费城将其救济院迁至新址时，医务人员就敦促将其医疗病房指称为费城医院——从而将这部分与该机构的其他功能区分开来。[35] 当波士顿的医生在 19 世纪 50 年代末、60 年代初敦促建立市立医院时，他们也提出了类似的观点。重要的是，要把市立医院的治疗功能从更适合构成救济院人口的残疾、年龄和疾病等沉渣（sediment）中分离出来。

这种改革呼吁的核心逻辑是对医学治愈能力的信仰，以及每个人都有权获得治疗资源的平等主义推论。这种技术权利的假设，凸显出医院的福利和治疗功能之间的差距不断增大。只要人类的问题在医学上可以被定义——并在实践中是偶发的——它们就会强烈地吸引公众的同情和支持。改革计划也承诺给社区的纳税人带来实际利益。有效的医疗服务可以帮助缩短福利救济名单。"可以肯定的是,"一位明尼苏达州的医生在 1889 年为市立医院辩护道,"周边环境越好,设施越齐全,为病人或伤员提供的护理和治疗越熟练,他们从残疾中恢复的机会就越大,他们也就越有可能回归到有用的生活当中并自食其力。"[36]

治疗功能和福利功能也应分开;救济院和医院应该,而且必须是相互独立的机构。实现这一目标的运动也许在费城得到了最显著的体现;费城,也是医院和济贫院在物理意义上纠缠最久的美国城市。举例来说,1873 年,著名的精神科医师兼机构照护专家雷(Isaac Ray)在改革派费城社会科学协会(Philadelphia Social Science Association)的演讲中,重申了长达半个世纪之久的要求,即要让救济院和医院脱离关系。这是为城市中有工作的穷人提供足够医疗服务的必要步骤。最微小的改进,雷强调,"也远达不到预期的目的,如果医院仍要以贫民机构的精神来管理的话。最重要的考虑因素必须不是如何廉价地留住病人,而是如何迅速地治愈他们,以及在多大程度上减轻他们的痛苦"[37]。

雷的改革观点很大程度建立在广泛传播的假设基础之上,即认为在有价值的穷人和没有价值的穷人之间,在堕落的乞丐和勤劳但不幸患病的劳动者之间,存在着真正的,也会是绝对的区别。在整个 19 世纪的发展过程中,纵然费城的市立医院规模越来越大,地位也越发突出,这些核心观点始终未曾发生改变。如在 1900 年,其医务人员又提出了现在看来司空见惯的要求。医院"是救济院的一部分",他们警告道,"就会有许多人强烈反对利用那里给予病人治疗,因为那种被救济资格的污名化……"唯一的解决办法是将救济院迁至城市的另一个地方,"并使目前的地点成为一个纯粹意义上的医院,一个可以消除污名,也让任何公民在需要治疗时都会毫不犹豫地进入的医院。"值得注意的是,这一请求竟是作为"促进、鼓励和扩大费城医院临床教学"的努力,以"使其成为世界上最好的医学和牙科学校之一"的一部分而提出的。

事实上，费城的医生与城市管理部门的人员结盟，能够给他们的城市医院带来很大的变化。到第一次世界大战时，它在设施的大多数方面都能与当地慈善医院竞争——而且因为几乎没有付费病人，也提供了多样化和越来越不受限制的教学机会。病房根据诊断进行了重组，一所受人尊敬的护士学校也蓬勃发展起来。临床病理学和放射学可以用到常规的病人护理当中；在这些技术的意义上，费城总医院也已经越发接近于其著名的慈善性邻居，宾夕法尼亚大学医院。到第一次世界大战时，至少有十几个专科已经在医院的病房和教学常规中建立起来；它已经成为一家自觉的医院，并以其教学、护理的质量以及为病理学家和临床研究者提供的机会为荣的一家机构。1890 年，《费城医院报告》（*Philadelphia Hospital Reports*）开始成为该机构进行临床研究的一个载体。1904 年，年度报告包括开始使用了费城总医院"材料"文章的书目。费城的市立医院已经逐渐融入了医学地位和教学的世界当中。

到了 1910 年，也就是《弗莱克斯纳报告》及其呼吁医院、医学科学和医学教育更紧密结合的那一年，费城总医院在某些方面已经成为一家像其他任何大都市的慈善姐妹医院一样的医院。事实上，它的规模远远大于大多数医院，并因其作为临床医学教学和研究的圣地而自豪。[38] 它的 13,000 名病房病人需要 73 名主治医师职员（包括 10 名外科医生、12 名内科医生、8 名产科医生和 8 名神经科医生）的关注。大多数人在市内医学院担任教职。医院还拥有 27 名实习生，由 1 名住院总医师、1 名助理住院总医师和 1 名住院病理医师指导。费城总医院已成为 20 世纪医学界的一部分，并被纳入其知识和社会结构当中。

另外，它仍然是一家救济院。医院的死亡率保持在 12% 的水平，而且很大一部分病人是慢性病患者。1910 年，费城总医院的平均住院时间为 35 天，宾夕法尼亚医院为 19 天。改变得越多，保持不变的也就越多。对于那些费城慈善医院最不希望看到的病例，费城总医院依然是照单全收。它仍是救济院建筑群——一个为该市劳动人民所熟知和恐惧的建筑群的一部分。直到 1920 年，费城才开设了一个独立的"穷人之家"，直到 1919 年到 1926 年之间，"疯人院"才被搬到了当时仍是城乡接合部的一个单独的地方。费城的社会问题不像它的医疗问题那样，容易被看似技术性的方案解决，甚至是重新定义。公共和私人部门之间地位的差距依然存在。在决定谁将占有费城市立医院的病床时，社会位置依然是主要的决定因素，如果在 20 世纪有什么更显著的变化的话，也只是阶级、年龄、种族和慢性病等问题越发地突出了。

费城绝不是一个特例。其他城市也走上了类似的道路。纽约的医院规模更大，因而也较早地实现了功能的物理分化，但贝尔维尤医院和国王郡医院作为该市最大和最著名的急症护理设施，同样具有费城总医院的许多特征。[39] 在波士顿，1864 年城市医院的成立造成了另一种市立医院的困境。相较于其费城同行，波士顿市立医院更早地出现了一个以急诊为导向的机构。但更重要的是，波士顿自觉创建的医疗机构并没有解决城市的老龄和慢性病负担。长岛医院成了波士顿的受抚养人群和慢性病患者的避难所，事实上，这些患者通常是由波士顿市立医院转诊过来的，他们原本是在那里入院，但该医院只对患者进行有限天数的治疗。[40] 在南卡罗来纳州的查尔斯顿，一个与费城或波士顿截然不同的社区，一家 1880 年才新成立的市立医院在试图界定一个不同于救济院的责任范围时，也遇到了类似的问题。仅仅是市议会的行动，还不能很好地估量人类在社会福利制度的摸索中所遇到的问题。慢性病患者"找到法子"进入了救济院，一些老人则漂流到医院，医院却抱怨说这不是收留不治之症的人的家。与费城一样，查尔斯顿也曾试图合理化并分离其福利功能，但也发现在将特定的人群分门别类方面收效甚微。[41]

纽约、波士顿、查尔斯顿和费城之间的差异更多的是表面细节，而非本质上的。在每一种情况下，市政当局都要面对老龄、抚养和慢性疾病等难以解决的沉重负担。在一个城市，他们在不同的地点接受治疗，在另一个城市，他们却在同一个地点接受治疗，但如果想到卫生和福利功能都归属市政当局，这种差异通常就会消解。在市立或是郡县的任何一个医疗体系当中，都很难明确地区分疾病与抚养、抚养与残疾之间的关系。在每一个城市，私立慈善医院都行使它们的能力，在可获得的病人群体中进行选择，规避着慢性病和传染病，如同它们在 19 世纪上半叶所做的那样。"慈善医院"，正如约翰·霍普金斯医院的院长赫德在 1912 年所坦言的那样，"如果不想损害自己特殊病人的利益，就不要接收这些病人"[42]。

市立医院改革的理论依据，要求达成一种参照和期望的共识；有了这种共识，一个社区有别于另一个社区的机构发展在历史和规模上的特殊性，也可以被超越。有关的医生和非专业人士援引科学化医学的威望，并将其与人道主义相结合，谴责传统上与照护公共资助的病房病人相联系的污名。社区的生态利益和人道精神，都敦促让工作的男男女女获得有着潜在治愈功用的医院服务。

这种论点致力于维护医院的治疗功能和福利功能之间，合法化与污名化之间，以及值得与不值得的穷人之间的区别。支撑这一观点的技术层面的基本原理，也使得它在很大程度上与南北战争前救济院中所充斥着的棘手问题无关。实际上，改革争论的合理性和合法性正是建立在对这些问题拒斥的基础上。市立医院改革的争论必然掩盖了慢性病的严重性，并在优先级的意义上帮助实现了对急性干预治疗的倾斜。我所称之为"技术权利"（technological entitlement）诱惑的那种东西，帮助热心而善意的美国人忽视了老龄和慢性病加诸在那些不完美的身体上的，不可避免的负担。20 世纪初的改革家们很清楚市立医院存在的问题，但却没办法找到任何的解决方案可以作为长久之计。

有组织的仁爱

医院系统与慢性病、老龄和贫穷相关的那些负担，只是更普遍问题的一个方面。即便是经营得最为良好的医院，似乎也通常效率低下，管理不善，而本地的资源却被浪费在日益高企的重复服务当中。有一些对策看似有用。一是诉诸名为效率的东西；二是对医学科学潜力的信心，似乎也有所关联。科学的方法可以指向对有限资源的合理管理，以及更有效的治疗方法。与效率运动和对科学方法解决问题能力的信念相关的，是对区域保健规划的一个虽小却有希望的承诺。

效率是一个如此经常被提及的术语，在确切的内容上却又是如此空洞，以至于人们必须以适当的谨慎加以对待。在 20 世纪的前二十年，它为学校、公司、市政府和工厂的管理者提供了各式各样的权益（equities）。"科学管理"的威望也影响到了医院管理者。美国医院每年的花费为 2.5 亿美元，一个有影响力的委员会在 1913 年的报告中指出，医院是"一项大型的商业运营，应该按照健全的商业原则来加以管理"。但这绝不是现实。在这 2.5 亿美元中，每年至少有 20% 的资金被浪费掉。[43] 效率和科学管理已经彻底改变了工商业的利润创造，它也必须彻底改变慈善事业。如果商业企业能够联合起来，合作降低成本，那么为什么"为人道主义目的而建立起来的机构"就不能呢？几年前一位著名的管理者曾这样争辩道："让我们在自己的小世界内证明这样一个真理：今世的儿女，比光明的儿女还要聪明。①"[44]

在医院内部，效率有众多不同的含义。其中之一集中体现在掌握某项本质令人生畏的任务上：将医院复杂的内部生活和外部关系还原到起码最低限度的秩序的程度。可以预期，医院的院长会议会时常关注诸如保存病人记录、提交账单和控制应付账款等的最佳形式问题。[45] 效率也意味着建立医院的常规，一个可以简化医疗护理和避免浪费的常规。如果病人从入院到出院的每一个治疗环节都得到仔细的规定，护士、侍者和实习医生就能实现护理的最佳水平。错误永远不可能被消除，事故也不可能完全避免，但仔细监控的常规却可以最大限度地减少此类灾祸。任务的秩序化不仅能够成就无可挑剔的护理水平，而且应用在采购、清洁和烹饪等方面，也会让医院最有效地利用其有限的财政资源。

效率意味着纪律和常规，它还意味着对日益多样化和专业化的工作队伍进行集中控制。将有序的纪律强加给医院的愿望并不局限于修辞的范畴，也不源于 20 世纪初科学管理的流行。相反，它始于 19 世纪 70 年代：此时大多数的大型医院致力于控制成本，及其偶尔棘手的

---

① 出自《新约·路加福音》16:8。原文是，"主人就夸奖这不义的管家做事聪明；因为今世之子，在世事之上，较比光明之子更加聪明"。

病人、雇员和实习医生。在南北战争后的这一段时间里，甚至连效率这个词本身都是在现代意义上使用的；任何称职的管理者都力求以"机器般的完美"来管理他的机构。[46] 就像世纪之交同样流行的军事比喻一样，工厂和机器生产的形象代表了对理性、纪律性经济的承诺。很少有那个时代的人会质疑这样的目标——即便他们承认医院并不能，也不应该像工厂一样运作。事实上，效率的倡导者认为，不折不扣的官僚秩序的可见符号并不会让病人望而却步，相反却通过让其相信他们在有能力的人手中，而事实上增益了医院的心理资源。"当病人进入医院时"，正如一位医院的管理者在 1911 年所指出的那样，"无论他是最聪明的还是最无知的，都会注意到这个机构的制度和规则；没有混乱，没有护理员和护士之间的相互批评。对病人而言，这无疑是一个巨大的鼓舞"[47]。

此外，对效率的宣扬还起到了合法化的作用，它暗示着对某种不受私利影响的决策模式的忠诚。比如，科德曼（E.A.Codman）是波士顿的一位外科医生，也许是美国医院效率倡导者中最狂热的一位，他很清楚"效率典范"可能发挥这种宝贵的作用。他警告美国外科医师学会的主席，如果没有这样一个无私的目标，该组织就不能提供任何有别于工会的东西。[48] 科德曼因无意地攻击了麻省总医院古老的资历制度而在波士顿医学界名声大噪，在全国范围内，他也因倡导评估手术长期效应的"最终结果"系统而闻名。在科德曼的思想中，效率意味着对手术疗效的客观评价：在一个层面上，科学管理构成了对当时职业中武断和考虑不周的方面的攻击；而在另一个层面上，它则重申了系统已经达成共识的技术目标。

然而，效率的修辞却并不能轻易转化为相应的现实。当时的评论家们很清楚，科学管理不会轻而易举地重塑美国医院。[49] 也正如科德曼自己所强调的那样，不折不扣的效率意味着对医务人员、医疗程序，甚至医疗费用的评估；这并不容易实现。医生可能认为是必要的、适当的昂贵治疗，可能会被苦苦支撑的行政人员理解为不过是奢侈品；对于敬业的临床医生而言，行政人员的效率可能看起来像是攫取权力或者就是单纯的吝啬。而且，正如许多那个时代的人所意识到的那样，效率的提高——如果与所提供的服务质量有关——更可能意味着增加而非减少医院费用。[50]另外，即便是那些最致力于科学管理的管理者也意识到，医院不可能像工厂或是军营那样无情地管理；它还必须是一个大家庭，既要提供同情和关心，也要有经济性和临床技巧。正如一位有影响力的管理者在世纪之交前所说的那样，医院"……有着不为人知的特殊性：当它开展**经营**时，它也是生活在其中的人们的**家**"。备受尊敬的约翰·霍普金斯医院的院长赫德，对此也表示同意。尽管纪律是必要的，但他承认，"建立和执行半军事化的纪律，哪怕是在铁路、大工厂、公司或其他商业企业中可执行或是可考虑的那种纪律，都是不明智的"[51]。自19世纪80年代以来，辩论的实质内容从未发生本质性的变化，改变的就只是术语。事实上在20世纪初的许多行政人员手中，"效率"就只是一个用来包装人们早已熟悉的政策的非常时髦的术语。

实际上，效率也通常意味着老式的精打细算。比如，高效的医院是不鼓励浪费的医院，热心的组织者可以厉行可观的节约。黄油可以从盘子里回收并制成肥皂；纱布也可以仔细消毒并再次使用；褥套可以缝缝补补而不是一丢了之。要对垃圾筐进行抽查，以检查可用食物或抹布的丢弃情况。一代又一代的人都在与微薄的预算做着斗争，这使得这种策略即便并不值得称道，也是可以接受的，而管理者对合法知识体系的追求，也使得这种传统的世俗家庭策略有了体系和热情。

照理说在超越单个医院的层面上，"效率"可能会意味着区域规划，但在一个分散和不协调的医疗系统中，这个目标并不现实。在每个城市当中，各家医院为了争夺地位和付费病人而重复开展服务，进而导致了成本上的倍增。早在19世纪70年代，纽约市的医院就曾试图寻求合作，将城市划分成不同的区域，以便救护车和门诊服务能够有明确的职责分工。甚至有人建议，医院可以专攻某些疾病[52]。到了世纪之交，医院管理者经常抱怨当地的病床和服务分布不均。[53]然而在20世纪早期，这种屡屡被重复的批评或是试图建立区域医院协会的尝试却很少再出现。纽约和费城确实建立了常设性机构（现为纽约的联合医院基金和费城的特拉华谷医院理事会），但它们对其成员机构的内部政策却几乎没有任何影响。即便是实行统一的疾病分类和成本核算模式的努力，也实难得到普遍接受。[54] 美国医院协会（成立于 1899 年）为未来的职业管理者提供了一个策略辩论的论坛，但在 20 世纪 20 年代之前，对政策的影响也微乎其微。[55] 机构之间继续竞争，不仅争夺资金和私人病人，也为了医疗声誉。用 1911 年一位那个时代消息灵通人士的话讲，在一个分散的系统中，这种竞争意味着医院之间的合作将停留在口头上。[56] 在随后的半个世纪里，类似的批评频频出现，却也只是凸显出这些分散而又基本的模式及其所反映的动机的顽强。

也许对那些想要成为规划师的人而言，最重要的就是美国中等收入人群的医疗保健问题。对可用床位和入住率的调查无法处理潜在病人的问题：那些本可以从住院治疗中受益的男男女女，却不愿进入病房，也负担不起私人房间。见多识广的管理者和医生担心，大型城市医院会成为富人和穷人的避难所。市立医院将为穷人服务，而慈善医院则将同时为富人和穷人服务，但其提供的膳宿和特权却截然不同。因此，医院自然而然地开始为中产阶级提供医疗设施。如从世纪之交开始，麻省总医院就一直以此为目标。起初，医院建立起一个非正式的分级收费制度，其主治医生可以酌情为称得上值得拯救和有教养的人免除或降低房费。最终，医院还是（在 1930 年）开设了一个专门为这些中等收入人群服务的病栋。[57]

这一趋势最终成为一种普遍的模式，至少在一个例子当中，有意识的计划似乎与后来的政策相关联。但上述中等收入膳宿的出现并不是源于集体决策的制定及其执行，相反，是因为它明显地符合了医院（寻求增加病人收入）和医生（他们中的许多现在可以在医院的环境中治疗私人病人并开具账单）既已建立起来的利益。它也符合日益增长的非专业期望和医学界对急性护理知识的强调。其他的规划努力，特别是那些要求改善的门诊服务或是护理的公共供给，影响则相对要小。为道德上值得的人提供在技术上合法的服务却容易得到——医院、医生和基金会的支持。而对穷人或慢性病患者的护理，则呈现出截然不同的公众形象。医学作为科学的意识形态与美国人对福利和不值得的受抚养者的态度，和平而自然地共存着。

科学作为仲裁者

如果援引效率在某种程度上是为了避免对医院作为社会机构的严肃批判，那么对科学化医学的平行信仰则发挥了类似，甚至更为根本的作用。18世纪晚期对医院社会使命的理解，植根于基督教管理的假设，以及对医学教育的并不十分强烈的承诺。19世纪末的医院及其领导者，则越来越多地从科学的主张和以科学为导向的临床教育中，找到了其正当性的理由。

对于19世纪末成年的一代人而言，这些主张确实很有说服力。无菌手术、X射线、应用免疫学似乎都提供了客观的证据，证明了持续研究所带来的希望。10年后，更多的基础性研究在向他们招手：对于在20世纪10年代有抱负的医生而言，生物化学、细菌学、病理学的前景似乎永无止境，它们在临床医学中的应用也不过是时间问题。"已经和正在为其病人和人道做得最多的医院"，戈德沃特指出，"就是那些慷慨地为临床和实验室研究以及医学院学生的教育提供自由的医院"。对医院适当领域的传统态度，只会阻碍治疗知识的自由积累。

> 医院若对科研人员和医学生关上了大门，熄灭了他们对科学的热情，迫使他们放弃了追求卓越的主张，也必然会阻碍了其自身的发展。感情用事锁起了他们自己无价的知识宝库，美国的医学科学也将因此半死不活。[58]

在科学坚定的阳光照耀之下，旧时对病人及其观点的关注已经变成了纯粹的"感情用事"——甚至对一个不同寻常地关注病人经历的社会层面的管理者而言，也是如此。

不足为奇的是，20世纪早期的医院试图充分利用其作为科学殿堂的形象。管理者强调手术室和实验室的先进设备，以吸引资金，让私人病人放心，并给巡视委员会留下深刻印象。欧洲医生经常对美国手术室的豪华外观，比如使用玻璃和大理石评头论足——价格低廉的材料实际上已经足够。这一时期的年度报告一再提到精密的机器和仪器；报告上的照片通常都是在闪闪发光的仪器前摆拍的，医生和护士或者严肃地看着这些占据了情感中心舞台的毫无生气的科技偶像。更或者，照片中连一个人影都没有。

不出所料，私人病人和他们的探视者深深地被技术能力的展示所折服。拥有无可挑剔的科学声誉的医院，可以预期在社会上得到同样高的地位。此外，到了 19 世纪 90 年代，科学声誉显然是吸引最聪明和最有抱负的年轻医护人员的优势——个人和企业的捐赠也迅速成熟起来。科学成就的承诺迅速成为管理者、募捐人和一批有影响力的基金会顾问的陈词滥调。"尽管医学研究领域并不能产生以美元和美分为计量单位的直接利润"，正如一位热心人士所说的那样，"但全世界都可以而且也的确从研究工作者的实验室中汲取了知识，这些知识几乎是免税地转移到了社会财产当中，实际上可以用数百万美元的量级来加以估计"[59]。到了第一次世界大战时期，19 世纪末专业精英的论点已经成为与更广泛的支持者相关的可靠公式。呼吁建立医院认证体系的改革者在制定标准时强调了技术设施，也不足为奇。"在建设一个真正的医院时"，正如一位著名的标准化倡导者所指出的那样，"应首先建立起科学部门；医院的其余部分则应围绕着科学部门来展开建设"[60]。

但正如我们所了解的，科学能力与其在临床医学中的应用之间的关系既不简单，也非明确。但真正的成就却可以掩盖真正的缺点。新的能力强化了对有助于医学干预的疾病的兴趣，相应地对那些在治疗学上无能为力的疾病也始终没什么热情。其次，人们越发相信医学是科学，不可避免地扩大了医生的权威，尽管并不一定意味着其疗效的提升。医学的技术性越来越强，非专业人员也越发难以接近，这一现实也进而强化了医院组织的分散性。医生在治疗特定病人时所引入的深奥知识越发重要，实际上也成为医院社会合法性的象征。在医患紧密的互动当中，社会变量可能会显得次要且分散。临床决策——以及责任——的中心必须集中在专业人员手中。随着技术能力的不断提高，每家医院及其管理者都在致力于让这种互动尽可能地成功，并为医生尽量多提供——在最坏情况下——可能需要的工具。急诊医院正在成为一个更加僵化且资本密集型的机构。

在这种强大的趋势面前，医院里试图塑造新的社会项目的善意尝试收效甚微。慢性病人和疗养病人依然和门诊一样，不受重视。正如我们所看到的，市立医院的改革以把它们变成高质量的医疗设施为前提——这是一种对医院的福利功能，特别是对慢性病和老年病护理的隐含的否定。由卡伯特和他的许多同时代的人所热心倡导的医疗社会工作，的确在医院中占据了一个永久的，但总的来说始终边缘的位置。大多数管理者的态度和麻省总医院医务主管的态度类似，他在几年后终于造访了社会服务办公室，并对这间繁忙的热心女士之家多少有些茫然，但却也始终无法理解其与他更核心的关注点之间的相关性。社会服务部的管理核心坎农（Ida Cannon）在 1908 年报告说，院长居然真的来了，"坐下来看看发生了什么。我很高兴他变得更有兴趣、充满好奇，或是无论为了什么——但你可以想象一下：除了让他感受到我们的一些热情外，这对我们几乎没有任何鼓舞。"[61] 如果把医院比作一个繁忙的餐厅的厨房，那么社会服务工作者在医院的优先级中，可能会堪比清洁工和擦洗工，他们在厨师一天启发性的工作之后，帮忙清除残羹剩饭，并为第二天厨师熟练的创造准备好锅碗瓢盆，以及其他餐具。门诊和药房中的照护（如同社会服务一样）从来没有摆脱贫困医学的烙印；也从来没有成为医疗实践的经济结构的一部分，或是通常意义上占据了一小块技术兴趣的领域，它们始终是这个行业中的边缘问题。

回过头来看，通过深切感受和通常情况下的敏锐观察，也提出了社会向善论方案的 20 世纪初的评论家们对医院社会角色的影响其实不大，与塑造医院内在愿景的力量所施加的强制力相比，他们的承诺只是向外的一瞥，没有任何意义。在大多数医生看来，医院的社会使命与其说是站不住脚，还不如说是次要的——分散的、政治上不稳定的，而最有声望的科学见解（这个词是经过深思熟虑才挑选出来的）也是着眼于内部的细菌学、生物化学和病理学等领域。即使是那些在进步时期引领改革努力的关心和对社会许下承诺的少数人，也对科学和效率抱有一种自由的信念。卡伯特，我们曾提到过的那位社会医学的热心倡导者，也许更因其推动个案方法成为医学教育的核心组成部分而闻名。[62] 当然，把一个病人看作病变的部位，同时又是一个家庭和社区的特殊成员还是可能的，但事实证明这绝非易事。卡伯特对粗放型门诊服务的补救措施也只是"更多的科学和更多的基督教"。[63] 但在卡伯特精英阶层的理智当中，这些特殊的公牛显然比在美国的医疗体系中更容易套上。①

　　科学化医学为日益有效的治疗方法提供了强有力的愿景。它承诺将男男女女从痛苦和过早死亡中解放出来。对"二战"前的绝大多数改革者而言，美国医疗的缺陷不在于科学化医学的任何倾向，而在于对一种明确商品的不公平分配。它是解决方案的必要组成部分，只是社会的不公正使它又成为问题的一部分。但是，并不是医学的每一个方面都被证明能够用技术来解决——即便是进步，也会有代价。

---

① 喻指知易行难。

第十四章

结论：
过去之于现在

1800 年，当杰斐逊就任总统时，美国只有两家医院——一家在费城，另一家在纽约。而这些新机构在提供医疗服务方面只发挥了很小的作用；绝大多数住院床位是由救济院的病房提供的，即便如此，病房数量也少得可怜。大多数美国人仍生活在庄园和农村。

虽然从人口学的意义上讲，医院处于边缘地位，它却也是孕育了它的社会的典型产物。在微观世界中，医院不可能不再现那些基本的社会关系和价值观。早期的美国是一个阶级关系和地位规定了行为举止，也规定了个人和共同体责任的社会。在这个社会当中，科层主义和资格认证毫无意义——举止和社会出身却至关重要。即便在美国最大的城市，传统的基督教管理观念也形塑着富人和穷人之间适当互惠的基本假设。在这个城市里，施舍者和接受者之间面对面的互动式的仁爱仍可以想象——即便不可能总是成为现实。

这些人口和态度的现实与医学有限的技术资源相结合，产生了一个对机构护理依赖程度最低的医疗系统，在这个系统中，受抚养的需要和社会位置，而非诊断，决定了机构的人口构成。疾病本身并不意味着住院——只有那些无家可归或没有家庭成员提供照护的病患和残疾之人才会到那里去。

18 世纪晚期和 19 世纪早期的医院倡导者们感受到了两种动机。一种是传统的基督教仁爱之心的要求，城市的社区已经背负了大量照护"不安分"之人的沉重负担。另一种则来自医学界中精英们的临床和教育目标。私人医院的非专业人员和医学支持者都主张，由于每个阶层的公民最终都会从临床实践教学中受益，而这种临床实践教学也可以最有效地围绕着穷人的聚集体组织起来。在医院目标的问题上，这两类人不可能有任何冲突。

然而，这种关于医生的专业需求和非专业理事的慈善目标之间必须维持一致的温和保证，并不足以消除冲突。美国医院从最初的几年开始，就出现了对机构承担着道德和法律责任的虔诚的非专业人员，与在医院内执业和教学的医生之间结构性的利益分歧。主治医生和非专业权威人士大多来自同一个社交圈子，他们有着共同的价值观和预设，但在专业问题上，例如尸检或入院政策，他们可能而且的确很难相互同意。但其不会有异议的地方，包括他们对于管理职责的预期，构成了管理职责的责权混合性质；以及他们的财富、性别和社会地位必然蕴含着，他们既有权利也有义务指导受抚养同胞的生活。

医院——在其理事和主治医生所能管理的范围内——就是这种关系和责任的反映。病人、护士、侍从，以及在一定意义上的初级实习医生，都被认为是需要指教和引导的道德上的未成年人。理事们认为，他们对医院的每一个方面都负有责任，他们会定期检查病房并和病人见面，正如他们会亲自监督入院和结算一样。

贫困和抚养需要是入院的操作性前提。疾病却是一个必要但不够充分的条件；除了偶尔的外伤受害者，即便是劳工或工匠也宁愿在家里得到照护——如果他有家庭和家人提供这种照护的话。19世纪的医院病人中，男性的人数远超过女性，这十分正常。[1]如果说年龄和性别证明了父亲在普通家庭中的权威，那么性别和阶级身份也证明了这种权威在医院当中的合法性，并同时意味着病人，应对院长、主治医生和理事们表现出毋庸置疑的尊重。

19世纪早期医院的小规模，为这些更普遍的社会现实提供了一个可以自我复制的环境。人们期望院长每天都能见到每一个病人，知道他们的名字，了解他们的个人情况，就像他认识厨师、洗衣女工和马车夫一样，所有的这些人当然都是医院的常驻人员。不足为奇的是，这些员工中的许多人在自己的工作岗位上长年累月地工作，并按季度或半年领取工资。就像他们照顾的病人一样，医院的工人们用独立性来换取保障。然而这种苛刻的交换条件，却在一个绝大多数靠自己双手工作的美国人并没有什么选择的世界里，为他们提供了一定程度的稳定性。

医院是一个将现金交易减少到最低限度的机构世界的一部分，并通过一个不那么有形的互动网络实现着生存。医生得到的报酬是声望和接触临床病例的特权；理事们得到的是尊重和精神上取得成就的机会；护士和病人得到的补偿是物质意义上的舒适：食物、取暖和睡觉的地方。病人将顺从和他们的身体提供出来，作为教学材料。很少有金钱易手，但这个系统对参与其中的人来说，却以其有限的方式在发挥着作用。

这种情况成为可能，一定程度上是因为南北战争前的医院并没有资本密集型技术的负担。对于病人而言，实际上几乎没有任何事情是在医院里能做，但在家里却不能做的——只要这个家能够提供食物、温暖和照护。正如医疗不会被分隔在有执照和训练有素的执业人员手中一样，紧急护理的提供也不限于特定的机构设置。在定义的层面上，南北战争前的医学实在语焉不详。家庭和非正规执业是医疗服务的重要组成部分——即便在有能力雇用训练有素的医生的家庭当中，这也是一个重要的现实。

医院和家庭之间的界限同样不甚明确。有限的技术和传统的观念模糊了家庭和医院之间的实际区别。在建筑和社会组织方面，美国早期的医院与任何大型的住宅或是福利机构几乎没有任何区别。直到南北战争时期，许多手术依然是在病房里进行的，实验室、X光室和无菌手术室都是未来才有的事。19世纪早期建造的外科圆形剧场，其考量主要是教学上的。[2] 许多南北战争前的医院甚至没有专门的空间来处理急诊，或是评估个人的入院情况。有限的技术对功能，对差异化空间的需求的确不高。社会差异不大的病人群体，同样意味着无须阶级分明的膳宿。

大多数 19 世纪的医院的确有一些私人房间，但无论从空间，还是居住人数来看，它们都是微不足道的。大面积的开放式病房，似乎适合于那些来医院就诊的人想必迟钝了的情感——也适应了医院对其成本最小化的需求。在 20 世纪之前，医院的经常性开支预算主要是食品、供暖、照明和雇工——与孤儿院、寄宿学校或富人豪宅的成本构成几乎没有任何差别。

医学思想和技能也在社区中广泛传播，并没有受到职业的限制，这在一定程度上证明了医院的边缘性，同时也说明了医院实际上缺乏内部的分化。每个受过教育的绅士都预期对医学有所了解；每个女人也都是全科医生。医学提供了一个在依旧传统的社会中普遍缺乏专门角色的例证。在权威、阶级关系、技术、管理，甚至建筑的意义上，医院在很大程度上都是孕育它的社会的缩影。事实上在美国城市，社区与医院之间、医学与其客户之间的界限，直到 19 世纪中叶都还模糊不清，在农村地区甚至要到更久以后。即便是疾病的致病观念，也普遍反映出和融入了社会价值，并使之合法化；这是一个疾病依然是某种整体的、非特定的现象的时代。疾病可能是由不良饮食、压力、酗酒，乃至体质虚弱引起的，或者更通常的情况下，是由几个上述因素的合理组合所导致。非专业人员可以理解以及操控这些想法——医学也仍然在家庭中以医务人员和他们的病人可以相互理解的那种方式进行。

新型医院

到了 1920 年，一切都发生了巨大的变化。医院已经成为一个全国性的机构，而不再单纯是城市贫民的避难所。1923 年 1 月 1 日，美国有 4,978 家医院，其中 70% 是综合医院。（1873 年，美国第一次医院调查只统计到了 178 家医院。）[3] 到 20 世纪 20 年代初，无论规模大小，所有锐意进取的城镇，都建立起一家社区医院；医院已经成为大多数美国小镇以及那个时代的城市居民治疗，特别是外科治疗的一个可接受的部分。入院决定开始日益取决于诊断和治疗能力，以及个人的社会地位。

技术提供了新的工具，同样重要的是，也提供了以医院为中心的急诊护理的新理论依据。医务人员和医疗技能在机构中发挥着越发重要的作用——逐渐取代了非专业人员所控制的旧规范。科层体制重塑了医院的内部秩序：训练有素、纪律严明的护士队伍，专业化的医院管理，以及日益专科化的医疗职业，都在改造 19 世纪医院的意义上发挥了作用。

然而，医院的某些旧有的方面仍泥古不化。公立和私营部门之间的污名化区隔，便是其中之一。相较于其私营同行而言，市立或县立医院中的照护——如同它的救济院前身一样——显然不那么令人满意，资金也不那么充足。然而在某些方面，公立和私营之间的正式界限仍模糊不清；所有医院都披着公共利益的外衣，却不太受到公权力的控制。资金和决策的分散化仍是医院的特点。在长期趋势下，缺乏正式的规划也并没有阻止一个又一个机构，在一个又一个地方各自发挥着作用。但实际上，想给那些极力维护着其自主权的机构强加上一个集体决策也并不容易，何况它们的独立性也常常与地方、种族和宗教团体的威望联系在一起。事实上，这种竞争是在接二连三的城市中以各自的方式所表现出来的一种趋势；规划者们可能会对此表示遗憾，却又几乎在延缓其影响的问题上总是袖手旁观。

第一代医院改革者已经发现了看似相悖的自治机构分类之下的结构僵化，这种僵化甚至到 20 世纪早期还在制约着美国的医院世界。早在 20 世纪第一个十年，人们就在致力于制订出最有效利用现有资源的区域规划。然而尽管得到了礼节性的支持，但却很少有机构愿意改变其正常的优先事项，或是将其业务独立的任何有意义的方面让渡给某个更大的集团。到了 1910 年，在一些评论家看来，医院已经开始成为一个巨大的、没有人情味的医疗工厂。[4]

在 19 世纪末 20 世纪初的美国，许多社会功能正在从家庭和睦邻转移到机构场所——但没有一个比医疗的转移更加直截了当。而且在其他情况下，技术上的理由也没有如此令人信服。从 20 世纪末的角度看，"一战"时期医院的医疗资源可能显得很原始，但对那个时代的人而言，却令人印象深刻。无菌手术、X 射线和临床实验室似乎代表了一种新的科学且有效的医学——一种必然以医院为基础的医学。很少有医生能够在他们的办公室里复制这些资源，就连他们最富有的病人家里也很难轻易得到。成功的医生开始认为，并让他们的病人相信，医院是接受手术的最佳场所，事实上也是治疗任何急性疾病的最佳场所。

然而，如果没有医生和病人双方期望的改变，这些事件都不可能发生。中产阶级美国人进入医院的每一个决定都反映出医患双方的态度和需求，即便最终是医生把他的病人转诊到医院的病床上也是如此。尽管态度上的变化难以记录，但若体面的美国人对医院的看法没有改变，他们就不会开始进入医院。

在19世纪最后三分之一的时间里，不仅是医院，医学本身的形象也发生了根本性的变化。细菌理论的建立、免疫学和血清学在诊断和治疗方面的进步，以及X射线都提供了一系列重塑人们对医生传统态度的引人注目的清晰事件。病人的预期不仅得到了提高，医学的新功效也通过实验室和科学的形象确定下来。很少有人曾会，或是能够就那种科学是什么的问题达成一致，但科学的预设却给医务人员带来了新的身份，这种身份的合法性和权威性被建立在所谓的科学之上。[5]

医生们对科学化医学的吸引力几乎没有免疫力。19世纪80年代和90年代，一批聪明的年轻人开始将他们的职业定位在外科和专科领域中令人振奋的新机遇上。他们可能会在这些领域中赢得或是丢掉声誉——医院及其员工的声誉也会因此受到影响。对于有抱负的临床医生而言，这个赌注很大。技术的精湛，与机构以及个人的地位密不可分。

到了20世纪20年代，外科手术已成为医院发展和地位的公认关键。尽管大多数病人仍倾向于在自己家里或医生的办公室里看病，但主要的外科手术已经转移到了医院。不足为奇的是，手术的成本也稳步上升；尽管按照现在的标准，20世纪20年代医院还是稍显简单，技术上也很简陋，但与19世纪中期的前身相比，它们已经构成了某种资本密集型的机构。越发先进的技术，无论是医疗的还是非医疗的，都意味着更高的资本投入和运营成本，因此也需要不断地寻求可靠的收入和捐赠的来源。但只有少数的私立医院可以完全放弃机构照顾有需要之人的传统使命。而对穷人和中下阶层病人的治疗，也构成了无休止的赤字方面的威胁。因此，非营利性医院的管理者们积极地寻求最大限度地提高在私人病人上的收入。自从 19 世纪 90 年代起，医院就开始在优雅的客房和高质量的餐饮等方面展开了竞争，但却很少有机构能拥有足够多的私人病室，以提供一条相对充裕的现金流——更不用说支付治疗穷人的费用了。富裕的病人根本就不够。[6]

更多的美国人发现自己无力支付私人收费，却又不愿意进入慈善医院的慈善病房，或是市立机构中更加污名化的病房。正如我们所看到的，美国第一代医院规划者已经敏锐地意识到了这个群体——因收入或居住地等原因而被私人医院、顾问和专家拒之门外。医院已经成为美国卫生保健中不可或缺的元素，然而就在它取得这一地位的同时，专家们却谴责它未能以合理的成本提供最佳的照护。

在医院内部，医生和医疗价值在决策中变得越发重要。尽管没有突然或是明确的转变，但总的趋势却十分明显：即便在非专业权威依然控制着公共或私人管理委员会的那些地方，他们也会以一个世纪前，那些自信满满、咄咄逼人的前辈们难以认可的方式听从医生的意见。医学工具的日益复杂和预期的有效性，似乎让医生在医院决策的中心地位既不可避免，又恰如其分。相关的却不仅仅是技术判断。一旦医院开始依赖病人的收入，它们也必然会越发仰仗能够填补其私人病床的医生。同样，不断扩大的规模和更大、更专业的建筑和护理人员队伍，也让非专业人士远离了他们形式上——以及以前——控制的机构。[7]

然而在大多数医院里，主治人员的影响力并非毫无争议。像这一时期的许多其他机构一样，医院变得越发科层化，由一个新的首席执行官管理，并由护理总监、高级住院医师和审计长等中层管理人员协助。权力是协商的，也是强制执行的。

没有任何一项变革比接受训练有素的护士和护士培训学校更能改变医院的日常工作，它们为以前由工人阶级病人（以及最初从同一社会阶层招募而来的护理人员）的价值观和态度所主导的病房，带来了一支有纪律、准专业的人员队伍。在一个很少有职业向女性开放的时期，训练有素的护理工作吸引了各式各样的女性前来，其中大部分来自农村，只有少数人是城市工人阶级。如同她们所受教育的任何具体方面一样，职业抱负和社会出身也使得第一代持证护士能够与病房惯常的居住者区别开来。

受训护士的地位可以反映出男性主导的医疗职业日益增加的影响力，却无法与其抗衡。在医院里，正如在医院墙外的世界中一样，女性认同的职业通常成为从属于男性权威的女性专属。与医学的新科学形象相并行，受训护士职业身份的核心，也是对纪律和效率的不懈强调。这种强调以及体现和执行这种强调的受训护士们，帮助在医院的病房里建立起一种新的社会秩序。护理工作为医院管理增加了另一个层次——但总的来说，它加强了而不是削弱了医学在医院中日益增长的力量。[8]

技术的日益突出，连同使用这些令人印象深刻的新工具的医生们，以另一种特别顽强的方式表达着自身。这就是急诊在非营利性医院中的突出作用，以及相应地它们对慢性病患者始终缺乏兴趣，以至于这些患者被堆积在县、市、州的机构当中。在 20 世纪 20 年代的很多农村地区，郡县的救济院继续扮演着社区"慢性病人和不治之症"贮存处的角色。这类病人的花费很高，而且与日益自信的医疗行业的优先事项格格不入。比如，大多数慢性病设施都发现很难吸引到住院医师；他们都认为这类工作令人沮丧，病例也很"无趣"。[9]

特别是外科手术帮助缩短了病人在慈善医院的住院时间，吸引了新的各方病人，并加强了既已确立的对急诊工作的重视。诊断变得自觉地科学化，越来越多地由医务人员和医疗类别来决定。到了 20 世纪 20 年代，诊断已经取代了抚养需要，成为入院考量的关键（尽管进入哪家医院仍不免反映出其阶级和种族的因素）。20 世纪初，社会导向的医院评论家们已经在争论，病人可能正处于被简化为其诊断——一种生物病理学现象——的危险当中。

医院不仅在社会和技术上，而且在物质意义上也发生了转变。新的医疗工具加之新的工业和建筑技术，使 20 世纪初的医院成为与其在一个世纪前的前身截然不同的物质人工物。放射学和临床病理学的需要，水疗和电疗的需要，以及最重要的无菌手术的需要，都要求对医院的内部进行重组，以尽可能地减少医护人员的操作步骤。医院收费业务的增长，意味着检查室和咨询室要比以前在病房和门诊部的设施更加私密。有价值的付费病人的预期需求和愿望，也导致了越来越多的私人和半私人膳宿设施的产生。[10] 和当时其他所有的大型机构建筑一样，医院在建造时也配备了电灯、发电机、电梯、部分机械化的厨房和洗衣房。加之 19 世纪中期强调了改进取暖和通风方式的改革运动的累积性影响，这些技术上的必需品把 20 世纪初的美国医院变成了一个资本密集型和内部分化的物质实体——反映出重塑更普遍的医疗服务的，不同的领域中专业组织和知识分配的变化。

医学知识，如同医疗实践一样，循序渐进但也势不可当地被掌握在专业认证的人员手中。人们不再假定受过教育的人就会懂得一些医学（或是法律、古典学和神学的）知识。人们也不再指望助产士可以为分娩和婴儿早期阶段提供大部分的照护。药品也更多是购买而非自行采集——即便在农村地区，大多数美国人也比他们的前几代人更快地求助于医生。[11] 在医疗行业内部，知识也逐渐细分，以至于普通的从业者也不再被认为是全能的（即便他们可能不得不在农村地区忽略这些限制，或是选择在城市忽略它们）。从业人员以及受过教育的非专业人员都认为，医院是，也必须是医学最先进、最专业的护理场所。

尽管非专业人士肯定会被医学的科学风格和看似有效的疗效所打动，但事实上，决定医学内容的还是医生。医学共同体塑造了职业期望，也界定了职业模式。如果科学与其临床应用之间的最佳关系仍不明确，那么医院的地位也会岌岌可危。到了 1920 年，医院已经成为医学各个方面的中心。医院的病房和房间是学习临床技能、掌握专业技术，通常也是实践它们的场所，对于越发具有影响力的少数学者而言，同样是从事研究的场所。

如果说医院已经被医疗化了，那么在 1800 年至 1920 年期间，医疗行业也被医院化（hospitalized）了。与医院的社会和经济变迁相比，这种职业内部的发展远没有引起太多当代历史学家的关注——但却同样重要。实际上，它们是密不可分的；医疗职业的结构和医疗观念及优先事项的变化，是医院历史的基本要素。

医院服务一直是美国医学精英的抱负和事业的核心。到第一次世界大战时，它已成为更大比例的职业教育和实践的中心，而这个职业本身也正变得更加组织严密、训练统一，且有着系统性的许可。自18世纪以来，医院在传播和积累医学知识方面发挥了关键作用，帮助将大都市精英的思想和技术传达给新一代的医生。随着越来越多的医生担任实习医生和住院医师，20世纪的医院成为传播思想和技能的一个越发有效的工具。到了20世纪20年代，医院经验已经成为医学培训中公认的一部分。随着国家对医院和实习生项目的认证，以及将住院医师和研究员项目纳入委员会认证，医院在每一个过去的十年里，都更加紧密地融入了医疗行业的职业选择和愿景当中。[12]

在20世纪20年代，随着咨询和外科手术越来越多地进入医院，兴趣和智识对于医生的重要性日益凸显。无论是对于医生个人还是医院，现金交易都变得越发重要，毕竟在医院面临不断增长的需求和持续上升的成本时，需要寻求收入的最大化。旧有的提供无偿照护的承诺加之机构间的竞争，意味着大多数医院不会容忍在提供一流员工队伍和设施的努力中落后太多。成本的增加不可避免。

美国的医院在20世纪20年代已经进入了一个离散的、非人格化的现金交易市场——并形成了一种在19世纪前三分之一时期的医院管理者看来似乎是不合时宜的慈善风格。效率，而非管理，威胁着统治20世纪早期的医院——正如它支配了学校、国家、政府和工厂一样。

然而，在20世纪的前四分之三时间里，医院从未试图伴装理性，或是将自身合理化为经济行动者。它从来没有被当作工厂或百货公司来管理。直到20世纪，正如其在18世纪开始的那样，医院始终在某种意义上披着公共利益的外衣，进而挑战了公共和私人之间的泾渭分明。私人医院也一直被认为要为整个社区服务——为有需要的人提供治疗，培养新一代的医务人员，并吸纳着来自县、市和州当局提供的各种类型的补助。[13]18世纪末19世纪初，在任何情况下对公共领域和私人领域之间做出绝对的区分，都不可能令人满意；联邦本身的理念，事实上也包含了对该社区健康的集体责任。大多数医院管理层自然而然地认为它们应该继续接受公共资金，正如它们认为它们不应该受到地方税和侵权法的约束一样。

医院的交易关乎痛苦、疾病和死亡，当然也关乎公共产品。20 世纪医院的活动被一种与世隔绝的神圣性所包围；其"产品"，从字面意义上讲，是不能用物质核算来衡量的。科学化医学新近强化了了的人们的期望，既是物质的，也是至高无上的。越来越多的美国人希望并期待这个新的机构能够提供一个避难所，使人们免受似乎总是在人体内潜伏着的疾病和过早死亡的困扰。不足为奇的是，（除了少数专有的营利性机构外）私人医院的经营从来都没有完全受到利润最大化逻辑的约束，也没有轻易屈服于公共决定的规划和成本控制的要求。赤字可以被理解为有价值的标志，而不是应受指摘的行政失灵。

部分围绕着劳动力和地位的交换而进行的医院内部交易一直持续到了第二次世界大战，这也不足为奇。医院在市场当中，但却不是市场本身。护士和住院医师仍在用劳动换取资历；主治医生则用他们的病房服务换取威望和私人服务的入院特权。非专业人员用一定程度的自主权以及他们在商业劳动力市场上可能获得的较高工资，来换取稳定性和家长制，这大概就是医院的特点。因此，尽管正在转变为一个技术性日益增强、似乎也不可或缺的机构，医院还是被披上了特殊的、神圣的外衣，使其摆脱了正常的社会监督和市场纪律的约束。

纵使医院不能把自己变成一个收入最大化的市场行为者，但在许多与医院有关的人看来，它确实是一个股本投资最大化的工具。我慎重地使用了"股本投资"一词，是因为医院的确提供了多种形式的回报。对于私人医生而言，它可以提供收入；对于主治医生而言，它可以提供收入和地位；对于非专业理事而言，它可以提供声望，并在很多情况下，提供对个人或团体地位的肯定；对于医疗供应商而言，它是一个越发贪婪的客户；对于临床医生而言，它可以为教学和研究提供"临床材料"；对于护士、工人和侍者而言，它可以提供稳定性——对于一些人而言，它还可以提供地位。即便是经济大萧条时期的医院，在与有限的预算做斗争的同时，也反映出和整合了所有这些有时相互矛盾的动机。

20世纪末的医院已初具雏形，只等着第三方支付、政府参与、技术变革和总体经济增长的养分来刺激它快速的，甚至在某种意义上是过度的发展。第二次世界大战后，新的、丰富的支持来源只是强化了既有的模式。它们按照提供者的条款给医院资金，却未从根本上改变提供者的取向；成本加成合同和直接赠款很难成为实施外部控制的理想机制。[14]

过去之于现在

如果说杰斐逊或是杰克逊（Andrew Jackson）①时代美国的医院是孕育它的社会缩影，那么20世纪80年代的医院也丝毫没有变化。尽管我们生活在一个非常不同的世界里，但医院依然是其自身历史和社会更普遍趋势的产物，乃至囚徒。如，阶级、种族和性别已经形塑了并将继续形塑着医疗服务，而医院也已然成为主导了当代生活的诸多其他方面一个专业化、科层化的实体。国家政策和优先事项已开始在长期以来被认为完全是地方性的事务中，发挥重要作用。美国医院的起源，也很难从19世纪初少数港口城市中的那些古朴的前身中清楚地辨认。

医院是一个必要的社区机构，却与社区奇怪地绝缘；相反，它是一个由社会位置和历史逻辑绑定在一起的一系列子社区的共生联盟。这种与世隔绝是很多社会机构，如学校、联邦公务员制度、大公司的典型特征。但医院却有其特殊的方面，也促成了它向内看，追求自己的社会公益愿景的能力。这种制度上的独善其身，与医院处理人类最亲密、最基本现实的定义性功能，在一种讽刺却符合逻辑的结合中发展起来。

如同美国的国防部一样，医院系统的发展也是为了满足人们感知

---

① 安德鲁·杰克逊（1767—1845），美国第七任总统，民主党创建者之一。

到的社会需求——与之相比，正常的预算限制和妥协就显得有些过分琐
碎和不合时宜。安全，如同任何绝对的、不可估量的好东西一样，都能
够使社会资源的巨大需求合法化。此外，健康和国防都已成为高科技和
最坏情况理由的俘虏。在这两种情况下，技术可行性的不断提升甚至都
变成了一种道德责任。[15] 可能做的事，就应该做。在这两种情况下，削
减成本都可能会被等同于吝啬——与其所关涉的社会目标的庄严性相比
会显得如此的不合时宜。最终结果就只能是永不妥协，底线也将是永无
底线。

在这两个领域，物质利益显然发挥着作用；医院、医生和医疗供
应商，如国防承包商和军方，都有在政治过程中并通过政治表达的利
益。但理念也很重要。如果不考虑意识形态的力量，就不可能理解我们
的国防预算；如果不了解科学化医学的魅力和治疗的承诺，就不可能理
解美国医疗支出的规模和风格。麻省总医院和通用动力公司都是在市场
中运作的，但它们并不全然受到市场纪律的约束；它们也都嘲讽了那种
不由分说地将其置于私人领域的公–私二分。

当然，这种类比可能会走得太远。正如我们所强调的，医院有一
段特殊的历史，它包含了也反映出医学和护理学的演变，以及美国社会
福利制度的平行发展。医学的崇高地位已经建立在医院的基础之上，不
仅作为一种一致的社会权威形式而存在，也是一种特殊的、历史决定的
技术和职业选择的结果。统治医学世界观的思想及其教育和研究体系，
与医疗护理和医疗费用的实用世界之间，也有着非常实际的联系。

比如，越发细化的专业，以及对实验室研究和急诊等的重视，都
在医疗职业的发展中，从而在医院的进程中发挥了重要作用。这些关系
是如此的千头万绪和相互交织，以至于任何一个领域的变化都不可避免
地影响到其他领域。现代医学的某些方面起初似乎与市场无关。例如，
其中之一就是医生分离特定疾病实体的能力不断增强。这是一项首屈一
指的智识成就，与医学界日益科学化、声望化的公众形象不无联系。然
而围绕这些诊断实体，我们也见证了复杂且无情的科层化支付体系的成
长；如果不能对疾病进行编码，疾病就不存在。同样不可避免的是，控

制医疗费用的努力也要转向这些诊断类别。因此，20世纪80年代围绕诊断相关组（Diagnosis Related Groups）的争论，可以部分地看作医疗职业——以及医院——智识和制度历史的自然结果。

对大多数当代美国人而言，成本的上升是将医院转变为一个非常显著的社会问题的关键因素。但事实上，医院财务的明显危机很可能正在为其根本性的变革创造条件。毕竟，直到第二次世界大战以后，医院才逐渐从家长作风的世界中走出来。工会和更强势的护理专业、不断增加的资本成本、对联邦支持的依赖性越发增强、保险费率不断上升，甚至需要用美元支付住院医师的工资，这些都让医院系统转向了市场——并让医院面临了越来越多的外部控制。[16] 依然披着公共利益的外衣，依然有着不可估量的股本投资收益，但医院也始终是一个僵化且棘手的机构。

当我们思考它充满争议的现在和问题重重的未来时，我们依然是其过去的囚徒。在今天如此突出的经济和组织问题的情况下，我们更不应忽视医院历史上曾引发了20年激烈辩论的基本矛盾。

科学化医学提高了人们的期望，也同时增加了成本，但却从未正视其自身成功所带来的社会后果。我们依然只有急诊，以及偶然的情况才会和医生有专业接触。但大量的证据表明，美国人对于医疗质量的不满却是广泛存在的。支付机制的改变也并非必然会改变这种现实。慢性病和老年病护理依然是一个问题——一如既往。我们似乎不能没有高科技医学；我们似乎也不能与它和睦相处。然而，对于绝大多数美国人而言，完全脱离医疗体系也是不可想象的。医疗观念和职业仍然禁止或奖励，那些可能与最人道和最具成本效益的照护提供相一致，或是不一致的行为。尽管最近让很多人感到绝望，但医生是否会从其机构权威的位置上被边缘化，也仍有待观察。

医院中有许多需要最大化的权益，也有许多需要服务的利益，但集体利益并不总能得到有效的拥护。市场纪律未必会指摘这些利益，但最弱势的人却难免会受损。在任何情况下，我都几乎看不到医院将成为单一的成本最小化和利润最大化的那种图景。社会的期望和既定的利益都与这种状况大相径庭。我们会支持研究和教育，我们也会因一个不能为穷人和社会孤立者提供合理（即便不是完全平等的）照护水平的医疗系统而如鲠在喉。但保健政策，终将继续反映出我们对疾病和社会态度的那种特殊性。

BIBLIOGRAPHICAL NOTE

书目说明

　　尽管身处 20 世纪末的人们倾向于认为医院必然是一个核心的社会机构，但历史学家们对美国医院的演变，尤其是在 19 世纪中叶到第二次世界大战的关键时期，也就是本书重点讨论的这段时期，却知之甚少。我们几乎没有可以与阿贝尔–史密斯（Brian Abel–Smith）的*The Hospitals, 1880—1948: A Study in Social Administration in England and Wales*（Cambridge, Mass: Harvard University Press, 1964），或是他的其他相关研究——*A History of the Nursing Profession*（London, Melbourne, Toronto: Heinemann, 1960）——相提并论的美国医院史综述。只有在过去的十年中，学者们才对医院的历史产生浓厚的兴趣，也反映在对医学的作用和权威性的持续争论当中。这同时反映出社会史和制度史的发展；如监狱、精神病院和公立学校等的发展史，都是学术研究的重点。事实上，医院是这场学术运动的后起之秀。比如对"疯人院"的研究兴趣表现得更早，也影响了更多的历史学家。综合医院似乎一直是一个必要的、明确的慈善机构；它不太容易被理解为社会控制的引擎。

　　当然，我们有不少有关个别医院的编年史。然而，即便是其中最详细、最可靠的，也是为有远见的慈善家和有眼光的临床医生打造的意图明显的纪念碑。从狭隘的内部视角来书写这样的历史，既不意外，也非偶然。这种向内看的原则，是完全符合医院的发展历程的。我们应该有众多的医院史，却唯独没有美国的医院史（the hospital in America），这一点也可以预期。书写医院就是把医院看作一个社会机构，但要书写一家医院（a hospital）则通常是要记录医院内部的发展。大多数医院史，包括许多近代的医院史，从逻辑上讲，都是以熟练的临床医生的成就和献身精神，日益先进的治疗和诊断工具的采用，当然还有建筑物的建造来界定其范围。

许多个别医院的历史仍十分宝贵。在较早的研究报告中，我发现以下内容特别有用：Nathaniel T.Bowditch, *A History of the Massachusetts General Hospital*, 2nd.ed.（Boston: The Hospital, 1872）；Frederic A.Washburn, *The Massachusetts General Hospital.Its Development, 1900—1935*（Boston: Houghton Mifflin, 1939）；Thomas G.Morton, assisted by Frank Woodbury, *The History of the Pennsylvania Hospital. 1751—1895*（Philadelphia: Times Printing House, 1895）；Charles Lawrence, *History of the Philadelphia Almshouses and Hospitals ... Showing the Mode of Distributing Public Relief through the Management of the Boards of Overseers of the Poor, Guardians of the Poor and the Directors of the Departments of Charities and Correction*（Philadelphia: The Author, 1905）；David W.Cheever et al., *A History of the Boston City Hospital from its Foundation until 1904*（Boston: Municipal Printing Office, 1906）。最近也有不少通常是由高级职员，或有时是由专业作家撰写的医院史特别有用。全面介绍某个机构的发展情况，让我特别受用的例子包括：Fenwick Beekman, *Hospital for the Ruptured and Crippled.A Historical Sketch...*（New York: Privately Printed, 1939）；Joseph Hirsh and Beka Doherty, *The First Hundred Years of the Mount Sinai Hospital of New York*（New York: Random House, 1952）；Frank B.Woodford and Philip P.Mason, *Harper of Detroit.The Origin and Growth of a Great Metropolitan Hospital*（Detroit: Wayne State University, 1964）；William C.Posey and Samuel Horton Brown, *The Wills Hospital of Philadelphia.The Influence of European and British Ophthalmology upon It, and the Part It Played in Developing*

Ophthalmology in America（Philadelphia, Montreal, and London: J.B.Lippincott, 1931）; Dorothy Levenson, *Montefiore, The Hospital as Social Instrument, 1884—1984*（New York: Farrar, Straus & Giroux, 1984）; Charles Snyder, *Massachusetts Eye and Ear Infirmary.Studies on its History*（Boston: The Infirmary, 1984）; Alan M.Chesney, *The Johns Hopkins Hospital and the Johns Hopkins University School of Medicine. A Chronicle*···, 3 vols.（Baltimore: Johns Hopkins University, 1943, 1958, 1963.）

但至少从 20 世纪 20 年代开始，一些医生和医学史家就开始撰写以社会和经济背景为基础的历史（试图重建医学社会史中这一兴趣线索的，可以参见：Susan Reverby and David Rosner, "Beyond the Great Doctors," in Rosner and Reverby, eds., *Health Care in America: Essays in Social History* [Philadelphia: Temple University Press, 1979]）. 关于过去一代美国医学史上的趋势讨论，另见：Ronald L.Numbers, "The History of American Medicine: A Field in Ferment," *Reviews in American History* 10（1982）: 245–63. 南博斯（Numbers）的脚注为这种新的、通常是批判性的学术研究所引发的争论提供了有益的指导。过去几代人对社会和经济的兴趣，也导致出版了一系列文集和专题论文集。Judith W.Leavitt and Ronald L.Numbers, eds., *Sickness and Health in America: Readings in the History of Medicine and Public Health*, 2nd.ed.（Madison: University of Wisconsin, 1986）包含了一个有用的书目。亦可参见：Charles E.Rosenberg, "Bibliographical Note," in George Rosen, *The Structure of American Medical Practice. 1875—1941*（Philadelphia: University of Pennsylvania, 1983）, pp. 141–46. 随着人们对医学经济和社会历史的兴趣不断增强，医院也逐渐成为学术界一致关注的焦点。

反映这一观点的重要地方性研究包括：Morris Vogel, *The Invention of the Modern Hospital: Boston 1870—1930*（Chicago and London: University of Chicago Press, 1980）, 以及：David Rosner, *A Once Charitable Enterprise: Hospitals and Health Care in Brooklyn and New York, 1885—1915*（Cambridge, London, New York: Cambridge University

Press, 1982）. 罗斯纳（Rosner）强调了 1893 年的恐慌对经济的影响，以及随之而来的医院和市政当局合理化成本的愿望。沃格尔（Vogel）则特别关注并强调了麻省总医院和波士顿市立医院之间的社会和政治对比，以及医院事业普遍的医疗化。莱纳福（Joan Lynaugh）的"The Community Hospitals of Kansas City, Missouri, 1870—1915," Ph.D.diss., University of Kansas, 1982 和金斯代尔（Jon M.Kingsdale）的 "The Growth of Hospitals: An Economic History in Baltimore," Ph.D diss., University of Michigan, 1981, 为其他城市提供了有价值的平行研究。伊顿（Leonard K.Eaton）较早的研究 *New England Hospitals, 1790—1833*（Ann Arbor: University of Michigan Press, 1957）是将医院作为社会机构进行研究的先驱，研究中也特别强调了其创始人的动机。该书应与 William Williams 的 *America's First Hospital: The Pennsylvania Hospital, 1751—1841*（Wayne, Pa.: Haverford House, 1976）一起阅读。关于英国的先例和影响，另见：Guenter B.Risse, *Hospital Life in Enlightenment Scotland.Care and Teaching at the Royal Infirmary of Edinburgh*（Cambridge, London, and New York: Cambridge University Press, 1986）以及：John Woodward, *To Do the Sick No Harm.A Study ofthe British Voluntary Hospital System to 1875*（London and Boston: Routledge & Kegan Paul, 1974）. 彼得森（M.Jeanne Peterson） 的*The Medical Profession in Mid-Victorian London*（Berkeley, Los Angeles, and London: University of California Press, 1978）对职业模式进行了有价值的研究，并与美国城市和医院的现实情况进行了对比。汤普森（John D.Thompson）和戈尔丁（Grace Goldin）的一项重要研究则侧重于将病房和医院看作物质和社会的人工物：*The Hospital: A Social and Architectural History*（New Haven and London: Yale University Press, 1975）. 在诸多意义上，市立医院都因其福利和技术功能之间的平衡，及其敏感的政治身份，代表了一个特殊的问题。道林（Harry Dowling）最近对市立医院的研究：*City Hospitals.The Undercare of the Underprivileged*（Cambridge and London: Harvard University Press, 1982）提供了一个有用的介绍。在 20 世纪后期的医院，技术已成为

诊断和治疗的核心；关于这一领域的有益介绍，参见：Stanley Reiser, *Medicine and the Reign of Technology*（Cambridge, London, and New York: Cambridge University Press, 1978）. 德拉克曼（Virginia G.Drachman）的 *Hospital with a Heart.Women Doctors and the Paradox of Separatism at the New England Hospital, 1862—1969*（Ithaca and London: Cornell University Press, 1984）评估了少数以女性为主导和管理对象的医院独特护理历史和职业特性。马兰士-桑切斯（Regina Markell Morantz-Sanchez）的 *Sympathy and Science.Women Physicians in American Medicine*（New York and Oxford: Oxford University Press, 1985）则全面介绍了女性医生，特别是她们与医院的关系问题。尽管并不是专门针对美国医院的发展，但最近的其他一些研究也为理解这种发展提供了宝贵的背景，并构成了医学社会史专业学术迅速成熟的证据。特别相关的包括：Kenneth M.Ludmerer, *Learning to Heal.The Development of American Medical Education*（New York: Basic Books, 1985）；Judith M.Leavitt, *Brought to Bed.Child-Bearing in America, 1750—1950*（New York and Oxford: Oxford University Press, 1986）；Martin S.Pernick, *A Calculus of Suffering.Pain, Professionalism, and Anesthesia in Nineteenth-Century America*（New York: Columbia University Press, 1985）；John Harley Warner, *The Therapeutic Perspective.Medical Practice, Knowledge, and Identity in America, 1820—1885*（Cambridge and London: Harvard University Press, 1986）. 两个最近对美国和英国政策的比较研究，对学习 20 世纪医疗保健史的人很有价值。它们是：Daniel M.Fox 的 *Health Policies, Health Politics: The British &American Experience, 1911—1965*（Princeton: Princeton University Press, 1986），以及：J.Rogers Hollingsworth 的 *A Political Economy of Medicine: Great Britain and the United States*（Baltimore and London: Johns Hopkins University Press, 1986）.

　　史蒂文斯（Rosemary Stevens），一部不可或缺的概览 *American Medicine and the Public Interest*（New Haven: Yale University Press, 1971）的作者，正在进行一项有关 20 世纪美国医院的研究。她已经发表了

两篇有价值的文章:" 'A Poor Sort of Memory': Voluntary Hospitals and Government before the Great Depression," *Health and Society*, 60（1982）: 551-584 以 及:"Sweet Charity: State Aid to Hospitals in Pennsylvania, 1870—1910," *Bulletin of the History of Medicine* 58（1984）: 287-314, 474-495. 对于20世纪美国医疗的描述和解释,史蒂文斯的工作受到了社会学家斯塔尔（Paul Starr）的影响,也得益于他政策性研究的补充, *The Social Transformation of American Medicine*（New York: Basic Books, 1982）.

　　社会学家在开展医院的学术研究方面发挥了重要的作用。科泽（Rose Coser）、福克斯（Renee Fox）和戈夫曼（Erving Goffman）等人都强调要把医院理解为一个社会环境,其特点是程式化的角色、互动和期望。他们对评价和理解职业在现代社会中的地位也投入了大量的关注。这方面颇具影响的著作,参见:Eliot Freidson, *Profession of Medicine*（New York: Dodd, Mead, 1970）; Freidson, *Professional Powers. A Study of the Institutionalization of Formal Knowledge*（Chicago and London: University of Chicago Press, 1986）; Magali Sarfatti Larson, *The Rise of Professionalism: A Sociological Analysis*（Berkeley and Los Angeles: University of California Press, 1977）; Jeffrey L.Berlant, *Profession and Monopoly: A Study of Medicine in the United States and Great Britain*（Berkeley and Los Angeles: University of California Press, 1975）, 以及: Starr, *Social Transformation*.

　　与对医院以及劳动和妇女史的研究兴趣增长相关联的,是对护理史的平行关注。最近的研究对此类文献进行了介绍,参见:Celia Davies, ed., *Rewriting Nursing History*（London: Croom, Helm, 1980）; Barbara Melosh, *"The Physician' s Hand" : Work, Culture and Conflict in American Nursing*（Philadelphia: Temple University Press, 1982）; Abel-Smith, A History of Nursing; Ellen Condliffe Lagemann, ed., *Nursing History: New Perspectives and Possibilities*（New York: Teachers' College Press, 1983）; Susan Reverby, *Ordered to Care.The Dilemma of American*

Nursing, 1850—1945（Cambridge, London, and New York: Cambridge University Press, 1987）; Karen Buhler-Wilkerson, "False Dawn: The Rise and Decline of Public Health Nursing, 1900—1930," Ph.D.diss., University of Pennsylvania, 1984.

　　我实际撰写这本书的时间比我预想的还要长，起初是作为美国医学通史的一部分。在这些年里，我撰写了一些文章，至少在现在看来，它们起到了"工作论文"的作用。有些文章所处理的问题甚至超出了本书的篇幅，或是关注了与本书不同的重点。它们包括："The Practice of Medicine in New York a Century Ago," *Bulletin of the History of Medicine* 41（1967）: 223-253（在这篇文章当中，我第一次开始系统地思考医院在精英医疗职业中的核心作用）; "Social Class and Medical Care in Nineteenth-Century America: The Rise and Fall of the Dispensary," *Journal of the History of Medicine* 29（1974）: 32-54; "And Heal the Sick: The Hospital and Patient in 19th Century America," *Journal of Social History* 10（1977）: 428-447; "The Therapeutic Revolution.Medicine, Meaning and Social Change in Nineteenth-Century America," *Perspectives in Biology and Medicine* 20（1977）: 485-506; "Inward Vision and Outward Glance: The Shaping of the American Hospital, 1880—1914," *Bulletin of the History of Medicine* 53（1979）: 346-391; "Florence Nightingale on Contagion: The Hospital as Moral Universe," in C.E. Rosenberg, ed., *Healing and History: Essays for George Rosen*（New York: Science History Publications, 1979）, pp. 116-136; "From Almshouse to Hospital: The Shaping of Philadelphia General Hospital" *Milbank Memorial Fund Quarterly* 60（1982）: 108-154; "Disease and Social Order in America: Perceptions and Expectations," *Milbank Memorial Fund Quarterly* 64, suppl. 1（1986）: 34-55. 我使用了这些文章中的观点、数据，有时还使用了部分段落。但凡引用这些文章的地方，都征得了原版权人的同意。

NOTES

注 释

常用缩略语指南

AR	年报
BCH	波士顿市立医院
BM&SJ	波士顿医学和外科杂志
CGHA	辛辛那提总医院档案
CPP	费城医师学院历史收藏
EHA	费城圣公会医院档案
HCC	哈佛大学康特威医学图书馆珍本部
JAMA	美国医学会杂志
JHH	巴尔的摩约翰·霍普金斯医疗集团艾伦·梅森·切斯尼档案
MCP	宾夕法尼亚医学院"医学中的女性"档案和特藏馆
MCV	弗吉尼亚医学院档案馆，里士满
MGH	麻省总医院
MGHA	麻省总医院档案
NHR	国家医院记录
NYHA	纽约医院–康奈尔医学中心医学档案
NYHS	纽约历史学会
PCA	费城城市档案馆
PGH	费城总医院
PHA	宾夕法尼亚医院档案，费城
PNY	纽约市长老会医院
SCC	南卡罗来纳大学南卡罗来纳图书馆，哥伦比亚
SCHS	南卡罗来纳州历史学会，查尔斯顿
SHSW	威斯康星州历史学会，麦迪逊
SLA	斯坦福大学莱恩医学图书馆
TAHA	美国医院协会汇刊
TAMA	美国医学会汇刊

INDEX

尾　注

引言

1　Valentine Mott Francis, *A Thesis on Hospital Hygiene*（New York: J.F.Trow, 1859）, pp. 145–46. "当他们被收进医院，"弗朗西斯（Francis）继续说道，"他们就会发现自己不仅饱受疾病的折磨，而且还处于半饥半饱的状态，他们是可怜的、破碎的人形残骸，被困在所有最令人生畏的海岸中最冰冷荒凉的那一个之上，即慈善。"

2　J.M.Toner, "Statistics of Regular Medical Associations and Hospitals of the United States," *Transactions of the American Medical Association*（以下简称为 TAMA）24（1873）: 285–333. 这些数据并不完整，但可以大致反映出美国医院事业的有限规模。

3　我已在下面的文章中更详细地介绍了这一论点："The Therapeutic Revolution: Medicine, Meaning, and Social Change in Nineteenth–Century America," *Perspectives in Biology and Medicine* 20（1977）: 485–506.

4　E.H.L.Corwin, *The American Hospital*（New York: The Commonwealth Fund, 1946）, p. 8.

5　C.E.Rosenberg, "Inward Vision and Outward Glance: The Shaping of the American Hospital, 1880—1914," *Bulletin of the History of Medicine*（以下简称BHM）53(1979): 346–91.

6　虽然我这里说的是美国的医院，但医院制度的许多方面都是国际化的，当然并不是全部。生态学上的差异——价值观、政治制度、经济和文化——改变了技术上的可能被采用（或是被忽略）的形式。英国的医院在某些方面就很像美国；但在其他方面，它们又有所不同。这种差异对历史学家和政策制定者而言构成了线索——并警告人们不要把医院的发展放在一个从传统到现代的僵硬的线性进化模式中。

第一章

1　E.S.Ely, *The Journal of the Stated Preacher to the Hospital and Almshouse, in the City of New–York, for the Year of Our Lord 1811*（New York: Whiting and

Watson, 1812）, p.7.

2   *Ely, I: 26; E.S.Ely, The Second Journal of the Stated Preacher to the Hospital and Almshouse, in the City of New York, for a Part of the Year of Our Lord 1813...*（Philadelphia: M.Carey, 1815）, p. 43.

3   Ely, I: 204, 156; II: 100, 67–68. 还有一次，伊莱向妓女分发饼干。"如同一条狗向你示好，"他解释道，"你可以教它：但踢它，它就会咬你。"II: 102.

4   Ely, II: 65.

5   Ely, II: x; 关于黑人，见：II: 89, 168; 关于水手，见 II: 78; 关于天主教徒，见 II: 18, 75–76.

6   Ely, I: 75. 伊莱呼吁按照伦敦的模式建立所谓的性病医院，将女性性病病例隔离开来。

7   引用自Ely, I: 51；关于精神失常者，见：II: 137；关于白痴，见：I: 76–77。

8   Ely, I: 94. 伊莱在提到一位这样的病人时指出，她不再出现性病的症状，"单单是因为水银的影响还留存在她的身体里；所谓治疗无非就是拖延死亡。"II: 139.

9   U.S.Bureau of the Census, *Historical Statistics of the United States, Colonial Times to 1970*（Washington: GPO, 1975）, Series A 57–72.

10   Ely, I: 18–19, 74.

11   William H.Williams, *America' s First Hospital: The Pennsylvania Hospital, 1751—1841*（Wayne, Pa.: Haverford House, c. 1976）, pp. 8–14. 这遵循了英国传统的先例。在一些早期的医院里，医院的捐助者要负责确保到来的病人身上不携带害虫——这是被广泛认同的阶级关系的真实，也是象征性的写照。参见：John Woodward, *To Do the Sick No Harm.A Study of the British Voluntary Hospital System to 1875*（London and Boston: Routledge & Kegan Paul, 1974）, p. 40.

12   *Constitution of the Philadelphia Lying–In Charity*（n.p., n.d., [1834]）, p. 3.

13   N.I.Bowditch, *A History of the Massachusetts General Hospital. [To August 5, 1851.] Second Edition...*（Boston: The Hospital, 1872）, p. 3n., 引述了1810年的一封通函，请求支持在波士顿建立一家综合医院的建议。关于最近对麻省总医院（以下简称MGH）成立动机的讨论，参见：Leonard K.Eaton, *New England Hospitals. 1790—1833*（Ann Arbor: University of Michigan Press, c. 1957）; Margaret Gerteis, "The Massachusetts General Hospital, 1810—1865: An Essay on the Political Construction of Social Responsibility During New England's Early Industrialization," Ph.D.diss., Tufts University, 1985.

14　1809 年 7 月 7 日的条目，董事会会议记录，纽约医院档案馆（以下简称 NYHA）。这句话摘自董事会向州立法机构提交的年度报告。Samuel Bard, *A Discourse upon the Duties of a Physician, with some Sentiments, on the Usefulness and Necessity of a Public Hospital...*（New-York: A. & J.Robertson, 1769),pp. 15-18.

15　*Address of the Trustees of the Massachusetts General Hospital to the Subscribers and to the Public*（n.p., n.d. [Boston, 1822]），p. 22. 早期以麻省总医院为名义进行的所有呼吁和讲话都强调了医院对临床培训的重要性。参见：Richard Sullivan, *Address Delivered before the Governour and Council, Members of the Legislature, and other Patrons of the Massachusetts General Hospital*（Boston: Wells and Lilly, 1819）. 我将在第八章再来谈临床教育的问题。

16　J.Jackson and J.C.Warren to Richard Sullivan and Theodore Lyman, October 30, 1822, Venereal Disease File, Massachusetts General Hospital Archives（以下简称MGHA）.

17　W.G.Malin, *Some Account of the Pennsylvania Hospital, Its Origin, Objects and Present State*（Philadelphia: Thomas Kite, 1831），p. 7; "The Massachusetts Hospital," *Boston Medical & Surgical Journal*（以下简称BM&SJ）3（May 4, 1830）: 194-95. 第二段话是杰克逊（Jackson）1830 年 4 月 27 日写给编辑的信，并与编辑的介绍性文字一同付印。

18　Entries for June 28, December 27, 1841, September 29, 1845, May 29, 1848, Minutes, Board of Managers, Pennsylvania Hospital Archives（以下简称PHA）.

19　New York Dispensary, Annual Report（以下简称AR），1829, 6.

20　[Mrs.T.Mason], "Account of Organization of the Society of the New York Asylum for Lying-in Women," Ms.Div., New-York Historical Society（以下简称NYHS）.

21　MGH, *Address to Subscribers,... 1822*, pp. 6-7; Benjamin Rush to Ashbel Green, April 26, 1803, *Letters of Benjamin Rush*, ed.L.H.Butterfield, two vols.（Princeton: Princeton University for the American Philosophical Society, 1951），2:863.

22　James Jackson, Walter Channing, John Ware, et al.to Trustees, MGH, December [8], 1833, "Wards, Isolation & Pavilion File," MGHA.

23　Samuel Jackson to the Managers, August 18, 1853, Box 155, Medical Staff Papers, PHA.

24　*Charter and By-Laws of the New-York Dispensary*（New York: Van Winkle and Wiley, 1814）, p. 11; Nathan Gurney（Supt.）to Trustees, January 22, 1826, "Administration–Care of Patients, Charges Made to, File," MGHA.

25 Lowell Hospital Assoc., AR, 1900, p. 11.

26 Female Medical Casebooks, 1837–40, Cincinnati General Hospital Archives（以下简称CGHA）.

27 救济院人口调查被收录在费城穷人监护人委员会的文件中，费城城市档案馆（以下简称PCA）; Samuel C.Hopkins, House Pupil to Board of Managers, January 25, 1808, Medical Staff Papers, PHA; Entry for July 25, 1853, Minutes, Board of Managers, PHA; "Report of the Committee appointed to meet with the trustees of the Jefferson College," October 27, 1834, Minutes, Board of Guardians, PCA; Testimony of Drs.Courcillon and Hooker before Committee on Internal Affairs, January 22, 1858, House Officers–Administration File, MGHA. 我要感谢克雷孟特（Priscilla Clement）对 1807 年救济院人口调查的分析。参见: Priscilla Clement, *Welfare and the Poor in the Nineteenth–Century City. Philadelphia, 1800—1854*（Rutherford, NJ.: Fairleigh Dickinson University Press, c. 1985）, esp.pp. 83–86.

28 Entry for October 27, 1826, Minutes, Inspecting Committee, MGHA; John Roberts, "Notes of Life in a Hospital by a Resident Physician, January, 1877," Historical Collections, College of Physicians of Philadelphia（以下简称CPP）.

29 Thomas Markoe to Board of Governors, December 3, 1858, Papers, Board of Governors, The New York Hospital Archives（以下简称NYHA）.

30 Entry for May 8, 1809, Minutes, Board of Physicians, Board of Guardians, PCA; "Report on Women's Wards," July 20, 1835, Minutes, Board of Guardians PCA. 慢性神经病和癫痫病人也面临着类似的两难境地: 他们是生病还是受抚养? 是穷人还是病人? 当南卡罗来纳州查尔斯顿开设了一家新医院，并将其病人从救济院转移到其病房时，有一些人既不能被归为病人（适合转到医院），也不是受抚养者（因此适合留在救济院）。Entry for August 17,1842, Almshouse Minutes, South Carolina Historical Society（以下简称SCHS）.

31 Entry for December 3, 1832, Minutes, Board of Managers, PHA; March 23, 1827, Visiting Committee Minutes, MGHA. 关于纽约医院不愿接收女性性病患者的情况，可参见: New York Hospital, *Report of a Committee of the Governors ... on the Occasional Prevalence of Erysipelas ...*（New York: William H.Colyer, 1836）.

32　Entry for January 29, 1821, Minutes, Board of Managers, PHA.

33　Entry for September 19, 1828, Visiting Comm.Minutes, MGHA. 麻省总医院
　　章程（1821, p. 20）曾明确授权院长可以以金钱或衣物的形式向即将出院
　　的病人提供救济。传统的家长式责任观不可能止步于医院门口。照护病
　　人的任务至少意味着对健康的身体负有某种责任（而当时的医学理论也
　　强调，穷困的环境也可能让健康变成疾病）。

34　Entry for April 7, May 5, 1818, Minutes, Board of Governors, NYHA; entry
　　for May 21,1857, Medical Board, Episcopal Hospital, Episcopal Hospital
　　Archives, Philadelphia（以下简称 EHA）; Communication from Dr.R.Levis,
　　September 9, 1859, Hospital Committee, Board of Guardians, PCA.

35　Thomas [Lyell] to Board of Governors, February 12, 1842, Papers, Board of
　　Governors, NYHA.

36　关于坏血病，参见：Thomas Akin, chairman, Commissioners of the Poorhouse
　　to the Mayor, October 21, 1840, Almshouse Corresp., 1822–52, SCHS and
　　September 28, 1853, Minutes, Charleston Almshouse, SCHS; Charles Lawrence,
　　History of the Philadelphia Almshouses and Hospitals ...（[Philadelphia]: Privately
　　Printed, 1905）, p. 20; October 23, 1844, Minutes, Hospital Committee, PCA.

37　只有爱丁堡皇家医院会治疗一些付费病人以及大量的国王陛下的军队，这
　　在 18 世纪末构成了一个明显的例外。英国人口中最贫穷的人生病时住的
　　是济贫所，而不是慈善医院。Brian Abel–Smith, *The Hospitals. 1800—1948.
　　A Study in Social Administration in England and Wales*（Cambridge: Harvard
　　University Press, 1964）; Guenter B.Risse, *Hospital Life in Enlightenment
　　Scotland.Care and Teaching at the Royal Infirmary of Edinburgh*（Cambridge,
　　London, and New York: Cambridge University Press, 1986）; Gwendoline M.Ayers,
　　England's First State Hospitals and Metropolitan Asylums Board 1867—1930
　　（London: Wellcome Institute, 1971）, chap.I.

38　Entry for March 27, 1854, Minutes, Board of Managers, PHA. 在整个南北战
　　争前的岁月里，费城救济院治疗的病人数量总是远远多于其著名的慈善
　　服务机构。事实上，许多病人都是由宾夕法尼亚医院转诊或转院而来。
　　然而随着其获得捐赠数量的增长，宾夕法尼亚医院的管理人员批准了更
　　大规模比例的免费住院员工。到了该世纪中叶，平衡发生了决定性的变
　　化；在截至 1852 年 12 月的 3 年间，医院的平均病人数为 154 人，其中
　　只有 39 人全部或部分支付了护理费用。Entry for April 25, 1852, Minutes,
　　Board of Managers, PHA. 像大多数慈善医院一样，宾夕法尼亚医院倘若收
　　治非费城居民的贫困病人，则会经常向当地政府讨要成本。

39　Harry J.Campbell, "The Congressional Debate over the Seaman's Sickness and Disability Act of 1798," *Bulletin of the History of Medicine*（以下简称 BHM）48（1974）: 423–26; Robert Strauss, *Medical Care for Seamen.The Origin of Public Medical Service in the United States*（New Haven, Conn: Yale University Press, 1950）.

40　*Report of the President and Directors of the General Hospital Society to the General Assembly, May, 1850. Doc.No. 17*（New Haven, Conn: Osborn & Baldwin, 1850）, pp. 2, 6; Governors of the New York Hospital, *State of New York Hospital... for the Year 1844*（New–York: Egbert, Harvey & King, 1845）, pp. 6–7.

41　Nancy Tomes, *A Generous Confidence.Thomas Story Kirkbride and the Art of Asylum–Keeping, 1840—1883*（Cambridge, London, New York: Cambridge University Press, 1984），对这些发展进行了很好的说明。

42　理事们承诺将普通医院和精神病院的资金分开，并开设单独的分院以使"对个人慷慨赠予的区分服务于一般善行中最有价值或最有趣的目标。理事的目的是，如果他们的资金数额允许，就把综合医院的这两个分支拆开，放在不同的建筑物里，由不同的人管理，而且地点足够远，以排除彼此之间的一切不便"。*The Trustees of the Massachusetts General Hospital, to the Public*（[Boston] Tileson and Weld, [1816]）, pp. 4–5.

43　当然，市级和县级救济院没有这样的选择，它们一直到 20 世纪都要面对长期精神病患者带来的问题。

44　Entry for January 2, 1816, Minutes, Visiting Committee, NYHA; Governors of New York Hospital, *By–Laws and Regulations*, 1826, p. 26.

45　Entry for March 27, 1828, March 13, 1829, Minutes, Commissioners of the Poor House, Almshouse Records, SCHS; March 30, 1868, Minutes, Board of Managers, PHA; June 5,1827, Minutes, Board of Managers, New–York Asylum for Lying–In Women, NYHA.

46　Case of Margaret Henry, November 6, 1851, Casebook kept at Bellevue Hospital, R.L.Brodie, Waring Historical Library, Medical University of South Carolina; Charles E.Rosenberg, "The Practice of Medicine in New York a Century Ago," BHM 41（1967）: 239; Entry for December 11, 1846, Hospital Committee Minutes, Board of Guardians, PCA; Entries for November 9, 20, 1813, Minutes, Inspecting Committee, NYHA. 直到 19 世纪 90 年代，费城医院还保留着一本"黑皮书"，其中记录了受罚者的姓名和违规行为。现存的各卷都保存在费城城市档案馆中。早期查尔斯顿救济院的会议记录

显示，该院也遵循类似的政策，使用"淋浴"和惩戒室。

47　Entry for January 6, 1852, Minutes, NYHA; Entries for January 23, June 26, 1863, April 15, 1864, Minutes, Hospital Committee, Board of Guardians, PCA.

48　比如 24 岁的工人希尔兹（Nicholas Shields）说，他吃了"满满四盖子的药"，而且上腹起了一个水疱。"……感到有些不安，担心会再犯……向耶稣发誓，他再也忍不了了，索性就请了法式假"。Male Medical Casebook, June 7, 1837, CGHA.

49　法尔科纳（Mary Falconer）的遗嘱执行人要求支付她 1802 年至 1805 年工作的薪资。Entry for August 26,1805, Minutes, Board of Managers, PHA; N.I.Bowditch to Marcus Morton, February 29, 1844, N.I.Bowditch Biographical File, MGHA; 有关麻省总医院更多的信息参见：Bowditch, History, pp. 184–85; for 1871 letter of MGH Superintendent see Benjamin S.Shaw to Board of Trustees, August 31, 1871, Personnel File, MGHA. 1821 年，纽约医院规定，护士服务 5 年后工资增加 50%，服务 10 年后工资再增加三分之一，20 年后年金 25 美元，如有需要，"可享受医院提供的服务"。1845 年，纽约医院聘用了工龄在 10 年以上的女护士 3 名，工龄在 5 年以上的女护士 3 名，男护士 2 名。T.R.Smith and W.A.Stewart, "Report of Committee of Revision on 13th Chapter: also resolution respecting nurses passed Feb. 6, 1821," Papers, Board of Governors, NYHA.

50　Charles Lawrence, *History of Philadelphia Almshouse*, pp. 52, 123.

51　有关医院亲属网络的描述来自住院医生德比（Hasket Derby）在 1857–1858 年间零散的证言，"Statements of House Physicians &c," House Officers–Administration of File, MGHA.

52　Elizabeth Blackwell to Sara Elder, October 16, 1857, Archives of Women in Medicine, Medical College of Pennsylvania（以下简称 MCP）. 最近的一项研究表明 1846 年麻醉剂被发现以后，阶级、种族和性别都在 19 世纪中期麻醉使用的决定中发挥了作用。Martin S.Pernick, *A Calculus of Suffering. Pain, Professionalism, and Anaesthesia in Nineteenth–Century America*（New York: Columbia University Press, 1985）.

53　Entry for January 28, 1846, Minutes, Hospital Committee, Board of Guardians, PCA. 在一次对拟议的建筑计划的征询会上，费城圣公会医院的医务人员敦促"有色人种"的房间应该比建议的房间要小，并与主楼分开。Entry for May 21, 1857, Minutes, Medical Board, Episcopal Hospital Archives（以下简称EHA）.

54　Entry for May 11, 1842, Minutes, Almshouse Commissioners, SCHS; D.Hayes

Agnew, *Lecture on the Medical History of the Philadelphia Almshouse ... October 15th, 1862* (Philadelphia: Holland & Edgar, 1862) , p. 9.

55　Entry for May 29, 1848, Minutes, Board of Managers, PHA.

56　Howard Payson Arnold, *Memoir of Jonathan Mason Warren, M.D.* (Boston: Privately Printed, 1886) , p. 85. 南北战争前美国医院的记录确实提供了偶尔对病人施暴的例证，以及未经管事或管理人员同意可以对病人进行惩戒的正式规定；但是，这种身体虐待所发生的实际频率却很难得知。

57　Philadelphia, Almshouse Census for 1807, PCA; Robert J.Carlisle, ed., *An Account of Bellevue Hospital with a Catalogue of the Medical and Surgical Staff from 1736 to 1894* (New York: Society of the Alumni of Bellevue Hospital, 1893) , p. 10; Charles Jackson to N.I.Bowditch, October 1,1851, Administration, Care of Patients, General Statements File, MGHA.

58　Bowditch, *History*, pp. 366, 454–55; Surgeons of the New–York Ophthalmic Hospital, AR, 1855, 11; J.Roosevelt Bayley, Secretary, Roman Catholic Diocese of New York, to Board of Governors, January 6, 1851, Papers, NYHA; Entry for May 24, 1841, Hospital Committee Minutes, PCA; *Auditor's Reports of the Accounts of the Blockley Alms–House*, 1850–1; Society of the Alumni of City (Charity) Hospital, *Report for 1904 together with a History of the City Hospital and a Register of its Medical Officers...* (New York: Published by the Society, 1904) , p. 60.

59　John Duffe, Diary, Ms.Div., NYHS.

60　同上，April 1, 1844.

61　同上，March 30, 1844.

62　同上，April 19, 1844.

63　同上，June 12, March 24, 1844.

64　Entry for June 6, 1837, J.M.Howe, Diary, Ms.Div., NYHS.

65　同上，June 13, July 2, September 5, 1837.

66　同上，July 24, 1837.

67　同上，June 10, 1837.

68　同上，November 25, 1837.

69　同上，July 31, April 18, 1837.

第二章

1　1846 年 2 月 22 日，引自：N.I.Bowditch, *A History of Massachusetts General Hospital [to August 5, 1851.] Second Edition, with a Continuation to 1872*（Boston: The Trustees, 1872），p. 197.

2　Entry for February 1, 1820, Minutes, Board of Governors, The New York Hospital Archives（以下简称 NYHA）.

3　MGH, *Rules and Regulations for the Government of the Hospital, Adopted November 17, 1822 ...*（Boston: Russell and Gardner, 1822），p. 13; Entry for December 18,1828, Minutes, Charleston Almshouse Commissioners, South Carolina Historical Society（以下简称 SCHS）; *An Account of the New-York Hospital*（New York: Mahlon Day, 1820），p. 7; Society of the New York Hospital, *By-Laws and Regulations ... April 5th, 1825*（New York: Mahlon Day, 1826），p. 6. 在宾夕法尼亚医院，一个由"随访经理"所构成的委员会在每周三和周六 10 点开会，来批准入院和出院，entry for May 29, 1848, Minutes, Pennsylvania Hospital（以下简称 PHA）。纽约医院检查委员会也保留了他们的客座医生的出诊记录。参见：entry for February 15, 1811, Minutes, Board of Governors, NYHA.

4　Bowditch, *History*, p. 383; Entry for May 13, 1822, Minutes, PHA, repassed May 29,1848; Entry for November 17,1826, Visiting Committee Minutes, MGHA.

5　Visiting Committee's Record and Asst.Physician's Report, April, 1839-November, 1842, Box 9, MGH Papers, Countway Library of Medicine, Harvard（以下简称HCC）. 当地知名市民可以为没有入住免费床位的患者"担保"。

6　这句话是根据对 1809 年至 1818 年期间医院检查委员会所保存的会议记录簿的阅读得到的。参见：NYHA.

7　Entry for January 6,1824, Minutes of Monthly Meetings, New-York Asylum for Lying-In Women, NYHA; Bowditch, *History*, pp. 394-95.

8　George Newbold to the Governors of the New York Hospital, October 5,1857; Swan to Governors, January 5, 1857, Filed Papers, Board of Governors, NYHA.

9　Samuel Spring to Trustees, May 21, 1825, Nathan Gurney Biographical File, MGHA. 人们会默认院长的妻子将担任医院的"护士长"，负责监督清洁、缝纫、烹饪和护理等"女人的工作"。比如纽约医院的一位院长在其妻子生病而无法担任护士长的情况下，甚至拒绝考虑连任，这实际很正常。
Charles Starr to George Newbold, April 14, 1845, Papers, Board of Governors,
NYHA.

10　麻省总医院，由杰克逊（James Jackson）和沃伦（Johns Collins Warren）
签署的通函，*The Subscribers ...Rules for the Admission and Conduct of Pupils,*
May, 1824（Boston: MGH, 1824）; Charles Lawrence, *History of the*
Philadelphia Almshouses and Hospitals ...（[Philadelphia:] Privately Printed,
1905）, pp. 156–57. 监护人委员会不断发表这样的原则性声明，这表明他
们所规定的限制在实践中可能并没有得到遵守。

11　D.B.St.John Roosa, *The Old Hospital and Other Papers*, 2nd ed.（New York:
William Wood, 1889）, p. 13; *Address of the Trustees of the Massachusetts*
General Hospital, to the Subscribers and to the Public（n.p.; n.d. [Boston:
MGH, 1822]）, p. 21. 关于实验，杰克逊坦率地将其描述为医疗照护中不
可或缺的一个方面。"病人的保证，"他解释道，正是"基于这一点，……
在任何情况下，医生都会尝试在他目前的知识状况下最有可能成功的实
验"。*A Report Founded on the Cases of Typhoid Fever, ... Which Occurred in*
the Massachusetts General Hospital...（Boston: Whipple & Damrell, 1838）, p.
23. 杰克逊不是一般的医生，而是波士顿最著名的顾问和临床教师。

12　比如可以参见：Stephen Smith, "Hospital Appointments," *Doctor in Medicine:*
And Other Papers on Professional Subjects（New York: William Wood, 1872）,
pp. 247–50.

13　Entry for February 24, 1806, Minutes, Board of Managers, PHA; Resident
Students to Faculty, May 10, 1860, Faculty Minutes, Medical College of
Virginia, Archives（以下简称 MCV）. 在 19 世纪中叶，麻省总医院的理
事们决心聘请医学生而不是毕业生作为其住院员工；毕业生们一直不太
听话，病人也经常指控他们存在野蛮行为。S.Parkman and H.I.Bowditch,
[1849], undated memorandum, bound in "Surgical Staff Correspondence,
1847–77," Countway Library（以下简称 HCC）.

14　Boston Dispensary, Circular to Visiting Physicians, n.d. 1812 File, Boston
Dispensary Papers, HCC.

15　"The Committee to whom was referred the subject of the increasing
expenditure of the Hospital", Visiting Committee, January 6, 1845, Papers,
Board of Governors, NYHA.

16　普里欧（Prioleau）医生，住院医生。参见：entry for September 28, 1853,
Minutes, Charleston Almshouse, SCHS; 亦可参见：entries for August 21,

October 12, 1853.

17　House pupils to Board of Attending Managers, February 27, 1852, copy in "Surgical Staff Correspondence, 1847–77," March 7,1852, Minutes, Board of Trustees, MGHA.

18　Samuel Eliot and S.G.Howe, "Report of Committee on Autopsies, December 27, 1872," Autopsy File, MGHA. 这份档案包含了许多具有启发性的细节。比如尸检问题的一个关键，是如何将尸检过的遗体以适合于瞻仰和安葬的状态迅速送回家属身边。

19　Statement of J.C.Warren to Henry B.Rogers, Frances C.Lowell, and Charles Amory, committee, "Report on a Lying–In Department, October, 1845," Obstetrics Department File, MGHA.

20　参见：*Charter and By–Laws of the Marshall Infirmary*（Troy, N.Y.: Wm.H.Young, 1859）, p. 21.

21　"Report of the Committee to consider the expediency of altering the By–Laws ..." December 6, 1842, Papers, Board of Governors, NYHA.

22　S.L.Mitchill to Lyman Spalding, October 31, 1799, James A.Spalding, ed., *Dr.Lyman Spalding*（Boston: W.M.Leonard, 1916）, p. 20. 亦可参见：R.H.Shryock, *Medical Licensing in America, 1650—1965*（Baltimore: The Johns Hopkins University Press, 1967）.

23　William H.Williams, *America's First Hospital: The Pennsylvania Hospital, 1751—1841*（Wayne, Pa.: Haverford House, 1976）, pp. 104–105, 136–37.

24　G.C.Shattuck to J.Bigelow, January 26, 1810, Bigelow Papers, Massachusetts Historical Society; Charles Bonner to J.Y.Bassett, October 21, 1842, J.Y.Bassett Papers, Southern Historical Collection, University of North Carolina.

25　Entry for September 24, 1804, Minutes, Board of Managers; Stephen R.Hooker, Edenton, North Carolina to Samuel Coates, June 7, 1806, Medical Staff Papers, PHA. 在短暂的冬季学年中，住院学生应在空闲的时间参加医学院的讲　座。J.W.Moore to Board of Managers, October 29, 1809, Medical Staff Papers, PHA.

26　药剂师的职位通常也是由医学生或是刚毕业的学生担任，以拓展其临床经验。

27　Russell M.Jones, ed., *The Parisian Education of an American Surgeon, Letters of Jonathan Mason Warren*（1832—1835）（Philadelphia: American Philosophical Society, 1978）, p. 88.

28　Entry for October 19, 1835, Minutes, Board of Guardians, Philadelphia City

Archives（以下简称 PCA）; Nathan Hatfield to the Managers of the Alms House of Philadelphia, draft, [1824], Hatfield Papers, College of Physicians of Philadelphia,（以下简称 CPP）; New York Hospital, *By-Laws and Regulations ...*（New York: Mahlon Day, 1826）, pp. 19-20; Entry for November 3, 1812, Minutes, Board of Governors, NYHA, 值得注意的是只有客座人员的学生才能担任病房的裹伤员。

29　Thomas Wharton to Board of Managers, April 28, 1827, Medical Staff Papers, PHA.

30　Alfred Stille to James R.Greaves, March 3, 1856, Medical Staff Papers, PHA.

31　J.H.Griscom to Visiting Committee, May 1,1858, Griscom to R.L.Kennedy, April 6, 1859, Papers, Board of Governors, NYHA.

32　关于专业职业发展与门诊药房的共生关系，参见：Charles E.Rosenberg, "Social Class and Medical Care: The Rise and Fall of the Dispensary in Nineteenth-Century America," *Journal of the History of Medicine* 29（1974）: 32-54.

33　Simon Wickes, Journal entries for April 22, June 4, and October 14, 1833, Maryland Historical Society.

34　Robert J.Carlisle, ed., *An Account of Bellevue Hospital with a Catalogue of the Medical and Surgical Staff from 1736 to 1894*（New York: Society of the Alumni of Bellevue Hospital, 1893）; p. 47; Entry for November 2, 1835, Minutes, Board of Guardians, PCA.

35　Benjamin Rush et al., to Board of Managers, September 2, 1807, December 19,1808, Medical Staff Papers, PHA; S.Abbott to Trustees, Massachusetts General Hospital, 14 January 1853, Admitting Physician File, MGHA.

36　"住院医师职责"，摘自：July 17, 1856, Faculty Minutes, MCV. 亦可参见：April 11, 1849, Faculty Minutes, Hampden-Sydney Medical College, MCV.

37　Philadelphia, Board of Guardians of the Poor, *Rules for the Government of the Board of Guardians of the Poor ...*（Philadelphia: McLaughlin Bros., 1859）, pp. 53, 55-56. 需要注意到，作为官僚作风日益严重的一个不那么正式的指标，这些规则就占用了 144 页的篇幅。

第三章

1　Alden March, *Semi-Centennial Address Delivered Before the Medical Society of the State of New-York ...*（Albany: C.Van Benthuysen, 1857）, p. 17.

2　更详细的讨论参见：Charles E.Rosenberg, "The Therapeutic Revolution: Medicine, Meaning, and Social Change in Nineteenth–Century America," *Perspectives in Biology and Medicine* 20（1977）：485–506.

3　该短语源自如下文献的标题页：A.Bitner, "Notes taken from the Philadelphia Almshouse, 1824," College of Physicians of Philadelphia（以下简称CPP）.

4　尽管我们倾向于把庸医和兜售"万灵药"联系在一起，但那个时代的医生至少也同样经常地将他们视为售卖"特效药"的小贩——事实上，这个词在 19 世纪初就被正规的医务人士当作贬义词使用。

5　罗萨（D.B.St.John Roosa）描述了 19 世纪中期医院医生巡视病房的情况，包括他如何依赖于脉搏做出诊断以及"把手放在[病人的]脸上记录体温……"。*The Old Hospital and Other Papers.* 2nd.rev.and enl.ed.（New York: William Wood, 1889），p. 15. 诊脉被认为是特别重要的；单单是诊脉的技能就可以"成为成功行医的保障"。J.P.McKelpech, "Notebook on the Practice of Physick, from Lectures of Nathaniel Potter," November 12, 1816, Ms.Dept., Perkins Library, Duke University.

6　弗林（Flinn）于 1809 年 11 月 20 日入院。Register, Medical Cases, 1809—1834, The New York Hospital Archives（以下简称NYHA）；Hospital Casebook, 1824—27, Philadelphia City Archives（以下简称PCA）.

7　"人们长期以来一直认为，"正如一位同时代的医学家所解释的那样，"金鸡纳（树皮，即奎宁的来源）以其苦味、收敛剂和芳香剂的综合作用，产生了对间歇性疾病（即疟疾）的效果。"Editorial, "Quinine and the New Medicines," *Boston Medical & Surgical Journal*（以下简称BM&SJ）3（March 23, 1830）：111.

8　E.B.Haskins, *Therapeutic Cultivation: Its Errors and its Reformation.An Address delivered to the Tennessee Medical Society, April 7, 1857*（Nashville: Cameron and Fall, 1857），p. 22. 亦可参见：Rosenberg, "Therapeutic Revolution," p. 491; Rosenberg, "Medical Text and Social Context: Explaining William Buchan's Domestic Medicine," *Bulletin of the History of Medicine*（以下简称BHM）57（1983）：22–42; Max Neuburger, *Die Lehre von der Heilkraft der Natur im Wandel der Zeiten*（Stuttgart: Ferdinand Enke, 1926）. 19 世纪中叶治疗学最详细的论述可在如下文献中找到：John Harley Warner, *The Therapeutic Perspective.Medical Practice, Knowledge, and Identity in America, 1820—1885*（Cambridge and London: Harvard University Press, 1986）.

9　Rosenberg, "Therapeutic Revolution," p. 492.

10　Entry for March 20, 1838, Female Medical Casebooks, 1837–40, Cincinnati

General Hospital Archives（以下简称CGHA）.

11　Case of W.Griffith, Aet. 37, Carpenter, August 11, 1837, Male Medical Casebook, 1837–38, CGHA.

12　Case of George Devert, November 15, 1826, Hospital Casebook, 1824–27, PCA.

13　比如19世纪刚过，一名25岁的水手因"头骨骨折"而被送进宾夕法尼亚医院。在主治医生取出一块骨头后，这个年轻人接受了持续"低饮食"的治疗，放了20盎司的血，并"通了通肠子……"。考虑到可能反复的感染和漫长的愈合过程，术后以及其他大多数方面，至少也是和体表外科手术同等重要。Hospital Cases, vol.I, pp. 74–75, Pennsylvania Hospital Archives（以下简称 PHA）.

14　由于缺乏正式的制度结构，非正式的地位标志得到了极大程度的强调。学习让雄心勃勃的年轻医务人士有了自负的资本；如果一个医生想要在体面的圈子里活动和行医，那么他的衣着、言谈、举止——以及他接受的教育——都必须像绅士一样。

15　"当然，无须任何论证，"一位著名的苏格兰医学教师在1780年指出，"在今天鼓励大家于实验上有所追求。无人不知，实验是通往真科学的唯一道路；也没有任何一个称得上是哲学流派的学问，不是建立在实验的基础之上。"他强调，倘若不是培根的实验精神，我们仍然会被亚里士多德学派的苦役所束缚。Andrew Duncan, *Account of the Life and Writings of the Late Alexr.Monro Senr.M.D ... Delivered as the Harveian Oration at Edinburgh, for the Year 1780*（Edinburgh: C.Elliot and C.Dilly, 1780）, p. 37. 关于美国早期对生理学实验的兴趣，参见：Edward C.Atwater, " 'Squeezing Mother Nature'; Experimental Physiology in the United States before 1870," BHM, 52（1978）: 313–35; Donald G.Bates, "The Background to John Young's Thesis on Digestion," BHM 36（1962）: 341–61.

16　关于洋地黄，参见：J.Worth Estes, *Hall Jackson and the Purple Foxglove. Medical Practice and Research in Revolutionary America 1760—1820*（Hanover, N.H.: University Press of New England, 1979）; 关于疫苗接种，参见：John B.Blake, *Benjamin Waterhouse and the Introduction of Vaccination.A Reappraisal*（Philadelphia: University of Pennsylvania, c. 1957）; James A.Spalding, *Dr.Lyman Spalding ...*（Boston: W.M.Leonard, 1916）.

17　Entry for August 3, 1819, Minutes, Board of Governors, NYHA.

18　这句话来自1852年8月13日该医院的住院医生向医院委员会、穷人监护人委员会的请愿书。参见：PCA.

19　Entry for February 10, 1827, Minutes of the Physicians（Medical Staff），

Board of Guardians, PCA. 同样的医护人员要求提供尸检设施已经有一段时间了。Entry for September 18, 1815, Minutes of Physicians. 亦可参见：James Jackson et al.to Trustees, MGH, December [8], 1833, 要求提供一间"病人无法触及且有适当供水的房间"，以便进行尸检。"Wards, Isolation and Pavillion File," Massachusetts General Hospital（以下简称MGHA）。

20　G.C.Shattuck to Roswell Shurtleff, July 20, 1804, Shattuck Papers, Massachusetts Historical Society; S.W.Butler Diary, Entry for April 24, 1850, CPP.

21　在最大的医学院中，的确有一小部分教授从学生缴纳的学费中获得了可观的收入。

22　关于巴黎临床学派的性质和影响，参见：Knud Faber, *Nosography: The Evolution of Clinical Medicine in Modem Times*, 2nd ed.rev.（New York: Paul B.Hoeber, 1930）; Erwin H.Ackerknecht, *Medicine at the Paris Hospital 1794—1848*（Baltimore: The Johns Hopkins University Press, 1967）; Michel Foucault, *The Birth of the Clinic.An Archaeology of Medical Perception*, trans, A.M.Sheridan Smith（New York: Pantheon, 1973）; Russell M.Jones, "American Doctors and the Parisian Medical World, 1830—1840," BHM 47（1973）: 40–65, 177–204.

23　艾克纳希特（Ackerknecht，《巴黎医院的医学》）强调了这一区别，也同时反映出法国临床医学界许多领导人对实验室的积极的怀疑态度。

24　关于路易斯（Louis）的工作和他对一位美国修道士的影响的一个引人注目的例子，参见：James Jackson, *A Memoir of James Jackson, Jr., M.D.With Extracts from his Letters to his Father ...*（Boston: I.R.Butts, 1835）。另参见经常被引用的一篇文章：William Osler: "The Influence of Louis on American Medicine," *Johns Hopkins Hospital Bulletin* 8（1897）: 161–67.

25　关于有用的说明，参见：Stanley J.Reiser, *Medicine and the Reign of Technology*（Cambridge, London, New York: Cambridge University Press, 1978）, pp. 23–44. 雷奈克（R.T.H.Laennec）在听诊器的使用方面开了先河；他的经典研究《论胸部疾病的间接听诊》（*On Mediate Auscultation in Diseases of the Chest*）于1819年出版（Paris: Brosson, 1819），1823年在美国首次印刷。

26　Russell Jones, "American Doctors," pp. 43, 199.

27　W.W.Gerhard to James Jackson, January 1, 1835, Jackson Papers.Countway Library（以下简称HCC）。格哈德（Gerhard）认为，以美国临床经验为基础的报告"比在巴黎收集的几千份报告更能引起美国医生的注意，毕竟

人们对巴黎的报告总有一种荒谬的不信任感"。他的观点反映出那个时代人们的信念——环境就是有塑造疾病的临床表现的力量。

28   Casebook of R.L.Brodie, Bellevue Hospital, 1851, p. 26, Waring Historical Library, Medical University of South Carolina.

29   O.W.Holmes, *Valedictory Address, delivered to the Medical Graduates of Harvard University,... March 10, 1858*（Boston: David Clapp, 1858）, p. 5. 亦可参见：John Harley Warner, " 'The Nature–Trusting Heresy': American Physicians and the Concept of the Healing Power of Nature in the 1850s and 1860s," *Perspectives in American History* 11（1977–78）: 291–324.

30   T.G.Thomas, *Introductory Address Delivered at the College of Physicians and Surgeons, New York, October 17th, 1864*（New York: Trafton, 1864）, p. 31; Jacob Bigelow, *Brief Expositions of Rational Medicine, to Which is Prefixed the Paradise of Doctors ...*（Boston: Phillips, Sampson & Co., 1858）, p.iv.

31   C. W.Parsons, *An Essay on the Question, Vis Medicatrix Naturae, How Far Is It to Be Relied On in the Treatment of Disease? ...*（Boston: Printed for the Rhode Island Medical Society, 1849）, p. 7.

32   Alexander H.Stevens to James Jackson, April 14,1836, Jackson Papers, HCC.

33   参见：Martin S.Staum, *Cabanis.Enlightenment and Medical Philosophy in the French Revolution*（Princeton: Princeton University Press, 1980）.

34   Elisha Bartlett to Gentlemen, September 3, 1844, Box 26, Case 7, Gratz Coll., Historical Society of Pennsylvania; E.H.Ackerknecht, "Elisha Bartlett and the Philosophy of the Paris Clinical School," BHM 24（1950）: 43–60; Bartlett, *An Essay on the Philosophy of Medical Science ...*（Philadelphia: Lea and Blanchard, 1844）.

35   J.H.Miller, ed., A.P.W.Philip, *A Treatise on the Nature and Cure of those Diseases, either Acute or Chronic, Which Precede Change of Structure ...*（Baltimore: E.J.Coale and Coale & Co., 1831）, p. 251n. 到了19世纪40年代后期，医生们更愿意将听诊和叩诊纳入他们的医事实践当中，参见：Henry I.Bowditch, *Young Stethoscopist*（New York: J. & H.G.Langley, 1846）, p.vii.

36   Nathan Hatfield, "Notes on the Practice of Physic by N.Chapman, November 1823," Hatfield Papers, CPP. "首先，"他解释道，"千万不要一进入病人的房间就检查脉搏，因为医生的出现几乎不可能不（原文如此）触动病人的神经，所以要首先让病人镇定下来……"

37   Editorial, "Moral Treatment in Disease," BM&SJ. 3（August 31, 1830）: 469.

38   Philadelphia Dispensary, *Rules of the Dispensary with the Annual Report for 1862* (Philadelphia: J.Crummill, 1863), pp. 12–13; O.W.Holmes, Medical Essays (Boston and New York: Houghton Mifflin, 1911 [orig.pub. 1861]), p. 258.

39   关于美国引进麻醉术的详细研究，参见：Martin Pernick, *A Calculus of Suffering.Pain, Professionalism, and Anaesthesia in Nineteenth–Century America* (New York: Columbia University Press, 1985).

第四章

1   做出上述判断的标准可参见：George W.Adams, *Doctors in Blue, The Medical History of the Union Army in the Civil War* (New York: Schuman, 1952); H.H.Cunningham, *Doctors in Gray.The Confederate Medical Service* (Baton Rouge: Louisiana State University Press, 1958); Richard H.Shryock, "A Medical Perspective on the Civil War," *American Q.* 14 (1962): 161–73; William Q.Maxwell, *Lincoln's Fifth Wheel.The Political History of the United States Sanitary Commission* (New York, London, Toronto: Longmans, Green, 1956).

2   Adams, *Doctors in Blue*, p. 134, cf. 131.

3   可参见弗雷德里克森（George Fredrickson）颇具影响力的研究：George Fredrickson, *The Inner Civil War.Northern Intellectuals and the Crisis of the Union* (New York: Harper, 1965).

4   U.S.Bureau of the Census, *Historical Statistics of the United States.Colonial Times to 1970. Bicentennial Edition.Part 2* (Washington, D.C.: Government Printing Office, 1975), Series A 6–8.

5   同上，Series A 57–72.

6   同上，Series A 105–18.

7   参见：James H.Cassedy, *American Medicine and Statistical Thinking, 1800—1860* (Cambridge and London: Harvard University Press, 1984), esp.chaps. 8 and 9; John M.Eyler, *Victorian Social Medicine.The Ideas and Methods of William Farr* (Baltimore and London: Johns Hopkins University Press, 1979); M.J.Cullen, *The Statistical Movement in Early Victorian Britain.The Foundations of Empirical Social Research* (New York: Harvester Press and Barnes & Noble, 1975).

8   参见：Charles E.Rosenberg, *The Cholera Years.The United States in 1832, 1849 and 1866* (Chicago: University of Chicago Press, 1962).

9   [Episcopal Hospital of Philadelphia], *Appeal on Behalf of the Sick* (Philadelphia: Lindsay & Blakiston, 1851), pp. 20–21, 23.

10   同上，p. 7; Entries for May 29, 1848, December 31, 1855, Minutes, Board of Managers, Pennsylvania Hospital Archives（以下简称 PHA）. 亦见: Roosevelt Hospital, Annual Report（以下简称AR）1878–79, 7.

11   General Hospital Society of Connecticut, AR, 1871, 18.

12   N.I.Bowditch, *A History of the Massachusetts General Hospital*, ... 2nd ed. (Boston: The Trustees, 1872), p. 360.

13   New York, Commissioners of Public Charities and Correction, AR, 1866,15; Jersey City Charity Hospital, AR, 1877, 5（报告了1869—1875年间的数据）; General Hospital Society of Connecticut, AR, 1871,10; Pennsylvania Hospital, *Proceedings of a Meeting Held First Month*(*January*) *15th, 1867* (Philadelphia: Collins, 1867), p. 25. 在任何情况下，本土出生的数字都包括了新移民的子女。

14   General Hospital Society of Connecticut, AR, 1877, 24.

15   Henry G.Clark, *Outlines of a Plan for a Free City Hospital* (Boston: Rand & Avery, 1860), p. 7.

16   Presbyterian Hospital(New York), AR, 1869, 22.

17   Woman's Hospital of Philadelphia, AR, 1866, 13.

18   引用依次摘录自: Children's Hospital, Boston, AR, 1874, 10; Children's Hospital, AR, 1870, 9.

19   Homeopathic Medical & Surgical Hospital(Pittsburgh), AR, 1872–3, 7.

20   医院的医疗委员会几年前曾争辩说，"选择一个合适的地址是一所城市医院最期望的；它应位于制造业聚集区的中心，那里几乎每天都会发生严重的事故，因此可以为不幸的患者提供迅速的庇护和救助。我们的工厂主及经理并非没有认识到这些优势，希望他们今后能更充分地利用这些优势"。Homeopathic Medical & Surgical Hospital, AR, 1869, 27.

21   J.Foster Jenkins, *Tent Hospitals.Read before the American Social Science Association, May 21, 1874*(Cambridge, Mass.: Riverside Press, 1874), p. 7.

22   Illinois Charitable Eye and Ear Infirmary(Chicago), AR, 1860, 6.

23   [Howard Hospital] (Philadelphia), *A Few Suggestions to the Benevolent Public Kindly Thrown Out by the Managers of the Western Clinical Infirmary* (Philadelphia: Inquirer Printing Office, 1858), p. 7.

24   少数治疗酗酒和吸毒的疗养院以及少数私人外科"医院"除外，特别是后者通常只是住宅楼里的几个房间。

25 R.Sullivan, *Address Delivered Before the ... Patrons of the Massachusetts General Hospital ... June 3, 1819* (Boston: Wells and Lilly, 1819) , p. 19.

26 *An Account of the New–York Hospital* (New York: Mahlon Day, 1820) , p. 6.

27 一年后，马萨诸塞州的一项法律驳回了这项政府拨款。Charles Snyder, *Massachusetts Eye and Ear Infirmary.Studies on its History* (Boston: The Infirmary, 1984) , p. 237; Charity Hospital (New Orleans) , AR, 1876, 35–37; Illinois Charitable Eye and Ear Infirmary (Chicago) , AR, 1858–9, 5; AR, 1867, 7; New–York Ophthalmic Hospital, AR, 1854, 7.

28 Hartford Hospital, AR, 1854, 7–10. 这家医院的第 25 期年度报告（Hartford: Case, Lockwood & Brainard, 1881 ）包含了一个基本的历史说明。

29 Hartford Hospital, AR, 1854, 8.

30 Hartford Hospital, *Addresses delivered on the Occasion of the Dedication ... On the 18th of April, 1859* (Hartford: Case, Lockwood & Co., 1859) , p. 25; AR, 1863, 12.

31 Hartford Hospital, AR, 1856–7, 5.

32 同上；Hartford Hospital, AR, 1868, 9, 8.

33 Hartford Hospital, AR, 1866, 6–7.

34 同上，AR, 1856–7, 7.

35 同上，AR, 1870, 10–11, 19.

36 关于这一扩张的同时代讨论，参见：*History of the Hospital Saturday and Sunday Movement in New York City, 1880* (New York: The Hospital Saturday and Sunday Association, 1880).

37 Charles E.Rosenberg, "The Practice of Medicine in New York a Century Ago," *Bulletin of the History of Medicine* (以 下 简 称 BHM), 41 (1967): 238–39. 在这些年里，纽约市每年都会出版一本《医疗登记册》，并提供了各家医院和药房的简略说明。简要的历史回顾可参见：James J.Walsh, *History of Medicine in New York*, 5 vols. (New York: National Americana Society, Inc., 1910) , vol. 3. 以 及：John Duffy, *A History of Public Health in New York City 1625—1866* (New York: Russell Sage, 1968) , ch. 22, "The Rise of the Hospital," pp. 481–514.

38 Thomas N.Bonner, *Medicine in Chicago, 1850—1950. A Chapter in the Social and Scientific Development of a City* (Madison, Wis.: American History Research Center, 1958) ; Chicago Medical Society, *History of Medicine and Surgery and Physicians and Surgeons of Chicago* (Chicago: The Biographical Publishing Corp., 1922) , pp. 233–338; Timothy Walch, "Catholic Social

Institutions and Urban Development: The View from Nineteenth–Century Chicago and Milwaukee," *Catholic Historical Review* 64（1978）: 16–32.

39　[Episcopal Hospital], *Appeal on Behalf of the Sick*, p. 26. 然而，正如人们所预料的那样，圣公会医院的低教会派支持者很快就发现，相对而言，很少有教会同胞愿意住进该教派的医院病床。

40　Aaron I.Abell, *American Catholicism and Social Action: A Search for Social Justice, 1865—1950*（Garden City, N.Y.: Hanover House, 1960）, p. 36.

41　New York Hospital, *Report of the Committee of the Board of Governors, Appointed to Enquire into the Practicability of Extending the Usefulness of the Hospital*（New York: Baker & Godwin, 1858）, p. 7.

42　German Hospital of Philadelphia, *A Short History and Description ...*（Philadelphia: Girard Printing House, 1895）, p. 49.

43　Jewish Hospital（Philadelphia）, AR, 1867, 10.

44　1864 年 8 月 18 日 的 通 函，载于: bd.vol.of Jewish Hospital publications, Edwin Wolfe Collection, Library Company of Philadelphia.

45　引 自: Morris Vogel, *The Invention of the Modern Hospital.Boston 1870—1930*（Chicago and London: University of Chicago Press, 1980）, p. 73.

46　St.Luke's Hospital（Chicago）, AR, 1866, 9.

47　Episcopal Hospital, Philadelphia, AR, 1880, 12.

48　*Articles of Agreement of the Lowell Hospital Association.November, 1839*（Boston: Cassady and March, 1839）, p. 3.

49　Walter Licht, "Nineteenth–Century American Railwaymen: A Study in the Nature and Organization of Work," Ph.D.diss., Princeton University, 1977, p. 302.

50　参见: Rosemary Stevens, "Sweet Charity: State Aid to Hospitals in Pennsylvania, 1870—1910," BHM 58（1984）: 287–314.

51　普通医生并不是医院发展的唯一动力；热心的顺势疗法倡导者会要求其从业者被容许使用现有的医院设施，而遭到拒绝后他们通常会建立自己的医院。

52　W.W.Goodell to Visiting Committee, Preston Retreat, 14 August, 1866, Mary Ann Forsyth File, Preston Retreat Documents, PHA.

53　Harriot Hunt, *Glances and Glimpses: Or Fifty Years Social, Including Twenty Years Professional Life*（Boston: John P.Jewett, 1856）, p. 172.

54　John Green, *City Hospitals*（Boston: Little, Brown, 1861）, p. 11.

55　St.Luke's Hospital（New York）, AR, 1866, 30–31.

56　"没有院长的允许，任何病人都不得离开医院。"纽约罗斯福医院警告道，

"希望外出时，病人必须从晨间查房的内科或外科医生手中获得一张卡片，说明他没有异议，这张卡片经院长副署后，才可以将其作为通行证，获得的卡片仅当天有效，病人出门时必须交到门卫处。"AR, 1871-2, 30–31.

57　Boston Dispensary, AR, 1871, 8.

58　一位著名的伦敦医生警告道："医事实践的精通产生于能否分辨出对于女性而言，其感觉并不总是像生活在较高阶层的人那样敏锐，或者说她们不会像在这些方面粗心大意的男性一样敢于表达自己的痛苦——一想到可能会给他人造成暂时不必要的麻烦，她们就会退缩。"Charles West, *Diseases of Women* (London: Churchill, 1858), pp. 24–25.

59　Jewish Hospital, AR, 1867, 5; Entry for January 2, 1862, Minutes, Board of Managers, Woman's Hospital, Archives of Women in Medicine, Medical College of Pennsylvania (以下简称 MCP). 妇女委员会的目标之一往往是为贫困的病人提供衣物。

60　参见：Charles E.Rosenberg, "From Almshouse to Hospital: The Shaping of Philadelphia General Hospital," *Milbank Memorial Fund Q.* 60 (1982): 118.

61　Entry for October 11, 1861, Minutes, Hospital Committee, Board of Guardians, Philadelphia City Archives (以下简称PCA).

62　Entry for October 5, 1852, Minutes, Medical Board, Episcopal Hospital Archives (以下简称EHA).

63　Valentine Mott Francis, *A Thesis on Hospital Hygiene* (New York: J.F.Trow, 1859), p. 194.

64　Roosevelt Hospital, AR, 1877, 7–9.

65　Entries for May 29, 1848, October 31, 1859, Minutes, Board of Managers, PHA.

66　William D.Purple, "On the Morbid Condition of the Generative Organs," *New York J.Medicine* 3 (1849): 207–208.

67　Joseph A.Eve, *A Report on Diseases of the Cervix Uteri; Read Before the Medical Society of the State of Georgia ...* (Augusta: McCafferty's, 1857), p. 38.

第五章

1　James Y.Simpson, *Anaesthesia, Hospitalism, Hermaphroditism, and a Proposal to Stamp Out Smallpox and other Contagious Diseases*, ed.W.G.Simpson (New York: D.Appleton, 1872), p. 291.

2　同上，p. 340. 辛普森（Simpson）的研究是基于已公布的医院统计数据和对私人执业医生的调查得到的。

3　George W.Norris, "Statistical Account of the Cases of Amputation Performed at the Pennsylvania Hospital from January 1, 1850, to January 1, 1860, ... *Pennsylvania Hospital Reports* 1（1868）: 149–64; Thomas G.Morton, "Statistical Account of the Cases of Amputation Performed at the Pennsylvania Hospital from Jan. 1 1860 to Jan. 1 1870 ...," *American Journal of Medical Science* 60（1870）: 313; Thomas G.Morton and William Hunt, *Surgery at the Pennsylvania Hospital.Being an Epitome of the Practice of the Hospital since 1756 ...*（Philadelphia: J.B.Lippincott, 1880）, pp. 9, 17. 关 于 麻 省 总医院截肢结果的相应数字，参见：George Hayward, *Surgical Reports, and Miscellaneous Papers on Medical Subjects*（Boston: Phillips, Sampson, 1855）, pp. 142–60.

4　比如，参见：Florence Nightingale, *Introductory Notes on Lying–In Institutions. Together with a Proposal for Organizing an Institution for Training Midwives and Midwifery Nurses*（London: Longmans, Green & Co., 1871）; A.B.Steele, *Maternity Hospitals; Their Mortality, and What Should Be Done with Them* （London: J. & A.Churchill; Liverpool: A.Holden, 1874）.

5　Simpson, *Anaesthesia*（1872）, pp. 289–90.

6　比如，参见：Donald Monro, An Account of the Diseases Which Were Most Frequent in the British Military Hospitals in Germany .... to Which Is Added, an Essay on the Means of Preserving the Health of Soldiers, and Conducting Military Hospitals（London: A.Millar, D.Wilson and T.Durham ..., 1764）, pp. 355–408. 同时代人也很清楚，相对于私人执业，大医院的死亡率似乎更高。Thomas Percival, *Philosophical, Medical, and Experimental Essays* （London: Joseph Jefferson, 1776）, p. 174n; John Jones, *Plain Concise Practical Remarks, on the Treatment of Wounds and Fractures*（Philadelphia: Robert Bell, 1776）, pp. 102–14.

7　甚至用未完工的圆木建造起来，仍是泥土地面的医院也是如此。Benjamin Rush, "The Result of Observations made upon the Diseases which Occurred in the Military Hospitals of the United States, during the Revolutionary War between Great Britain and the United States," *Medical Inquiries and Observations* （Philadelphia: M.Carey, 1815）, 1: 150.

8　Margaret Pelling, *Cholera, Fever and English Medicine 1825—1865*（Oxford: Oxford University Press, 1978）. 一般不具传染性的疾病会通过密闭空间的聚集性污染而变得具有传染性，这一学说被那个时代的人称为"或然传

染论"（contingent contagionism）。另见：Charles E.Rosenberg, "The Cause of Cholera: Aspects of Etiological Thought in Nineteenth–Century America," *Bulletin of the History of Medicine*（以下简称 BHM）34（1960）: 331–54.

9　William Robert Smith, *Lectures on Nursing*（Philadelphia: Lindsay & Blakiston, 1876）, p. 27.

10　具有讽刺意味的是，大多数 20 世纪的医学读者将经常被谈及的丹毒和产褥热之间的联系，视为一个合理的结论（反映了一个潜在的经验现实——两者都依赖于同一种病原体的存在），但忽略了使这种联系对 19 世纪中期的医生看起来可信的理论框架。

11　上帝并不会刻意让妇女不可避免地死于分娩时的感染；一些改革者指控说，在一个适当有序的环境中，产妇死亡率应该接近零——就像在自然状态下一样。

12　性病也被视为与天花有着某种关联，两者都具有皮肤病变和传染性的特点。此外，性病关于性的方面也为其增加了道德上模棱两可的因素；似乎没有什么理由去帮助那些自己招惹上这些疾病的人。

13　关于医生明确指出这种联系的例子，请参见：John Watson, *Thermal Ventilation, and Other Sanitary Improvements, Applicable to Public Buildings, and Recently Adopted at the New York Hospital*（New York: Wm.W.Rose, 1851）, p. 6.

14　John Green, *City Hospitals*（Boston: Little, Brown, 1861）, p. 13.

15　Hartford Hospital, Annual Report（以下简称 AR）, 1857, 10.

16　Hartford Hospital, *Addresses Delivered on the Occasion of the Dedication ... 18th of April, 1859*（Hartford: Case, Lockwood and Co., 1859）, p. 20.

17　John C.Cheeseman to Board of Governors, December 4,1849, Papers, Board of Governors, NYHA.

18　John D.Thompson and Grace Goldin, *The Hospital: A Social and Architectural History*（New Haven and London: Yale University Press, 1975）, p. 118. 第五章（"分栋式医院：一个设计的计划"，第118–69页）对这一主题进行了很好的介绍。分栋式医院的历史可以直接追溯到 18 世纪末法国关于医院改革的辩论。辩论也似乎有效地受到了在某些军事情况下兵营医院的影响。参见：Robert Bruegmann, "Architecture of the Hospital: 1770—1870. Design and Technology," Ph.D.diss., University of Pennsylvania, 1976.

19　这些思想和程序的传统性强调了，主要的历史问题不是要去解释这些思想在该世纪中叶的流行，而旨在理解热心和自觉的改革者如何去使用他们的精力和情感。人们倾向于把改革者的承诺看作对令人不安城市变化的一种反应；医院只是一个缩影，在这个缩影中，理性和意志可以使墙外更大的无序变得有序。

20 London: John W.Parker and Son., 1859. 1863 年又出版了增订版。这本书的书目历史很复杂，详情请见：W.J.Bishop, ed., *A Bio-Bibliography of Florence Nightingale*, completed by Sue Goldie（London: Dawsons for the International Council of Nurses, 1962）, pp. 92–96.

21 本 节 改 写：Charles E.Rosenberg, "Florence Nightingale on Contagion: The Hospital as Moral Universe." In: *Healing and History, Essays for George Rosen*, ed.Charles E.Rosenberg（New York and London: Science History Publications and Dawson, 1979）, pp. 116–36. 最近的一本南丁格尔的传记是以修正派史学的口吻毫不留情地写出的：F.B.Smith, *Florence Nightingale.Reputation and Power*（London & Canberra: Croom Helm, c. 1982）.

22 虽然巴斯德和李斯特的相关著作可以追溯到 19 世纪 60 年代，但传染病的细菌理论直到 19 世纪 70 年代才成为医学界的核心问题，正如我们将看到的，直到 19 世纪 80 年代和 19 世纪 90 年代才被普遍理解和接受。

23 关于法尔（Farr）最好的研究，请参见：John M.Eyler, *Victorian Social Medicine.The Ideas and Methods of William Farr*（Baltimore and London: The Johns Hopkins University Press, c. 1979），尤其是第五章，"发酵病理论和法尔的流行病研究"（The Zymotic Theory and Farr's Studies of Epidemic Disease），第 97–122 页。那个时代的人把发酵的理念同德国化学家李比希（Justus von Liebig）的声誉和学术发表联系在一起，但实际上这一概念的提出要早得多。

24 *Notes on Nursing: What it is, and What it is Not*（New York: D.Appleton, 1861）, p . 25n., 引用亦可参见：17n., 26–27.

25 Florence Nightingale, Notes on Hospitals, third ed, enlarged（London: Longman, Green, Longman, Roberts and Green, 1863）, p. 22.

26 当时，人们依旧认为病房护士会睡在离病人很近的地方。南丁格尔在医院的具体关于通风和更普遍的空间分配上的考量，都与其道德观和医学观的解释相一致。

27 *Notes on Hospitals*, pp. 49, 52, 114.

28 医学，如南丁格尔所说："……是对功能的外科手术，就像真正的外科手术就是针对四肢和器官的手术一样。"Nightingale, *Notes on Nursing*, p. 133, 类似的论述亦可参见：pp. 74, 131.

29 不难看出，这种观点放大了护士的作用，而必然淡化了医生的作用。

30 Henry G.Clark, *Outlines of a Plan for a Free City Hospital*（Boston: George

C.Rand & Avery, 1860）, p. 11.

31　Harold N.Cooledge, "Samuel Sloan and the Philadelphia School of Hospital Design, 1850—1880," *The Charette,* June, 1964, pp. 6–7, 18. 19 世纪 50 年代末，对于有自我意识的医院设计师来说，最重要的模型是巴黎的拉里博西埃医院（Lariboisière）。克拉克（Henry G.Clark，参见上文注释 30）和费城圣公会医院的设计师都有特别提到。AR, 1860, 28ff.

32　南方联盟在里士满的钦博拉索医院把大约七千名病人塞进了一个独立营房。Thompson and Goldin, *The Hospital*, p. 170. 北方一些规模较大的医院，在真正的廊道相连的分栋式规划中，容纳的病人可多达三千人。George W.Adams, *Doctors in Blue.The Medical History of the Union Army in the Civil War*（New York: Henry Schuman, c. 1952）, pp. 149–73; H.H.Cunningham, *Doctors in Gray.The Confederate Medical Service*（Baton Rouge: Louisiana State University Press, c . 1958）, pp. 45–98. 当然，同时代的大多数权威人士坚信医院感染源于空气，军队医院的设计也是有意识地按照这些信念进行的。关于这一类共识的例子，参见: John Ordronaux, *Hints on Health in Armies, for the Use of Volunteer Officers*, 2nd ed.（New York: D.Van Nostrand, 1863）, pp. 106–11; William A.Hammond, ed., *Military Medical and Surgical Essays prepared for the United States Sanitary Commission*（Philadelphia: J.B.Lippincott, 1864）; Charles A.Lee, *Hospital Construction, with Notices of Foreign Military Hospitals*（Albany: C.Van Benthuysen, 1863）. 比如李（Lee）的结论是："……分栋式医院是唯一适合军事目的的医院……" p. 27.

33　[W.S.Edgar], "Editorial.Hospitals," *St.Louis Medical & Surgical Journal* 11（1874）: 567.

34　摘自维普兰克（Gulian C.Verplanck）的言论: New York State, Commissioners of Emigration, *An Account of the Proceedings of the Laying of the Corner-Stone of the State Emigrant Hospital, on Ward's Island ...*（New York: John F.Trow, 1865）, pp. 8–9.

35　围绕着新的约翰·霍普金斯医院的规划过程展开研究的最好的文献，参见: Gert Brieger, "The Original Plans for the Johns Hopkins Hospital and Their Historical Significance," BHM, 39（1965）: 518–28; Johns Hopkins Hospital, *Hospital Plans.Five Essays relating to the Construction, Organization & Management of Hospitals, Contributed by their Authors for the Use of the Johns Hopkins Hospital of Baltimore*（New York: William Wood, 1875）; *Review of "Hospital Plans" by John R.Niemsee, Architect, of the Johns Hopkins Hospital* （n.p., n.d. [Baltimore: Trustees of the Johns Hopkins Hospital, 1876]）．

36　J.Foster Jenkins, *Tent Hospitals*（Cambridge, Mass.: The American Social Science Association, 1874）, pp. 5–6.

37　比如，参见：J.Matthews Duncan, *On the Mortality of Childbed and Maternity Hospitals*（New York: William Wood, 1871）, pp. 108–9, 115. 继 麦 基 翁（Thomas McKeown）及其对饮食能够降低 19 世纪末死亡率的强调之后，近来也有一位修正派学者认为，传统上将外科手术效果的改善很大程度上被理解为无菌手术的结果，但实际上只是生活条件改善使然。David Hamilton, "The Nineteenth–Century Surgical Revolution—Antisepsis or Better Nutrition?," BHM 56（1982）: 30–40.

38　J.S.Billings, *A Report on Barracks and Hospitals, with Descriptions of Military Posts*.Circular NO. 4, War Department, Surgeon General's Office（Washington: Government Printing Office, 1870）.

39　同上，p.vi。由于这种有机污染物有积聚的趋势，比林斯（Billings）甚至会敦促民用医院不要建成永久性的石头结构。他建议，如果把拨给这种矫饰的建筑的一半资金按 6% 的比例投资，用剩余的资金建造一座同样容量的框架建筑，那么十几年后就可以把它拆掉，用累积的利息支付全新的、更健康的建筑来代替。P.xxii–xxiii.

40　J.S.Billings, *A Report on the Hygiene of the United States Army, with Descriptions of Military Posts*.Circular No. 8. War Department, Surgeon–General's Office（Washington: Government Printing Office, 1875）.

41　同上，p.Ivi。参见英国著名医生哈钦森（Jonathan Hutchinson）的类似观点：Douglas Galton, *An Address on the General Principles Which Should Be Observed in the Construction of Hospitals ... With the Discussion Which Took Place Thereon*（London: MacMillan, 1869）, pp. 62–63.

42　Billings, "Hospital Construction and Organization.", In: Johns Hopkins Hospital, *Hospital Plans*, p. 12.

43　同上，p. 13。比林斯并不是唯一采用这种特殊战场隐喻的人。如参见：Thomas J.Maclaglan, *The Germ Theory Applied to the Explanation of the Phenomena of Disease.The Specific Fevers*（London: Macmillan & Co., 1876）, pp. 9–10.

44　医源性感染有两类原因，正如某位英国人随口表达出某种广泛存在也相当适用的观点："第一，通风不良；第二，可组织的细菌（organizable germs）的繁殖，以及随之而来的传染。" Charles Langstaff, *Hospital Hygiene.Being the Annual Address to the Southampton Medical Society*

（London: J.and A.Churchill, 1872），pp. 12-13.

第六章

1　Green, *City Hospitals*（Boston: Little, Brown, 1861），p. 9.

2　W.Gill Wylie, *Hospitals: Their History, Organization, and Construction*（New York: D.Appleton, 1877），p. 35. 先前的一份关于医院的报告总结了那个时代的经验，得到的结论是，所有的现代经验都表明，医院建筑决不能超过三层，两层也比三层来得要好。New York Hospital, *The Financial Condition and Restricted Charitable Operations ...*（New York: Wm.C.Bryant, 1866），p. 7.

3　Van Buren, "An Address Delivered on the Occasion of the Inauguration of the New Building of the New York Hospital, On the 16th of March, 1877, " pp. 8-23. In: New York Hospital, *Report of the Building Committee*（New York: L.W.Lawrence, 1877），p. 20. 与那个时代的许多人不同，范布伦（Van Buren）强调李斯特的消毒法在逻辑上仍依赖于巴斯德更本质性的工作。"巴斯德证明，腐烂是一个发酵过程，某些像灰尘一样飘浮在空气中的有机微粒构成了发酵物或者酵母菌，而破坏或排除这些病菌将万无一失地防止容易发生腐烂的物质发生脓毒性的变化，这有望改变目前许多实践中的手术方法。"（李斯特在前一年刚到美国参加费城的国际医学大会）

4　在强调消毒措施之前，该医院的主治人员已经严正指出"……医院中可预防的死亡原因……更多地由内部监督的缺陷，而并非由关乎健康的位置原因所致"。Physicians and Surgeons to Governors, January 1870, Board of Governors Papers, New York Hospital Archives（以下简称 NYHA）. 范布伦也绝不是第一个在李斯特的著作中找到为医院辩护灵感的人。参看 J.Matthews Duncan, *On the Mortality of Childbed and Maternity Hospitals*（New York: William Wood, 1871），p. 97.

5　蚂蚱的说法是一句意大利俗语。编辑并不打算断然否定李斯特的方法，而只是认为他的方法是众多可以影响医院感染率的策略之一。尽管他对纽约医院的新大楼持怀疑态度，但他承认，它提供了"……让人们看到结合清洁、出色的卫生条例和李斯特方法，向患者展示相对完善的通风所能达到的效果的机会……"。"New York Hospital," *Medical Record* 13（February 9, 1878）: 113.

6　这并不是说，倡导者们并不会强调医院独特的治疗优势。富兰克林（Benjamin Franklin）就承诺，他计划中的宾夕法尼亚医院将有"……

冷热水浴、发汗室、外科机器、绷带等，即便在最好的私人寄宿机构中也很少能够获得……"引自：William H.Williams, "The Pennsylvania Hospital, 1751—1801," (Ph.D.diss., Univ of Delaware, 1971), p. 72.

7　更一般的情况，参见：Gert H.Brieger, "American Surgery and the Germ Theory of Disease," *Bulletin of the History of Medicine* (以下简称 BHM) 40 (1966): 135–45; Owen H.and Sarah D.Wangensteen, *The Rise of Surgery. From Empiric Craft to Scientific Discipline* (Minneapolis: University of Minnesota Press, c. 1978).

8　关于麻醉引入的最详细的论述，参见：Martin S.Pernick, *A Calculus of Suffering.Pain, Professionalism and Anaesthesia in Nineteenth–Century America* (New York: Columbia University Press, 1985).

9　参见：*Rules and Regulations for the Government of the Jersey City Hospital* (Jersey City: Pangborn, Dunning & Dear, 1871), p. 20. 该规定还要求通知到所有在职外科医生，以便于他们遵守。

10　Abraham Jacobi, "Phases in the Development of Therapy," *Medical News* 87 (October 28, 1905): 824.

11　Society of the Alumni of City (Charity) Hospital, *Report for 1904 together with a History of the City Hospital ...* (New York: Published by the Society, 1904), p. 85.

12　美国并不像英国那样，有一批受过正式培训并被认定为"外科医生"的人。但到了南北战争时期，一些城市医生已经成为事实上的外科专家，垄断了教学岗位、担任医院主治职位并承接大型手术的转诊。尽管全科医生也会不遗余力地治疗自己的病人，但相较于收益，他们会更多考虑到相对不常见的手术外科问题可能带来的危险。这些通常不会复发的疾病，为专家施展其技能提供了完美的机会。

13　参见：James Carmichael Smyth, *The Effect of the Nitrous Vapour, in Preventing and Destroying Contagion; Ascertained, from a Variety of Trials, Made Chiefly by Surgeons of His Majesty's Navy, in Prisons, Hospitals, and on Board of Ships; ...* (Philadelphia: Thomas Dobson, 1799); S.Selwyn, "Sir John Pringle: Hospital Reformer, Moral Philosopher and Pioneer of Antisepsis," Medical History 10 (1966): 266–74.

14　例如，早期的倡导者可以列出"十种让我们做好工作准备的物品……"：喷雾器、1∶20 的石碳酸溶液、1∶40 的石碳酸溶液、消毒纱布、橡胶布、浸过油的丝绸、橡胶引流管、消毒纱布（原文重复）、肠线和石碳酸消毒的涂蜡结扎线。而这一切，都是在这一代人还习惯于清洗和重复使用手术和包扎中使用的天然海绵和纱布的时候发生的。Edwin M.Fuller, *Lister's Antiseptic Method, with Cases ...*（Bath, Me.: E.Upton & Son, 1881）, p. 8.

15　Letter of Rufus King Browne to the Editor, American Medical Times 6（May 2, 1863）: 215.

16　Thomas G.Morton and William Hunt, *Surgery in the Pennsylvania Hospital*（Philadelphia: J.B.Lippincott, 1880）. 亦可参见：Edward D.Churchill, ed., *To Work in the Vineyard of Surgery.The Reminiscences of J.Collins Warren*（1842—1927）（Cambridge: Harvard University Press, c. 1958）, pp. 167–68. 一些医院会拒绝让其外科医生在极有可能发生后续感染的情况下进行手术，来改善其统计数据。如在 1874 年，麻省总医院的理事批准在院外为一名即将进行卵巢切除术患者租用一间私人房间。"外科工作人员同意，"医院的主管解释道，"如果在院外为她争取到一个房间，救治病人的机会将要大得多。" P. 168n.

17　Charles R.Walker, *Surgical Cleanliness.Read Before the N.H.Medical Society, June, 1884*（Manchester, N.H.: John B.Clarke, 1884）, p. 4. 李斯特同年被授予爵位。

18　约翰·霍普金斯大学的外科医生哈尔斯特德（William Stewart Halsted）描述了他在 1884—1885 年冬天进行的一次手术的情况："……手术在贝尔维尤医院的广场上搭建起的一个大帐篷里，因为我发现不可能在贝尔维尤普通的圆形剧场里进行消毒预防措施，在那里依然是众多反李斯特的外科医生占据主导地位。" *Surgical Papers*（Baltimore: Johns Hopkins University Press, 1924）, I: 174.

19　如可参见：Arthur A.Bliss, *Blockley Days.Memories and Impressions of a Resident Physician 1883—1884*（Philadelphia: Privately Printed, 1916）, pp. 21–22; Joseph C.Aub and Ruth K.Hapgood, *Pioneer in Modern Medicine. David Linn Edsall of Harvard*（[Boston]）: Harvard Medical Alumni Association, 1970, p. 15; Guy Hinsdale, "Episcopal Hospital, 1881–83," Episcopal Hospital of Philadelphia Archives（hereafter EHA）.

20　Carl Beck, *A Manual of the Modern Theory and Technique of Surgical Asepsis*（Philadelphia: W.B.Saunders, 1895）, p. 16.

21　Committee of Conference, Surgical Staff to Trustees, Undated Memorandum, [May, 1886]; Thornton Lathrop（for Trustees）to J.Collins Warren, July 10, 1886, Visiting Staff Correspondence, Box 1, MGH.Papers, Countway Library（以下简称 HCC）.

22　M.H.Richardson to Dr.Eliot, March 29, 1888. MGHA.

23　如可参见：Henry B.Palmer, *Surgical Asepsis Especially Adapted to Operations in the Home of the Patient*（Philadelphia: F.A.Davis, 1903）.

24　Frederick Shattuck, "Specialism in Medicine," *Journal of the American Medical Association*（以下简称 JAMA）35（September 22, 1900）: 724. 如同许多谨慎的和他同时代的人一样，沙特克（Shattuck）警告道，越来越多的人把刀子作为诊断工具。

25　如在 1895—1896 年，芝加哥慈济医院治疗了 59 例阑尾炎（42 例急性，15 例复发，2 例普通腹膜炎），113 例骨折，28 例疝气，45 例癌变。而这距离阑尾切除术的首次发表还不到 10 年。Mercy Hospital, Annual Report（以下简称AR）, 1895–6, 20–32.

26　20%是腹部手术，偶尔也会进行卵巢切除术，这些手术在该世纪最后 20 年之前基本都不可能完成。Leo O'Hara, "An Emerging Profession: Philadelphia Medicine 1860—1900," Ph.D.diss., University of Pennsylvania, 1976, p. 198.

27　这个故事在比克曼（Fenwick Beekman）的如下著作中得到了很好的讲述：*Hospital for the Ruptured and Crippled.A Historical Sketch Written on the Occasion of the Seventy-Fifth Anniversary of the Hospital*（New York: Privately Printed, 1939）, esp.pp. 13–65.

28　和他那一代其他大量的行动主义医生一样，奈特（Knight）在年轻时也曾是纽约改善穷人状况协会的志愿常客。Beekman, *Hospital*, p. 13; Knight, *Rules and Regulations of the New-York Surgeon's Bandage Institute*（New York: The Institute, 1842）.

29　第一年，吉布尼（Gibney）就做了 237 例手术，在此之前，每年不超过六七十例，还都是浅表性的。12 年后，也就是 1899 年，这个数字增加到了 522 例，只有 12%是小手术。Beekman, *Hospital*, pp. 46, 64–65.

30　20 世纪 20 年代末的一项调查发现，55%的病房病人是手术病人，15%是产科病人，只有30%是内科病人。W.C. Rappelye, "Survey of Medical Education," JAMA 88（1927）: 843. 戴维斯（Michael M.Davis）和罗内姆（C.Rufus Rorem）可能是美国医院经济学的主要权威，他们在 1932 年估计，在"大多数较小的综合医院中，手术病例占入院人数的 60%至 75%，而在大城市较发达的医院中，这一比例约为 50%"。*The Crisis in Hospital Finance and Other Studies in Hospital Economics*（Chicago: University of Chicago, 1932）, p. 84.

31　S.S. Goldwater, "Planning for Private Patients," *Modern Hospital* 1（1914）: 11.

32　李斯特消毒法的基本原理与传染病的细菌理论之间的联系，现在看来十分合理，但对于同时代的人而言却并不明晰。外科界不可避免地就伤口处理的必要性问题展开了争论，但这些争论却并没有发生在其他医学领域；如果一个人假定伤口感染与霍乱、炭疽或伤寒之间存在联系，就意味着他是对那一代人中仍有争议的理论的一位热切、精明而深信不疑的支持者。

33　一个极具影响力的讨论，参见：Owsei Temkin, "The Scientific Approach to Disease: Specific Entity and Individual Sickness." In: A.C.Crombie, ed., *Scientific Change*（New York: Basic Books, 1963），pp. 629–47，重印于：Temkin, *The Double Face of Janus and Other Essays in the History of Medicine*（Baltimore: Johns Hopkins University Press, c. 1977），pp. 441–55.

34　关于巴黎临床学校的最好的平衡性描述可参见：Erwin H.Ackerknecht, *Medicine at the Paris Hospital, 1794—1848*（Baltimore: Johns Hopkins University Press, 1967）.

35　在使用"医疗经验"这一术语时，我指的是医患关系的总和；发病率模式显然是决定这一总和的一个主要因素。

36　这个"家"可能是医生的家，因为大多数医生办公室就是在医生的住所里。

37　我们需要仔细将医院记录作为一种体裁进行研究。然而即便是仅凭印象就对19世纪末20世纪初的记录进行解读，也可以清楚地看出，一致性的增加（通常与病例和实验室报告使用印刷表格有关）与个人印象化内容的减少有关。如在1884年，宾夕法尼亚医院的一位院务人员将一个病人描述为"极度虚弱"。一个月后，他注意到"一阵轻风会把他吹出窗外。看起来就像他被特制的绞衣机绞过的"。几天后，记录的结论是："剩下的就是约翰（John）在这一天去了天堂。" Case of John Ayres, Case #1014, vol. 29, PHA. 20年后，这样的个人评论已极不常见。关于病例记录的最新讨论，可参见：Stanley J.Reiser, "Creating Form Out of Mass: The Development of the Medical Record." In: Everett Mendelsohn, ed., *Transformation and Tradition in the Sciences.Essays in Honor of I.Bernard Cohen*（Cambridge, London, New York: Cambridge University Press, 1984），pp. 303–16.

38　Roosevelt Hospital, AR, 1878, 18; AR, 1882, 22. 但在后一年，有3名患者因"衰老"入院。p. 26.

39　S.Weir Mitchell, *The Early History of Instrumental Precision in Medicine.An Address before the Second Congress of American Physicians and Surgeons*（New Haven: Tuttle, Morehouse & Taylor, 1892）.

40　这种变化是在该世纪中叶逐渐发生的。如在辛辛那提总医院，听诊和叩诊似乎在 19 世纪 30 年代末根本未曾使用，而在 1865—1866 年则已经成为常规。这一观察基于："Female Medical" ledgers for 1837—1840 and 1865—1866, CGHA。其他医院则表现出不同的模式；如在麻省总医院，住院工作人员较早地使用了听诊和叩诊。

41　关于该世纪中叶将病理学和"动物化学"联系起来的观察，一份有用的清单参见：J.Franz Simon, *Animal Chemistry with Reference to the Physiology and Pathology of Man*, trans, and ed.by George E.Day（Philadelphia: Lea and Blanchard, 1846）.

42　Benjamin Silliman, Jr., *A Century of Medicine and Chemistry.A Lecture Introductory ... to the Medical Class in Yale College*（New Haven: Charles C.Chatfield, 1871）, p. 65.

43　"在布莱特（Bright）医生的指导下，由巴罗（George H.Barrow）对患者的尿液进行了含白蛋白情况的观察，并由里斯（G.O.Rees）对血液和分泌物进行了化学检查"，Guy's Hospital Reports.Second Series.No. 1., April 1843, pp. 189–316. 关于强调此类工作的治疗情景的研究，参见：Steven J.Peitzman, "Bright's Disease and Bright's Generation–Toward Exact Medicine at Guy's Hospital," BHM 55（1981）: 307–21.

44　我谨慎地使用了"学术"，而不是"研究"一词。"研究"使人联想到系统的临床或实验室研究模式，这种模式具有误导性和时代错误。

45　Stacy Collins and Gurdon Buck to Board of Governors, February 6, 1855, NYHA. 四年后，另一位前途无量的年轻人辞去了其管理员的职务，他解释道，"……这份工作在时间上比我通常的职业承诺所允许的要花费更多"。C.R. Agnew to Gentlemen of the Cabinet Committee, March 26, 1859, Board of Governors Papers, NYHA.

46　早在 1859 年，费城《医疗和外科报道》（*Medical and Surgical Reporter*）的编辑就呼吁在每家医院任命一名病理学家。到了 1880 年，该市 6 家医院的医疗委员会中都有病理学家成员。O'Hara, "Emerging Profession," p. 192.

47　Entry for November 11, 1870, Board of Managers Minutes, PHA. 和医院的编制表上已有的显微镜师和病理师一样，病理化验师要对病房和尸检的材料进行检查，因此在比较传统的尸检病理的基础上，也逐渐增加了临床病理。

48　"医学科学的最新发现"，正如宾夕法尼亚医院的工作人员在 1849 年所指出的那样，"已经清楚地表明了对人体不同结构和液体的显微镜和化学检

查的巨大效用——无论是在健康还是在疾病状态下……" William Pepper
et al.to Board of Managers, May 23 1849, Box 155, Medical Staff Papers, PHA. 半
个世纪后，宾夕法尼亚大学的第一个临床实验室将以佩珀（Pepper）命名。

49　"Medical Progress," *Medical Record* 6（September 1, 1871）: 303.

50　James Tyson, Report of the Microscopist, Philadelphia, Guardians of the Poor,
AR, 1868, 96.

51　参见：Edward T.Morman, "Clinical Pathology in America, 1865—1915:
Philadelphia as a Test Case," BHM 58（1984）: 198—214.

52　Executive Committee Minutes, January 26, 1903, Board of Governors, NYHA.
尽管努力将临床病理学与"太平间"病理学明确地区分开来，二者在实
践中却通常是"混杂"的，用一位医院负责人的话讲，就是"很难给医
院不同的分支分配其确切的空间"。Daniel Test to Renwick Ross, November
20,1908, Superintendent's Letterbooks, PHA. 波士顿市立医院的临床病理
学家的"领地"包括"尿液、粪便、胃容物、血液和痰……" Meeting of
Surgical Section, January 22,1908, Records of Surgical Staff, 1906–17, Boston
City Hospital（以下简称BCH）。

53　如宾夕法尼亚医院幸运地获得了一笔建立临床实验室的捐赠；捐赠涵盖
了一名实验室主任及其助手的工资，但却并没有支付实验室每年 2,500—
3,000 美元的运行费用。正如院长在 1908 年所说的那样，这是"……对
医院本已捉襟见肘的资金再次征税"。Daniel Test to Stacy B.Collins, June 3,
1908, Superintendent's Letterbooks, PHA.

54　"Report of Microscopical Department," Cincinnati General Hospital, AR, 1888,
89–90.

55　可以笼统地认为，这一时期外行对科学资历的印象越发深刻。当然，科
学的内容实际上是成问题的，也会因阶级和地区的不同而有所差异。这
一时期也正是骨科疗法极速发展的时期，经常得到有影响力的州议员的
支持。然而同样重要的是，这个新生的医学派别很快就采纳了常规医
学的制度形式和教育要求。参见：Norman Gevitz, *The D.O.'s.steopathic
Medicine in America*（Baltimore and London: The Johns Hopkins University
Press, 1982）.

56　奎宁和洋地黄更多地被用于特定的临床场景。阿司匹林可能是 19 世纪下
半叶引进的最重要，也是使用最为广泛的药物。

57　参见：Joel D.Howell, "Early Use of X–ray Machines and Electrocardiographs
at the Pennsylvania Hospital. 1897 through 1927," JAMA 255（May 2, 1986）:
2320–23.

58　Lionel Smith Beale, *The Medical Student as a Student in Science.The Introductory Lecture Delivered at the Opening of the Twenty–Fourth Session of the Medical Department of King' s College*（London: John Churchill, 1855）, pp. 29, 12.

59　Stephen Smith, *Doctor in Medicine: And other Papers on Professional Subjects*（New York: William Wood, 1872）, pp. 130–32.

60　转述自：Jeffreys Wyman to S.W.Mitchell, February 22, 1863, Mitchell Papers, Trent Collection, Duke University. 亦可参见：C.E.Brown–Sequard to S.W. Mitchell, February 7, 1862. 作为一位国际知名的生理学家，布朗–塞加尔（Brown–Séquard）抱怨道，他在伦敦的业务范围太广，以至于几乎连喘气的时间都没有。"不过，我希望很快能够放弃一部分工作，把一半的时间用到科学上来"。米切尔（Mitchell）本人曾做过实验生理学和药理学的工作，但因找不到合适的教学岗位而转向临床专业——后成为美国神经学的创始人。"我最近很想念您在研究通讯上的工作，"霍姆斯（Oliver Wendell Holmes）在 1872 年写信给米切尔说，"我想是因为你忙于医学实践吧，我听说您已经成为一名伟大的医生。"Holmes to Mitchell, April 16, 1872, Mitchell Papers, Trent Collection, Duke University.

61　William Osler, "Letters to My House Physicians.Letter V," New York Medical Journal 52（September 20, 1890）: 334.

62　S.Weir Mitchell, *Annual Address before the Medico–Chirurgical Faculty of Maryland*（Baltimore: Innes & Co, 1877）, p. 17. 米切尔是科学的热情代言人，但他同时是一个现实主义者，他从自己的经验出发得到结论，对于美国医生而言，科学本身并不是一个可行的职业发展路径。"我现在敢于向任何年轻有为的人建言献策，"他补充说，"花几年时间从事这样的工作，不仅是给自己最好的智识训练，而且当他们逐渐投入临床治疗和日常实践当中时，这也是提高和巩固自己地位的最好手段之一……"

63　Roberts Bartholow, *The Present State of Therapeutics: A Lecture Introductory to the Fifty–Sixth Annual Course in Jefferson Medical College*（Philadelphia: J.B.Lippincott, 1879）, p. 20.

64　"Some of the Uses of Hospitals," *Philadelphia Medical Times* 4（February 7, 1874）: 298–99.

65　"The Uses of Hospitals," *Philadelphia Medical Times* 4（April 18, 1874）: 458.

66　比如参见：John S.Billings, "Hospital Construction and Organization." In: Johns Hopkins Hospital, *Hospital Plans.Five Essays Relating to the Construction &*

Management of Hospitals, Contributed by their Authors for the Use of the Johns Hopkins Hospital of Baltimore（New York: William Wood, 1875）, p. 5.

67　Morris C.Ernst, *Some Fermentations in Medical Education.The Annual Address Delivered before the Massachusetts Medical Society,* June 8, 1904（Boston: The Society, [1904]）, p. 24.

68　J.S. Billings.In: *Opening Exercises of the Institute of Hygiene of the University of Pennsylvania*（Philadelphia: [The University of Pennsylvania], 1892）, p. 28; Henry M.Hurd, "Laboratories and Hospital Work," *Bulletin of the American Academy of Medicine* 2（1895–6）: 493.

69　新奥尔良慈善医院在 1901 年承诺，向其实验室提供更多的援助将"为我们这座南方城市增光添彩。对深奥的医学课题进行研究，从中可以发展出巨大的人类福祉……将得到令人欣慰的保证"。AR, 1901, 32.

70　"Scientific Use of Hospitals," JAMA（February 23,1901）: 510. 关于医疗改革与学科策略互动的例子，参见：Robert E.Kohler, *From Medical Chemistry to Biochemistry.The Making of a Biomedical Discipline*（Cambridge, London, New York: Cambridge University Press, 1982）.

71　Presbyterian Hospital（New York）, AR, 1907, 17.

72　Putnam to F.A.Washburn, June 6, 1911, MGH Papers, Box 12, HCC.

第七章

1　Blake to Dear Pater, April 2,1866, February 8,1866, Blake Papers, Countway Library（以下简称 HCC）.

2　比如参见：Blake to Dear Pater and Mater, February 8, 1866; Blake to Dear Pater, June 8, 1869. 布莱克（Blake）意识到，立即公开宣称他将专心致志地从事特定的实践将是鲁莽的；但很显然，他计划最终成长为的就是"专属的"（exclusive）专科医生。Blake to Dear Pater and Mater, April 11, 1869.

3　Blake to Dear Mater, May 13, 1866; 有关医院的细节来自：Blake to Dear Pater, October 24,1865；亦可参见：June 19, 1866。他对尸体解剖的数量印象尤其深刻，每天晚上有 9 个甚至更多。Blake to Dear Pater and Mater, October 10, 1865.

4　Blake to Dear Pater, March 9, 1866.

5　他同意，"神经性疾病在美国似乎的确是在迅速增加；从所昭示的发现领域来看，它们是一项最有趣的研究，而且在多数罹患此疾病阶层的意义上，也为专门研究它们的医生提供了声誉和良好生活上的诱因"。Blake to Dear Pater and Mater, February 8, 1866.

6　该说法引自：Blake to Dear Pater and Mater, April 11,1869 and Blake to Dear Pater, May 19, 1869.

7　Blake to Dear Pater, March 19, 1866; 亦参见：Blake to Pater, March 9, 1866.

8　Blake to Dear Mater and Pater, May 4, 1869.

9　Blake to Dear Pater, June 8,1869. 在同一封信中，布莱克对没有在美国期刊上发表更多的文章感到遗憾，显然他也希望能弥补这一缺憾。

10　参　见：Charles Snyder, *Massachusetts Eye and Ear Infirmary.Studies on Its History* (Boston: The Hospital, c. 1984). 这个群体中的主要行动者除其他活动外，还与一个饮食俱乐部有关，该俱乐部成员将在波士顿医学发展中发挥至关重要的作用。Henry A.Christian, "Kappa Pi Eta Dinner Club 1871—1946." In George C.Shattuck, *Frederick Cheever Shattuck, M.D. 1847—1929. A Memoir* ([Boston]; Privately Printed, 1967).

11　Blake to Dear Pater, November 9, 1865. 他正在向他父亲解释，他已经不打算用他既有的家庭资金去旅行和观光了。

12　有关专科实践发展相关因素的经典表述见于：George Rosen, *The Specialization of Medicine with Particular Reference to Ophthalmology* (New York: Froben Press, 1944)；对过去一个世纪更详细的报道，参见：*Rosemary Stevens, American Medicine and the Public Interest* (New Haven and London: Yale University Press, 1971).

13　对最近日益增长的文献探讨，参见：Ivan Waddington, *The Medical Profession in the Industrial Revolution* (Dublin: Gill and Macmillan, c. 1984), pp. 1–49; Irvine Loudon, *Medical Care and the General Practitioner, 1750—1850* (Oxford: Oxford University Press, 1986)；法国的情况，参见：Matthew Ramsey, *Professional and Popular Medicine in France, 1770—1830* (Cambridge: Cambridge University Press, 1987).

14　正如我们所看到的，主治医师的职责由两三个资深医师轮流承担，这样每人每次只需要值班 3 个月、4 个月或 6 个月。如此一来，一个社区的精英医师就可以更广泛地分担其地位和职责。

15　William H.Williams, *America's First Hospital: The Pennsylvania Hospital, 1751—1841* (Wayne, Pa.: Haverford House, 1976), p. 131.

16　在这里和其他地方，我都使用了男性代词或使用"人们"这个表述。尽管我个人并不认同，但却旨在反映 19 世纪的做法。在这一时期，女性当然被排除在正规的医疗行业之外，所有这些顾问都是男性，尽管早

期曾有过一些向女性传授助产术的尝试，其中最为著名的是纽约的西曼
（Valentine Seaman）。参见：Valentine Seaman, *The Midwives Monitor, and
Mother's Mirror: Being Three Concluding Lectures of a Course of Instruction
on Midwifery*（New York: Isaac Collins, 1800）。

17　参见：Erwin H.Ackerknecht, *Medicine at the Paris Hospital. 1794—1848*（Baltimore:
Johns Hopkins, 1967），esp.pp. 163–82; Hans–Heinz Eulner, *Die Entwicklung
der medizinischen Spezialfacher an den Universitaten des deutschen
Sprachgebietes*（Stuttgart: Ferdinand Enke, 1970）. 眼科和整形外科在实践
中甚至有更早的渊源。

18　最好的研究依然是：Thomas N.Bonner, *American Doctors and German
Universities.A Chapter in International Intellectual Relations 1870—1914*
（Lincoln: University of Nebraska Press, 1963）。

19　Howard Kelly, "Letter from Bremen," *Pittsburgh Medical Review*, cited in
Audrey W.Davis, *Dr.Kelly of Hopkins.Surgeon, Scientist, Christian*（Baltimore:
Johns Hopkins University Press, 1959）, pp. 58–59.

20　Charles Newman, "The Rise of Specialism and Postgraduate Education," in
F.N.L.Poynter, ed., *The Evolution of Medical Education in Britain*（London:
Pitman, 1966）, p. 172.

21　对这些冲突的强调，参见阿贝尔–史密斯依然堪称标准的英国医院的历史
研究：*The Hospitals. 1800—1948. A Study in Social Administration in England
and Wales*（Cambridge: Harvard University Press, 1964）；亦可参见格兰肖
（Lindsay Granshaw）教科书级的研究：*St.Mark' s Hospital, London.A Social
History of a Specialist Hospital*（London: King Edward's Hospital Fund, 1985）.

22　纽约医院的著名主治医师沃森（John Watson）在 1858 年提道 "……那
些特殊的医院几乎都是由个人的热情、狂想，或是由工业企业发展起来
的，他们为了贯彻自己的想法而争取大众的同情或合作……" New York
Hospital, *Report of the Committee of Governors ... on Extending the Usefulness
of the Hospital*（New York: Baker & Godwin, 1858）, p. 9.

23　如马萨诸塞州伍斯特纪念医院在 1888 年开始营业时，其药房就包括
骨科、眼耳科、妇科、皮肤科、鼻喉科以及普通内科和外科的营业时
间。Annual Report（以下简称AR），1888—1890, 3. 那些与综合医院没有
联系的门诊药房，很快就按其专科重组了其诊所。亦可参见：Charles
E.Rosenberg, "Social Class and Medical Care in Nineteenth–Century America:
The Rise and Fall of the Dispensary," *Journal of the History of Medicine* 29
（1974）: 37, 41.

24　事实上，外科和内科仍然是美国最著名的医院和医学院中地位最高的领域。医学院最高级别的毕业生通常会寻求内科和外科见习医生的职位；只有那些在本科生阶段不太成功的人才会到专科去。

25　亦可参见：entry for May 31, 1878, Minutes, Medical Board, EHA.

26　Statement of Resident Physician, Northern Dispensary, Philadelphia, AR, 1880, 13–14.

27　Frederick Shattuck, "Specialism in Medicine," JAMA 35（September 22, 1900）: 725–26. 这种情绪并不能够全然描述那个年代日常实践中的现实情况；许多全科医生，甚至是医院的主治医生和内科医生，都在进行即使按照那个年代的标准而言条件也不具备的手术。把病人转诊，就等于失去了费用，也可能失去了病人的信任。

28　必须强调的是，反对的声音始终存在，个别专家和专科不得不在新的环境中不断推进他们的模式。如在 1905 年，约翰·霍普金斯医学委员会提出建议，将新外科大楼的床位分配给他们的眼、耳、喉和皮肤专家（Minutes, February 6, 1905, Medical Board, Johns Hopkins Hospital [以下简称 JHH]）。另外一个例证就是尽管此前多次提出要求，哈佛大学直到 1910 年才建立了儿科服务。参见：Frederic A. Washburn, *The Massachusetts General Hospital. Its Development, 1900—1935*（Boston: Houghton, Mifflin Co., 1939）, pp. 336–38. 沃什伯恩（Washburn）的研究包括了许多与麻省总医院逐渐接受专科有关的宝贵材料。

29　Entry for March 8, 1910, Minutes, Board of Trustees, JHH. 早在 1887 年，美国养老金局就要求在进行残疾检查时必须使用眼底镜和"耳镜"（auroscope）。U.S. Department of the Interior, Bureau of Pensions, *Instructions to Examining Surgeons ...*（Washington: Government Printing Office, 1887）, p. 11.

30　Beatrice Fox Griffith, *Pennsylvania Doctor*（Harrisburg, Pa.: The Stackpole Co., 1957）, pp. 66–67. "我在治疗眼病方面引入了一些新东西，只要我的 100 个病例得以完成，就会公布我的结果……我最大的目标是成为一个纯粹的眼科医生"。

31　Charles E. Rosenberg, "Doctors and Credentials—The Roots of Uncertainty," *Transactions and Studies. College of Physicians of Philadelphia* ser. v. 6（1984）:295–302.

32　James Jackson Putnam to Trustees, August 8, 1912, Box 12, MGH Papers Countway Library HCC. 在这一时期，人们还认为，年轻男子在担任见习医生期间不会也不能结婚。一些机构明确规定已婚男子没有资格担任见习医生。Entry for April 17, 1901, Minutes, Medical Board, Presbyterian Hospital of New York Archives（以下简称 PNY），H.Hurd to R.R.Ross, October 28, 1890, Hurd Letterbooks, JHH.

33　Middleton Goldsmith to Lewis Sayre, April 2, 1870. In Virginia Kneeland Frantz, "Middleton Goldsmith . . . 1818—1887," *Academy Bookman* 7（1954）: 12–13.

34　特别是在 1880 年至 1910 年间，当富有的私人病人依然不愿意进入医院时，年轻助手的服务可谓弥足珍贵。他可以在病人家中过夜，监督护士，或承担随访，从而使他的主顾有时间去拜访其他客户。在正式的研究支持以前，以医院为中心的关系也以同样的象征性方式在发挥着作用。关于这种互惠的一个特别有启发性的例证，参见凯利（Howard A.Kelly）和库伦（Thomas S.Cullen）在约翰·霍普金斯医院中的关系：库伦担任凯利的研究助理和临床替补，而凯利也按部就班地在医院中给库伦谋了一个位置。Kelly File, Cullen Papers, JHH.

35　"……普遍如此，"他接着说道，"除了在费城医院，那里会举办一次考察，其结果虽不是在所有情况下都使然，但对决定的影响着实非常之大。" "The Appointment of Resident Physicians in our Hospitals," *Philadelphia Medical Times* 3（August 2, 1873）: 697.

36　[James] to Alice James, Cambridge, December 12, 1866, Ralph B.Perry, *The Thought and Character of William James*（Boston: Little, Brown, 1935）, 1:231.

37　Guy Hinsdale, "Episcopal Hospital. 1881—1883," EHA; Ella M.E.Flick, *Beloved Crusader Lawrence F.Flick.Physician*（Philadelphia: Dorrance, 1944）, pp. 66, 69, 111. 弗里克（Flick）是个天主教徒，他不可能指望在城里的任何一家新教医院得到任命。

38　Daniel Test to G.H.R.Ross, February 25, 1910, Superintendent's Letterbooks, PHA. 申请人经常充当"假期替补"，以便于同主治人员熟络起来；泰斯特（Test）解释道，这是非费城人难以竞争的原因之一。Test to P.C.Jeans, January 30, 1909, Superintendent's Letterbook, PHA. 1905 年，哈尼曼医院的工作人员敦促学院院长向学生保证："在选择住院医师时，只把成绩而不是'关系'看作决定因素。" Medical Staff Minutes, May 13, 1905, Hahnemann Hospital Archives, Philadelphia.

39　George C.Wilkins to Edward Taylor, [June 25, 1901], Long Island Hospital Letterbook, HCC.See also for similar instances, A.N.Collins to E.A. Lock, February 11, 1907, Charles Mahoney to E.W.Taylor, December 18, 1910.

40　可以认为，这些从业者都把专科化作为一种绕过正常的专业等级制度的机制——对那些将他们视为干涉者的人而言，这种策略是显而易见的。

41　参见：Mary Roth Walsh, *"Doctors Wanted: No Women Need Apply. "Sexual Barriers in the Medical Profession, 1835—1975*（New Haven and London: Yale University Press, 1977）; Virginia Drachman, *Hospital with a Heart. Women Doctors and the Paradox of Separatism at the New England Hospital 1862—1969*（Ithaca and London: Cornell University Press, 1984）; Regina Markell Morantz–Sanchez, *Sympathy and Science.Women Physicians in American Medicine*（New York: Oxford University Press, 1985）.

42　Vanessa N.Gamble, "The Negro Hospital Renaissance: The Black Hospital Movement, 1920—1940,"（Ph.D.diss., University of Pennsylvania, 1987）.

43　相关的案例研究参见：Gail Farr Casterline, "St.Joseph's and St.Mary's: The Origins of Catholic Hospitals in Philadelphia," *Pennsylvania Magazine History & Biography* 108（1984）: 289–314; Leo O'Hara, "An Emerging Profession: Philadelphia Medicine 1860—1900,"（Ph.D.diss., University of Pennsylvania, 1976）; Morris Vogel, *The Invention of the Modern Hospital, Boston 1870—1930*（Chicago: University of Chicago Press, 1980）.

44　参见：Thomas L.Bradford, *History of the Homeopathic Medical College of Pennsylvania; the Hahnemann Medical College and Hospital of Philadelphia*（Philadelphia: Boericke & Tafel, 1898）; William H.King, *History of Homeopathy and its Institutions in America*, 4 vols.（New York and Chicago: The Lewis Co., 1905）; Frederick M.Dearborn, *The Metropolitan Hospital*（New York: Privately Printed, 1937）.

45　J.S.Lockhart, "Life Tenure on Hospital Boards," *Medical Record* 45（January 27, 1894）: 123. 这些怨恨是有现实依据的。关于纽约医院主治系统被一小撮执业者所支配的研究，参见：Charles E.Rosenberg, "The Practice of Medicine in New York a Century Ago," *Bulletin of the History of Medicine*（以下简称 BHM）41（1967）: 223–53.

46　在大多数专科医生同时也是家庭医生的时代，一般的内科医生自然会把诊疗师看作潜在的竞争对手。然而，即便是在 20 世纪初，"专门的"专科医生越来越多，普通医生依然可能会因害怕损失掉一点点费用而不愿意将病人转诊。同样，普通外科医生也可能不愿将病人转诊给更合适的专科医生。

47　19 世纪后期对受抚养者的态度支持并让这种恐惧合理化；有思想的美国人普遍接受了对福利支出进行"科学"控制的必要性。即便是那些真正无力支付的人，也很可能因无偿的医院或药房照护而变成穷光蛋。

48　这首打油诗的名字叫"缺席者之歌"（The Song of the Absentees），BM&SJ n.s. 110（January 10, 1884）：44.

49　Entry for April 2, 1886, Hospital Committee Minutes, Board of Guardians of the Poor, Philadelphia City Archives（以下简称PCA）.这个问题由来已久，早在1863年，同一家医院就曾试图解决这个问题，要求每间病房都要有一名老医生和一名新住院医生配对服务。April 10,1863.

50　如辛辛那提总医院早在1883年就开始了这项政策；住院医师负责收治病人，而这个职位似乎也是出于对这一功能的需要而发展起来的。到了1895年，实习医生的人数增加了一倍，从6人增加到12人，实习期从1年增加到了18个月。AR, 1883, 5; AR, 1895, 7.

51　Richard H.Shryock, *The Unique Influence of the Johns Hopkins University on American Medicine*（Copenhagen: Ejnar Munksgaard, 1953）.

52　Entry for May 14, 1900, Minutes, Medical Board, PNY; Entry for January 22, 1908, Meeting of the Surgical Section, Records of the Surgical Staff, 1906–17, Boston City Hospital（以下简称BCH）.

53　为了吸引放射科医生，医院有时会允许他们使用医院的设施开展对外诊疗实践。收入通常由医院和从业人员共分。背景资料参见：E.R. N.Grigg, *The Trail of the Invisible Light ...*（Springfield, Ill.: Charles C.Thomas, 1965）.

54　New York Committee on the Study of Hospital Internships and Residencies, *Internships and Residencies in New York City, 1934—1937. Their Place in Medical Education*（New York: Commonwealth Fund, 1938）, pp. 26–45，提供了一个有用的简要历史。

55　Entry for April 1, 1890, Minutes, Executive Committee, Board of Trustees, JHH.

56　Arpad Gerster, "The System of Medical Service in Hospitals," *Medical Record* 45（January 27, 1894）：124.

57　与此同时，医院开始提高标准，越来越多地要求通过考试和优秀的班级排名方式来选拔实习生。到了1904年，纽约的慈善医院可以自豪地说，来自全国各地的90名候选人竞争了12个职位。考试包括口试和实践以及笔试的部分，对于那些此前在医学院获得大学学位的申请者，会给予额外的加分。City（Charity）Hospital, Report for 1904, pp. 100–101.

58　Simon Flexner to L.Barker, March 24, 1905, Barker Papers, JHH. 第二句话来自1900年3月25日比林斯（Frank Billings）写的一封信，在信中他试

图将巴克（Barker）引进到芝加哥大学。在 1900 年 2 月 27 日比林斯给巴克的信中，使用了运动（movement）这个表述——在许多其他地方也同样使用了这一表述。参见：*Time and the Physician.The Autobiography of Lewellys F.Barker*（New York: Putnam's, 1942）.

59　L.Barker, "On the Present Status of Therapy and its Future," *Bulletin of the Johns Hopkins Hospital* 11（1900）: 152.

60　Joseph D.Craig to L.Barker, January 23, 1903, Barker Papers, JHH.

61　William Councilman to L.Barker, October 21,1901, Barker Papers, JHH. 关于波士顿医院顽固不化的更多细节，参见：Vogel, *Invention of the Modern Hospital*. 康锡曼认为，波士顿特别的封闭和保守。

62　关于这种倾向产生的背景和结果，参见：Robert E.Kohler, *From Medical Chemistry to Biochemistry.The Making of a Biomedical Disciplin*e（Cambridge, London, New York: Cambridge University Press, 1982）.

63　揭示这种模式的通信，参见：P.K.Brown to Richard Cabot, December 29, 1901, February 18, 1902, July 30, 1902, March 10, 1904, January 3, 1906. Box 22, Richard Cabot Papers, Harvard University Archives. 布朗（Brown）对临床病理学很感兴趣，但他很难接触到病床。处于他这个位置的医生可能受到也很容易就受到剥削了。

64　因此，约翰·霍普金斯医院的理事们无视了 19 世纪 80 年代巴尔的摩执业医师的不满，还是在学术"知名度"的基础上选择了他们最初的服务主管，这具有象征性和实质性意义。尽管相较于对治疗学有直接影响的创新而言不那么引人注目或值得庆祝，但这无疑是美国医学史上的一个里程碑。

65　Christian to Reginald Fitz, January 30, 1912; 亦可参见：Christian to Francis Peabody, January 17, 1912, "Letters from Medical Staff," bd.vol.in Christian Papers, HCC.

66　R.H.Fitz to Christian, July 14, 1906, "Miscellaneous Letters," bd.vol.in Christian Papers.

67　Peabody to Christian, February 9, 1912, Christian Papers.

68　细菌学和免疫学在预防医学中所扮演的角色显然带来了不同的问题。但除了治疗狂犬病和白喉，以及对其他一些传染病做出血清诊断以外，内科学（internal medicine）的明确治疗能力的确相当有限。

69　Joseph H.Pratt, "The Method of Science in Clinical Training," BM&SJ. 166（June 12, 1912）: 840.

70　同上，842。

第八章

1　Benjamin Franklin, *Some Account of the Pennsylvania Hospital*.Printed in Facsimile, with an Introduction by I.Bernard Cohen（Baltimore: Johns Hopkins University Press, 1954）, p. 19.

2　Francis Home, *Clinical Experiments, Histories, and Dissections ...* 3rd ed.（London: J.Murray, 1783）, p.vi.

3　对于这一形成期的最好描述，参见：Kenneth M.Ludmerer, *Learning to Heal.The Development of American Medical Education*（New York: Basic Books, 1985）. 亦可参见：Edward C.Atwater, " 'Making Fewer Mistakes': A History of Students and Patients," Bulletin of the History of Medicine（以下简称 BHM）57（1983）: 165-197; Kenneth M.Ludmerer, "The Plight of Clinical Teaching in America," Ibid., 218-29.

4　如当麻省总医院在 1821 年编写其第一份章程时，章程规定，主治医师"……除了从接纳学生观摩医院实践的权力中获得的报酬或薪资外，不应获得任何其他报酬或薪资"。*By-Laws of the Massachusetts General Hospital ...*（Boston: Charles Crocker, 1821）, p. 21. 主治医生轮流负责病房的做法，对教育和医疗都产生了影响。几乎可以肯定的是，它使更多的学生有了一定的临床经验，纵然时间比较短。

5　W.S.Middleton, "Clinical Teaching in the Philadelphia Almshouse and Hospital," *Medical Life* 40（1933）: 207-55; Charles Lawrence, *History of the Philadelphia Almshouses and Hospitals*（Philadelphia: Privately Printed, 1905）; Charles E.Rosenberg, "From Almshouse to Hospital: The Shaping of Philadelphia General Hospital," *Milbank Memorial Fund Q.* 60（1982）: 141-42.

6　参见：R.A. Kondratas, "Joseph Frank（1771—1842）and the Development of Clinical Medicine.A Study of the Transformation of Medical Thought and Practice at the End of the 18th and the Beginning of the 19th Centuries,"（Ph. D.diss., Harvard University, 1977）; Phillipe Pinel, *The Clinical Training of Doctors.An Essay of 1793*, ed.and trans.Dora B.Weiner（Baltimore and London: Johns Hopkins University Press, 1980）; Toby Gelfand, " Invite the Philosopher, as Well as the Charitable7: Hospital Teaching as Private Enterprise in Hunterian London," in W.F. Bynum and Roy Porter, eds., *William Hunter and the Eighteenth-Century Medical World*（Cambridge: Cambridge University Press, 1985）, pp. 129-51; Guenter Risse, *Hospital Life in Enlightenment Scotland.Care and Teaching at the Royal Infirmary of*

Edinburgh（Cambridge, London, New York: Cambridge University Press, 1986）; Susan C.Lawrence, "Science and Medicine at the London Hospitals: The Development of Teaching and Research, 1750—1815"（Ph.D.diss., University of Toronto, 1985）.

7　Thomas Y.Simons, *An Introductory Lecture Delivered in the Medical College of South Carolina*（Charleston: T.A.Hayden, 1835）, pp. 10–11.

8　Samuel Bard, *Two Discourses Dealing with Medical Education in Early New York*（New York: Columbia University Press, 1921）, pp. 16, 19–20.

9　1819 年，拟议中的麻省总医院的发言人认为，医院决定了医学教育的好坏："费城的医学院与医院紧密相连。因此，其学生才会源源不断。出于同样的原因，那些经济上并不拮据的医学专业学生会选择越过大洋，到伦敦、爱丁堡和巴黎的医院去精进他们的教育。"Richard Sullivan, *Address Delivered before the Governour and Council, ... and other Patrons of the Massachusetts General Hospital ...*（Boston: Wells and Lilly, 1819）, pp. 17–18.

10　*The Journal of William Tully, Medical Student at Dartmouth. 1808—1809*, ed.O.S.Hayward and E.H.Thomson（New York: Science History Publications, 1977）, p.48.

11　有关强调医院设施可用性的诱人示例，请参见：[S.L. Mitchill], *The Present State of Medical Learning in the City of New York*（New York: T.and J.Swords, 1797）, pp. 12–13.

12　表述摘取自："[Astley] Coopers Surgical Lectures delivered at St.Thomas's Hospital ... 1801," p. 1, Matthias Spalding Papers, Trent Collection, Duke University.

13　J.C. Warren to Daniel Parker, 13 May, 1824, "Administration: Care of Patients General Statements Concerning," MGHA; *Some Account of the Medical School in Boston, and of the Massachusetts General Hospital*（Boston: Phelps and Farnham, 1824）, p. 9. 他们自豪地报告说，从 1821 年 9 月医院开始营业到 1824 年 2 月的"短短 28 个月里"，他们做了 22 台大型手术, pp. 9–10.

14　William S.Dillard to John J.Dillard, Elk–Mills, Amherst Co.Va., J.J. Dillard Letters, Perkins Library, Duke University.

15　如在 1810 年，或许是美国最著名的医学教师拉什（Benjamin Rush）敦促其当时在伦敦学习的儿子对外科的可能发展保持警觉。他告诫儿子："你必须多加练习，才能进入这个行当。而且掌握了手术的本领，才能保住你的饭碗。要知道我已经因拒绝手术而失去了许多客户。"Benjamin to

James Rush, February 7, 1810, ed.Lyman Butterfield, *Letters of Benjamin Rush*（Princeton: Princeton University Press for the American Philosophical Society, 1951）, 11: 1036.

16　J.Post, Diary, Entries for October 1, 5, 8, 1792, New York Historical Society（以下简称NYHS）.

17　Samuel Rezneck, "A Course of Medical Education in New York City in 1828–29: The Journal of Asa Fitch," BHM 42（1968）: 560.

18　Harry Hammond to James H.Hammond, March 18,1855, Hammond–Bryan Cumming Papers, South Caroliniana Library, University of South Carolina, Columbia（以下简称SCC）.

19　拉什无疑是在回想他在爱丁堡时的学生经历。Benjamin Rush to Board of Managers, October 29, 1791, Box 155, Pennsylvania Hospital Archives（以下简称PHA）.

20　如在1817年，宾夕法尼亚大学再次找到宾夕法尼亚医院，要求其做出正式安排，以便于学生开展临床工作。大学建议，应保证临床教授有一个男病房和一个女病房供其支配，每个病房至少有15张床位。作为补偿，每个注册的医学生每参加一门临床讲座课程，都需要向医院支付10美元的费用。没有拿到讲座课程出勤证明的学生不得毕业。Trustees of the University of Pennsylvania to Board of Managers, November 22, 1817, PHA. 尽管应允了这样的交换条件，但医院仍不愿意满足大学的要求。19世纪40年代，建议又被重提。Entry for December 29, 1845, Minutes, Board of Managers, PHA.

21　Dale Smith, "The Emergence of Organized Clinical Instruction in the Nineteenth–Century American Cities of Boston, New York and Philadelphia"（Ph.D.diss., University of Minnesota, 1979）, p. 162.

22　"The Free Dispensary of the New Orleans School of Medicine," *New Orleans Medical News & Hospital Gazette* 3（1856—1857）:735–38; Jon M.Kingsdale, "The Growth of Hospitals: An Economic History in Baltimore"（Ph.D.diss., University of Michigan, 1981）, p. 205以及各处。关于查尔斯顿的情况，我查阅了南卡罗来纳州历史学会的（以下简称SCHS）保存救济院委员会的会议记录; Minutes, South Carolina Medical Society, transcript, SCC; "Societies Petitions Files," Legislative Papers, 1831—1859, S.C.State Archives, Columbia. 里士满的情况收录于弗吉尼亚医学院档案馆（以下简称 MCV）.

23　关于这些事态发展的最好描述，请参见: Dale Smith, "Emergence of

Organized Clinical Instruction." 关于南北战争前美国医学教育最全面的记载还是要数：William F.Norwood, *Medical Education in the United States before the Civil War*（Philadelphia: University of Pennsylvania Press, 1944）.

24　然而，到了 19 世纪中叶，各种特殊的临床课程和辅导班的种类已经非常繁多。如可参见："Some Account of the Schools of Medicine, Hospitals, Dispensaries, Private Lectures, and other Means of Imparting Medical Instruction in the City of Philadelphia," *Medical and Surgical Reporter* n.s. 3（October 1, 1859）: 9–22.

25　Report of Physicians and Surgeons of the New York Hospital, October 2, 1851, Papers, Board of Governors, NYHA; Statement of John Watson, October 25, 1858, in New York Hospital, *Report of the Committee of the Board of Governors Appointed to Inquire into ... Extending the Usefulness of the Hospital ...*（New York: Baker & Godwin, 1858）, p. 10.

26　病房将医学生拒之门外，其中的职业竞争因素有时和非专业人士的顽固态度同等重要。N.S.Davis, *Address on Free Medical Schools, ...*（Chicago, n.p., 1849）, p. 9.

27　"Alumnus of the University of La.," dated New York, December 15, 1877, *New Orleans Medical & Surgical Journal* 5（1878）: 559.

28　参见：A.H.Stevens et al., "Report of the Committee on Education," *Transactions, American Medical Association*（以下简称TAMA）1（1848）: 245–46. 委员会强调 "充分适当的临床指导课程只能在医院中才能获得……"

29　Remarks of Mary Putnam Jacobi as reported in "Medical News and Items," *Medical Record* 7（May 15, 1872）: 215.

30　William Edgar, [Review of Johns Hopkins' "Five Essays on Hospital Plans"], *St.Louis Medical & Surgical Journal* 13（1876）: 43.

31　Albert Gihon, "The Hospital: An Element and Exponent of Medical Education," JAMA 18（March 26, 1892）: 380.

32　Walter L.Carr, "How to Obtain Clinical Material without Impoverishing the Young Doctor," *Medical Record* 27（1885）: 178–79.

33　"The Medical Colleges and the Hospital," *Cincinnati Gazette*, July 29, 1872, 剪报来自辛辛那提总医院档案（以下简称CGHA）商业医院剪贴簿。

34　另外三名董事会成员是从学校的校友中选拔出来的，因此董事会中大部分来自医学界。*Philadelphia Medical Times* 4（January 11,1874）: 255; *Account of the Inauguration of the Hospital of the University of Pennsylvania ...*（Philadelphia: Collins, 1874）; George W.Comer, *Two Centuries of Medicine.*

A History of the School of Medicine, University of Pennsylvania（Philadelphia and Montreal: J.B. Lippincott, 1965）, pp. 133–73; Rosemary Stevens, "Sweet Charity: State Aid to Hospitals in Pennsylvania, 1870—1910," BHM 58（1984）: 287–314; 474–95.

35　Edward L.Bauer, *Doctors Made in America*（Philadelphia and London: J.B. Lippincott, 1963）, pp. 165–70; Thomas L.Bradford, *History of the Homeopathic Medical College of Pennsylvania*（Philadelphia: Boericke & Tafel, 1898）, esp.pp. 421–88; Naomi Rogers, "The Proper Place of Homeopathy: Hahnemann Medical College and Hospital in an Age of Scientific Medicine," *Pennsylvania Magazine of History & Biography* 108（1984）: 179–201.

36　R.M. Doolen, "The Founding of the University of Michigan Hospital: An Innovation in Medical Education," *Journal of Medical Education* 39（1964）: 50–57. 当然，所有的大型城市医学院在更早些时候就已经赞助了免费门诊和一些免费的住院床位。

37　白人在病房的收费标准为每周 6 美元，奴隶和自由黑人为 5 美元，私人房间为 7 至 15 美元。*Catalogue ofMedical College of Virginia, 1859–60, and Announcement of 1860–61*（Richmond: Charles H.Wynne, 1860）, 封底页广告。

38　同上，pp. 13, 14, 16, 18. 关于 19 世纪弗吉尼亚州的医院设施，参见：Wyndham Blanton, *Medicine in Virginia in the Nineteenth Century*（Richmond: Garrett & Massie, 1933）, pp. 204–23. 詹姆士河仍可通航至里士满，因此有必要建立一所海事医院。南方民族主义日益高涨，对费城医学在弗吉尼亚州、卡罗来纳和佐治亚州青年教育中的主导地位表示不满，这也使得建立医院的计划变得尤为迫切。

39　Sanger Collection, Historical Files, MCV. 亦可参见："City Almshouse," "Memorial Hospital," and "Hospital Division–Misc." Files; UCM, Minutes of the Advisory Committee, June 28, 1904, MCV.

40　Entry for January 23, 1864, Faculty Record, University of Louisville, School of Medicine.

41　Albany Hospital, *Report ... Two Years ending January 31st, 1880*（New York: Burdick & Taylor, 1880）, pp. 7, 10, 13.

42　参见：1879 年 2 月 12 日、1892 年 3 月 31 日和 1895 年 1 月 30 日查尔斯顿市议会和南卡罗来纳州医学院之间的协议，Filed Papers, RG 29, Charleston City Archives.

43　Kenneth M.Ludmerer, "The Plight of Clinical Teaching in America," BHM 57

（1983）：227. 这两家医院分别是克利夫兰的湖畔医院（与西储大学医学院有关联）和新罕布什尔州汉诺威的玛丽-希奇科克医院（与达特茅斯医学院有关联）。

44　Entry for January, 1897, Minutes, Board of Corporators, p. 146, 宾夕法尼亚医学院"医学中的女性"档案和特藏馆（以下简称MCP）。

45　参见如下讨论：Edward Atwater, " 'Making Fewer Mistakes': A History of Students and Patients," BHM 57（1983）：172.

46　结论源自：Thomas N.Bonner, *American Doctors and German Universities. A Chapter in International Intellectual Relations 1870—1914*（Lincoln: University of Nebraska Press, 1963）.

47　编辑的评论乐观多于准确。"The New Hospital and the Post–Graduate Medical School," *Medical Record* 25（January 19, 1884）：70. 关于这些机构的简要说明，参见：Steven Peitzman, " 'Thoroughly Practical': America's Polyclinic Medical Schools," BHM 54（1980）：166–87.

48　截至1908年以前，费城的多科医学院和医院（主要的研究生院之一）院长提出了三个原因来解释同学们对全科医学研究生课程兴趣的下降。它们是：较好的本科学校中临床教学得到了改进，"医院数量的激增和现存的医院的发展，使得许多毕业生有机会获得比以前更多的医院实习岗位"，最后是对专科的兴趣的增长。Report of the Dean, Philadelphia Polyclinic, AR, 1908, 37. 他们的大多数预科生都注册了一个月或六周的专科强化短期课程。Annual Report（以下简称AR），1906, 36.

49　Entry for December 3, 1889, Minutes of the Medical Board, Johns Hopkins Hospital（以下简称JHH）.

50　Charles E.Rosenberg, "From Almshouse to Hospital: The Shaping of Philadelphia General Hospital," *Milbank Memorial Fund Q.* 60（1982）：142.

51　C.M.Ellinwood, "President's Annual Report of 1905," Cooper Medical College Records, Lane Library, Stanford University（以下简称SLA）. 这一政策至少已执行了十年。参见：Entry for February 20 1895, Minutes, Board of Managers, Lane Hospital, SLA. 当地医生对这类政策多有不满。参见：Carl B.Cone, "History of the State University of Iowa.The College of Medicine," Ms.Typescript, 1941, p. 66, 136–41, Special Collections, University of Iowa.

52　Entry for November 30, 1899, Minutes, Board of Managers, EHA.

53　随着临床实习的普遍推行，教学与照护之间的界限几乎已经变得难以辨别——而这种传统的对"示范"病人的告诫就更加没有意义了。

54　R.L. Wilbur to Dr.N.N.Wood, December 14, 1923, carbon, Box 56A, Los

Angeles Co.Gen.Hosp.File, Wilbur Papers, SLA.

55　Harold C.Ernst, *Some Fermentations in Medical Education.The Annual Address Delivered before the Massachusetts Medical Society, June 8, 1904* (Boston: The Society, n.d., p.22.

56　同上，p. 26. "他们应该像实验室人员使用他的实验室那样，使用他们的医院病房和诊所——把它们作为学习、教学和研究的场所，"恩斯特（Ernst）补充说道，"在那里，指导者的持续存在对被吸引到那里的学生而言，是一种鼓舞。"

57　Abraham Flexner, *Medical Education in the United States and Canada.A Report to the Carnegie Foundation for the Advancement of Teaching*, Bulletin Number Four (New York: The Foundation, 1910) .《弗莱克斯纳报告》催生了大量的、常常是论争性的历史文献。例如：Howard S.Berliner, *A System of Scientific Medicine.Philanthropic Foundations in the Flexner Era* (New York and London: Tavistock, 1985) ; E.*Richard Brown, Rockefeller Medicine Men: Medicine and Capitalism in America* (Berkeley: University of California Press, 1979) ; Carleton B.Chapman, "The Flexner Report by Abraham Flexner," *Daedalus* 103 (1974) : 105–17; Robert P.Hudson, "Abraham Flexner in Perspective: American Medical Education, 1865—1910," BHM 46 (1972) : 185–207; Saul Jarcho, "Medical Education in the U.S., 1910—1956," *Journal of Mt.Sinai Hospital* 26 (1959) : 339–85; *Ludmerer, Learning to Heal.*

58　新的教育模式还要求更高的录取标准、更好的实验室设施，以及更高的绩效标准和床旁医学培训。正如那个时代的人所熟知的那样，这些改革花费昂贵，却旨在建立一个规模小巧、训练有素的专业团队，这与其19世纪庞大且训练松散的前身形成了鲜明对照。这些改革试图限制进入医学院的机会，从而约束了这一职业的发展；在19世纪中叶还是穷小子的合理选择，到了20世纪已然是只有最能干、最积极向上的人才可以选择的职业。

59　Rosemary Stevens, "Graduate Medical Education: A Continuing History," *Journal of Medical Education* 53 (1978) : 6–7.

60　Kenneth M.Ludmerer, "The Rise of the Teaching Hospital in America," *Journal of the History of Medicine* 38 (1983) : 410.

61　Leo O'Hara, "An Emerging Profession: Philadelphia Medicine 1860—1900," (Ph.D.diss., University of Pennsylvania, 1976) , pp. 154, 311.

62　即便在约翰·霍普金斯这样的精英学校，若想设立全职的临床岗位也会面临巨大的冲突。霍普金斯的教授们多年来一直担任着杰出的高薪顾问。无疑，许多反对全职学术任命的人担心，一旦其职位学术化，实践与教学、床旁医学与实验室之间的差距将会不断扩大。参见：Alan M.Chesney, *The Johns Hopkins Hospital and the Johns Hopkins University School of Medicine.A Chronicle.Volume III. 1905—1914*（Baltimore: Johns Hopkins University Press, 1963）.

63 改革者们认为，若学术部门的主席不能同时担任医院服务部门的主管（这种安排通常被称为德国制度），教学和研究之间的联系就将不可避免地遭到阻断。Editorial, "Hospital Services," BM&SJ 56（June 6, 1907）: 764.

第九章

1 Florence Nightingale, "Suggestions on the Subject of Providing, Training and Organising Nurses for the Sick Poor in Workhouse Infirmaries ...," 1867, reprinted in Lucy R.Seymer, *Selected Writings of Florence Nightingale*（New York: Macmillan, 1954）, p. 274.

2 有关这些发展的讨论，参见：Charles E.Rosenberg, "Recent Developments in the History of Nursing," *Sociology of Health and Illness* 4（1982）: 86–94.

3 R.Girdler, Superintendent, MGHA, to F.Sheldon, January 19, 1849, Papers, Board of Governors, NYHA. 亦可参见：Georgia L.Sturtevant to the Trustees, November 8, 1894, Matron File, MGHA. 斯特蒂文特（Sturtevant）回忆道，1862 年她开始在医院工作时，护士要在早上 5 点开工，晚上 9 点半下班。

4 例如，在谈到费城圣公会医院在 1888 年开办培训学校之前的情况时，一名工作人员回忆道，护士 "⋯⋯年复一年地待（原文如此）在医院里，有些人当真服务到已经两鬓斑白"。Elliston Morris, "Episcopal Hospital in 1888 and 1912," *Episcopal Hospital Reports* 2（1914）: 102.

5 一位医生在贝尔维尤的培训学校成立之前，曾这样描述其护理工作："当时除了极少数的例外，护士都很无知，在某些情况下甚至是非常卑微，他们接受了几乎不可能完成的任务，每个人要照顾和护理 20 到 30 个病人。没有夜班护士；需要在夜间为病人提供照护帮助的守夜人——在 800 张病床的医院里有 3 名。" W.Gill Wylie, *Hospitals: Their History, Organization and Construction*（New York: D.Appleton, 1877）, pp. 3–4.

6 T.R.Smith and W.A. Stewart, "Report of ... Revision on 13th Chapter: Also Resolution Respecting Nurses Passed Feb. 6,1821," 1845 File, Board of Governors Papers, NYHA.

7　Society of the Alumni of City（Charity）Hospital, *Report for 1904 Together with a History of the City Hospital ...*（New York: The Society, 1904）, pp. 84, 72; 亦可参见：33–34.

8　Entries for September 1, and December 1,1840, Minutes, Board of Governors, NYHA. 有关医院护理问题的早期参考资料，参见：entries for April 5, 1808 and August 6, 1833.

9　[Episcopal Hospital of Philadelphia], *Appeal on Behalf of the Sick*（Philadelphia: Lindsay & Blakiston, 1851）, p. 36, 援引自当地著名医生卡森（Joseph Carson）的一封信。几年前（1846 年），费城药房的家庭照护计划中就有护理的内容。Philadelphia Dispensary, Annual Report（以下简称AR）, 1888, 9.

10　Willard Parker to Gentlemen, [August, 1860], letter accompanying his report for July for the Second Surgical Division, Papers, Board of Governors, NYHA.

11　[Stephen Smith], "Female Nurses in Hospitals," *American Medical Times* 5（September 13, 1862）: 149–50.

12　参见：Charles E.Rosenberg and Carroll Smith–Rosenberg, "Pietism and the Origins of the American Public Health Movement," *Journal of the History of Medicine* 23（1968）: 16–35.

13　Florence Nightingale, *Notes on Nursing.What it is and What it is Not*（New York: D.Appleton, 1861）, p. 9.

14　Florence Nightingale, *Notes on Nursing for the Labouring Classes*, new ed.（London: Harrison, 1876）, p. 5.

15　Nightingale, *Notes on Nursing*, p. 134. "女士"和"可怜的济贫院苦工"这两个表述彰显出南丁格尔的另一个假设：护理工作将反映出权威和招聘的两级分工。南丁格尔一贯混杂地在呼吁虔诚和自我克制的同时，呼吁技巧和效率。她有一次写道："在穷人家中护理病人并非业余之工作。要做到这一点，需要知识、实践、自我克制以及……直接顺服于最高的主（the highest of all Masters）并在他的照管下活动，出自最为崇高的动机。" [William Rathbone], *Organization of Nursing.An Account*（Liverpool: A.Holden, 1865）, pp. 10–11.

16　"护士室并不需要很大，能容纳护士长及其助手的日夜食宿也就够了；位于分栋式医院病房的一端。有一扇门通向病房，也有一扇门通向公共大厅。窗户也要正对着病房，以保证通过窗户可以完整地看到房间里的情况。药和酒也应在护士室里保管，由她一人负责，……" F.H.Brown, *Hospital Construction*（Cambridge, Mass.: n.p., 1861）, p. 10. 有代表性的福音派护士培训的基本原理，可以参见："The Appendix," in L.P.Brockett, ed.Agnes Jones, *Una and her Paupers*（New York: George Routledge, 1872），pp. 471–97.

17　Thomas Cullen, *Church Home and Infirmary*（Baltimore: [The Church Home], 1915），pp. 16–18.一位那个时代的新闻记者强调，在大多数由新教护理团体配备人员的医院里，在男女之间的"劳动共融"（communion of labor）当中，"每个男人都提供必要的资金，并谨慎地管理财务，但是，他们认为护理病人是女性的一个特殊领域，这是一个公理，他们明智地把所有与照护病人有关的工作都留给了女性……" "Nursing Sisterhoods," undated clipping, *Pittsburgh Commercial*, 1874, in Children's Hospital Scrapbook, Countway Library of Medicine, Harvard（以下简称HCC）。

18　Woman's Hospital of the State of Illinois, *Announcement.Charter of Incorporation, and By–Laws*（Chicago: Horton & Leonard, 1871），pp. 8–9.

19　U.S.Bureau of the Census, *Historical Statistics of the United States, Colonial Times to 1970*（Washington: Government Printing Office, 1975），Series B, 275–90.

20　Linda Richards, *Reminiscences*（Boston: Thomas Todd, 1911），p. 7. 理查兹（Richards）的阶级假设非常明显。旧式护理人员和新式培训护士之间也有一些连续性的例子。如伍德沃德（Lucia E.Woodward）女士曾于1864年被聘为麻省总医院的护理员，1870年晋升为主管，1885年被任命为护理主管。Edward Cowles to Henry P.Walcott, June 26, 1903, MGH Trustees Documents Files, Box 1, HCC.

21　Grace F.Shryver, *A History of the Illinois Training School for Nurses 1880—1929*（Chicago: The Training School, 1930）; Charles E.Rosenberg, "From Almshouse to Hospital: The Shaping of Philadelphia General Hospital," *Milbank Memorial Fund Q*. 60（1982）: 143–46. 在新奥尔良慈善医院，修女们多年来一直成功地反对建立一所可能会损害她们既有权威的培训学校。Charity Hospital, AR, 1881, v.

22　护士们很清楚培训是困难且严苛的。"护士在医院里要做的几乎所有工作都是最令人幻想破灭的那类苦活，只有对做这些工作有真正意愿，且能顺利完成——无论要给她们带来多少不适——的女孩们才能干得下来。" "Editorial," Trained Nurse 1 (1888): 25. 这是美国第一份为受训护士创办的杂志，清晰表达着奉献和自我克制的基本原则。编辑格言声称其是"为那些照料患病受苦者的人祝圣"，来稿中很大一部分的署名都是匿名性的——"护士诺林"（Nurse Norine）或"梅"（May）之类——这种对自我的压制，与对女性工作角色的看法和更一般的性别预设都是一致的。

23　例如，纽约医院的主管路德兰（George Ludlam）在 1905 年抱怨道，毕业后的护士就是"受薪者"，她们要求医院做出让步，比如每天离开医院两小时休息或娱乐。学生们则没有这样的要求。Report of the Training School Committee, July 25,1906, Secretary-Treasurer's Papers, NYHA, cited in Susan Reverby, "The Nursing Disorder: A Critical History of the Hospital-Nursing Relationship, 1860—1945,"（Ph.D.diss., Boston University, 1982），pp. 189–90.

24　Philadelphia, Dept, of Charity and Corrections, AR, 1889, 49; Worcester Memorial Hospital, AR, 1894, 7; Atlanta, Grady Hospital, AR, 1899, 7–8.

25　参见：New Haven, General Hospital Soc., AR, 1874, 15, 17. 有的医院在成立培训学校后，干脆将病房助理的规则重新作为学生规则公布。

26　Elliot Hospital, Keene, N.H., AR, 1905, 18, 27. 这些数字是该院自 1893 年成立以来的典型运作模式。该机构 1893 年的年度报告提供了私人护理费用的详细表格，pp. 35–36.

27　Henry Hurd to A.Carey, January 2,1891, Superintendent's Letterbook, JHH. 还有一次，赫德（Hurd）向一位未来的护理员解释道，他必须在一位女护士的指导下工作，而且，"……出于这个原因，您可能不愿意接受这里的工作。"Hurd to Robert Brown, June 15, 1891, Superintendent's Letterbook, JHH. 关于这一制度无法向男性提供职业机会，亦可参见：D.Test to Whom it May Concern（testimonial letter for Benjamin Lloyd），March, 1910, Superintendent's Letterbook, Pennsylvania Hospital Archives（以下简称 PHA）.

28　即使是中产阶级家庭，也很少会像对儿子那样，为女儿的职业潜力投入微薄的储蓄，但他们却可能会为儿子提供教育或创业机会。

29　优秀的讨论可参见：Reverby, "Nursing Disorder" pp. 156–58; Jane E.Mottus, *New York Nightingales.The Emergence of the Nursing Profession at Bellevue and New York Hospital*（Ann Arbor: University Microfilms, 1981），p. 211. 事实上，有家政服务背景的女性——连同已婚和离异的女性——都会在实践中被最好的护理学校拒之门外。

30　New York State Charities Aid Assoc., *Hospital Housekeeping*（New York: G.P.Putnam's, 1877），p. 40.

31　George Ludlam to Rev.William Tucker, Wellington, Ontario, March 19, 1901, Superintendent's Letterbooks, NYHA; Levi C.Lane to Mrs.C.A. [Hull], August 27,1897, Cooper Medical College, Letterbook, Lane Medical Library, Stanford

University（以下简称SLA）.

32　George Ludlam to Emma L.Stowe, Superintendent of Nurses, Connecticut Training School, New Haven, April 24, 1902, Superintendent's Letterbooks, NYHA.

33　在一项对 19 世纪末护理专业学生的调查中，雷弗比（Reverby）发现，大约有一半的学生出生在农村地区或小城镇，尽管"只有三分之一的学生在申请培训时还留在这样的社区"。Reverby, "Nursing Disorder," p. 145.

34　Lucy Walker, 4 月经理委员会报告，1899, PHA.

35　从功能意义上讲，这种制度与南丁格尔最初设想的以阶级为基础的区分并行不悖。Nancy Tomes, "Little World of Our Own: The Pennsylvania Hospital Training School for Nurses, 1895—1907," *Journal of the History of Medicine* 33（1978）: 328-45, 提供了这种双轨制运作方式的案例研究。少数几所护理学校在培养关键的护士管理者方面表现得尤为突出。约翰·霍普金斯医院、贝尔维尤医院、麻省总医院和康涅狄格州培训学校都是第一代职业护士的领头羊。

36　如克利夫兰的湖畔医院抱怨道："在 1898 年 1 月负责几个部门的 8 名护士长中，只有 2 名目前还在我们这里，"他们在年终时如此记载，"其余的人都离开了，去那些报酬更高的职位，或是去其他城市工作。"AR, 1898, 27.

37　这并不意味着私人值班护理不可能在医院外发展起来——毕竟它在 19 世纪 70 年代之前就已经存在，并满足了医生和病人的需求。

38　[A Hospital Nurse] "Glimpses of Hospital Life," *Trained Nurse* 1（1888）:11.

39　Haverhill, Mass., Hale Hospital, AR, 1899, 50. Such hours were typical.See, for example, Pennsylvania Hospital, *Training School for Nurses.Announcement*（Philadelphia, n.p., n.d.）; Lowell, Mass., Hospital Association, AR, 1901, 29. 新的医院急于遵循老机构既已建立的工作模式。"可能的情况下，"北卡罗来纳州达勒姆的沃茨医院的第一份年度报告解释道，"护士们每天会有一个小时的休息或锻炼时间，而且经常会获得一个下午的时间。尽管这并不总是成为可能，但护士们通常可以期待每个星期天的部分时间不工作。"AR, 1895, 45. 40.

40　Hartford, Conn.Hospital, AR, 1879, 10.

41　Entry for January 31, 1887, Executive Committee Minutes, NYHA.

42　Worcester, Mass.Memorial Hospital, AR, 1895, 23.

43　*Charter and By-Laws of the Marshall Infirmary*（Troy, N.Y.: Wm.H. Young, 1859）, p. 25.

44　正如我们（在第五章）所看到的，细菌理论起初可能破除了这种对清洁的崇拜；然而，随着时间的推移，其影响却是加强了对于秩序和清洁中心地位的旧有态度，并使之合法化。既然哪怕是最微小的"污垢"的碎片都可能造成感染，那么就应该不遗余力地将清洁贯彻到底。

45　"Hospital Housekeeping by Dr.Edw.Cowles," Katherine Guion Babcock, Medical Note–Book, 1889–90, Babcock Notebooks, SCC.

46　比如，费城总医院的一位住院医师对一位女孩的遭遇表示同情，"……她在这里辛勤工作了近两年，却被赶走了，带着没有文凭的耻辱，对于如此轻微的冒犯，这惩罚简直太重了，"他觉得，"但这就是……由一个傲慢无知又油嘴滑舌的女人所管理的培训学校的手段，她大部分的权力正是通过其对男人的个人影响保持的。"Entry for February 20, 1899, Sherman Gilpin Diary, Temple University Urban Archives, Philadelphia. 参见：Albert Houston, Manuscript Autobiography, pp. 89–90, Bancroft Library, University of California, Berkeley; *Medical Record*（October 12, 19, 1895）: 534, 572; "The Hospital Tyrants and their Victims the Nurses.What Doctors Say of the Oppression of Young Women in these Institutions," *New York Times*, August 22, 1909.

47　比如参见：*Rules and Regulations of the Pennsylvania Hospital*（Philadelphia: Friend's Printing House, 1887）, pp. 11–13，其中将"护士和仆人"的规则一并列出。鞋子穿着方面的要求描述来自：Haverhill, Mass.Hale Hospital, AR, 1899, 50.

48　Entry for September 30, 1902, Minutes, Ladies Hospital Aid Association, Raleigh, N.C., Hinsdale Family Papers, Perkins Library, Duke University.

49　Henry M.Hurd, "Why a Nurse Should be Educated," pp.8–9, undated ms., Hurd Papers, JHH. 这些直截了当的言论已从打印稿中删除。Hurd, "The Proper Length of the Period of Training for Nurses," American Journal of Nursing 8（1908）: 671–83，概述了其改革方案。

50　Charles Emerson, "The American Hospital Field." In: Charlotte Aiken, ed., *Hospital Management: A Handbook for Hospital Trustees, Superintendents, Training School Principals, Physicians, and All Who Are Actively Engaged in Promoting Hospital Work*（Philadelphia: W.B.Saunders, 1911）, p. 62; John Dill Robertson, *The Ideal Training School for Nurses*（Philadelphia: Philadelphia School for Nurses, 1911）, p. 5. 罗伯逊（Robertson）建议每天进行 6 小时的楼层值班和 3 小时的护理教学。"她的讲课工作不应该在晚上进行，晚上是娱乐和必要学习的时间"。p. 11.

51　Entry for April 2, 1888, Executive Committee Minutes, Board of Governors, NYHA; Cincinnati General Hospital, AR, 1894, 34.

52　至少在这种情况下，意识形态方面的考虑与限制成本的愿望背道而驰；关于学校作为养育父母的责任的家长式假设——与朴素的人性相结合——敦促学校为学生护士提供适当居所的需要。一个独立的居所提供了一个可控的道德环境，也可以让捐赠者和管理者放心。相反，缺乏适当的居所则开始成为制约吸引最理想的护理学生的一个不利因素。

53　William Dorland, *The Sphere of the Trained Nurse* ...（Philadelphia: Philadelphia School for Nurses, 1908）, p. 29.

54　N.P.Dandridge, *Hospitals.Their Work and Their Obligations* ...（Cincinnati: R.Blake & Co., 1893）, p. 14.

55　William L.Richardson, *Address on the Duties and Conduct of Nurses in Private Nursing*（Boston: G.H.Ellis, 1887）, p. 20; "May," "Notes on Private Nursing," *Trained Nurse* 1（1888）: 21; Eugene A.Smith, "The Observation of Symptoms," *Trained Nurse* 1（1888）: 53; "The Nurse's Duty to the Doctor," NHR, 2（December, 1898）: 11; "There are Nurses, and Nurses," NHR 3（September, 1899）: 31; Seymour, "A Code of Ethics for Trained Nurses," NHR 3（October, 1899）: 31.

56　最著名的是伯德特（Henry C.Burdett）。如参见他的：*Hospitals and the State*（London: J. & A.Churchill, 1881）, p. 8; H.M.Hurd, to J.Hull Browning, December 9, 1890, Hurd Letterbooks, JHH. 赫德自称是护士培训的倡导者，但他对医院直接主管部门以外组织的培训学校却深恶痛绝。

57　Joseph Buffington, "Address," Pittsburgh Homeopathic Hospital, AR, 1893, 66.

58　Mrs.Hunter Robb, "Address," Cleveland Lakeside Hospital, AR, 1898, 96; George Peabody, *Address at the Graduating Exercises ... of the New York Hospital Training Schoolfor Nurses*（New York: New York Hospital, 1911）, p. 7. 另见：William Osler, *Nurse and Patient*（Baltimore: John Murphy & Co., 1897）, p. 12. 奥斯勒（Osler）的确承认，护理可以让未婚女性发挥其特殊的功用；"有一个逐渐积累的过剩的女性群体，她们不会或不能履行大自然为她们设计的最高职责"。这样的女性"很容易成为一个危险的因素，除非将她的精力和情感转移到适当的渠道之上"——其中一个渠道就是护理。P. 15.

59　*Souvenir History of the Virginia Hospital*（Richmond: n.p., 1901）, p. [19].

60　"如果护士们想要了解治疗措施，"用一位训练有素的护士毕业生的话讲，

"就必须学习病理学和临床医学，这是他们的职责……在私人情况下，护士应该像医院里的住院医生一样。" Richard Cabot, "Journal of Western Trip," 1901, p. 5, Box 2, Cabot Papers, Harvard University Archives.

61 Entry for December 14, 190[3], Minutes, Medical Board, PNY.

62 Dorland, *Sphere of the Trained Nurse*, 1908, p. 17.

63 小型医院的管理者认为，毕业护士不听话，不可靠，还很贵。参见：Theodore MacClure, "Problems in Small Hospitals," *Hospital World* 2（July, 1912）: 13.

64 关于少于 25 张床位的医院是否应该被允许设有培训学校，参见 1909 年 12 月 10 日新英格兰护士教育协会半年度会议上的讨论。*Trained Nurse* 44（1910）: 184–87. 麻省总医院的沃什伯恩（Frederic Washburn）认为，不可能指望这种规模的医院提供充分的教育。关于这个问题的讨论，另见：Reverby, "Nursing Disorder," p. 100.

65 如马萨诸塞州黑弗里尔的黑尔（Hale）医院在 1905 年将课程从两年增加到三年；课程第三年将在波士顿的分娩医院和新英格兰慈善眼耳医院中度过。AR, 1905, 36.

66 然而，那个时代的人却警告道，这种受过高等教育的护士总是超出普通美国人收入的能力范围，而训练有素或部分训练有素的女性将不可避免地在私人值班护理市场上找到一席之地。Editorial, "The Nursing Problem," *Hospital World* 2（1912）: 214–16.

67 Worchester Memorial Hospital, AR, 1904, 38–42.

68 1910 年，麻省总医院、底特律的格雷斯（Grace）医院、宾夕法尼亚医院等少数几个研究生培训项目已经诞生，其中最引人注目的是哥伦比亚师范学院的医院经济学项目。而这类研究生项目的潜力不仅受到护理系统中缺乏生态位的限制，有财力利用这些项目的女性数量也会对其产生一定的影响。如在 1900 年，一位护士毕业生抱怨道，只要不是"百万富翁"，师范学院的费用会让任何一个人望而却步。"如果我有一天变得足够富有到可以去上学，我宁愿退休后靠着钱生钱的利息过活。" Letter, "A Course in Hospital Economics," *Trained Nurse* 24（1900）: 52; 另见：Charlotte A.Aikens, "Preparation for Institutional Work," *Trained Nurse* 44（1910）: 172–73.

69 他继续说道："从长远来看，头脑和心灵的素质将超过最复杂的训练和技能——无论它们多么有用。" Thomas Satterthwaite, "Private Nurses and Nursing," *Trained Nurse* 44（1910）: 212–13.

70 原文为斜体。Henry Beates, *The Status of Nurses: A Sociologic Problem*

（Philadelphia: Physician's National Board of Regents, 1909）, pp. 18–19. 贝茨（Beates）在为讨论拟议的州注册法而召集的会议上作了发言。

71　参见：Nancy Tomes, "The Silent Battle: Nurse Registration in New York State, 1903—1920." In: Ellen C.Lagemann, ed., *Nursing History.New Perspectives, New Possibilities*（New York and London: Teacher's College Press, 1983）, pp. 107–32.

72　这些关系也意味着培训学校主管的角色特别模糊，如果她要巩固自己的权威，就必须在实践中站在她所在机构的医疗和非专业委员会一边。这常常使她成为一个不折不扣的纪律执行者；在冲突点上，她几乎无力充分代表她所监督的学生和毕业生护士的利益。"护理的权威结构"，用雷弗比的话来讲，"与其说是保护学生，还不如说是成为她体验自己所受压迫的机制"。参见：Reverby, "Nursing Disorder," p. 135, and pp. 123, 129.

73　S.W.Mitchell, *Address … Commencement Exercises, Class '05 of the Presbyterian Hospital in the City of New York …*（n.p., n.d.）, p. 10. 一些反对注册和值班时间限制的人，本能地将当时工会和护士的要求进行了煽动性的类比。如参见对加州通过一项法规的反应，该法规将实习护士的工作时间限制为 8 小时。"Eight Hour Day under Fire," *Modern Hospital* 1（1913）: 139. "也许最重要的问题，护士群体究竟是工会组织还是具有高深学识和崇高原则的职业"。

74　Amy Armour, "Hospital Housekeeping," *Hospital World* 2（1912）: 149. 饮食是护士怨恨的一个特殊来源。"在所有的群体当中，没有比护士心中更痛苦或是更崩溃的愤慨了，当她们看到张贴出来，或是在膳食厨房里帮忙为医师编制的菜单中，列出水果和禽类等高级菜肴时，当她们看到医师们孜孜不倦地探望所有涂脂抹粉、面色白皙的病人时，护士自己却要一天上岗几次，只吃一盘面包和牛奶，然而始终坚持大部分的道德标准。" P. 155.

75　U.S. Bureau of the Census, *Historical Statistics of the United States*（Washington: Government Printing Office, 1959）, Series B, 192–94, 235–36.

76　当然对许多这样的护士而言，由于私人值班护理市场很快就变得拥挤和不稳定，这个承诺并没有兑现。直到 20 世纪 20 年代，帮助维持这种脆弱平衡的一个因素，是培训学校毕业生的辍学率一直很高。

77　关于公共卫生护理的最新分析，参见：Karen Buhler Wilkerson, "False Dawn: The Rise and Decline of Public Health Nursing, 1900–30,"（Ph.D.diss., University of Pennsylvania, 1984）.

第十章

1　Statement of James Darrach, Superintendent, New York Hospital, *Report of the ... Board of Governors ... on Extending the Usefulness of the Hospital* (New York: Baker & Godwin, 1858) , p. 25. 在其波士顿医院的研究中，沃格尔（Morris Vogel）很好地记录了这一点：他描述了即便是火车事故的受害者，也是在家中，而不是在医院里接受治疗的方式。Vogel, *The Invention of the Modem Hospital.Boston, 1870—1930* (Chicago: University of Chicago Press, 1980) , pp. 13–15.

2　19 世纪下半叶，在美国最大的城市里建立了几家小型的私立外科医院，但它们数量不多，规模也小，而且通常都是昙花一现。直到 19 世纪的最后十年和 20 世纪第一个十年，私立（普通外科）医院才开始普及。

3　在港口城市，正如我们所看到的，医院通常依靠治疗生病和受伤的海员赚取费用；在纽约，19 世纪中叶的州移民专员也为新移民的照护支付了每天 1 美元的费用。经谈判达成的费率通常是某一港口的征税人所能控制的最低价格。

4　小城市里的医院通常有比较广泛的收入来源和社区支持。如奥尔巴尼医院在 1879—1880 年在病人治疗上花费了 13,466.13 美元。其中，病人个人支付了 6,327.47 美元，市里支付了 4,000 美元，县里支付了 502.54 美元——余下的 2,636.12 美元用于照护免费病人的赤字，由该院自行找资源解决。当费用平均为 6 美元/周时，市里按 4 美元/周的标准给予报销。无论是从收入来源的组合，还是成本与报销比例的差距来讲，这家医院都是典型的。Albany Hospital, Annual Report（以下简称 AR），1879–80, 24.

5　Pennsylvania Hospital, *Proceedings of a Meeting Held First Month ... 1867* (Philadelphia: Collins, 1867) , pp. 8–9. 与许多这样谨慎管理的机构一样，人们热衷于减少成本。如一位医务人员吹嘘道，二十年前他们要处理的事故数量只是今天的四分之一，但他们却少用了两千码用于制作绷带的薄纱。"在彻底清洗和消毒之后，我们会第二、第三甚至第四次使用同一条绷带" P. 15. 在 1853 年病人护理费用共计 28,184 美元，投资收入共计 23,144 美元。April 25, 1853, Minutes, Board of Managers, Pennsylvania Hospital Archives（以下简称PHA）.

6　Executive Committee Report, Pittsburgh Homeopathic Medical & Surgical Hospital, AR, 1872–73,14–15. 委员会的成员还需要被迫担任"财务代理人"，即律师一职。谨慎的财务管理要求任何改良性资本支出都必须用手

头的现金支付；在这一时期，慈善机构通常不借贷。

7　Roosevelt Hospital, AR, 1871–2, 7–8. 不足为奇的是，该医院在维持这个比例上几乎没有成功过。

8　1874 年，也就是他们开始营业的第 3 年，医院报告说，他们治疗了 1,177名免费病人，177 名全额或部分支付"膳宿费"的病人，其中包括 43 名住在私人病房的病人。Roosevelt Hospital, AR, 1874, 10.

9　有关"慈善"和"便利"机构之间的区别，参见：John Watson, in the New York Hospital's *Report ... on Extending the Usefulness of the Hospital*, 1858, p. 7; Hartford Hospital, AR, 1857, 9. 十年后，哈特福德医院报告了医院大楼新翼的进展情况，其中有 10 间装备精良、通风良好的私人房间，每个房间都设有水房和浴室，专"为愿意支付额外住宿费用的人而设计"。AR, 1868, II. 亦可参见：Massachusetts General Hospital Archives（以下简称 MGHA）中 "Phillips House" 和 "Wards.Isolation & Pavilion" 档案中有关私人病人政策的材料；entry for July 5,1851, Faculty Minutes, Hampden–Sydney College, Medical College of Virginia Archives（以下简称MCVA）.

10　J.Green, *City Hospitals*（Boston: Little, Brown, 1861）, pp. 18–19, 50.

11　即便在消毒之前，手术也是一个受人尊敬的美国人偶尔进入医院的最常见的理由。

12　Entry for October 5, 1852, Minutes, Medical Board, Episcopal Hospital of Philadelphia（以下简称EHP）.

13　*Pocket Compendium to Presbyterian Hospital, ... For Patients of Every Creed, Nationality and Color ... 1882*, bound in Presbyterian Hospital Scrapbook, Public Relations Office, PNY. 在这一时期，5,000 美元是一个被广泛认同，尽管不是一致认同的数字。在 19 世纪 60 年代，一些医院认为两三千美元足以作为永久捐赠。

14　到了 20 世纪初，成本的上升让这种计算方法遭到了废弃。1906 年，宾夕法尼亚医院的院长指出，5,000 美元的收入甚至不能支持 6 个月的护理费用。Test to Louis B.Robinson, October 3, 1906, Superintendent's Letterbooks, PHA.

15　Roosevelt Hospital, AR, 1871–2, 9. 一些医院向捐赠者承诺，他们的名字将被显示在贴在病床上的一个牌子上，他们也有权指定病床上的病人（假定收治医生同意）。The Jewish Hospital Association of Philadelphia, *Constitution, By–Laws, Regulations, and List of Members*（Philadelphia: The Hospital, 1874）, p. 27.

16　1895 年，费城德国（现兰肯诺）医院向工厂和工厂主以及旅店和实益性
　　协会提供了一张床位，只要预付 200 美元，就可以在医院住上 365 天。
　　1985 年报，第 88 页。价格因城市而异，以高房价的旧金山为例，莱恩
　　医院向商行和社团收取每天 2.5 美元的费用，用于治疗其会员或雇员。
　　C.N. Ellinwood to John Dougherty, August 19, 1897, Lane Hospital Letterpress
　　Copybook, SLA.

17　"Hospital Sunday," *Medical Record* 15（January 18, 1879）: 64. 社论家认为，
　　资金将根据各医院免费病人的数量按比例分配。

18　关于城市的一个有用的描述，参见：Joan B.Trauner, "From Benevolence
　　to Negotiation: Prepaid Health Care in San Francisco, 1850—1950,"（Ph.
　　D.diss., University of California, San Francisco, 1977）, ch. 1. "Mutual Aid
　　Associations, 1849—1915"; Jerome L.Schwartz, "Early History of Prepaid
　　Medical Care Plans," *Bulletin of the History of Medicine*,（以下简称BHM）
　　39（1965）: 450–75.

19　St.Joseph's Hospital, Chippewa Falls, Wisconsin, Misc.Ms.File, January 21,
　　1897, State Historical Society of Wisconsin（以下简称SHSW）; Brockton
　　Hospital, AR, 1901, inside of rear cover. 亦参见：certificate of Marinette &
　　Menominee Hospital Co., Marinette, Wisconsin, Misc.Ms.File, February 13,
　　1908, SHSW.

20　"Fifty Cent Hospitals," *Medical Record* 51（April 10, 1897）: 527; Pittsburgh
　　Homeopathic Hospital, AR, 1870, 9. 哈佛大学的斯蒂尔曼医务室为学生和雇
　　员提供了一个大学预付诊所的早期例证。The Stillman Infirmary," BM&SJ,
　　147（October 30, 1902）: 501.

21　V.Gibney, 1899, cited by Fenwick Beekman, *Hospital for Ruptured and
　　Crippled*（New York: Privately Printed, 1939）, p. 64.

22　以克利夫兰的湖畔医院为例，在 1899 年至 1912 年期间，人均费用从
　　2.18 美元增加到 2.34 美元，而医院的平均普查人口数量则从 101 人攀升
　　到 223 人，因此支出增加了一倍多——从 97,152.62 美元增加到 222,775.25
　　美元。

23　罗斯纳（David Rosner）最近关于布鲁克林医院的研究特别强调了大恐
　　慌的经济影响，重塑了医院的财务战略。*A Once Charitable Enterprise.
　　Hospitals and Health Care in Brooklyn and New York, 1885—1915*
　　（Cambridge, London, New York: Cambridge University Press, 1982），特别
　　是第二章"Embattled Benefactors: The Crisis in Hospital Financing." 要平衡
　　一般长期趋势的影响和 19 世纪 90 年代大萧条的具体影响是非常困难的。

24　H.M.Hurd to Board of Trustees, Annual Report dated February 17, 1894, Minutes for February 20, 1894, JHH; Worcester Memorial Hospital, AR, 1899, 4; Chicago, St.Luke's Hospital, AR, 1897–98, 9.

25　纽黑文医院在 1895 年自豪地宣布，在前一年医院几乎将此类费用减少了一半。General Hospital Association of Connecticut, New Haven, AR, 1894, 13. 对于典型的 13 点成本控制方案，参见：Report of Committee on Income and Expenditures, November 30, 1900, Minutes, Board of Managers, EHA. 除了其他措施外，他们希望削减病人的伙食费，限制其住院时间，减少学生护士津贴，削减文员和药品开支，并"在不损害病人福利的情况下"，开始向药房病人收取处方费用。

26　Presbyterian Hospital, AR, 1904,13. 参见：Editorial, "Against Municipal Hospitals," NHR 3（1900）: 35. 就在此时，纽约的医院被迫适应了该市新制定的人均报销模式；部分医院拒绝向城市审计员提供其记录，也不愿意申请这种报销。参见：Rosner, *A Once Charitable Enterprise*; Robert W.de Forest to John S.Kennedy, President, Presbyterian Hospital, January 29, 1903. In: Minutes, Executive Committee, Board of Managers, tipped in following minutes for March 24, 1903, PNY. 市政府向私立医院报销的额度是每日医疗费用 60 美分，外科手术费用 80 美分。

27　如可参见：Vogel, *Invention* 和 Rosner, *A Once Charitable* 最近的研究。

28　Charles Emerson, "The American Hospital Field." In: Charlotte Aikens, ed., *Hospital Management*（Philadelphia: W.B.Saunders, 1911）, pp. 18–19.

29　即便是在体面家庭中"正常"分娩的过程，也开始进入了医院。如纽约的斯隆妇产医院在 1897 年报告道，"……名门望族的已婚女性……在很大程度上"还没有进入医院。这在该市的任何一家医院都尚未形成惯例。然而到了 1900 年，斯隆医院的私人病人数量"已经增加到几乎撑起一个单独的部门……"J.W. McLane to T.M. Prudden, October 13, 1897; Anne D.Van Kirk to J.McLane, [December, 1900], Letters and Reports, Sloane Maternity Hospital, PNY. 另见：Judith Walzer Leavitt, *Brought to Bed. Child–Bearing in America, 1750—1950*（New York: Oxford University Press, 1986）.

30　"Rex Hospital," undated [1897] clipping, in rear cover, Minutes, Ladies' Hospital Aid Association, Raleigh, Hinsdale Family Papers, Perkins Library, Duke University; Richmond, Virginia, *Memorial Hospital ...*（1903）, pp. 22, 25. 亦可参见：Jon M.Kingsdale, "The Growth of Hospitals: An Economic History in Baltimore,"（Ph.D.diss., University of Michigan, 1981）, p. 14;

Charles E.Rosenberg, "Inward Vision and Outward Glance: The Shaping of the American Hospital, 1880—1914," BHM 53（1979）: 384–85. 在 19 世纪 70 年代和 80 年代，此类描述通常强调家具、通风、膳食和护理，而不是技术方面的问题。

31　Entry for November 13, 1905, Minutes, Medical Board, PNY.

32　Worcester, Mass., Memorial Hospital, AR, 1899, 9.

33　"这种安排，"他补充说道，"对医院有很大的帮助，因为它能够给医院带来有钱有势的病人，这些病人也将对医院的繁荣表现出极大的兴趣。" Nicholas Senn to J.Collins Warren, February 28, 1894. 在一封将森（Senn）医生的信转交给麻省总医院理事会秘书怀特（Edmund Dwight）的信中，沃伦（John Collins Warren）说道："森医生是这个国家最杰出的人之一。他告诉我他最近'没有出诊'。但据说他每年有 75,000 美元的进账。" Phillips House File, MGH, cited in Rosenberg, "Inward Vision," p.367.

34　S.S. Goldwater, "The Hospital and the Surgeon," *Modern Hospital* 7（1916）: 373.

35　Elizabeth Greener, "Admission of Patients ..." *Modern Hospital* 2（1914）: 19.

36　Katherine H.Billings, New York to Dearest Mother, January 29,1909, Hammond–Bryan–Cumming Papers, South Caroliniana Library（以下简称 SCL）.

37　尽管许多城市中的小型私立医院的工作人员并没有教学方面的抱负，但大城市对临床教学材料的需求，的确构成了城乡两地医院定位的另一个不同之处。

38　Morton Hospital, Taunton, Mass., AR, 1889, 7.

39　Fred C.Hubbard, *Physicians, Medical Practice, and Development of Hospitals in Wilkes County, 1830 to 1975*（n.p., 1978）, p. 66.

40　尽管并不是所有的医生都是外科医生——或者甚至不愿意自称是外科医生——但在社区医院里，病人的忠诚度是通过让转诊医生出席或协助手术过程来维系的，这种做法在大型城市医院里通常不被鼓励。Entry for November 25,1904, Minutes, Board of Managers, EHA. 地方的医生通常会想办法让自己变得有用——并通过实施麻醉等操作赚取一定的费用。

41　"County Hospitals are Advocated," C.S.Miller Scrapbook, undated [1909] clipping, p. 44, Iowa State Historical Society.

42　"Wants a Hospital Tax," Waverly, Iowa Democrat, [1909], C.S.Miller Scrapbook, pp. 26–27.

43　Editorial, "The Small Hospital," *Modern Hospital*（October, 1913）: 113.

44　Watts Hospital, AR, 1895, 11, 13, 25, 31.

45 Watts Hospital, AR, 1921, 3–4,15–18, 20, 55. 医生须同意遵守医院的规章制度。258 例阑尾切除术被归类为干净，28 例则需要引流，这一事实引起了人们对该手术适应证的怀疑，甚至这个比例高得有些令人难以置信。

46 Mission Hospital of Asheville, North Carolina, AR, 1887, 2; AR, 1889, 5, 8; AR, 1928, 23.

47 Haverhill, Mass.Hospital, AR, 1888, 7–11, 15.

48 Haverhill, Mass.Hospital, AR, 1905, 60–61; 几年后，医院的支持者们安排了一个"抽奖"活动——人们自己准备茶桌，并担任倒茶者；其准备的茶桌最具美感的那个人将获得一条蓝丝带。AR, 1907, 46.

49 在当期总支出为 17,868.85 美元的情况下，私人病人的收费占 11,089.65 美元，捐款 2,202.84 美元，投资收益为 3,358.33 美元。AR, 1905,11–12,13, 31. 与许多其他医院一样，阑尾切除术是一项重要的外科手术。如在 1907 年，477 名病房病人当中，有 395 人是外科手术病人，102 人是内科病人，其中阑尾切除术是迄今为止最常见的手术，有 78 人，胆囊切除术次之，有 23 人。在这一年中，没有任何其他手术的次数超过 10 次。AR, 1907, 11, 21f.

50 Rosner, *A Once Charitable Enterprise*. 这种变化在东部大城市中的少数老牌医院里最为明显；许多较小的医院、教派机构以及在中西部和西部建立的医院从未有过不需要最大限度地增加病人收入的时候。

51 费城的圣公会医院提供了这种价值观和权威性冲突的另一个例证；医疗委员会在 19 世纪 90 年代中期开始寻求向私人病房病人收费的权利，但直到 1901 年才获得批准。Entries for May 25, 1895, Medical Board Minutes; May 30, 1901, Board of Managers Minutes, EHA. "任何住院总医师，"宾夕法尼亚医院的管理员在 1894 年解释道，"都不允许以任何借口或在任何情况下向任何病人收取任何费用。这种做法的确一定程度上在医院里推广开来，但在两个月内，管理委员会又通过了一项新的严格规则，禁止在任何情况下收取任何费用。" J.G.Williams to J.W.Pratt, Resident Physician, MGH March 6, 1894, MGHA.

52 HJ.Bigelow, "Fees in Hospitals," BM&SJ 120（April 11, 1889）: 377. 关于对麻省总医院冲突的清晰分析，参见：Vogel, *Invention*, pp. 107–11.

53 Editorial, "Hospital Physicians and Pay-Patients," *Philadelphia Medical Times* 14（May 31, 1884）: 643. 社论家尖锐地警告道，这种情况"无疑产生了将本可以在病房里得到更好照顾的病人挡在医院门外的结果"。如果说宾夕法尼亚和圣公会医院拒绝向其病人收费，而同时费城的圣约瑟夫医院、德国医院和杰斐逊医院则已经允许收费了。Editorial, "Pay-Hospitals, and a

Point in Hospital Management," *Medical Record* 17（April 10,1880）：402 以及："Philadelphia," BM&SJ 100（January 23, 1879）：134 提出了类似的观点——前者强调，这个制度对非常富有的人（他们在任何情况下都不会进医院）和穷人（他们进了医院，并得到了很好的无偿护理）来说是足够的，但对中产阶级而言是不公平的，因为他们经常需要医院护理，但又不会也不应该接受施舍。

54　该通知解释说，一名工作人员履行了"作为慈善机构的职责，照顾生病和残疾患者，并促进了医学和外科科学的发展"。Circular Letter dated March 18, 1881, signed by T.H.Hall, Secretary, MGH, Admission-Care of Patients File, MGHA.

55　Frederick C.Shattuck, "Some Remarks on Hospital Abuse," *Medical Record* 53（May 7,1898）：649-51. 我们需要铭记，私人病人从来没有被用于教学，或通常情况下，没有被用于系统的临床研究。关于所谓"贵族"和"企业家"观点之间的冲突的另一个突出例证，参见：the response of J.West Roosevelt to a bitter editorial attack on hospital trustees in *Medical Record* 45（January 13, 1894）：62-63；（January 20, 1894）：96；（February 3, 1894）：134-35.

56　Egbert H.Grandin, "Address of the Retiring President," *Medical Record* 47（December 14, 1895）：851.

57　George Gay, "Abuse of Medical Charity ..." BM&SJ 152（March 16, 1905）：295, 297, 300.

58　在专科专家依然很少的时期，全科医生担心把病人交给医院的医生去治疗某种特定的疾病，可能会导致永久地失去整个家庭对其生意的关照。

59　F.B.Kirkbride, to Solis-Cohen, March 5, 1904; W.B.Hackenburg, to Solis Cohen, January 25, 1904. College of Physicians of Philadelphia（以下简称CPP）. 比如，犹太医院刚刚开了一家新的收费医院，"为扩大其收益"，董事会就决定向"某些有名望的医生（尽管与医院的正式工作人员无关）提供收治入院特权"。

60　与大多数其他医院一样，宾夕法尼亚医院也采取了一种折中的立场，允许外科医生向私人病室的病人，但不允许向普通病房的病人收费。冲突的情况偶尔会出现，有些病人几乎没有能力支付私人膳宿的费用，但在院方看来，他们实际上是无法支付额外的外科医生费用。参见：Daniel Test to Richard H.Harte, May 6, 1905, Superintendent's Letterbook, PHA.

61　如在 1897 年，约翰·霍普金斯医院医疗委员会敦促"……为了留住芬尼（Finney）医生的宝贵服务，应给予他将私人病人送到医院的特权"，并将其工资从 500 美元增加到 750 美元。Entry for May 28,1897, Medical Board Minutes, JHH. 几年后，类似的策略被用来阻止凯利（Kelly）的门徒卡伦（Thomas Cullen）接受耶鲁的工作邀请。Entry for March 7, 1900, Medical Board, Minutes. 会议记录谨慎地提到了"自由讨论"，并也涉及了另外两名聪明的年轻职员，这表明此类问题还是有争议的。

62　Entry for December 13, 1909, Minutes, Medical Board, PNY.

63　1899 年，约翰·霍普金斯医院医疗委员会要求其外科医生和妇科医生向主管提供一个浮动收费表，具体说明手术的最高和最低收费数额。同样约定俗成的是，主管将对专家费行使"明智的酌处权"，并能在特定指征的情况下予以免除。H.M. Hurd to Board of Trustees, February 20, 1899, Minutes, Board, Medical Board Minutes, of same date, JHH.

64　如在鼓动病人住进私人房间的床位时，这些医生可能会做出不符合医院规定的承诺，从而引发冲突。参见：Hahnemann Hospital, Medical Staff Minutes, September 4, October 2, November 6,1896; January 4, 1897, Hahnemann Hospital, Philadelphia. 当然，在天主教医院，护士不一定需要认同以医生为主导的权力结构，入院特权并不必然地意味着对机构纪律的威胁。H.M.Hurd to Reuben Peterson, October 10, 1890, Hurd Letterbook, JHH.

65　医院通常会规定私人病人的护理比例——通常是 1 名护士对 4 名病人——并且默认，希望得到更集中护理的家属要负责支付私人值班的费用。

66　也可参见第六章有关临床病理的讨论。

67　大多数城市医院试图妥协于其最初的社会使命，坚持不向病房病人收取医疗费用；但随着适度规模的收费病房的广泛采用，困难还是出现了。

68　从一开始，医院就意识到私人病人以捐赠和遗赠的形式可能带来的长期回报。医疗服务是让当地精英熟悉机构及其工作的一种方式。正如一位管理者总结出的公认的智慧所说的那样："没有比生病或是刚刚康复的时候，更能够激发一个人的慈善倾向了。而这是一个将医院的需要展现在人们面前的机会，教导他们不仅向医院，而且也向其他慈善机构捐出善 款。"Edgar A.Vander Veer, "The Importance of a General Hospital in the Education of the Profession and the Public," *Bulletin of the American Academy of Medicine* 12（1911）: 162.

69　不仅仅是市场的考虑，还有根深蒂固的社会假设，保证了付费病人不会有这样的"不愉快"。

70　克利夫兰的湖畔医院和纽约医院是创建这种私人住院医师的先驱。参见：entry for March 3, 1903, Minutes, Executive Comm., Board of Governors,

NYHA. 戈德沃特（S.S. Goldwater）警告道，为了提高新建私人病栋的入住率，可能会招致破坏病房服务的危险。"然后，他们就着手重组整个医院，把病房服务切割得七零八落，以建立一支能够维持私人病栋的工作人员队伍。" Remarks, TAMA 8（1906）: 129.

71　为了应对这种季节性，约翰·霍普金斯医院和其他一些医院一样，向受偏爱的初级工作人员提供仅限于夏季的入院特权。Entry for January 8, 1912, Medical Board, Minutes, JHH. 纽约医院通常会在夏季减少其护理和服务人员。George Ludlam to Miss Martha Palser, April 19, 1902, Superintendent's Letterbooks, NYHA.

72　病房病人费用从 2.81.33 美元上涨到了 3.09.6 美元，而付费病人费用则从 3.64.83 美元上涨到 7.10.4 美元。这些数字来自相关的年度报告。医院的董事会很清楚来自付费病人的收入增加了，但考虑到这类病人要求的标准也提高了，必然会增加医院为每个病人支出的费用。AR, 1910, 14.

73　Polyclinic Hospital & College for Graduates in Medicine, AR, 1904, 41. 医院每周收费为 10.5 美元，远远低于其通过计算得到的 12.8 美元的总成本。

74　Hurd, "Laboratories and Hospital Work," *Bulletin of the American Academy of Medicine* 2（1896）: 485.

75　外科手术尤为重要，即便在大型急症护理医院里也是如此。如麻省总医院在《弗莱克斯纳报告》发表的那一年，截至 1910 年 9 月 30 日的第三季度，一共收治了 1,633 名病人。超过一千（1,056 名）的入院病人系手术病人，577 人是内科病人；其中 770 人是付费病人，863 人为免费。共进行了近 1,100 台手术。F.A. Washburn to John A.Blanchard, Secretary, Board of Trustees, MGH Trustees' Papers, Box 12, HCC.

第十一章

1　Entry for July 1, 1825, Minutes, Visiting Committee; Samuel Spring to Trustees of the MGH, May 14,1825, Nathan Gurney Biographical File, Massachusetts General Hospital Archives（以下简称 MGHA）. 关于第一任负责人弗莱彻（Nathaniel Fletcher）及其航海生涯的评论，请参见：Fletcher Biographical File, Joseph Balch to Gamelial Bradford, March 2, 1821.

2　Entries for November 8, 1872, December 3, 1872, January 6, 1873, May 12, 1873, March 13, 1875, Inspecting Committee Minutes, Presbyterian Hospital of New York Archives（以下简称PNY）.

3　Report of the Visiting Committee for the Month of August, Minutes for

October 11, 1892, Board of Trustees, Johns Hopkins Hospital Archives（以下简称JHH）; Report of the Visiting Committee for the Month, Minutes for December 11, 1900, Board of Trustees, JHH.

4　Cleveland, Lakeside Hospital, Annual Report（以下简称AR）1898, 85; Executive Committee Minutes, June 2, 1886, Board of Governors, New York Hospital Archives（以下简称NYHA）.

5　Comments of Rev.E.P.Cowan, Pittsburgh, Homeopathic Medical & Surg. Hospital, AR 1888, 13.

6　Comments of Rev.Austin M.Courtenay, Pittsburgh, Homeopathic Medical & Surg.Hospital, AR, 1893–94, 66.

7　Henry D.Harlan and W.T.Dixon, Visiting Committee Report, February 11, 1902, With Minutes for February 11, 1902, Board of Trustees, JHH.

8　Regulations of the Board of Lady Visitors of the Protestant Episcopal Hospital, March 1883, Minute Book, 1883—1917, Episcopal Hospital of Philadelphia Archives（以下简称EHPA）. 这个特殊的委员会由主教任命的12位女性组成。尽管"不得隐瞒或掩盖天主的真理"，她们被敦促应避免任何宗派的解释，特别是那些可能"不必要地驱赶与她们观点不同的罗马天主教徒或其他人"的解释。

9　如在奥尔巴尼医院，来自当地12个教会的妇女委员会布置了12个不同的房间。"这些房间不仅非常舒适，而且还挂上了画和窗帘，布置得很有品位，以至于经常给访客带来惊喜。"Albany Hospital, AR, 1878–79, 13.

10　Editorial, "Wanted–Aid by a Distressed Community," *Philadelphia Medical Times* 4（April 11, 1874）: 442.

11　Entry for April 29,1823, Minutes of Monthly Meetings of Board of Managers, New–York Asylum for Lying–in Women, NYHA. 更晚时期的情况，参见：Virginia A.M.Quiroga, "Female Lay Managers and Scientific Pediatrics at Nursery and Child's Hospital, 1854—1910," *Bulletin of the History of Medicine*（以下简称BHM）60（1986）: 194–208.

12　Entries for February 17, 1873, February 5, 1877, Matron's Journal, Boston Lying–In Hospital, Countway Library（以下简称HCC）.

13　医院的目标，引自：Minutes, vol. 2, pp. 1–2 [1888], Minnesota Maternity Hospital, p. 432, Minnesota Historical Society. 其他引用也来自同一材料，entries for June 3, 1887; November 11, 1887; June 10, 1890. 参见：Virginia G.Drachman, *Hospital with a Heart.Women Doctors and the Paradox of Separatism at the New England Hospital, 1862—1969*（Ithaca and London:

Cornell University Press, c. 1984）.

14　Report of Physician-in-Charge, Minnesota Maternity Hospital, AR, 1899, 11; Entry for August 12, 1890, Minutes, Minnesota Maternity Hospital. 这种政策一直持续到 20 世纪。如在 1910 年，董事会仍在进行安置婴儿的工作（虽然只是"安置在基督教家庭，要试用 3 个月"），里普利（Ripley）医生仍敦促必须将"已婚妇女与女孩们区分开来"。Entries for May 10, August 9, 1910.

15　Del Sutton, "The Modern Hospital," *Transactions American Hospital Association*（以下简称TAHA）（1906）: 135–36; Thomas Addis Emmett, *Incidents in My Life*（New York and London: Putnam's, 1911）, pp. 200, 335.

16　J.C. Biddle, "The Physician as a Hospital Superintendent," TAHA 6（1904）: 48; A Lay Superintendent, "Medical vs.Lay Superintendents," *National Hospital Record* 3（1900）: 37–38.

17　Editorial, "Hospital Management," *Medical Record* 18（October 30,1880）: 492.

18　"这样的游戏没有什么情操可言。虚张声势的是高等教育，空洞呼应的是更广阔的人性。"尖酸的医务人士总结道。Editorial, "A Lack of Professional Business," *Medical Record* 49（May 23, 1896）: 730.

19　Editorial, "Filling Forced Vacancies," *Medical Record* 46（December 22, 1894）: 785–86; J.C. DaCosta, "The Old Blockley Hospital," *Journal American Medical Association*（以下简称JAMA）50（1908）: 1183; Editorial, "Politics and the Medical Profession," *National Hospital Record* 3（1899）: 37–38.

20　N.P. Dandridge, *Hospitals.Their Work and their Obligations.The Valedictory Address delivered at the Commencement of the Miami Medical College, Cincinnati*（Cincinnati: Robert Clarke & Co., 1893）, pp. 10–11.

21　Roosevelt Hospital, AR, 1873, 17.

22　Richard Cadbury, Steward to E.H.Kistler, Carbon Co., Pa., June 11, 1885, Superintendent's Letterbooks, PHA. 同时，医院仍坚持对"慢性或攻击性病例"拒收的政策。Cadbury to A.S. [Raudenbush], Reading, Pa., July 14, 1885. 癫痫病例也被断然排除在外。Daniel D.Test to John W.Thomas, Ashland, Pa., November 12,1898. Superintendent's Letterbooks, PHA.

23　Lakeside Hospital, AR, 1898, 5; H.B.Howard, Resident Physician to Charles H.W. Foster, Secretary, Board of Trustees, MGH, October 28,1904, HCC, 证明了保留一名正在接受实验性X射线治疗的特定癌症患者的合理性。

24　"Minority Report to Special Committee Report on Training School &

Outpatient Department," December 5, 1887, Executive Committee Minutes, Board of Governors, NYHA.

25 Remarks of Isaac Leeser, *Dedication of the Jewish Hospital of Philadelphia* (Philadelphia: Jones & Thacher, 1867), p. 17.

26 Thomas Hall to Visiting Staff, June 29, 1894; J.Collins Warren to Hall, July 5, 1894, Urology Dept.File, MGHA. 关于急于求成的专家和非专业权威之间冲突的一个例子，可参见：董事会成员不愿让其医生在新成立的费城直肠和泌尿生殖系统疾病救济医院和药房中，救治急性性病患者的情况。December 7, 1877, Minutes, 1875—1887, CPP.

27 "纯粹和简单的醉酒" 这句话来自一封将麻省总医院理事的决议传达给其入院医生的信中；他的答复中提到了 "即时酒精中毒" 和警察牢房的危险。Thomas B.Hall to Norton Folsom and Folsom to Hall, January 25, 1876, Admitting Office File, MGHA.

28 针对这种尴尬的局面，纽约医院执行委员会在 1906 年解释道，在任何情况下，当病人处于半昏迷或昏迷状态，以及有头部受伤的情况时，都不应将酗酒的证据视为拒绝救护车到他们的急诊室服务之理由。June 1, 1906, Executive Committee Minutes, vol. 3, p. 478, NYHA.

29 如门诊迟到的情况，参见：H.M. Hurd to Dr.Lafleur, December 27, 1890, Superintendent's Letterbooks, JHH; Entry for February 29,1908, Minutes, Records of Surgical Staff, 1906–17, Boston City Hospital（以下简称BCH）; George Ludlam to J.M. Mabbott, May 23, 1902, Superintendent's Letterbooks, NYHA; 关于对出勤率不高或不愿响应紧急呼叫的工作人员进行纪律处分的例子，参见：Entries for May 25, 1882 and June 30, 1892, Minutes, Board of Managers, EHA; Board of Trustees to George C.Stout, February 21, 1908, Polyclinic Hospital Papers, University of Pennsylvania Archives; October 28, 1907, Minutes, Executive Committee, Board of Governors, NYHA. 麻省总医院住院医师的一次特别疯狂的聚会，不仅招致了内部纪律约束（相关情况参见：MGH Trustees, Documents, Box 1, HCC, in June of 1903）甚至还被登了报：*Boston Daily Globe*, June 27, 1903，以及：*Evening Transcript*, June 27, 1903. 在费城的圣阿格尼斯（St Agnes'）医院，全体住院员工因 "效率低下和不服从命令" 而被解雇，他们拒绝在指定时间吃早餐，为一年来的寻衅行为画上了句号。*New York Times*, November 9, 1908.

30 冲突经常发生在初级工作人员在病房提供的付费辅导班上；正如我们所看到的，这是医院工作人员的传统福利，但具体内容却总是需要协商。如可参见：entry for February 12, 1895, Medical Board Minutes, Willard Parker

Hospital, New York Academy of Medicine.

31 Hartford Hospital, AR, 1877, 11.

32 那个时代的文件总是使用男性代词。在 19 世纪，大型非天主教医院的行政主管也总是男性。

33 如在宾夕法尼亚医院，管家（他们对院长的长期称呼）和女总管对设备（physical plant）的责任进行了仔细的划分。其中女总管负责家政和内务管理以及食物的烹饪和分发。管家一般负责建筑、采购和账目。护士长的责任则在病房里，确保食物和药物的供应，以及雇用和监督护士（经"随访经理"批准，系董事会的一个分委员会）。*Rules and Regulations of the Pennsylvania Hospital*（Philadelphia: Friend's Printing House, 1887），pp. 10–11.

34 对于那些想把部分业务转移到医院的当地医生而言，这是一个有用的安排；这也意味着随时都有受过训练的受薪医生和 24 小时的护理服务。Taunton, Mass., Rules and Regulations of the Morton Hospital（Taunton: C.A.Hack, 1889），pp. 4–8. 在这个特定的案例当中，医生主管不仅要住在医院，履行上述职责，还要管理护士培训学校，记录被照料者的状况，并监督病人的行为。

35 Edw.Cowles, "The Relations of the Medical Staff to the Governing Bodies in Hospitals." In: J.S.Billings and H.Hurd, eds., *Hospitals Dispensaries and Nursing ...*（Baltimore: Johns Hopkins Press; London: The Scientific Press, 1894），p. 70.

36 Book Review, *Hospital World* 1（January, 1912）: 78.

37 Editorial, "The Superintendent," *Hospital World* 1（April, 1912）: 228.

38 截至 1914 年，已经有三本美国医院管理者手册出版：Charlotte A.Aikens, ed., *Hospital Management*（Philadelphia: W.B.Saunders, 1911）; Albert J.Ochsner and Meyer J.Strum, *The Organization, Construction and Management of Hospitals*（Chicago: Cleveland Press, 1909）; John Hornsby and Richard Schmidt, *The Modern Hospital*（Philadelphia: W.B.Saunders, 1913）. 同时发展起来的还有一个相关的医院建筑专业，值得特别的、更详细的关注。

39 "权力应高度集中，因为只有这样才能获得计划和行动的统一；但前提是，主管应有权力和能力在身边聚集助手，每个助手也都有能力成功地掌控各自的部门。" Russell, "The Duties and Responsibilities of a Hospital Superintendent," *National Hospital Record* 4（November, 1900）: 3.

40 Daniel Test to Charles Noble, November 2, 1908, Superintendent's Letterbook, PHA.

41　Test to Heber S.Thompson, January 11,1908, Superintendent's Letterbooks, PHA.

42　Russell, "The Duties and Responsibilities of a Hospital Superintendent," *National Hospital Record* 4（November, 1900）: 5. 拉塞尔（Russell）将医院执行官的现状与他想象中更令人满意的关系进行比较，即学院院长和其理事之间维持的那种关系。

43　TAHA 8（1906）: 48–53. 反对者想要将正式成员资格限制在院长及其助手。

44　Editorial, "Another Political Investigation," *Modern Hospital* 1（1913）: 187; "Hints for Hospital Superintendents," *Modern Hospital* 1（1913）: 268.

45　医院是耸人听闻的新闻报道的方便目标。1897 年 2 月 25 日,《纽约晚报》的头条报道是"被烧伤并忍受着可怕的痛苦；长老会医院的救护车医生坚持认为齐伯德（Freda Ziebold）应该去贝尔维尤医院"等。剪摘自：Presbyterian Hospital Scrapbooks, PNY. 有关行政人员需要处理这些困难的例子，参见：entries for June 24–26, 1896, October 4, 1898, Executive Committee Minutes, Papers, Board of Governors, NYHA.

46　C.Irving Fisher, "The Superintendent Himself," *National Hospital Record* 5（October, 1901）: 13.

47　May 22, 1907, Minutes, Records of the Surgical Staff, BCH.

48　H.B.Howard, "The Medical Superintendent: His Advantages, His Duties and His Limitations," *Hospital World* 2（July, 1912）: 34. 霍华德（Howard）承认，早些年，"综合医院的医疗主管是不光彩的，因为他通常是一个在行医和其他各种生活途径上都失败了的人，并且多少是为了现成的养老金才来担任他的主管职务"。

49　宾夕法尼亚医院的非专业院长泰斯特（Daniel Test）举例说，一个医疗院长不可避免地会卷入医疗政治。"医学界有那么多的小圈子和宗族，如果把这些小圈子和宗族带到医院组织中，也必然会对医院造成伤害。"Test to A.B.Tipping, December 28, 1909, Superintendent's Letterbooks, PHA;另见：Maud Banfield to Francis R.Bond, November 15, 1909, Polyclinic Hospital Papers, University of Pennsylvania Archives.

50　那个时代的人都很清楚这个问题。当新的彼得·本特·布莱根医院正在筹建时，它的内科主任克里斯蒂安（Henry Christian）希望住院医师和医生行政人员的房间紧挨在一起。"我自己相信，重要的是让行政人员在感情和态度上都与内外科人员毫无隔阂……"Christian to H.B.Howard, March 2,1912, copy in "Letters to Superintendents of Brigham Hospital," Christian Papers, HCC. 讽刺的是，当霍华德试图对布莱根医院的医疗病房施行科层化控制时，克里斯蒂安很快就与霍华德针锋相对。

51　[New York] State Charities Aid Association, *Hospital Housekeeping*（New York: Putnam's, 1877）, pp. 5, 7.

52　Entry for November 24, 1806, Minutes, Board of Managers, PHA. 查尔斯顿救济院直到 1828 年才停止对工人的威士忌配给。Entry for June 19, 1828, Minutes, Almshouse Commissioners, SCHS. 19 世纪中叶，连贵格会宾夕法尼亚医院也向其工人提供"黑啤、麦芽酒和其他啤酒"。Daniel D.Test to Florence M.Greim, November 29, 1933, typescript, PHA.

53　John W.Pratt to S.Eliot, Chairman, Board of Trustees, January 13, 1893; November 2, 1894, Minutes, Board of Trustees; Ellen Richards to Edmund Dwight, November 14, 1895; Edmund Dwight and H.P.Walcott to Board of Trustees, December 13,1895, all in Dietary Department File, MGHA. 理查兹（Richards）承诺，她可以在不降低口感或营养价值的前提下，将每个病人每天的食品成本降低到 28 美分。

54　男女工人应该住在机构里的假定，加之所提供的普遍较差的膳宿条件，构成了一个特殊的问题。如在 1908 年，宾夕法尼亚医院善意的主管要求其管理人员允许医院的男性员工使用大的空房间作为其休息室。"男员工的寝室没有暖气，"他解释道，"而且不允许吸烟，在寒冷的天气里，我们不鼓励他们在医院里度过一个安静的夜晚。"Test to Board of Managers, September 28, 1908, Monthly Reports, PHA. 在这一时期，员工的高流失率依然是医院的一个问题。如纽约的大都会医院为了在一年内填补 1,200 个岗位，不得不进行 7,400 次调整。"Hospital Intelligence," *Hospital World* 1（1912）: 416. 亦见：Editorial, "The Orderly," 同上，84–85.

55　以下材料引自：the one-man committee report in the September 10, 1907 minutes of the hospital's executive committee, pp. 180–82, NYHA.

56　护理员的平均工资为每月 25 美元；此外，他们还得到每月 4 美元的住宿补贴。与大多数同行不同的是，纽约医院没有为其护理员提供房间，住宿补贴是对传统观念的一种硕果仅存的承认，即认为医院应为其非专业雇员提供食宿。

57　关于工人补贴医院"以赚取的工资，而没有拿到全薪"的问题，参见：S.S.Goldwater, TAHA 8（1906）: 94 中的论述。

第十二章

1　这句话引自：entry for June 8, 1874, Officer of Hygiene, Daily Report Ledger,

PHA. 其他观察来自 1874 年 6 月初至 11 月期间的各个条目。

2 New Haven, Gen.Hosp.Soc.Conn, Annual Report（以下简称AR）1874, 18–19; Philadelphia, Jewish Hospital, *Constitution, By–Laws, Regulations and List of Members*（Philadelphia: [The Hospital], 1874）, pp. 29, 31. 亦参见: Hartford, Conn, Hospital, AR, 1865, 25.

3 Entry for September 7, 1883, Hospital Committee Minutes, Board of Guardians of the Poor, 1882–7, Philadelphia City Archives（以下简称PCA）. 一本那个时代的手册列出了恢复中的病人适宜从事的轻体力劳动，从洗碗、打扫卫生到端饭、浇花等。[N.Y.] State Charities Aid Assoc., *Hospital Housekeeping*（New York: G.P.Putnams, 1877）, p. 29. 其他机构则吹嘘说，连木工、水暖工、油漆工都是由康复中的病人承担。

4 Dr.Clark Bell to Mr.Macy, October 19, 1876, Papers, Board of Governors, New York Hospital Archives（以下简称NYHA）. 这已然是著名的纽约医院；在考虑适合贫民和黑人的设施时，人们的期望甚至更加残酷。"无可否认，" 1878 年，一份总结华盛顿自由民医院调查的报告解释道，"在床铺和墙壁的墙裙中确实有某种害虫，但如果考虑到被收容者的特性以及他们与害虫之间的关联，就不会为存在的数量大惊小怪了。" U.S.Senate, Committee on Appropriations, *Report on the Affairs of the Freedmen s Hospital in the District of Columbia, 45th Cong., 2nd Session, Report No. 209, 1878*, p.iii.

5 John B.Roberts, "Notes of Life in a Hospital by a Resident Physician, January, 1877," p. 17, College of Physicians of Philadelphia（以下简称CPP）.

6 如在费城的圣公会医院，平均住院时间从 1890 年的 34 天减少到 1910 年的 19 天。医院当局对这种趋势非常关注。如参见: John Shaw Billings: "Hospital and Vital Statistics, 1875—1888," folder, Box 49, Billings Papers, New York Public Library. 亦参见: Morris Vogel, *Invention of the Modern Hospital.Boston, 1870—1930*（Chicago: University of Chicago Press, 1980）, pp. 73–75 中收集的数据。

7 正如一位医院权威人士所认为的那样，医院的趋势是将病房的床位数定在 20 张左右，远远低于南丁格尔所预想的病房中 36 张左右的数量。A.C. Abbott, "Some of the Objects, Aims, and Needs of Modern Hospitals," *Pennsylvania Medical Journal* 5（1902）: 229.

8 Stanley J.Reiser, *Medicine and the Reign of Technology*（Cambridge, London, and New York: Cambridge University Press, 1978）强调了这一转变。

9 Entry for January 19,1874, Inspecting Committee Minutes, Presbyterian Hospital of New York Archives（以下简称PNY）. 他们还建议在必要时将哨

子放在传声筒上。

10　临床病例记录的历史则要久远得多，即便是在美国，纽约医院和麻省总医院等医院几乎从成立之初就保留了类似的病例记录。然而，在 19 世纪最后四分之一的时间里，这类记录的保存却更加系统化，越来越多地与体温计、实验室检测和其他"客观"数据的使用联系在一起，并被输入到打印的表格中，而不是空白账簿纸上的那些论述性和个人化的叙述。另见第六章的讨论。

11　辛辛那提总医院的一位病人后来抱怨说，他每天早上 4 点就被叫醒去打扫他的病房。Letter, S.Hechinger to Editor, *Commercial Tribune*, January 16,1899, Cincinnati Commercial Hospital Scrapbook, Cincinnati General Hospital Archives（以下简称CGHA）. 到了 19 世纪末，一些医院已经开始在"每位病人床头的显眼位置……"保留一张体温表。May 9 1899, Medical Board Minutes, Willard Parker and Riverside Hospital, New York Academy of Medicine.

12　护理员和其他工人通常是最后一批穿上制服的人。如参见：April 30, 1896, Minutes, Board of Managers, Episcopal Hospital of Philadelphia（以下简称EHP）; December 19, 1908, Meeting of Surgical Section, Records of Surgical Staff, Boston City Hospital（以下简称BCH）; May 31, 1898, Minutes, Executive Committee, Board of Governors, NYHA. 关于市立医院中病人着"制服"的政策，参见：September 8, 1882, Minutes, Hospital Committee, Board of Guardians of the Poor, PCA; October 4, 1881, Minutes, Board of Commissioners, City Hospital, RG 29, Charleston City Archives.

13　"以前，由救护车送来的病人，"一家医院在 19 世纪末夸耀说，"都是在大楼前面的门口接诊，这样就把他们暴露在了公众面前，通常也是十分危险的——现在，救护车开到后面，病人被迅速而方便地抬进新的、设备齐全的接诊病房……"Germantown Dispensary and Hospital, AR, 1897, 7–8.

14　J.B.Roberts, "Notes of Life in a Hospital," p. 5.

15　Entry for November 5, 1897, Medical Staff Minutes, Hahnemann Hospital, Philadelphia.

16　New York, Presbyterian Hospital, AR, 1891, 19; Entry for May 31, 1906, Minutes, Board of Managers, EHA. 亦可参见：entry for September 4, 1896, Medical Staff Minutes, Hahnemann Hospital, Philadelphia.

17　到了 19 世纪 70 年代，也就是在消毒手术被接受之前，人们认为：如果可能，任何痛苦的或耗时很长的手术都应从病房中搬出来。Entry for

October 31, 1872, Minutes, Board of Managers, EHA.

18　Report of Inspection by Heber R.Bishop for November, 1896, Minutes of the Inspecting Committee, 1872–99, pp. 221–22, PNY. 在费城的分娩慈善机构，当护士们收到煮鳕鱼时，私人病人收到的则是牛扒；当私人病人收到羊排时，护士们吃的却是咸牛肉。Entry for December 16, 28, 1905, Minutes, House Committee, Philadelphia Lying–In Charity, PHA.

19　如在费城的斯泰森医院（Stetson Hospital），私人病房的病人可以在早上11 点到晚上 8 点之间的任何一段时间招待访客；病房病人允许探视的时间则只有周二和周四下午 2 点到 3 点、晚上 7 点到 8 点，以及周日下午 2 点到 4 点。AR, 1910, 56.

20　Editorial, "Floors," *Hospital World* 2（August, 1912）: 82. 取暖的问题，参见：entries for October 9, 1905 and June 11, 1906, Minutes, Medical Board, PNY.

21　Daniel Test to Dr.John Gibbon, March 24, 1910, Superintendent's Letterbook, PHA. 关于学生不能观摩对私人病人的手术，参见：C.J. Huguenin, to Board of Commissioners, City Hospital, February 27, 1886, tipped in Minute Book, 1883–6, RG29, Charleston City Archives; Clara P.Bateman to H.M.Hurd, February 20, 1892, Superintendent's Correspondence, Johns Hopkins Hospital Archives（以下简称JHH）. 查尔斯顿的案例指的是因学生观摩了手术而致使一位外科医生的账单遭到了抗议，第二个案例指的是密歇根大学允许学生观摩的手术就不收费的做法。

22　Anna Baird to H.Hurd, July 2,1892, Superintendent's Correspondence, JHH. 贝尔德（Baird）小姐在此前的一封信中指出，她父亲的全部收入是每年100 美元，来自教会的残疾人基金。February 23, 1892.

23　Cincinnati General Hospital, AR, 1904, 11.

24　因此，赞同此建议的费城医生援引一位医学界同仁的姐夫罹患天花的经历，他"……不得不躺在市立医院的普通病房里，只有床头的屏风提供了一点隐私。对他来说，其他 40 个至 50 个天花病例散发的气味实在是太令人生厌了"。J.Madison Taylor, "Report of a Committee on a Private Pay Hospital for Contagious Diseases ...," *Proceedings of the Philadelphia County Medical Society* 21（1900）: 93. 正如另一位倡导者所指出的那样，最重要的需要是建立收费适中的私立传染病医院，"让经济能力较强的家庭可以将其病人安置在那里，而不用支付高企的费用"。Wayne Smith, "Model Contagious Hospital," *Hospital World* 1（February, 1912）: 89.

25　Maude Banfield to Francis Bond, President, Board of Trustees, November

15, 1909, "On the Proposed Reorganization of Hospital," Polyclinic Hospital Correspondence, University of Pennsylvania Archives.

26　Entry for February 19,1889, Committee on Clinics, Cooper Medical College, San Francisco, Lane Medical Library, Stanford University（以下简称SLA）.

27　J.McLane to T.M.Prudden, on verso of p. 6 of copy of F.A.Dorman to McLane, February 18,1901, Letters and Reports, Sloane Maternity Hospital, PNY. 多尔曼（Dorman）曾指出："女士们最害怕的是知道学生们即将在场，……"

28　参见：A.McGehee Harvey, *Science at the Bedside.Clinical Research in American Medicine, 1905—1945*（Baltimore and London: Johns Hopkins University Press, 1981）.

29　"那些在自己的软弱和痛苦中寻找医院病房的流浪者，"他继续说道，"应该在那些心系无助之人，并以最温柔的方式做出最娴熟之努力的医务人员那里找到答案。"Hunter H.Powell, "The Ideal Medical Staff of a Modern Hospital," Lakeside Hospital, AR, 1898, 92.

30　Samuel D.Gross, "Nature's Voice in Disease," *American Practitioner* 1（1870）: 269; J.McVean, "Hints for Nurses," *Trained Nurse* 1（1888）: 8; Louise Coleman, "The Relative Authority of the Superintendent and the Staff in the Control and Discipline of Patients," TAHA 9（1907）: 97; "Hospitals for Bluejackets," *National Hospital Record* 1（September, 1897）: 20.

31　Jane Addams, "The Layman's View of Hospital Work among the Poor," TAHA 9（1907）: 58.

32　David Cheever, *Boston Medical & Surgical Journal*（以下简称BM&SJ）135（1896）: 614, cited in Vogel, Invention, p. 127; L.E.Gretter, "Glimpses of Hospital Life," *Trained Nurse* 1（1888）: 45; George Henry Fox, *Reminiscences*（New York: Medical Life Press, 1926）, pp. 157–58.

33　源自纽约医学科学院珍本部保存的一本笔记本。宾夕法尼亚医院的图书馆员办公室保存了一本从1901年开始的"住院医生回忆录"剪贴簿；里面有许多类似的病人奇思妙想的例子。

34　Amy Armour, "Hospital Housekeeping," *Hospital World* 2（September, 1912）: 153.

35　Sara E.Greenfield, "The Dangers of Menopause," *Woman's Medical Journal* 12（1902）: 183.

36　因此，那个时代的人可能会强调在儿童医院里需要更多的劳动，因为不能指望病人像"在成人的慈善医院里"那样帮忙。J.W.H.Lovejoy, Children's Hospital, Washington, D.C.to James McMillan, December 7, 1897, copy in H.M.Hurd Papers, JHH. 亦可参见：Jon M.Kingsdale, "The Growth of Hospitals: An Economic History in Baltimore," (Ph.D.diss., University of Michigan, 1981), pp. 12–13; Entry for March 4, 1898, Medical Staff Minutes, Hahnemann Hospital, Philadelphia.

37　私人的值班护士面临着一种截然不同的两难：她们要界定一个既能为雇用家庭所容忍的，又高于家庭佣人且被他们所接受的社会空间。

38　Eugene B.Elder, "The Management of the Race Question in Hospitals," TAHA 9 (1907): 128. 关于医院设施中相互分隔但待遇上却并不平等的例子，参见：Cincinnati General Hospital, AR, 1893, 28; Entry for May 19, 1880, Minutes, Board of Commissioners of City Hospital, RG 29, Charleston City Archives; A.F.Jones to the Visiting Committee, January 6, 1885, tipped in Minutes, Board of Commissioners, City Hospital, RG 29, Charleston City Archives; Entry for September 25,1901, Minutes, Business Committee, UCM, Medical College of Virginia Archives (以下简称MCV).

39　George Ludlam to Howard Townsend, April 22,1902, Superintendent's Letterbooks, NYHA.

40　Grady Hospital, AR, 1899, 6–7; AR, 1901, 6, 15.

41　Remarks of Dr.Wayne Smith, after paper by J.W.Fowler, "Scientific Economic and Humane Conduct of Municipal General Hospitals in the Southern States," TAHA 16 (1914): 280. 更早的历史，参见：Todd L.Savitt, "The Use of Blacks for Medical Experimentation and Demonstration in the Old South," *Journal of Southern History* 48 (1982): 331–48.

42　J.S.Billings to Katherine Hammond, August 9, 1894, Hammond–Bryan–Cumming Papers, South Caroliniana Library (以下简称SCL).

43　N.P.Dandridge, *Hospitals.Their Work and Their Obligations* (Cincinnati: Robert Clarke & Co., 1893), pp. 21–22.

44　New York World, June 25, 1886, clipping in Babies' Hospital Scrapbook, Public Relations Department, PNY; Edward P.Davis, "The Practical Value of Modem Methods of Antisepsis in the Care of Infants, Including the Preparation of Infant Foods," *Philadelphia Hospital Reports* 1 (1890): 219.

45　Report of Physician to Branch and Annex Hospitals, Cincinnati General Hospital, AR, 1906, 14.

46　Report of Visiting Committee for December, 1898, filed with Minutes for December 13, 1898, Trustee's Minutes, JHH. 有些医院受附则或遗赠条款的限制，只能收治已婚分娩病人。

47　Daniel W.Cathell, *The Physician Himself*（Baltimore: Cushings & Bailey, 1882）, p. 186.

48　Daniel Test to J.R. Coddington, December 8,1910, Superintendent's Papers, PHA, 解释了他们在接纳三期梅毒症状病例时排除潜在的传染性病例的典型政策。

49　引自弗里克（Lawrence Flick）的一封信，转引自：Ella Flick, *Beloved Crusader*（Philadelphia: Dorrance & Co., c. 1944）, p. 108.

50　Entries for October 11,1906, Minutes, Board of Trustees, Hahnemann Hospital; December 9,1901, Minutes, Medical Board, PNY; January 7,1902, Executive Committee Minutes, Board of Governors, v. 2, p. 265, NYHA.

51　参见沃格尔（Morris Vogel）对卡尼（Carney）医院作为这一趋势例证的讨论。*Invention*, pp. 73–74.

52　Thomas Addis Emmett, *Incidents in my Life*（New York: G.P.Putnam's, 1911）, p. 196n. 癌症是如此可怕，甚至连私立的"纪念医院"也不得不采用委婉的说法，"因为'癌症医院'这个表述遭到了拟收治的'此类病人'的反对"。P. 196.

53　甚至在少数经营良好的慢性病专科慈善医院也是如此。参见：Dorothy Levenson, *Montefiore.The Hospital as Social Instrument, 1884—1984*（New York: Farrar, Straus & Giroux, c. 1984）.

54　Wyndham Blanton to W.T.Sanger, February 8, 1939, W.T.Sanger Files, MCV.

55　H.B.Howard to Charles Foster, January 21,1904, Box 4, MGH Trustees Doc.File, HCC; Daniel Test to Messrs Wm.Sullivan, September 13, 1907, Superintendent's Letterbooks, PHA.

56　哈蒙德（Hammond）的母亲住在南卡罗来纳州；书信保存在：Hammond–Bryan–Cumming Papers, SCC。最近，哈蒙德家族信件的一部分已被：Carol Bleser, ed., *The Hammonds of Redcliffe*（New York: Oxford University Press, 1981）. 注释并重印。该卷只收录了一些描述哈蒙德在约翰·霍普金斯医院经历的信件。

57　同上，March 31, 1894. Hammond–Bryan–Cumming Papers, SCC. 58. 同上。

58　同上，May 14, 1893.

59　同上，October 13, 1893. 几天后，她称同一位外科医生为"残忍的畜生——而且是一个非常神经质、暴脾气的傻瓜……他的残忍是令人发指的——有时我觉得自己不能和他一起待在病房里"。October 22, 1893.

60　同上，May 1, 1893.

61　同上，May 14, 1893.

62　E.Flick, *Beloved Crusader*, pp. 76–77. "我注意到，" 弗里克（Flick）在日记中写道，"有好几次，当这些已经进去一段时间的孩子受到惩罚或训斥时，他们并没有公开或大声地哭闹，而是压抑着，就像知道那些人没有同情心一样。即使是 18 个月到 2 岁的孩子也是如此。" 参见："A Night in a Ward," *Cincinnati Enquirer*, December 13, 1885, clipping in Cincinnati Commercial Hospital Scrapbook, CGHA.

63　[March 29], 1893. Hammond–Bryan–Cumming Papers, SCC.

64　同上，August 16, 1893.

65　同上，June 11, 1894. "对于这种情况而言，" 在同一封信中，她将她的病房称作 "……一个可怕的地方，事实上，几乎无法得知……任何一个病人的品行"。

66　同上，August 11, 1893.

67　同上，April 24, 1894.

第十三章

1　Mrs. [Joan Smith] to Henry P.Walcott, M.D., August 16, 1911, Box 12, Trustees Filed Papers, Massachusetts General Hospital（以下简称 MGH）Papers, Countway Library（以下简称HCC）.为保护隐私，写信人的姓名已被更改。写信人反映出一大批 "体面的" 美国人的态度，他们对病房有辱人格的联想感到不舒服，但又无力负担私人住宿。她的信表明，与医院的 "正常" 客户保持距离是多么重要。

2　"医院必须"，如这位批评家所言，"认识到自己是一种伟大的社会力量，而非不幸地，经常满足于成为一些医学院或小圈子的附属机构、实验室或实验站。" Leo Franklin, "Some Social Aspects of the Hospital," TAHA 14（1912）: 105. 本章中的这段话和其他一些内容都是改写或转载自作者的 "Inward Vision and Outward Glance: The Shaping of the American Hospital, 1880—1914," BHM 53（1979）: 346–91.

3　Ida Cannon, *Social Work in Hospitals*, rev.ed.（New York: Russell Sage, 1923）, p. 27.

4　Richard Cabot, *The Achievement, Standards and Prospects of the Massachusetts General Hospital.Ether Day Address*（Boston: The Hospital, 1919）, p. 19.

5　Richard Cabot, "Why Should Hospitals Neglect the Care of Chronic Curable Disease in Out–Patients?," *St Paul Medical Journal* 10（1908）: 6. 关于卡

伯特（Cabot）立场的更详细的论述，参见：*Social Service and the Art of Healing*（New York: Moffat, Yard, 1909），以及：*Social Work: Essays on the Meeting-Ground of Doctor and Social Worker*（Boston and New York: Houghton Mifflin, 1919）。其社会服务活动见于：Ida M.Cannon, *On the Social Frontier of Medicine: Pioneering in Medical Social Service*（Cambridge: Harvard University Press, 1952）。

6　关于这群关系紧密的改革者的思想和关系的宝贵见解，参见：Barbara Sicherman, *Alice Hamilton.A Life in Letters*（Cambridge and London: Harvard University Press, 1984）。

7　Editorial, "An Ounce of Prevention," *Hospital World* 1（1912）: 204–205, 报告了向纽约西奈山医院捐赠 10 万美元，用于支持社会服务的情况。

8　参见：[William Rathbone], *Organization of Nursing.An Account of the Liverpool Nurses' Training School, its Foundation, Progress, and Operation in Hospital, District, and Private Nursing...With an Introduction and Notes by Florence Nightingale*（Liverpool: A Holden; London: Longman, Green, Reader and Dyer, 1865）。

9　波士顿的指导性区域护理协会（Instructive District Nursing Association）在 1886 年末开始运作。顾名思义，该组织意在"指导"和预防，部分程度上是其探访者"体面和较高的社会地位"的结果。Annual Report（以下简称AR），1893, 10–11. 关于公共卫生护理的最新历史，参见：Karen Buhler-Wilkerson, "False Dawn: The Rise and Decline of Public Health Nursing, 1900–30,"（Ph.D.diss., University of Pennsylvania, 1984）。

10　协助诊断和治疗仍是这些计划的核心理念；其目的并不是减轻一般意义上的贫困。正如卡伯特（Richard Cabot）所说的那样，"它只关注那些贫困是其疾病原因或是重要原因的人"。Richard C.Cabot, "Some Functions of Social Work in Hospitals," *Modern Hospital* 4（1915）: 188; Mary E.Wadley, "Hospital Social Service," TAHA 13（1911）: 321–22.

11　Jane Addams, "The Layman's View of Hospital Work among the Poor," TAHA 9（1907）: 59–60. 这样的批评司空见惯，而且通常变成了无论病人有什么抱怨，都会盲目地统一对待。

12　Editorial, "The Patient—A Personality, Not a Case," *Hospital World* 1（1912）: 4–5; George Ludlam, "Should Ward Patients have their own Visiting Physician if he be a member of the Staff?" *Hospital World* 1（1912）: 42; W.Gilman Thompson, "The Hospital from the Patient's Point of View," TAHA 11（1909）: 161.

13　S.S. Goldwater, "The Medical Staff and its Functions," TAHA 8（1906）: 99–
　　100; Goldwater, "The Hospital and the Surgeon," *Modern Hospital* 7（1916）:
　　374. 戈德沃特认为专业主义是必要的、值得称道的，而西奈山医院本身
　　就是一个专科实践的据点。亦可参见: Joseph Hirsh and Beka Doherty, *The
　　First Hundred Years of the Mount Sinai Hospital of New York, 1852—1952*
　　（New York: Random House, 1952）, esp.chap.VII, "The Nineteenth–Century
　　Staff and the Beginnings of Specialization," pp. 76–91.

14　Richard Cabot, *Social Service and the Art of Healing*（New York: Moffat,
　　Yard, 1909）, p. 33, 亦可参见: pp. 174, 177.

15　F.C. Shattuck, "Specialism, the Laboratory, and Practical Medicine," BM&SJ
　　136（June 24,1897）: 613; W.Gilman Thompson, "The Relation of the Visiting
　　and House Staff to the Care of Hospital Patients," *National Hospital Record* 9
　　（1906）: 23–24; Henry W.Cattell, "The Relation of the Clinical Laboratory to
　　the Hospital," *National Hospital Record* 5（1902）: 14–15.

16　Adolph Rupp, "Tubbing in Typhoid," *Medical Record* 45（January 6,1894）:
　　29.

17　参见: Barbara G.Rosenkrantz, "Cart before Horse: Theory, Practice, and Professional
　　Image in American Public Health, 1870—1920," *Journal of the History of Medicine* 29
　　（1974）: 55–73.

18　J.A. Hornsby, "The Modern Hospital—A New Entity," *Modern Hospital* 1
　　（1913）: 112–13.

19　Philadelphia Polyclinic Hospital, AR, 1907, 10–11.

20　药房是 18 世纪末英国发明的。它是一个自主的、独立的机构，创建目的
　　是希望在医院以外向城市贫民提供医疗服务方面的另一种选择。像大多
　　数这样的慈善机构一样，它很快就被热心公益的美国人所效仿。1786 年
　　在费城、1791 年在纽约、1796 年在波士顿、1800 年在巴尔的摩分别建
　　立了药房。到了 1874 年，纽约有 29 家药房；到了 1877 年，费城有 33
　　家。就治疗的病人数量而言，它们的增长同样令人印象深刻。以纽约为
　　例，1860 年该市的药房治疗了 134,069 名病人，1866 年大约为 180,000
　　名，1874 年为 213,000 名，1900 年为 876,000 名。但再接下来，医院门
　　诊部的规模已经远远超过了独立药房。参见: Charles E.Rosenberg, "Social
　　Class and Medical Care in Nineteenth–Century America: The Rise and Fall
　　of the Dispensary," *Journal of the History of Medicine* 29（1974）: 32–54;
　　George Rosen, "The First Neighborhood Health Center Movement—Its Rise
　　and Fall," *American Journal of Public Health* 61（1971）: 1620–37.

21　大多数城市和许多农村郡县都雇用了地区或公共医生，在他们的家中治疗受抚养的穷人。到了 19 世纪末，许多城市医院的病房病人都是由这些医生或私人药房的医生转诊而来的。

22　门诊工作人员也因无法改变病人的情况而感到沮丧。改善饮食或是寻找不那么辛苦工作的建议，既讽刺，又实际。

23　带薪职位通常是最难填补的，因为这些职位多是全职的，且是在急诊室和接诊室。专科诊所的职位尽管通常无薪，但还是相对理想的。那些有一定家庭支持或期望的人，会尽量避免担任那些稳定但费时且往往没有前途的有薪职位。

24　报告指出，在他们问询的其他门诊部门中也有着同样的经历。Executive Committee Minutes, October 31, 1906, NYHA. 亦可参见：L.R.G.Crandon to George Monks, October 15,1910, Crandon to Paul Thorndike, April 30, 1910, Records of the Surgical Staff, 1906–17, BCH.

25　当然，这指的是城市中的实践，以及针对穷人和工人阶级的情况。至少在理论上，人们认为，小城镇和农村的从业者将免费为穷人看病，对于有困难的病人则适度减免收费，或由县级政府支付适当的费用。

26　一些药房的医生确实利用他们的志愿服务岗位，作为会见和吸引病人的一种方式，这些病人以后可能会私下向他们咨询。如在药房病人的预约卡上，会盖上医生的私人办公室地址和时间。

27　至少有一些那个时代的人将门诊护理较差的质量与这样一个事实联系在一起，即许多医生认为门诊护理只是通往住院岗位的一个职业发展阶段。参见：Editorial, "The Development of Out–Patient Departments," BM&SJ, 142（March 22, 1900）：310–11.

28　在这一时期，一些医院的门诊和药房的确要求设立晚间服务时间，以便在不牺牲其一天工资的情况下向劳动者提供门诊服务。

29　围绕着"滥用药房"问题的争论是广泛且重复性的，在此无须赘述。但值得注意的是，在一些老牌的、最有声望的医院的主治人员中，这种争论特别尖锐，分歧也特别大，其中最激烈的莫过于麻省总医院。麻省总医院档案馆的"门诊部收费与滥用"档案中包含了大量的揭露性材料，尤其是工作人员对 1893 年一封通函的回复。

30　费城圣公会医院的院长向他的管理委员会抱怨说，他们对每张处方收取 15 美分的试验减少了他们的病人数量，因此，"我们的病房供应来源……"，即病房病人，在试验的 11 个月里减少了两百多人。Henry Sykes to Comm, on Administration, January 9, 1902, Board of Managers Minutes, Episcopal Hospital of Philadelphia Archives（以下简称EHPA）.

31　E.G. Cutler to Edmund Dwight, November 18,1893, Pharmacy File, Massachusetts General Hospital Archives（以下简称MGHA）. 虽然改革者们倾向于强调城市移民的受教育程度不高和反智（也许是反专制，当时这种区别并不容易理解）态度，但这些新美国人中的许多，也似乎对那些在著名医院诊所中工作的"教授"抱有强烈的信心。

32　有关其观点的系统论述，参见：Michael M.Davis and Andrew R.Warner, *Dispensaries.Their Management and Development.A Book for Administrators, Public Health Workers, and all Interested in Better Medical Service for the People*（New York: Macmillan, 1918）.

33　1919 年，波士顿药房成立了一个健康诊所，以象征性的 5 美元收费提供全面的医疗检查。检查包括眼科、耳鼻喉科、物理诊断、验血和验尿等。Boston Dispensary, AR, 1920–21, 13.

34　在 20 世纪 20 年代，合作的、多专业的私人执业组织成为一种流行的现实——其中最为突出的，也广受赞誉的是梅奥（Mayo）和克利夫兰（Cleveland）诊所。刘易斯（Sinclair Lewis）的 Arrowsmith（1925）对一项这样的事业给出了轻鄙的图景。

35　这一论点在以下文献中得到了更详细的记录：Charles E.Rosenberg, "From Almshouse to Hospital: The Shaping of Philadelphia General Hospital," *Milbank Memorial Fund Q.* 60（1982）: 133–43. 本章中的部分段落改写自此文。关于费城救济院的前史，参见：Priscilla Ferguson Clement, *Welfare and the Poor in the Nineteenth-Century City, Philadelphia, 1800—1854*（Rutherford, N.J.: Fairleigh Dickinson University Press，1985），对市立医院情况的总体说明，参见：Harry Dowling, *City Hospitals.The Undercare of the Underprivileged*（Cambridge and London: Harvard University Press, 1982）.

36　Arthur B.Ancker, "The Municipal Hospital," *Proc.National Conf.Charities and Corrections, 1889*, p. 180.

37　Isaac Ray, *Social Science Association of Philadelphia.Papers of 1873. What Shall Philadelphia Do for Its Paupers*?（Philadelphia: The Association, 1873），引自：Rosenberg, "From Almshouse," p. 134. 以下段落改写自同上，p.135，引自 1900 年年度报告第 8 页和第 10 页。

38　在某些领域，最明显的是神经病学，费城总医院（以下简称PGH）照护慢性病和恶化病人的负担使其成为一个天然的专业教学和发表的中心。

39　国王郡医院系布鲁克林的市立医院，直到 1898 年五个区合并。

40　在 1903 年对长岛医院进行调查时提供的证词中，有一段关于长岛医院的描述格外生动。Boston, *Majority and Minority Reports on Investigation of Boston Almshouse and Hospital at Long Island*（Boston: Municipal Printing Office, 1904）. 亦可参见：David W.Cheever et al., *A History of the Boston City Hospital from its Foundation until 1904*（Boston: Municipal Printing Office, 1906）; Morris Vogel, *The Invention of the Modern Hospital, Boston 1870—1930*（Chicago and London: University of Chicago Press, 1980）; Brian Gratton, *Urban Elders.Family, Work and Welfare among Boston's Aged, 1890—1950*（Philadelphia: Temple University Press, 1986）.

41   这个例子来自对 1880—1885 年会议记录的解读, Board of Commissioners for the City Hospital, RG 29, Charleston City Archives.

42   "President's Address," *Hospital World* 2（1912）: 232. 农村地区也有自己长久以来困扰的问题。改革者在 20 世纪 20 年代抱怨道，许多农村郡县在贫穷的农场和救济院中所提供的照护匮乏简直令人震惊，与 19 世纪的前身几乎没有区别。

43   Richard Waterman, *Reports Submitted to the Philadelphia County Medical Society by the Committee on Hospital Efficiency* ...（[Philadelphia]: Philadelphia County Medical Society, 1914）, pp. 7, 5.

44   George P.Ludlam, "President's Address," TAHA 8（1906）: 65. 参见：A.J. Ochsner, "Hospital Growth Marks Dawn of New Era," *Modern Hospital* 1（1913）: 1.

45   记录这种态度和做法发展的最佳资料是《国家医院记录》（*National Hospital Record*，出版于 1897 年至 1915 年，其后并入Modern Hospital）和TAHA。同样具有启发性的还有管理和设计的指南，如：Charlotte Aikens, ed., *Hospital Management: A Handbook for Hospital Trustees, Superintendents, Training School Principals, Physicians, and all who are Actively Engaged in Promoting Hospital Work*（Philadelphia: W.B.Saunders, 1911）; John A.Hornsby and R.E.Schmidt, *The Modern Hospital*（Philadelphia: W.B.Saunders, 1913）.

46   Secretary, State Board of Charities, to J.W. McLane, Sloane Maternity Hospital, April 13,1900, Presbyterian Hospital of New York Archives（以下简称PNY）.

47   E.A. Vander Veer, "The Importance of a General Hospital in the Education of the Profession and the Public," *Bulletin of the American Academy of Medicine* 12（1911）: 157.

48   E.A.Codman to J.M.T.Finney, December 27, 1915, Codman Papers, HCC. 亦可参见：Susan Reverby, "Stealing the Golden Eggs: Ernest Amory Codman

and the Science and Management of Medicine," BHM 55（1981）: 156–71.

49　尤其值得注意的是，科德曼（Codman）的最终结果系统是基于患者在相关手术结束之后每隔一段时间通过明信片报告自己的病情得到的，这本身就存在缺陷。S.S. Goldwater to E.A. Codman, December 10, 1913, Codman Papers, HCC.

50　Frank J.Firth, *The Foundation of Hospital Efficiency*（n.p., 1911）, pp. 5–6. 增加非专业人员的工资当然是一种成本。家长作风和更好的监督并不能保证其业绩的改善；更加稳定的工作人员队伍，也要求更高的工资。

51　Edward Cowles, "The Relations of the Medical Staff to the Governing Bodies in Hospitals," in John S.Billings and Henry M.Hurd, eds., *Hospitals, Dispensaries and Nursing*（Baltimore: The Johns Hopkins Press, 1894）, p. 72; Hurd, "Hospital Organization and Management," *University Medical Magazine* 9（1896）: 492.

52　关于使纽约医院工作合理化的先行尝试，参见："Considerations to come before the joint meeting of representatives of the different hospitals to convene at no. 8 West 16th," n.d., 1876 File, Papers, Board of Governors, New York Hospital Archives（以下简称 NYHA）. 在该世纪最后几十年，费城的医院也召开了一系列针对特定问题的非正式会议。

53　W.L. Estes, "Hospital Management," *National Hospital Record* 3（1900）: 8–9.

54　到 1911 年，总部设在纽约的医院标准和用品局（Hospital Bureau of Standards and Supplies）担任约 35 家医院的采购代理。Rupert Norton to Board of Trustees, Johns Hopkins Hospital, February 11, 1911, Minutes for February 14,1911, Johns Hopkins Hospital Archives（JHH）. 载有对该局访问的详细记录。

55　Alejandra C.Laszlo, "The American Hospital Association: Emergence of a Professional Organization, 1899—1914," unpublished paper.University of Pennsylvania, Dept, of the History and Sociology of Science, 1986.

56　Charles Emerson, "The American Hospital Field," in Aikens, ed., *Hospital Management*, p. 22. 同年，另一位权威人士警告道，不要"在一个社区内毫无必要地增加医院的数量"。"可能成为公共负担"的机构扩散，也应受到法律的控制。Frank J.Firth, *The Foundation of Hospital Efficiency*（n.p., 1911）, p. 9.

57　关于麻省总医院及其为解决这一问题所做的努力，参见：Frederic A.Washburn, *The Massachusetts General Hospital: Its Development. 1900—1935*（Boston: Houghton, Mifflin, 1939）, pp. 245–58. 麻省总医院档案中有

一本剪贴簿，记录了贝克纪念大楼（Baker Memorial）的背景以及波士顿和其他地方对其的反应。另见：C.Rufus Rorem, *The Middle-Rate Plan for Hospital Patients: The First Year's Experience of the Baker Memorial of the Massachusetts General Hospital*（Chicago: Julius Rosenwald Fund, 1931）. 那一时期，罗森沃尔德基金（Rosenwald Fund）委托了一系列有关中等收入患者的研究。

58   S.S. Goldwater, "The Unfinished Business of General Hospitals," *Medical Record* 73（1908）: 982.

59   Christian R.Holmes, *Modern Hospitals with Special Reference to Our New Municipal Hospital ...*（Cincinnati: n.p., 1908）, p. 8.

60   "这些部门主要包括病理实验室和临床实验室、伦琴射线科、太平间和尸检室，以及整个机构的相关记录保存系统。"J.M. Baldy, "Hospital Internship," JAMA 67（1916）: 554.

61   Ida Cannon to R.C.Cabot, Box 23, General Correspondence, Cabot Papers, Harvard University Archives.

62   R.C. Cabot, *Case Teaching in Medicine.A Series of Graduated Exercises in the Differential Diagnosis, Prognosis and Treatment of Actual Cases of Disease*（Boston: D.C.Heath, 1906）.

63   R.C. Cabot, "Out-Patient Medical Service The Most Important and Most Neglected Part of Hospital Work," *Hospital World* 2（1912）: 35.

第十四章

1   在大型城市的市立医院和慈善医院中，男女比例最不相称。但在该世纪末建立的越来越多的社区医院或许多宗教和民族机构中，男女比例的差异却并不明显。社会和技术的因素，特别是消毒手术的引入，减少了在这些机构中住院的污名化。

2   将病人从病房伙伴的视线中移开，在一定程度上也是美观意义的考量。

3   这项不完全的调查确实包含了精神病院。U.S. Dept, of Commerce, Bureau of the Census, *Hospitals and Dispensaries*. 1923（Washington: Government Printing Office, 1925）, p.1; J.M.Toner, "Statistics of Regular Medical Associations and Hospitals of the United States," TAHA 24（1873）: 287-333. 关于19世纪后期医院发展模式的有益讨论，参见：Jon M.Kingsdale, "The Growth of Hospitals: An Economic History in Baltimore,"（Ph.D.diss., Univ, of Michigan, 1981）.

4　进一步讨论参见第十三章。

5　医学几乎不是唯一为自己披上科学外衣的学科——这是一个家政学、图书馆学和政治学等学科和即将成为的学科，"科学"地位和学术认可自觉达成的时代。当然，就医学而言，与科学学科的联系尤为重要，而且也越发地与照护相关。另一方面，医学也经历了其他职业同时经历的组织变化，表明其最终社会形式和特权不仅仅是认知变化的逻辑和必要的结果。

6　关于说明 1930 年以前医院经济困难的有用的案例研究，参见：David Rosner, *A Once Charitable Enterprise.Hospitals and Health Care in Brooklyn and New York, 1885—1915*（Cambridge, London, New York: Cambridge University Press, 1982）以及（关于巴尔的摩）：Kingsdale, "The Growth of Hospitals."

7　在政治色彩浓厚的市立机构及其私立同行中，职业经理人的影响力日益增强，是显而易见的。这种模式在其他文化和慈善机构中也很明显，职业经理人逐渐成为富有的董事和他们慈善对象之间的中介。如可参见：Kathleen D.McCarthy, *Noblesse Oblige.Charity and Cultural Philanthropy in Chicago, 1849—1929*（Chicago: University of Chicago Press, 1982）.

8　护理工作的专业化的确为女性提供了主管职位。但是，绝大多数此类职位仍从属于男性主管、医疗委员会和理事。在少数妇女医院中情况却并非如此，正如我们所指出的，天主教医院还提供了一个设定，能够让女性发挥更大的实际权威。因其性别和天职，她们不受医学委员会的约束，也不受教区行政人员的命令。

9　对此有用的讨论，参见：Ernst P.Boas and Nicholas Michelson, *The Challenge of Chronic Diseases*（New York: Macmillan, 1929）.

10　关于医院内部建筑历史，以房间和病房布置为中心安排的考察，参见：John D.Thompson and Grace Goldin, *The Hospital: A Social and Architectural History*（New Haven and London: Yale University Press, 1975）. 亦可参见：Adrian Forty, "The Modem Hospital in France and England." In: A.King, ed., *Buildings and Society*（London: Routledge & Kegan Paul, 1980）, 61–93.

11　那个时代的观察家认为，医院，尤其是在贫穷或偏僻地区的医院设施严重短缺，这一点从 20 世纪 20 年代和 30 年代一些私人基金会的兴趣中可见一斑。

12　一个发展中的专科对医院的影响，以及医院对专科的影响，是医院历史上极为重要的一部分，但总体上却被历史学家们所忽视。

13　如纽约州、马萨诸塞州、康涅狄格州和宾夕法尼亚州，在整个 19 世纪都找到了支持慈善医院的方法。对此一般性讨论，参见：Rosemary

Stevens,"'A Poor Sort of Memory' : Voluntary Hospitals and Government before the Depression," *Milbank Memorial Fund Q.* 60（1982）: 551–84; Stevens, "Sweet Charity: State Aid to Hospitals in Pennsylvania, 1870—1910," *Bulletin of the History of Medicine*（以下简称 BHM）58（1984）: 287–314, 474–95.

14　希尔–伯顿（Hill–Burton）法案的确明确了一些条件，但这些条件似乎并没有对机构政策形成极大的限制。外部支持的研究对机构内部的影响显著，但却难以评估。

15　而对这一迫切要求的执行，造就了致力于现有采购模式的经济和官僚利益集团，从而成为这两个领域僵化的另一个根源。

16　营利性医院与绝大多数非营利性同行之间的相似之处，至少与它们的差异同样显著。两者都受制于同样的态度、期望、技术和资金的现实，也必须采取许多并行的战略。